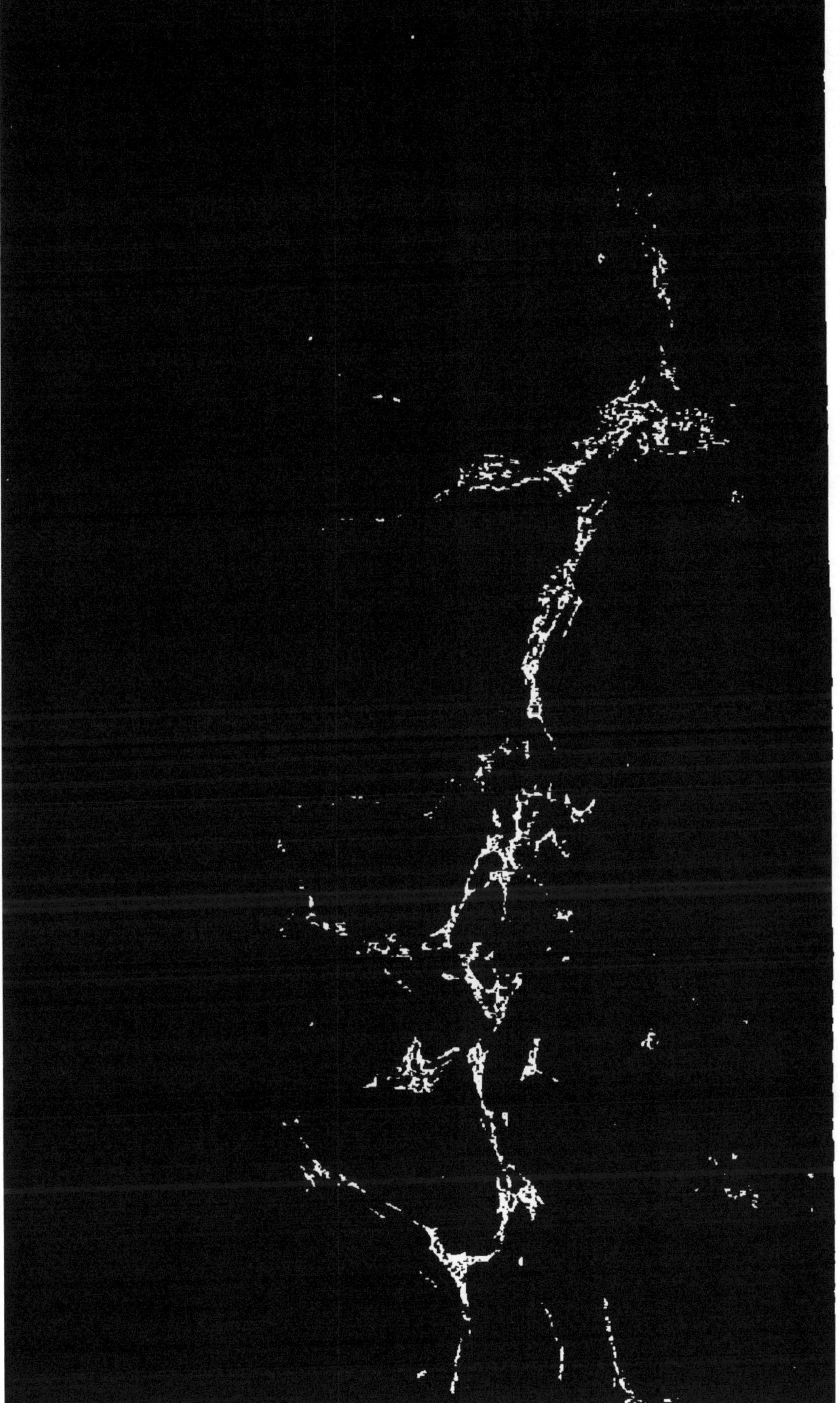

NOUVEL ABRÉGÉ

D'ANATOMIE

DESCRIPTIVE

Corbeil. Typ. et stér. de Crété.

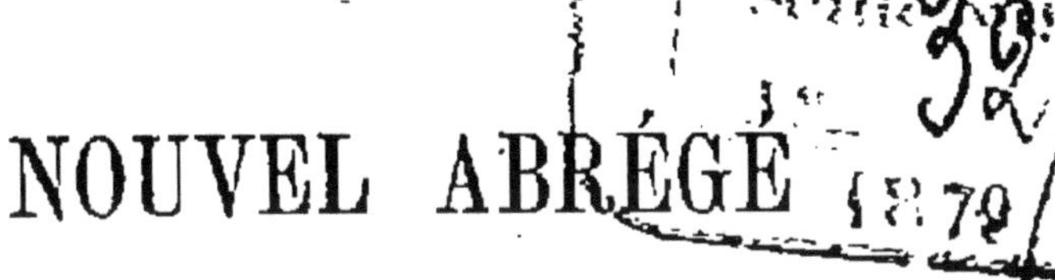

NOUVEL ABRÉGÉ

D'ANATOMIE

DESCRIPTIVE

contenant

LA DESCRIPTION DE TOUS LES ORGANES

LA STRUCTURE DES PRINCIPAUX TISSUS

l'exposé succinct des principales régions

ET UN RÉSUMÉ D'EMBRYOLOGIE

PAR

Le Dr J. A. FORT

PROFESSEUR LIBRE D'ANATOMIE

A L'ÉCOLE PRATIQUE DE LA FACULTÉ DE MÉDECINE

DE PARIS

Avec 128 figures intercalées dans le texte.

PARIS

AUX BUREAUX DE *PARIS-MÉDICAL*

2, RUE ANTOINE-DUBOIS

Place de l'École-de-Médecine

ET CHEZ TOUS LES LIBRAIRES

PRÉFACE

En publiant le *Nouvel Abrégé d'a-natomie descriptive*, nous avons voulu présenter sous le plus petit volume et dans un style aussi clair et aussi concis que possible tout ce qu'il est véritablement utile de retenir dans les détails si nombreux de l'anatomie. Nous avons voulu mettre en pratique le précepte *Multa paucis*.

NOUVEL ABRÉGÉ
D'ANATOMIE DESCRIPTIVE

NOTIONS GÉNÉRALES

Pour comprendre les descriptions succinctes de cet ouvrage, il faut posséder quelques notions générales que nous allons exposer le plus brièvement possible.

Anatomie. — L'anatomie humaine est une science qui a pour objet la structure du corps humain. *L'anatomie générale* s'occupe des liquides et des solides, ceux-ci envisagés en tant qu'organes similaires ; ainsi, lorsqu'on étudie les os en général, les muscles, sans s'occuper des détails descriptifs de chacun d'eux, on fait de l'anatomie générale. Dans *l'anatomie descriptive*, au contraire, on étudie chacun des organes en particulier, on en décrit les divers détails physiques et autres. Décrire un os ou un muscle, c'est faire de l'anatomie descriptive.

Composition du corps humain. — Le corps de l'homme est composé de solides et de liquides. Les solides sont les tissus dont se composent les organes, les systèmes et les appareils.

Tissus. — Par tissus, on entend des parties solides du corps, formées par la réunion d'éléments anatomiques, dont quelques-uns ont entre eux des rapports invariables pour chaque tissu.

Éléments anatomiques. — Les éléments anatomiques, formés de principes immédiats, sont des parties indivisibles, anatomiquement parlant, et presque toujours microscopiques.

Principes immédiats. — Les principes immédiats sont des substances composées, c'est-à-dire susceptibles elles-mêmes d'analyse chimique, et formant, par leur réunion, par leur combinaison, la matière organisée : albumine, fibrine, etc.

Organes. — On donne le nom d'organe à une certaine masse

de parties élémentaires ayant une forme et une fonction déterminées. Ainsi l'os, le muscle, le nerf, sont des organes.

Systèmes. — Les organes, envisagés comme organes de même
nature, constituent un système. C'est ainsi que la réunion de tous
les os forme le système osseux. On nomme *organes similaires*
ceux qui sont formés du même tissu et dont l'ensemble constitue
un système ou système organique. Les muscles sont des organes
similaires, les nerfs, etc.

Appareils. — L'appareil est formé par un groupe d'organes
concourant à la même fonction. L'appareil digestif comprend
une foule d'organes dont le but commun est la digestion.

Nous ne donnerons pas ici l'énumération des divers tissus, ce
serait sortir du cadre de cet ouvrage. Nous renvoyons ceux qui
désirent étudier les tissus à notre *Traité élémentaire d'histologie*, 2e édition, 1873. Quelques personnes s'abstenant de citer
notre ouvrage lorsque l'occasion s'en présente ou le critiquant
avec une malveillance non équivoque, nous sommes contraint de
faire nous-même l'apologie de notre livre et de dire que le
Traité d'histologie, parfaitement au courant de la science,
est peut-être le seul traité français qui soit écrit assez claire-
ment pour être lu et compris. Nous prions les lecteurs de comparer les ouvrages analogues que nous possédons en France et
de juger eux-mêmes.

Liquides. — Les liquides du corps humain sont de plusieurs
ordres. Il y a des liquides en circulation dans les vaisseaux, des
liquides extravasés dans les tissus entre les éléments anatomiques ; enfin il existe des liquides de sécrétion.

Les *liquides circulants* sont le sang, la lymphe et le chyle.

A. *Le sang.* — Liquide visqueux, alcalin, contenant pour 1,000
p. de sang, 127 p. de globules desséchés, 70 p. d'albumine desséchée, 3 p. de fibrine desséchée, quelques parties de sels et de
matières grasses et près de 800 p. d'eau. Vu au microscope, il
présente une quantité prodigieuse de globules rouges et de
globules blancs. Les *globules rouges*, ou *hématies*, ont en
moyenne 0mm,007 ; ils ont la forme de petits disques bicon-
caves et sont constitués par une masse homogène, peut-être
sans enveloppe, de globuline colorée par l'hémoglobine. Les
globules blancs ou *leucocytes*, beaucoup moins nombreux,

1 p. 300 environ, sont sphériques et mesurent 0mm,010 environ. Leurs mouvements amiboïdes sont très-accusés (Voy. *Histologie*). Lorsqu'ils sont récents, ils ne présentent pas de noyau. Les globules rouges sont également dépourvus de noyau, excepté chez l'embryon.

Le sang circule sans cesse dans les vaisseaux sanguins. Lancé par le cœur, il traverse les artères dont les parois sont imperméables ; il se répand dans les capillaires qui le portent dans les profondeurs les plus intimes des tissus, et il revient au cœur par les veines. Le sang artériel arrive aux capillaires avec une provision d'oxygène fixée sur les globules rouges et une provision de principes immédiats : albumine, glycose, etc. Dans les capillaires s'opère la nutrition. Ces vaisseaux, à paroi extrêmement mince et perméable, sont le véritable siége de la respiration et de la nutrition. C'est au niveau de ces vaisseaux que l'oxygène du sang passe dans les éléments anatomiques des tissus pour les oxyder ; c'est là que l'acide carbonique, résultat de l'oxydation, pénètre dans le sang. C'est encore là que les substances qui président à la nutrition des éléments anatomiques sont fournies à ces éléments. Tous ces phénomènes s'accomplissent par osmose, à travers les parois des capillaires. Dans les veines, pas plus que dans les artères, il n'existe aucun phénomène d'osmose, les parois étant imperméables.

On appelle *plasma du sang* la partie liquide du sang, abstraction faite des globules. Lorsque le sang cesse de circuler, ou lorsqu'il est extravasé, il se coagule et se sépare en deux parties : une liquide, le *sérum*, une solide, le *caillot*. Le caillot est formé par les globules et la fibrine ; le sérum contient l'eau tenant en dissolution l'albumine et les sels. Le plasma est donc du sérum contenant la fibrine.

B. *La lymphe*. — La lymphe est un liquide transparent, circulant dans les vaisseaux lymphatiques. Ces vaisseaux puisent la lymphe entre les éléments anatomiques des tissus ; ce liquide se dirige de la périphérie vers le centre, vers le thorax ; il traverse des organes analogues à des masses poreuses, les *ganglions lymphatiques*, où il subit probablement une élaboration, puis il vient se jeter dans le *canal thoracique* et la *veine lymphatique droite*, deux vaisseaux lymphatiques considérables qui reçoivent toute la lymphe du corps. *Ces deux vaisseaux s'ouvrent dans les veines*, à la base du cou ; le canal thoracique, à l'union des veines sous-clavière et jugulaire interne du côté gauche, la veine lymphatique à l'union des mêmes vaisseaux du côté droit. La lymphe renferme des globules ; le *plasma* de la lymphe est ce liquide, moins les globules.

C. *Le chyle.* — Le chyle est un liquide blanc contenu dans les vaisseaux chylifères. Le chyle vient de l'intestin, c'est la partie assimilable des matières contenues dans l'intestin ; sa couleur blanche est due aux nombreux corpuscules graisseux qu'il tient en suspension. Il parcourt les vaisseaux chylifères, qui ne sont autres que les lymphatiques de l'intestin grêle, il traverse les ganglions chylifères, c'est-à-dire les ganglions lymphatiques du mésentère, pour se jeter ensuite dans le canal thoracique, de sorte que le canal thoracique est le canal qui verse le chyle dans le sang ainsi qu'une grande partie de la lymphe.

Les *liquides extravasés* au milieu des tissus viennent des vaisseaux capillaires ; ils fournissent aux éléments anatomiques une atmosphère humide dans laquelle s'accomplissent les phénomènes vitaux de ces éléments. On donne à ces liquides le nom de *blastèmes*.

Les *liquides de sécrétion* sont fournis par les glandes. Le véhicule, l'eau, de ces liquides est fourni par le sang, par transsudation à travers les parois des capillaires. Quant à la différence entre les divers liquides de sécrétion, elle est due soit à l'action élective de la glande qui choisit dans le sang les principes qui lui conviennent, soit à la composition chimique de l'épithélium qui existe au fond des éléments glandulaires. On sait, en effet, que les épithéliums glandulaires se dissolvent dans le liquide qui passe du sang dans la glande, et si quelques épithéliums ne se dissolvent pas, il paraît certain que leurs cellules se déchirent pour verser leur contenu dans les cavités glandulaires.

Division de l'anatomie descriptive. — On est revenu aujourd'hui à l'ancienne division que quelques-uns de nos prédécesseurs avaient délaissée. Nous diviserons donc l'anatomie descriptive en sept parties : L'*ostéologie*, description des os ; la *myologie*, description des muscles ; l'*arthrologie*, description des articulations ; l'*angéiologie*, description des vaisseaux ; la *névrologie*, description des nerfs ; la *splanchnologie*, description des viscères ; les *organes des sens*.

PREMIÈRE PARTIE

OSTÉOLOGIE

—

CHAPITRE PREMIER
Des os en général, ou du système osseux.

Division. — Os longs, os plats, os courts.

Squelette. — Le squelette peut être *naturel* ou *artificiel.* Le premier est celui dans lequel les os et les ligaments ont été conservés ; le squelette artificiel est formé par les os réunis entre eux par des liens artificiels.

Il y a dans le corps humain 208 os : 26 dans la colonne vertébrale ; 8 dans le crâne ; 14 dans la face ; 8 osselets de l'ouïe ; 1 os hyoïde ; 25 dans le thorax ; 64 dans les membres supérieurs, et 62 dans les membres inférieurs.

On trouve, en outre, dans le squelette des os irréguliers, les os *wormiens,* qui se développent dans les sutures du crâne, et les os *sésamoïdes,* qui se montrent dans l'épaisseur des tendons.

Composition chimique. Structure de la substance osseuse. — L'os est formé, à la surface, par une couche plus ou moins épaisse de *substance compacte.* L'intérieur de l'os est constitué par de minces cloisons qui s'entre-croisent pour limiter des cavités plus ou moins larges communiquant toutes entre elles dans le même os, *substance spongieuse.*

La substance compacte et la substance spongieuse sont d'une texture identique, et ne diffèrent que par la forme, condensée dans la première, lâche et aréolaire dans l'autre.

Au point de vue chimique, les os sont composés d'une matière organique et d'une matière inorganique.

Matière organique.. $\begin{cases} \text{osséine.} \dots \dots \dots \dots 30 \\ \text{graisse.} \dots \dots \dots \dots 1 \end{cases} 31$

$$\text{Matière inorganique} \begin{cases} \text{Phosphate de chaux.} \ldots \ldots & 53,34 \\ \text{Carbonate de chaux.} \ldots \ldots & 11,30 \\ \text{Fluate de chaux.} \ldots \ldots \ldots & 2,00 \\ \text{Phosphate de magnésie.} \ldots & 1,16 \\ \text{Soude et chlorure de sodium.} & 1,20 \end{cases} 69$$

$$\overline{100,00}$$

Au point de vue microscopique, la substance osseuse constitue l'élément anatomique fondamental du tissu des os frais. C'est une substance homogène, amorphe, combinée avec les sels calcaires qui la rendent dure et rigide. Elle est creusée de petites cavités appelées ostéoplastes, et de canaux, *canaux de Havers*.

Ostéoplastes. — Ils existent partout où il y a du tissu osseux et sont caractéristiques de ce tissu. On les trouve entre les lamelles que forme cette substance et au centre de ces lamelles, dans le tissu spongieux le plus délié comme dans le tissu compacte. L'ostéoplaste se présente sous la forme d'une petite cavité ovoïde, lenticulaire ou polyédrique. A l'état frais, le centre est brillant comme celui d'une cavité pleine de liquide. Sur l'os sec, la cavité et ses prolongements prennent une teinte noirâtre qui est due à la présence de l'air.

L'ostéoplaste émet de tous les points de la périphérie une foule de prolongements creux qui communiquent avec sa propre cavité, et qu'on appelle *canalicules osseux*. Ces prolongements se ramifient eux-mêmes et s'anastomosent avec les prolongements des cavités voisines ; ils s'ouvrent dans les canaux de Havers, ainsi qu'à la surface de l'os, lorsque les ostéoplastes en sont rapprochés.

Canaux de Havers. — Les canaux de Havers sont des canaux creusés au sein de la substance osseuse, renfermant les vaisseaux et communiquant avec les trous nourriciers des os. Ces canaux se ramifient comme les vaisseaux qu'ils renferment.

Des os à l'état frais. — *Le tissu osseux*, à l'état frais, est constitué · 1º par la substance osseuse ; 2º par des vaisseaux et des nerfs ; 3° par le périoste qui entoure l'os ; 4° par la moelle contenue à l'intérieur.

a. La substance osseuse forme l'élément fondamental des os.

b. Vaisseaux et nerfs. — Les vaisseaux des os sont excessivement nombreux. Une artère volumineuse pénètre dans les os longs par le trou nourricier principal ; les trous de second ordre donnent passage à des artères plus petites et plus nombreuses, tandis que les petits trous, si abondants sur toute la surface de l'os, reçoivent de nombreux petits vaisseaux artériels venus du périoste. Il ne passe aucun vaisseau par les trous microscopiques ou de quatrième ordre.

c. Du périoste. — Le périoste est une membrane fibro-vasculaire, immédiatement appliquée sur tous les os.

L'*épaisseur* de cette membrane varie selon les régions ; elle est ordinairement de quelques dixièmes de millimètre.

Le périoste adhère à l'os par de nombreux prolongements fibro-vasculaires et nerveux.

Il est composé : 1° d'un *tissu propre* qui a des propriétés remarquables ; il est chargé d'exhaler une lymphe spéciale, un blastème particulier, au sein duquel doit se développer la substance osseuse ; 2° de *vaisseaux* ; 3° de *nerfs*.

Le *tissu propre* est formé de deux éléments : la *fibre de tissu conjonctif* et la *fibre élastique*. La fibre de tissu conjonctif est plus abondante à la face superficielle du périoste, tandis que la fibre élastique domine dans les couches profondes ; quant à la séparation de ces deux couches en membranes, elle est impossible.

Les *vaisseaux* du périoste sont nombreux : quelques artères ne font que le traverser pour se porter dans les trous nourriciers des os ; les autres s'y ramifient, pour se porter ensuite, sous forme de capillaires, dans les petits trous de la surface de l'os qui communiquent avec les canaux de Havers. Les *veines* y sont plus nombreuses que les artères. Les *vaisseaux lymphatiques* ne sont pas connus.

Les *nerfs* sont nombreux. La plupart traversent le périoste pour se porter au tissu osseux, et surtout à la substance médullaire.

Usages du périoste. —Il sert de crible aux vaisseaux de l'os, mais il est doué d'un usage bien plus important, c'est d'exhaler continuellement un blastème *qui sert à l'accroissement des os.*

d. De la moelle des os. — Cette substance remplit le canal médullaire et les aréoles de la substance spongieuse des os. On la trouve aussi dans les principaux conduits vasculaires du tissu osseux, dans ceux des cartilages d'ossification et dans les points où la substance osseuse se raréfie.

On en désigne trois variétés : la fœtale, la gélatiniforme et l'adipeuse.

La moelle *fœtale* ou *sanguine* est rouge, opaque, pulpeuse ; elle est presque dépourvue de vésicules adipeuses, et contient une certaine quantité de matière amorphe, de myéloplaxes, et une quantité considérable de médullocelles qui en forment les huit dixièmes. Elle est très-vasculaire.

La moelle *gélatiniforme* est molle, demi-transparente, grisâtre ou rosée. Elle se montre, après de longues maladies, chez les convalescents. Elle renferme une grande quantité de matière amorphe, des myéloplaxes et des médullocelles.

La moelle *adipeuse* ou *jaune* est dense, opaque, jaunâtre ; on la trouve dans les os longs. Dans cette variété les médullocelles sont moins abondantes ; on y trouve une grande quantité de vésicules graisseuses. Il y a peu de vaisseaux.

Développement des os ou **ostéogénie.** — Les os, considérés dans les changements qu'ils éprouvent depuis leur première apparition chez le fœtus jusqu'à leur formation complète, présentent successivement trois états différents : 1º l'*état muqueux,* dans lequel ils sont confondus avec les autres organes, sous forme d'une masse homogène d'apparence muqueuse, 2º l'*état cartilagineux,* dans lequel ils se transforment en un véritable cartilage. Ce travail est à peu près terminé vers la fin du deuxième mois de la vie intra-utérine ; 3º l'*état osseux,* dans lequel les os acquièrent leur résistance et leur dureté naturelle, en s'imprégnant de phosphate et de carbonate de chaux. Ce travail organique commence par des *points osseux*, qui se montrent sur les os cartilagineux. Le premier apparaît, dès la quatrième semaine, à la clavicule; le deuxième, à la mâchoire inférieure. Du trente-cinquième au quarantième jour, il s'en développe au fémur, à l'humérus, au tibia, à l'os maxillaire supérieur. Dès ce moment l'ossification commence dans les autres os et continue à faire des progrès pendant le reste de la vie intra-utérine et après la naissance. Mais l'ossification n'est entièrement terminée qu'après plusieurs années.

CHAPITRE SECOND

Des os en particulier.

—

ARTICLE PREMIER

TÊTE.

La tête comprend 22 os, non compris les osselets de l'ouïe : 8 constituent le crâne, 14 la face. Les os de la tête sont des os plats ; leur substance spongieuse s'appelle *diploé*, les deux surfaces de l'os constituent la *table externe* et la *table interne*, ou *lame vitrée*, ainsi nommée à cause de sa fragilité. — Les os du crâne sont les suivants : 4 impairs : frontal, ethmoïde, sphénoïde, occipital ; 2 pairs : pariétaux, temporaux.

Les 14 de la face sont : maxillaires supérieurs, cornets inférieurs, malaires, unguis, nasaux, palatins, vomer et maxillaire inférieur.

A. *Os du crâne.*

I. Frontal (impair, 3 faces, 3 bords).

Position. — Face convexe en avant, grand bord dentelé en haut.

1° *Face antérieure.* — Convexe, offre sur la ligne médiane la *bosse nasale* surmontée d'une face lisse, et la trace de la *suture frontale* formée par les deux moitiés de l'os. — De chaque côté on trouve les *bosses frontales*, qui surmontent les *arcades sourcilières* sur lesquelles s'insère le muscle sourcilier. Plus en dehors, il existe une surface triangulaire faisant partie de la fosse temporale et limitée en avant par la *crête temporale*

2° *Face postérieure.* — Concave et parsemée, surtout en bas, d'éminences *mamillaires* et d'*impressions digitales*, elle offre sur la ligne médiane la *crête frontale* (insertion de la faux du cerveau), se continuant en haut avec la *gouttière longitudinale supérieure* (sinus longit. sup.), et s'arrêtant en bas au *trou borgne* (expansion de la dure-mère). — De chaque côté on voit les *fosses frontales* (lobes antérieurs du cerveau), et plus bas les *bosses orbitaires* (paroi supérieure de l'orbite).

3° *Face inférieure.* — Au milieu existe l'*échancrure ethmoïdale* (articul. avec ethmoide), et sur les côtés les *voûtes orbitaires*. — L'*épine nasale antérieure*, située en avant de l'échancrure, s'articule avec les os nasaux et la lame perpendiculaire de l'ethmoide. Les bords de l'échancrure ethmoïdale, sur lesquels on voit l'ouverture des *sinus frontaux*, s'articulent avec les masses latérales de l'ethmoïde en formant avec cet os les *trous orbitaires internes*. La partie antérieure de ces bords s'articule avec les unguis, les apophyses montantes du maxillaire sup. et les nasaux. — La *voûte orbitaire* offre en dehors et en avant une dépression, *fossette lacrymale* (loge la glande lacrym.), en dedans et en avant un petit tubercule (insert. de la poulie du grand oblique).

4° *Bords.* — Le *supérieur*, long, dentelé, s'articule avec les pariétaux. — L'*antérieur* offre, au milieu, la partie antérieure de l'échancrure ethmoïdale déjà décrite, et, sur les côtés, l'*arcade orbitaire* qui surmonte les paupières. Cette arcade, mince et tranchante en dehors, se termine en dedans par l'*apophyse orbitaire interne*, articulée avec l'unguis, et en dehors par l'*apophyse orbitaire externe*, artic. avec l'os malaire. — Le *postérieur* s'articule avec le sphénoïde.

5o *Structure et rapports.* — L'os est creusé de deux cavités, *sinus frontaux*. Il s'articule avec 12 os : pariétaux, sphénoïde, ethmoïde, unguis, nasaux, malaires, maxillaires supérieurs.

II. Ethmoïde (impair, divisé en *partie médiane* et *masses latérales*).

Position. —*En haut et en avant l'apoph. triangulaire épaisse et verticale* (voir la fig. 1, coupe verticale et transversale).

1o *Partie médiane.* — Elle est formée par deux lames osseuses qui se coupent perpendiculairement ; l'une verticale forme : 1o à la partie supérieure, une apoph. triangulaire, épaisse : *apophyse crista-galli* (fig. 1, 1) ; 2o à la partie inférieure, une lame beaucoup plus longue et plus mince, *lame perpendiculaire de l'ethmoïde* (2), artic. en avant avec l'épine nasale du frontal et les os nasaux, en arrière avec le sphénoïde, en bas et en arrière, avec le vomer. L'autre lame, horizontale, croisant la précédente à l'union de la lame perpendic. et de l'apoph. crista-galli, constitue la *lame criblée* (3), supportant par ses deux bords les *masses latérales* (5, 5) de cet os, qui y sont comme suspendues.

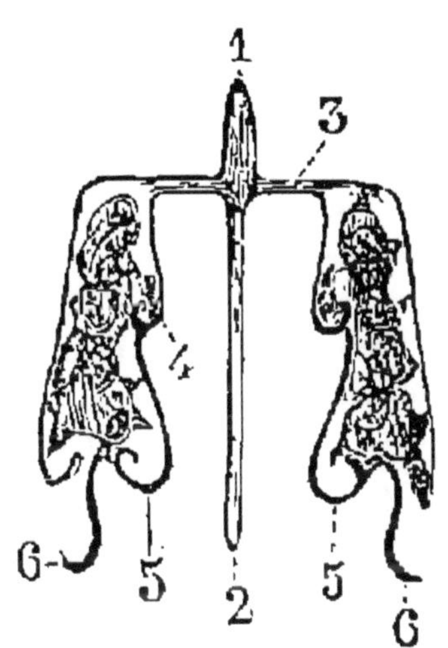

Fig. 1.

De chaque côté de l'apoph. crista-galli, la face sup. de la lame criblée est creusée en forme de gouttières offrant des trous nombreux, donnant passage aux filets du nerf olfactif. De chaque côté de l'apoph. crista-galli, on voit une fente, *fente ethmoïdale*, où passe le filet ethmoïdal du nerf ophthalmique de Willis, et une branche de l'artère ethmoïdale antérieure. La lame criblée forme la plus grande partie de la voûte des fosses nasales.

2° *Masses latérales*. — Elles sont situées entre les fosses nasales et les cavités orbitaires et réunies l'une à l'autre seulement par la lame criblée. Elles présentent 6 faces.

Face ext. — Formée par l'os *planum* ou *lame papyracée*, elle s'articule avec le frontal, le maxillaire sup., le palatin, l'unguis et le sphénoïde.

Face int. — Elle forme une grande partie de la paroi externe des fosses nasales. On y trouve à la partie supérieure le *cornet sup. des fosses nasales* ou *cornet de Morgagni* (4), au-dessous le *méat sup.*, en bas le *cornet moyen* (5, 5).

Face sup. — Elle présente des dépressions qui se réunissent à celles de l'échancrure ethmoïd. du frontal, et 2 gouttières transversales formant avec celles du frontal les *trous orbitaires internes*.

Face inf. — Elle offre : 1° le bord inférieur du cornet moyen ; 2° une cavité, *méat moyen*, au fond et en avant de laquelle se trouve un conduit osseux dirigé vers les sinus frontaux ; ce conduit, *infundibulum*, communique avec les cellules ethmoïd. antérieures ; 3° du fond de ce méat on voit sortir une lamelle osseuse, mince, qui se dirige par une extrémité libre vers l'orifice du sinus maxillaire, *apophyse unciforme* (6).

Face ant. — Elle est située derrière l'apoph. montante du maxillaire sup., en dedans et en arrière de l'unguis.

Face post. — Elle s'articule avec la face ant. du sphénoïde.

3° *Structure*. — Cet os est creusé de nombreuses cavités : 1° les *cellules ethmoïdales antérieures*, indépendantes des postér. communiquant avec l'infundibulum et le méat moyen ; 2° les *cellules ethmoïd. post.* communiquant avec le méat supérieur.

III. Sphénoïde (impair, 1 corps et 3 prolongements de chaque côté : prol. sup., *petites ailes* ; prol. inf., *apophyses ptérygoïdes* ; prol. latéraux, *grandes ailes*.

Position. — *En bas, les deux prolongements parallèles et bifurqués ; en arrière, leur concavité.*

1º *Corps*. — De forme cubique, le corps a 6 faces. — La *face ant.* offre une crête médiane, *crête sphénoïdale* (artic. avec la lame perpendic. de l'ethmoïde) et 2 ouvertures latérales, *sinus sphénoïdaux*. — La *face post.* se soude de bonne heure avec l'occipital. — Les *faces lat.* sont cachées par les grandes ailes. — La *face inf.* a une crête médiane terminée en avant par le bec ou *rostrum* du sphén. artic. avec le vomer. — La *face sup.* offre : 1º la *surface olfactive*, réunissant les 2 petites ailes ; 2º une gouttière transversale, *gouttière optique* ; 3º la *fosse pituitaire* ou *selle turcique*, 4º la *lame quadrilatère du sphén.* terminée en haut et de chaque côte par les *apophyses clinoïdes postérieures* ; 5º la partie antérieure de la *gouttière basilaire* de l'occipital. De chaque côté de la face sup. on voit une gouttière qui se porte en haut, en avant et en dedans ; c'est la *gouttière caverneuse*, au dessus de laquelle on trouve quelquefois une saillie, *apophyse clinoïde moyenne*.

2º *Petites ailes ou apophyses d'Ingrassias*. — Horizontales et triangulaires, elles offrent un canal à leur point d'insertion sur l'os, *trou optique*, et un angle postérieur saillant, *apophyse clinoïde antérieure*. L'angle externe des petites ailes, *apophyse ensiforme*, s'articule avec le bord post. du frontal.

3º *Grandes ailes*. — Elles offrent trois faces, deux bords et deux extrémités. — La *face sup.*, concave, présente des éminences mamillaires et des impressions digitales. — La *face ext.* est divisée vers sa partie moyenne par une crête ; la portion qui est au-dessous fait partie de la fosse zygomatique, et celle qui est au-dessus concourt à former la fosse temporale. — La *face ant.* est une petite face quadrilatère qui concourt à former la paroi externe de la cavité orbitaire.—Le *bord ext.* s'articule avec la portion écailleuse du temporal. — Le *bord int.* commence à l'extrémité externe, et se termine à l'extrémité interne, en passant sur les côtés du corps du sphén. et concourant à former la *fente sphénoïdale*. C'est le long de ce bord qu'on trouve d'avant en arrière, et disposés sur une ligne courbe concave en dehors : 1º la *fente sphénoïdale* ; 2º le *trou grand rond* ; 3º le *trou ovale* ; 4° le trou *petit rond* ou *sphéno-épineux*. Dans la fente sphén. passent les nerfs moteur oculaire commun, moteur oculaire ext., pathétique, ophthalmique de Willis, la veine ophthalmique, et quelques branches de l'artère méningée moyenne. Dans le trou grand rond, passe le nerf maxill. sup. ; dans le trou ovale, le nerf maxill. inf. et l'artère petite méningée ; dans le trou petit rond passe l'artère méningée moyenne. — *L'extrémité interne* se termine par une apophyse, *épine du sphénoïde.* — *L'extrémité externe*, mince et tranchante, s'engrène avec le frontal, le pariétal et le temporal.

4° *Apophyses ptérygoïdes.* — Adhérentes à la face inférieure de l'os par leur base, elles offrent : une face int. qui fait partie des fosses nasales ; une face ext. qui fait partie de la fosse zygomatique ; une face ant. concourant à la formation de la fosse ptérygo-maxillaire en haut, et s'articulant en bas avec le palatin ; une face post. concave, *fosse ptérygoïdienne*, pour l'insertion du ptérygoïdien int. A la partie sup. de cette fosse, il existe une petite dépression, *fossette naviculaire*, pour le péristaphylin externe. Les deux branches de bifurcation portent le nom d'*ailes* : 1° l'aile interne, verticale, petite et contournée en forme de crochet à concavité externe ; 2° l'aile externe, large, déjetée en dehors. Trois canaux existent à la base de cette apoph., le plus externe est le *trou grand rond* ; en dedans on voit le *trou vidien* ou *ptérygoïdien.* Le *trou ptérygo-palatin* est situé dans l'angle formé par l'apoph. et la face infér. de l'os.

Structure. — Le corps de l'os est creusé de 2 cavités, *sinus sphénoïdaux*, s'ouvrant à la partie post. des fosses nasales.

IV. Occipital (impair, 2 faces, 4 bords, 4 angles).

Position. — *En haut, la face concave, et en avant, l'angle le plus épais.*

1° *Face supérieure.*—Elle présente : 1° le *trou occipital* (bulbe rachidien, artères vertébrales, nerfs spinaux) ; 2° en avant du trou, la *gouttière basilaire* (protubérance annulaire) ; sur les bords de cette gouttière, la *gouttière pétreuse inférieure* ; 3° en arrière, quatre fosses, *fosses occipitales* ; les deux supér. sont les *fosses cérébrales*, les deux infér., les *fosses cérébelleuses*. Ces 4 fosses sont séparées par des crètes qui convergent pour former la *protubérance occipitale interne*. La crète qui sépare les fosses cérébelleuses, *crête occipitale interne*, est très-saillante et mince ; les autres sont creusées en gouttière ; 4° de chaque côté du trou, on trouve un petit conduit, *trou condylien antérieur* (nerf grand hypoglosse).

2° *Face inférieure*. — On voit : 1° en avant du trou, la surface basilaire de l'occipital, rugueuse, recouverte en avant par la muqueuse du pharynx ; 2° en arrière du trou, une large surface au centre de laquelle se trouve la *protubérance occipitale externe* ; entre cette protubérance et le trou occipital, la *crête occipitale externe*, de chaque côté de laquelle partent deux lignes courbes à concavité interne et antérieure ; 3° de chaque côté du trou, deux saillies et deux fossettes : une saillie interne, *condyle*, obliquement dirigée d'arrière en avant, de dehors en dedans, s'articulant avec la cavité glénoïde de l'atlas ; une saillie externe, *apophyse jugulaire* (muscle droit latéral de la tête) ; une fossette, *fossette condylienne antérieure*, au fond de laquelle existe constamment le *trou condylien antérieur* ; une *fossette condylienne postérieure*, au fond de laquelle existe quelquefois un petit trou pour le passage d'une veine qui va dans le sinus latéral. — Les *bords postérieurs*, dentelés, s'articulent avec les pariétaux. — Les *bords antérieurs* s'artic. avec les temporaux. — L'*angle postérieur* est articulé avec les pariétaux. — L'*angle antérieur*, très-épais, *apophyse basilaire de l'occipital*, s'artic. avec le corps du sphénoïde. — Les *angles latéraux* s'artic. avec le pariétal et le temporal.

V. **Temporal** (pair, 3 portions : écailleuse, mastoïdienne, pierreuse).

Position. — *En avant et en dehors l'apophyse en forme de crochet, en haut la portion mince et tranchante de l'os.*

1° *Portion écailleuse.* — Mince et verticale, elle offre deux faces et une circonférence. — *Face interne.* Concave, pourvue d'éminences mamillaires. — *Face externe.* Convexe et lisse, elle fait partie de la fosse temporale. L'*apophyse zygomatique* limite cette face en bas ; elle est dirigée en avant et en dehors ; le sommet s'artic. avec l'os malaire ; la face ext. est recouverte par la peau ; la face int. est en rapport avec le tendon du temporal. Le bord sup. donne insertion à l'aponévrose temporale, le bord inf. au masséter. La base est aplatie et présente le *tubercule zygomatique* pour l'insertion du ligament latéral externe de l'articul. Deux crêtes, *racines* de l'apoph. zygomatique, partent de cette base : l'une se porte en dedans, *racine transverse ;* l'autre, en arrière, *racine longitudinale.* Entre ces deux racines, on voit la *cavité glénoïde*, divisée en deux parties par la *scissure de Glaser* (longue apophyse du marteau ou *apoph. de Raw*, muscle ext. du marteau, artère tympanique). — *Circonférence.* Elle s'articule avec le pariétal en arrière et la grande aile du sphénoïde en avant.

2o *Portion mastoïdienne.* — Elle se prolonge sous forme de saillie, *apophyse mastoïde.* Elle a deux faces et une circonférence.— *Face externe.* Rugueuse, donne insertion de haut en bas au sterno-cléido-mastoïdien, au splénius et au petit complexus. On y voit le *trou mastoïdien.* — *Face interne.* Concave, fait partie de la cavité crânienne ; on y trouve la gouttière latérale. Le sommet, *apoph. mastoïde*, présente, à sa partie interne, la *rainure digastrique* pour le digastrique. — *Circonférence.* Dentelée, elle s'artic. en haut avec l'angle post. et inf. du pariétal, et en arrière avec le bord ant. de l'occipital.

3o *Portion pierreuse ou rocher.* — Le rocher offre une base, un sommet, trois faces, trois bords. — *Base.* Elle présente le *conduit auditif externe*, aplati d'avant en arrière, concave en bas. — *Sommet.* Il est situé dans l'angle rentrant formé par le corps et la grande aile du sphénoïde, et concourt à former le *trou déchiré antérieur.* On y voit l'orifice interne du *canal carotidien.* — *Face antérieure.* Au milieu on trouve un trou, *hiatus de Fallope*, auquel font suite deux gouttières se dirigéant vers le sommet du rocher. L'hiatus communique avec l'*a-queduc de Fallope*, situé dans le rocher (artériole de la méningée moyenne, grand nerf pétreux superficiel, petit pétreux superf., petit pétreux profond int., petit pétreux profond ext.). — *Face postérieure*. On y voit le *conduit auditif interne* (nerf facial, nerf auditif, artériole). En dehors du conduit auditif, il existe un petit orifice triangulaire, *aqueduc du vestibule*. — *Face inférieure*. On la voit à l'extérieur du crâne. Elle présente à étudier sept parties bien distinctes. De dehors en dedans nous trouvons : 1° le *trou stylo-mastoïdien* (nerf facial, artère stylo-mastoïdienne); 2° l'*apoph. styloïde*; 3° une lame osseuse qui fait suite à la paroi ant. du conduit auditif externe, c'est l'*apoph. vaginale* ; 4° l'orifice inf. du *canal carotidien*, qui s'infléchit en dedans ; 5° une surface rugueuse (muscle péristaphylin int.). En arrière des parties précédentes, nous trouvons : 1° derrière le trou stylo-mast., la *surface jugulaire*, qui s'artic. avec l'apoph. jugulaire de l'occipital ; 2° derrière l'apoph. styloïde et en dehors du canal carotidien, une cavité, *golfe de la veine jugulaire*. — *Bord supérieur*. Il sépare les faces ant. et post. et il est parcouru par la *gouttière pétreuse supérieure*. — *Bord antérieur*. Le plus court, il s'artic. avec la grande aile du sphénoïde : sa moitié ext. est confondue avec la portion écailleuse. Il forme avec la portion écailleuse un angle rentrant qui reçoit l'épine du sphénoïde. Dans cet angle, il y a deux canaux superposés ; l'inférieur est la portion osseuse de la *trompe d'Eustache*, le supérieur est le *conduit du muscle interne du marteau*. — *Bord postérieur*. Il présente de dehors en dedans : 1° la gouttière latérale ; 2° une vaste échancrure pour le *trou déchiré postérieur*; 3° un orifice triangulaire, *aqueduc du limaçon* (artériole allant au limaçon) ; 4° la portion int. de ce bord, articulée avec l'occipital, et sur laquelle on trouve la *gouttière pétreuse inférieure*.

VI. **Pariétal** (pair; 2 faces, 4 bords, 4 angles).

Position. — L'angle mince et aigu en bas et en avant, et la face concave du pariétal en dedans.

Face externe. — Divisée par la *ligne courbe temporale* (insertion de l'aponévrose temporale). Au-dessous s'insère le muscle temporal ; au-dessus, la face est en rapport avec l'aponévrose épicrânienne. Au milieu de l'os on trouve la *bosse pariétale.*

Face interne. — Concave (impressions digitales, éminences mamillaires) ; au milieu se trouve la *fosse pariétale ;* elle est sillonnée par des gouttières ramifiées qui logent les branches de l'artère méningée moyenne. — Le *bord ant.*, dentelé, s'artic. avec le frontal ; le *bord post.* avec l'occipital ; le *sup.* avec le pariétal du côté opposé ; on y trouve la gouttière longitudinale sup.. le *trou pariétal* (veine émissaire de Santorini) et les empreintes des *corpuscules de Pacchioni.* Le *bord inf.*, concave et taillé en biseau externe, s'articule avec le temporal. — L'*angle sup. et ant.* s'artic. avec l'autre pariétal et le frontal. L'*angle sup. et post.* s'artic. avec l'autre pariétal et l'occipital. L'*angle inf. et ant.* est creusé à sa face interne d'une gouttière très-profonde, point de départ des ramifications de la face int. du pariétal. Cet angle s'artic. en avant avec le frontal ; en bas avec la grande aile du sphénoïde et le temporal. L'*angle inf. et post.* s'artic. avec la portion mastoïdienne du temporal.

B. *Os de la face.*

VII. **Maxillaire supérieur** (pair, 2 faces, 4 bords).

Position. — *Le bord alvéolaire en bas, sa concavité en dedans, le bord mince, le plus long de l'os, en avant.*

1° *Face interne.* — Elle présente en bas l'*apophyse palatine* qui s'artic. avec celle du côté opposé pour former la *voûte palatine.* Le bord post. de cette apophyse s'artic. avec la lame horizontale du palatin. En avant elle présente une saillie, *épine nasale antérieure.* Son bord interne est surmonté d'une crête qui s'articule avec le vomer. Ce bord, dans sa partie antérieure, présente un trou, *canal palatin antérieur,* bifurqué du côté des fosses nasales (nerf sphéno-palatin).

Au dessus de l'apoph. palatine, on trouve d'avant en arrière :

1° la face interne de l'*apophyse montante*; 2° une gouttière faisant partie du *canal nasal*; 3° l'orifice du *sinus maxillaire*; 4° une surface rugueuse, verticale, pour l'articul. du palatin. Les deux bords de la gouttière du canal nasal s'articulent en haut avec l'unguis, en bas avec le cornet inférieur. L'orifice du sinus maxillaire est rétréci à sa partie inférieure par le cornet inf., à sa partie sup. par l'ethmoïde, à sa partie ant. par l'unguis, à sa partie post. surtout, par le palatin. Par cet orifice, on aperçoit une cavité, *sinus maxillaire* ou *antre d'Highmore*, en forme de pyramide triangulaire, dont la base correspond à l'ouverture, dont le sommet détermine une saillie sur la face externe de l'os, et dont les trois faces correspondent aux trois faces que nous retrouverons sur la surface ext. de l'os. Cette cavité, à l'état frais, est tapissée par la muqueuse pituitaire, et communique avec les fosses nasales.

2° *Face externe.* — Elle présente une saillie en forme de pyramide triangulaire, dont la forme représente celle du sinus maxill. Le *sommet* rugueux, *apophyse malaire*, s'articule avec l'os malaire. Le *bord inférieur* de la pyramide se dirige vers la première ou la seconde grosse molaire. Le *bord antérieur* concourt à former le rebord orbitaire ; le *bord postérieur* concourt à former la fente sphéno-maxillaire.

Les trois faces et les trois bords de cette pyramide se continuent directement avec les trois faces et les trois bords de l'os malaire. La *face sup.*, *plancher de l'orbite*, forme la paroi supérieure, mince, du sinus maxillaire ; elle présente la *gouttière sous-orbitaire* qui, sous forme de canal, *canal sous-orbitaire*, traverse le bord antérieur de la pyramide, et s'ouvre sur la face antérieure par un orifice, *trou sous-orbitaire* (nerf max. sup. et art. sous-orbit.). Le canal dentaire antérieur situé dans la paroi ant. du sinus (nerf dentaire ant.) s'ouvre en haut dans le canal sous-orbitaire. La *face antérieure* de la pyramide, très-large, offre le trou sous-orbitaire, et une dépression, *fosse canine*. La *face postérieure* fait partie de la fosse zygomatique et de la fosse ptérygo-maxill. ; elle forme la paroi post. du sinus ;

on y voit des gouttières et des trous pour les nerfs dentaires post. et les branches de l'artère alvéolaire.

3° *Bord antérieur.* — Il offre de bas en haut : 1° la partie antérieure de l'apoph. palatine ; 2° l'épine nasale ant. ; 3° un bord, concave en dedans, qui concourt à la formation de l'ouverture antérieure des fosses nasales ; 4° le bord antérieur de l'apoph. montante. Cette apophyse a la forme d'une pyramide triangulaire dont le sommet s'engrène avec le frontal ; elle a une face postérieure concave, qui forme la gouttière du canal nasal.

4° *Bord postérieur.* — Arrondi, épais ; sa moitié supérieure forme la paroi ant. de la fosse ptérygo-maxill. ; sa moitié inférieure s'articule avec le palatin.

5° *Bord supérieur.* — Il présente d'avant en arrière : 1° le sommet rugueux de l'apoph. montante ; 2° l'extrémité sup. de la gouttière nasale ; 3° des rugosités qui s'artic. avec l'unguis et en arrière avec l'ethmoïde.

6° *Bord inférieur.* — Il est creusé de trous, alvéoles.

VIII. **Cornet inférieur** (pair, 2 faces, 2 bords, 2 extrémités).

Position. — *La face convexe en dedans, le bord convexe en bas, l'extrémité effilée en arrière* (voir fig. 2, face externe du cornet inférieur gauche).

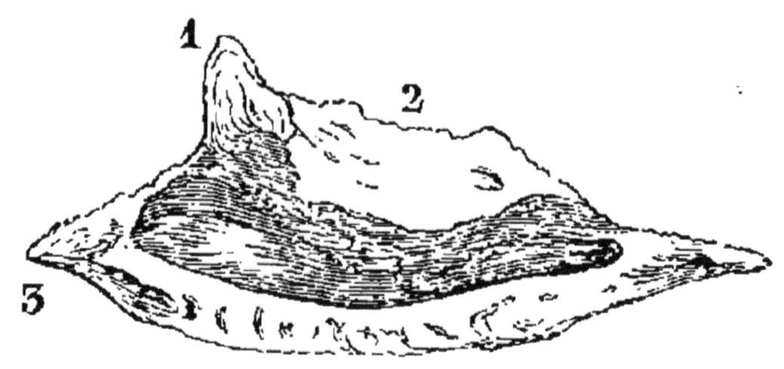

Fig. 2.

Il sépare le méat inférieur du moyen. La *face interne,* convexe, et la *face externe,* concave, sont couvertes par la pituilaire. L'*extrémité ant.* (3), obtuse, s'artic. avec l'apoph. montante du maxill. sup. ; l'*extrémité post.*, effilée, avec le palatin. Le *bord inf.* convexe, libre, est recouvert par la pituitaire. Le *bord sup.* est articulé en avant avec l'apoph. montante du maxill. sup. et en arrière avec le palatin. Du milieu de ce bord se détache un prolongement osseux qui descend et ferme la partie inférieure du sinus maxill. ; c'est l'*apophyse auriculaire* (2), située entre l'*apophyse lacrymale* (1), antérieure, ascendante, et concourant à former le canal nasal avec l'unguis, et l'*apophyse ethmoïdale*, postérieure, ascendante, et articulée avec l'apoph. unciforme de l'ethmoïde.

IX. Os malaire (pair, 2 faces, 4 bords, 4 angles).

Position. — *La face concave en dedans, le bord sinueux en S en arrière et en haut* (voir fig. 3. Face ant. de l'os malaire gauche).

Face externe. — Elle donne attache aux zygomatiques ; on y voit le *trou malaire* (1). La face *int.* fait partie de la fosse zygomatique. Le *bord ant. et inf.* s'articule avec la tubérosité malaire, le *bord post. et inf.* donne insertion au masséter ; on y trouve le *tubercule malaire*. Le *bord ant. et sup.* fait partie de la base de l'orbite, il supporte l'*apophyse orbitaire* (4) dont la face concave appartient à la

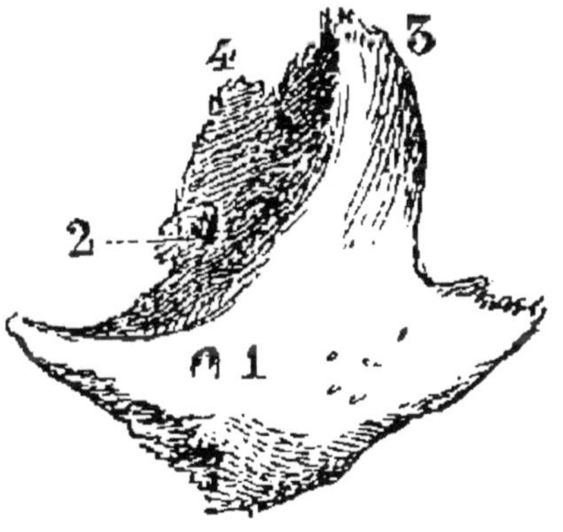

Fig. 3.

cavité orbitaire, la face convexe à la fosse zygomatique, et dont le bord rugueux s'artic. avec le maxill. sup. et le sphénoïde. Le *bord post. et sup.* sinueux, donne attache à l'aponévrose temporale. Les *angles ant. et inf.* s'articulent avec la tubérosité malaire. L'*angle sup.* (3) s'artic. avec l'apoph. orbitaire externe du frontal, et l'*angle post.* avec l'apoph. zygomatique

X. Os unguis ou os lacrymal (pair, 2 faces, 4 bords).

Position. — En bas et en dehors le crochet qui termine la crête de l'os, sa concavité en avant (voir fig. 4. Face externe de l'unguis droit).

Cette mince lamelle osseuse, située entre l'orbite et la fosse

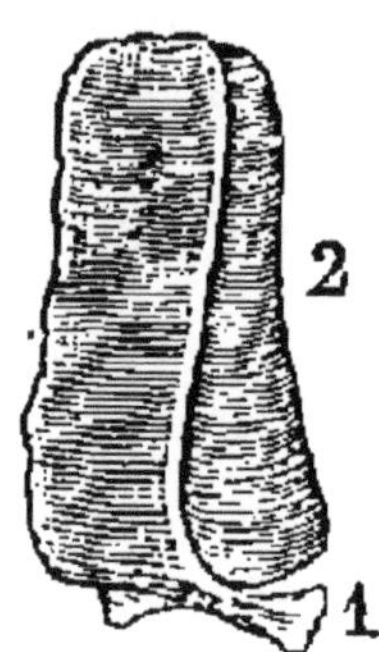

nasale, verticalement dirigée, s'artic. avec le frontal par son *bord sup.*, avec le maxill. sup. et avec l'apoph. lacrymale du cornet inf. par son *bord inf.*; avec l'apoph. montante du maxill. sup. par son *bord ant.* (2); et avec l'os planum de l'ethmoïde par son *bord post.*

La *face interne* concourt à former la paroi externe des fosses nasales; la *face externe* offre la *crête de l'unguis* que termine, en bas, un crochet (1) s'articulant avec le maxill. sup. pour former

Fig. 4.

l'orifice supérieur du canal nasal. La portion concave, située en avant de la crête, fait partie de la *gouttière lacrymale*, et

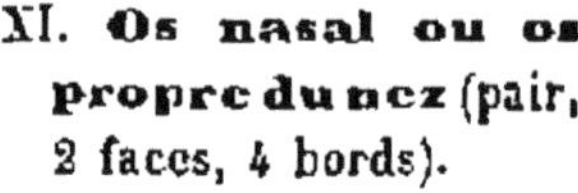

se trouve en rapport avec le *sac lacrymal.*

XI. Os nasal ou os propre du nez (pair, 2 faces, 4 bords).

Position.— La portion la plus épaisse en haut, la face concave en arrière, et le plus long des bords en dehors (voir fig. 5; à gauche face ant. à droite face postér.)

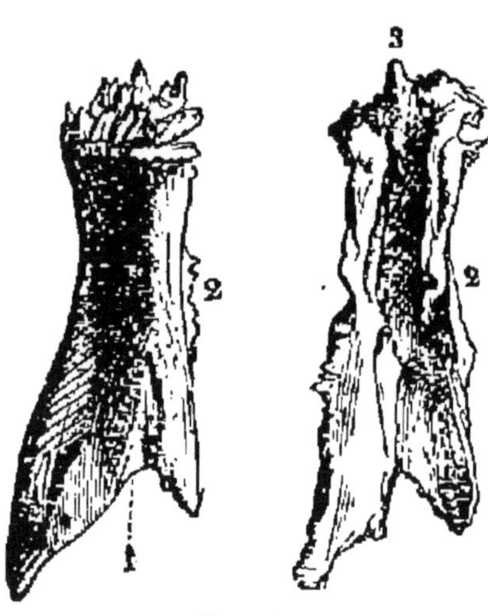

Fig. 5.

Face ant. — Concave en haut, convexe en bas; elle donne insertion au pyramidal. La *face post.*, concave, fait partie de la voûte des fosses nasales, et présente de petits sillons pour vaisseaux et nerfs. Le *bord sup.* (3), épais, s'artic. avec le frontal ; le *bord inf.*, mince (1), s'unit aux cartilages latéraux du nez ; le *bord int.* (2), taillé en biseau interne, s'articule avec celui du côté opposé, avec la lame perpendic. de l'ethm. et l'épine nasale du frontal. Le *bord ext.* s'artic. avec l'apoph. montante du maxill. sup., il est taillé en biseau externe.

XII. Palatin (pair, 2 lames osseuses et une apophyse à leur point de réunion).

Position. — En arrière, en bas et en dehors, l'apophyse triangulaire située à l'union de deux lames (voir fig. 6, Palatin droit vu en arrière).

1º *Portion horizontale (os quadratum).* — La plus petite des 2 lames osseuses : elle offre 2 faces et 4 bords. *Face sup.* Fait partie du plancher des fosses nasales. La *face inf.* fait partie de la voûte palatine. Le *bord ant.* s'artic. avec l'apoph. palatine du maxill. sup. Le *bord post.*, mince, concave, donne insertion à l'aponévrose du voile du palais. Le *bord int.* s'articule avec celui du côté opposé et avec le vomer. Il est terminé en arrière par l'*épine nasale postérieure* pour le muscle palato-staphylin. Le *bord ext.* est confondu avec la portion verticale.

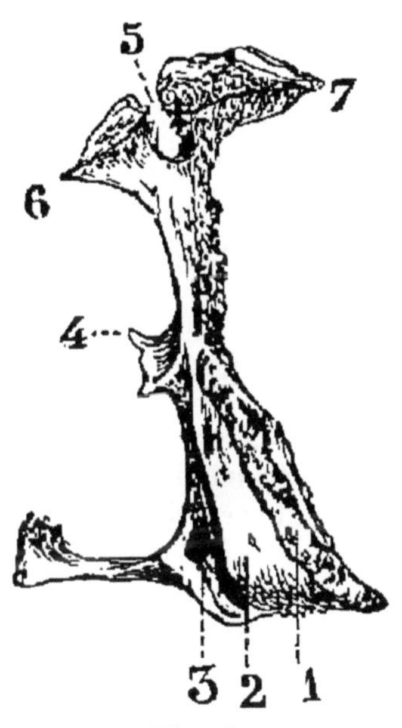

Fig. 6.

2º *Portion verticale.* — Elle sépare la fosse nasale de la fosse ptérygo-maxillaire ; elle a 2 faces et 3 bords.

La *face int.* offre deux crêtes qui s'artic. avec le cornet inf. (4) et avec le cornet moyen, et deux surfaces déprimées qui font partie du méat inf. et du méat moyen des fosses nasales. — La *face ext.* s'applique à la face inf. du maxill. sup. et à celle de l'apoph. ptérygoïde, et forme le fond de la fosse ptérygomaxill. Entre cette face et le maxill. sup. on trouve le *canal palatin postérieur*, étendu de la fosse ptérygo-max. à la voûte palatine. — *Le bord ant.* est pourvu d'une languette qui s'engage dans la fissure située à la partie inf. de l'orifice du sinus maxill. — *Le bord post.* s'appuie sur la face interne de l'apoph. ptérygoïde. — *Le bord sup.* offre une échancrure profonde (5) formant avec le corps du sphénoïde le *trou sphéno-palatin.* (nerfs et vaisseaux sphéno-palatins). Cette échancrure sépare deux apoph. : l'antérieure, *apophyse orbitaire* (7), fait partie de la cavité orbitaire ; la postérieure, *apoph. sphénoïdale* (6), s'artic. avec le sphénoïde.

Apophyse orbitaire. — Elle présente 5 facettes, dont 3 articulaires ; l'antérieure s'artic. avec le maxill. sup., l'interne avec l'ethmoïde, la post. avec le corps du sphénoïde. Les deux autres sont situées en dehors ; la sup., triangulaire, forme l'angle postérieur du plancher de l'orbite ; la post. est située au fond de la fosse ptérygo-maxill. ; la crête qui les sépare concourt à former la fente sphéno-maxillaire.

Apophyse sphénoïdale. — Elle est située au-dessous du corps du sphénoïde. Elle présente trois faces : une *interne*, concave, formant paroi des fosses nasales; une *externe*, faisant partie de la fosse ptérygo-maxillaire; une *supérieure*, artic. avec le sphénoïde, et formant par sa réunion avec cet os le *conduit ptérygo-palatin.*

3° *Apophyse pyramidale* ou *ptérygoïdienne.* — Située à l'union des deux portions du palatin, de forme triangulaire, elle offre une *face ext.* artic. avec le maxill. sup. ; une *face inf.*, lisse, qui se continue avec la voûte palatine, et une *face post.*, artic. avec le sommet de l'apoph. ptérygoïde ; cette face a 3 gouttières (1, 2, 3), une moyenne, qui fait partie de la fosse ptérygoïde, et deux latérales qui s'artic. avec les 2 ailes de l'apoph. ptérygoïde. On trouve à la face inférieure de l'apoph. l'orifice inférieur du *canal palatin postérieur*, et de petits trous, *canaux palatins accessoires*.

XIII. Vomer (impair, 2 faces, 4 bords).

Position. — *L'angle le plus long en avant et en bas* (voir fig. 7, Vomer).

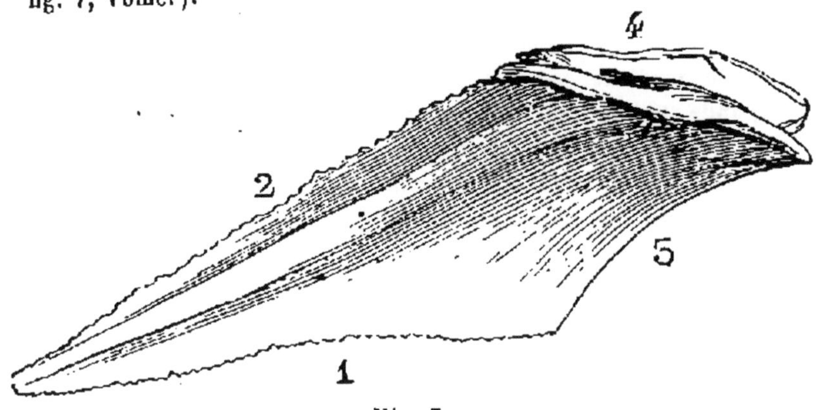

Fig. 7.

Les deux *faces* font partie des fosses nasales; elles sont recouvertes par la pituitaire. — *Le bord inf.* (1) est logé dans une rainure formée par les 2 palatins et les 2 maxill. sup. — Le *bord sup.* (2) reçoit dans une rainure la crête du sphénoïde. — Le *bord post.* (3) forme le bord post. de la cloison des fosses nasales, il est recouvert par la pituitaire. — Le *bord ant.* (2), le plus long, s'artic. en haut avec la lame perpendic. de l'ethmoïde, et en bas avec le cartilage de la cloison.

XIV. Maxillaire inférieur (impair, 1 corps, 2 branches).

1° *Corps* (2 faces, 2 bords). *Face antérieure.* — Sur la ligne médiane, *symphyse* du menton, point de soudure des 2 moitiés de l'os : de chaque côté, près du bord inférieur, le *tubercule mentonnier*, d'où part une ligne qui se porte obliquement vers l'apophyse coronoïde ; c'est la *ligne oblique externe*. La portion *alvéolaire* qui est au-dessus de cette ligne, est recouverte par les gencives, et présente le *trou mentonnier* (nerfs et vais-

seaux mentonniers). Au-dessous de la ligne, cette face est légèrement rugueuse, pour des insertions musculaires.

Face postérieure. — Sur la ligne médiane, quatre petits tubercules irréguliers ; *apophyses géni.* Les inférieures sont destinées aux génio-hyoïdiens, et les supérieures aux génio-glosses.
La *ligne oblique interne* ou *myloïdienne* s'étend de la partie
inférieure des apoph. géni à l'apoph. coronoïde ; elle donne insertion au mylo-hyoïdien. Au-dessus de cette ligne, près de la
ligne médiane, on voit la *fossette sublinguale* qui loge la
glande sublinguale. Toute la partie située au-dessus de la ligne
myloïdienne est recouverte par les gencives. Au-dessous de la
ligne, on voit la *fossette sous-maxillaire*, qui loge la glande.
— Le *bord inf.* offre, près de la ligne médiane, la *fossette digastrique* pour le digastrique. — Le *bord sup.* présente les alvéoles dentaires.

2° *Branches* (2 faces, 4 bords). — La *face externe* donne attache au masséter. — La *face interne* offre l'orifice *du canal dentaire* (nerf et vaisseaux dentaires inf.), l'*épine de Spyx*, située
sur le bord de cet orifice, et le *sillon myloïdien* (nerf myloïdien). — Le *bord inférieur* se continue avec le corps de l'os. —
Le *bord supérieur* offre l'*échancrure sigmoïde* ; en avant de l'é-
chancrure, l'*apophyse coronoïde*, mince et triangulaire, pour
l'insertion du temporal ; en arrière, le *condyle*, artic. avec le
temporal, dirigé en arrière et en dedans, et supporté par le
col qui donne attache au ligament externe de l'articul. en dehors, et au ptérygoïdien externe en dedans, — Le *bord antérieur*,
formé par l'apoph. coronoïde, se divise en deux lèvres qui se
continuent avec les lignes obliques externe et interne de l'os.
— Le *bord post.* est en rapport avec la parotide.

Le maxill. inf. renferme le *canal dentaire*, qui se continue
jusqu'à la ligne médiane, et qui offre une ouverture, *trou mentonnier*, sur son trajet. Le nerf et les vaisseaux dentaires inf.
y sont contenus.

Du Crâne en général.

Le crâne se divise en : *région latérale, voûte* et *base*.

Région latérale du crâne. — Appelée aussi *fosse temporale*, elle est limitée en bas par l'arcade zygomatique et sa racine longitudinale, en avant par le bord post. de l'os malaire et une crête de la face ant. du frontal, en haut par la ligne courbe pariétale. Cette fosse communique avec la fosse zygomatique ; elle est recouverte par l'aponévrose temporale qui s'insère sur les limites que je viens d'indiquer, et par le muscle temporal, situé entre l'aponévrose et les os. Les os qui la constituent sont le pariétal, le temporal, la grande aile du sphénoïde et le frontal.

Voûte du crâne. *Face supérieure.* — 1° Sur la ligne médiane, et d'avant en arrière, on trouve la bosse frontale moyenne, la suture frontale (marquée seulement chez les jeunes sujets), la fontanelle antérieure, la suture sagittale, le trou pariétal, la fontanelle postérieure, enfin l'écaille de l'occipital. 2° Sur les côtés et d'avant en arrière, on trouve la bosse frontale, la suture fronto-pariétale, la bosse pariétale, la suture lambdoïde, formée par la réunion des 2 sutures pariéto-occipitales et de la suture sagittale.

Face intérieure. — Elle présente, sur la ligne médiane, la crête frontale, la gouttière longitudinale supérieure, les sutures et les fontanelles déjà étudiées à la surface opposée ; 2° sur les parties latérales, d'avant en arrière : la fosse frontale, la suture fronto-pariétale, la fosse pariétale, la suture occipito-pariétale et la fosse occipitale supérieure, ou cérébrale. Ces dernières parties sont sillonnées par des gouttières ramifiées qui logent l'artère méningée moyenne.

Base du crâne. A. *Surface intérieure de la base du crâne.* — Elle présente trois *étages :* antérieur, moyen, postérieur.

1° *Étage antérieur.* — On y voit : au milieu, l'*apophyse crista-*

galli, qui sépare les deux *gouttières ethmoïdales*; sur les parties latérales, les *bosses orbitaires*, qui présentent des saillies et des dépressions. A l'apoph. crista-galli s'attache la faux du cerveau. Sur la lame criblée, qui forme les gouttières ethmoïdales, reposent les nerfs olfactifs. Sur cet étage on remarque quatre trous : 1º le *trou borgne* ; 2º les *trous olfactifs* (ramifications du nerf olfactif) ; 3º la *fente ethmoïdale*, située immédiatement sur les côtés de l'apoph. crista-galli (nerf nasal interne) ; 4º les *trous orbitaires internes* ou *ethmoïdaux*; dans l'antérieur passent le nerf nasal interne et l'artère ethmoïdale antérieure ; dans le postérieur passe l'artère ethmoïdale post.

2º *Étage moyen.*— La partie médiane offre la *gouttière optique* (chiasma), la *selle turcique* (corps pituitaire), le dos de la selle, ou *lame quadrilatère* terminée aux deux angles par les *apophyses clinoïdes postérieures*. Les parties latérales offrent : 1º une dépression au sommet du rocher, pour le ganglion de Gasser ; 2º la *gouttière caverneuse*, allant du sommet du rocher au trou optique (artère carotide interne et sinus caverneux) ; 3º des *trous*. Ces trous sont, d'avant en arrière: 1º le *trou optique* (nerf optique, artère ophthalmique) ; 2º la *fente sphénoïdale* (3ᵉ, 4ᵉ et 6ᵉ paires, nerf ophthalmique, racine végétative du ganglion ophthalm., veine ophthalm.) ; 3º le *trou grand rond* (nerf max. sup.) ; 4º le *trou ovale* (nerf max. inf. et artère petite méningée) ; 5º le *trou petit rond* (artère méningée moyenne) ; 6º en dedans du trou ovale le *trou déchiré antérieur*, situé au-dessous de la carotide interne (nerf vidien) ; 7º en arrière du trou ovale, sur le rocher, l'*hiatus de Fallope* (nerfs pétreux superf. et profonds, artériole de la méningée moyenne). Deux petites gouttières logeant les nerfs pétreux, s'étendant de l'hiatus de Fallope au trou déchiré antérieur.

3º *Étage inférieur.* — On voit sur la ligne médiane : 1º la *gouttière basilaire* ; 2º le *trou occipital*; 3º la *crête occipitale interne* (faux du cervelet) ; 4º la *protubérance occipitale interne* en rapport avec le *pressoir d'Hérophile*. On trouve sur les côtés : 1º le *conduit auditif interne* (7ᵉ, 8ᵉ paires et nerf intermédiaire de Wrisberg) ; 2º à 2 ou 3 millim. en dehors, *l'aqueduc du vestibule ;* 3º la *gouttière pétreuse inférieure,* située à la partie interne de la suture pétro-occipitale (sinus pétreux inférieur) ; 4º le *trou déchiré postérieur* (9e, 10e et 11e paires, veine jugulaire interne, artère méningée post.) ; 5º le *trou condylien antérieur* (12e paire) ; 6º la *gouttière latérale,* étendue de la protubérance occipitale au trou déchiré postérieur (sinus latéral) ; 7º le *trou mastoïdien* (veine mastoïdienne, artériole de l'occipitale).

B. *Surface extérieure de la base du crâne.* — Nous décrirons la portion cervicale ; pour l'autre (voy. Face). Elle comprend toute la portion de base du crâne située en arrière de la *ligne bi-zygomatique* qui réunit les deux tubercules zygomatiques. Sur la ligne médiane, on voit la *surface basilaire,* recouverte par la muqueuse pharyngienne, et donnant insertion à l'aponévrose du pharynx et aux muscles grand et petit droits ant. de la tête ; le *trou occipital ;* la *crête occipitale externe ;* enfin la *protubérance occipitale externe* (raphé médian cervical postérieur). De chaque côté du trou occipital, il existe, sur une ligne transversale, *ligne condylo-mastoïdienne,* trois saillies osseuses : le *condyle de l'occipital,* l'*apophyse mastoïde,* et l'*apophyse jugulaire* située entre les deux premières (droit latéral). De chacune de ces saillies part une ligne dirigée en arrière et en dedans. Celle qui part de l'apoph. mastoïde constitue la *ligne courbe occipitale supérieure ;* celle qui part de l'apoph. jugulaire constitue la *ligne courbe occipitale inférieure :* enfin, celle qui prend naissance sur les condyles forme le trou occipital. Immédiatement en arrière de la ligne transversale qui réunit ces trois saillies, on trouve deux dépressions : l'une interne, *fossette condylienne postérieure ;* l'autre externe, *rainure digastrique* (digastrique).

En avant de la ligne condylo-mastoïdienne existe, de chaque côté de la surface basilaire de l'occipital, un espace quadrilatère. Le côté postérieur est formé par la ligne *condylo-mastoïdienne* le côté antérieur par la racine transverse de l'apoph.

zygomat. prolongée sur l'apoph. ptérygoïde ; le côté externe
par la racine longitudinale de l'apoph. zygomat. qui se réunit
à l'apoph. mast. en limitant la fosse temporale ; le côté interne
par le bord de l'apoph. basilaire qui s'étend de l'apoph. ptéryg.
au condyle. L'apophyse mastoïde forme l'angle post. et ext. ; le
condyle de l'occipital, l'angle post. et int. ; le tubercule zygomat.,
l'angle ant. et ext. ; l'apoph. ptérygoïde, l'angle ant. et int. L'espace quadrilatère est formé par le rocher, l'occipital et la
grande aile du sphénoïde.

Os wormiens. — Petits os irréguliers, dont le siége, le
nombre et le volume varient. On les trouve dans les sutures
dentelées, à la voûte du crâne. Très-rares dans la suture fronto-
pariétale, on les voit souvent dans la suture lambdoïde ; plus
souvent encore, on en trouve un à la réunion des 2 pariétaux
et de l'occipital ; c'est l'*os épactal.*

De la Face en général.

On trouve dans la face : 1° les *cavités orbitaires ;* 2° les
fosses nasales ; 3° la *fosse zygomatique ;* 4° la *fosse ptérygo-
maxillaire.*

1° Cavité orbitaire. — Elle a la forme d'une pyramide
quadrangulaire à sommet postérieur. L'axe de la pyramide est
un peu oblique en arrière et en dedans, de sorte que la paroi-
interne se porte directement d'avant en arrière, tandis que
l'externe est oblique en arrière et en dedans.

La *base* ou *bord orbitaire,* est formée, en haut par l'arcade
orbitaire et les apoph. orbitaires interne et externe ; en bas et
en dedans par le bord externe de l'apoph. montante du maxill.
supérieur ; en bas et en dehors, par le bord interne et antérieur de l'os malaire. — Le *sommet* est formé par la partie la
plus large de la fente sphénoïdale et la lamelle osseuse qui la
limite en dedans. — La *paroi supérieure* présente la voûte orbitaire du frontal et la petite aile du sphénoïde. A la partie antérieure de cette paroi, on trouve : 1° en dedans, une échan-

crure pour la poulie cartilagineuse du grand oblique ; 2º au milieu, le *trou sus-orbitaire* (artère et nerf sus-orbitaires) ; 3º en dehors, la *fossette lacrymale* pour la glande lacrymale. — La *paroi inférieure* est formée dans presque toute son étendue par la face sup. du max. sup. Sur cette paroi qui recouvre le sinus max. on trouve la gouttière sous-orbitaire, qui se termine par le canal sous-orbitaire (nerf max. sup. et artère sous-orbitaire). — La *paroi externe* est formée par la face ant. de la grande aile du sphénoïde et par la face orbitaire de l'os malaire. — La *paroi interne* est formée d'arrière en avant : par le corps du sphénoïde, l'ethmoïde, l'unguis et la gouttière lacrymo-nasale.

Angle supérieur et interne. — On y trouve les *trous ethmoïdaux* ou *orbitaires internes.* A la partie postérieure de cet angle, on voit le trou optique. — L'*angle supérieur et externe,* formé par la réunion du frontal avec la grande aile du sphénoïde et l'os malaire, présente dans sa moitié postérieure la fente sphénoïdale. — L'*angle inférieur et interne* présente la suture qui unit le palatin au sphénoïde, celle qui unit le max. sup. à l'ethmoïde et à l'unguis. A la partie antérieure de cet angle, on voit l'orifice sup. du canal nasal. — L'*angle inférieur et externe* présente, en arrière, la fente sphéno maxillaire située entre la grande aile du sphénoïde et le maxillaire.

2º Fosses nasales. — Elles sont séparées par la *cloison des fosses nasales.* La *cavité des fosses nasales* communique avec plusieurs prolongements situés dans l'épaisseur des os, *sinus.*

La *paroi inférieure,* ou *plancher,* est formée par l'apoph. palatine du max. sup. et par le palatin.

La *paroi sup.,* ou *voûte,* n'a que 3 à 5 millim. de largeur. Cette paroi est formée par 5 os : les os propres du nez, l'épine nasale du frontal, la lame criblée de l'ethmoïde, l'apophyse sphénoïdale du palatin, et le corps du sphénoïde.

La *paroi int.* est formée par la cloison. Elle comprend deux os, la lame perpendic. de l'ethmoïde et le vomer. Ces deux os interceptent, à la partie antérieure, un espace triangulaire, qui est comblé par le cartilage de la cloison.

La *paroi ext.*, oblique en bas et en dehors, est irrégulière. Elle est formée par six os : masses latérales de l'ethmoïde en haut ; face interne du maxill. sup. et de son apoph. montante, en bas et en avant ; unguis en haut ; portion verticale du palatin en arrière ; face interne de l'apoph. ptérygoïde, tout à fait en arrière ; enfin, cornet inférieur en bas. On trouve sur cette paroi les trois cornets des fosses nasales, et au-dessous d'eux le méat de même nom. Dans le méat supérieur, on voit l'ouverture des cellules ethmoïdales postérieures, et plus en arrière, l'ouverture des sinus sphénoïdaux. Dans le méat moyen, vers la partie moyenne, s'ouvre le sinus maxillaire. On y trouve aussi, à la partie antérieure, l'ouverture du canal osseux de l'ethmoïde, l'*infundibulum*. Ce conduit s'ouvre, en haut, dans les sinus frontaux ; il communique, dans son trajet, avec les cellules antérieures de l'ethmoïde, et par un petit orifice, avec le sinus maxill. Dans le méat inf., vers la partie antérieure, on voit l'orifice inf. du canal nasal.

L'*orifice antérieur* des fosses nasales est formé par les os propres du nez et le max. supérieur. On y voit l'*épine nasale antérieure*. Les *orifices postérieurs* sont séparés par le vomer. L'ouverture est limitée par le sphénoïde, par la voûte palatine, par le vomer et par l'aile interne de l'apoph. ptérygoïde.

3o **Fosse zygomatique.** — Cavité incomplète, dépourvue de paroi post. et de paroi inf., située sur les côtés de la face, entre l'apophyse ptérygoïde, le maxill. sup. et la branche du maxill. inf. ; elle offre une paroi interne (aile externe de l'apoph. ptérygoïde), une paroi externe (branche du maxill. inférieur) ; une partie antérieure (face postérieure de la pyramide qui surmonte le maxill. sup.), et une paroi supérieure, limitée en avant par une crête qui la sépare de la fente sphéno-maxill. et, en dehors, par une crête qui la sépare de la fosse temporale.

4o **Fosse ptérygo-maxillaire.** — Cavité située au fond de la fosse zygomatique, derrière le maxill. sup. Elle présente une ouverture du côté de la fosse zygomatique, une *paroi int.*

ou *fond* (palatin), une *paroi ant.* (maxillaire sup.) et une *paroi post.* (apoph. ptérygoïde). La fosse est terminée en pointe en bas. On y trouve cinq trous : deux postérieurs, *trou grand rond* et *conduit vidien ;* un interne, *trou sphéno-palatin* (nerfs sphéno-palatins et artère sphéno-palatine); un en haut, *conduit ptérygo-palatin* (artère ptérygo-palatine et nerf ptérygo-palatin); un en bas, le *canal palatin postérieur* (artère palatine supérieure et nerfs palatins).

Dents.

Chaque mâchoire présente quatre *incisives,* deux *canines* et dix *molaires.* Les deux molaires antérieures sont les *petites molaires ;* les trois autres constituent les *grosses molaires.* Les *dents de sagesse,* au nombre de quatre, sont les dernières grosses molaires. Les dents sont formées d'une partie libre, *couronne,* et d'une partie implantée dans les alvéoles, *racine.* Le *collet* sépare la couronne de la racine.

1o *Incisives.* — La couronne des incisives est étroite. Près du collet, elle est arrondie ; leur face ant. est convexe ; leur face post. est taillée en biseau, du collet au bord libre de la couronne ; les faces latérales s'effilent à mesure qu'on se rapproche du bord libre, et sont séparées des dents voisines par un très-petit espace triangulaire à sommet supérieur. Au niveau de ce sommet, la gencive s'élève en forme de pointe. Le collet est complétement arrondi. La racine est unique, conique et aplatie transversalement. De cet aplatissement résultent deux bords ; l'antérieur est plus épais que le postérieur.

2o *Canines.* — Elles sont plus cylindriques que les autres dents à une seule racine. La couronne est conique, et forme une pointe qui déborde légèrement le bord libre des autres dents. Elle est convexe, arrondie sur la face externe, aplatie, et même taillée en biseau sur la face interne. La racine des canines est plus longue que celle des incisives ; elle forme au-devant de l'os une saillie considérable à la mâchoire sup., *bosse canine.*

3° *Petites molaires* ou *bicuspidées*. — Elles ont une couronne surmontée, du côté de la face triturante, de deux tubercules séparés par un sillon antéro-post. ; l'externe est plus gros que l'interne. Leur racine, unique, est quelquefois bifide. Lorsqu'elle est unique, elle présente un sillon longitudinal assez marqué.

4° *Grosses molaires* ou *multicuspidées*. — Elles ont une couronne très-volumineuse, pourvue de trois, quatre et cinq tubercules ou cuspides, séparés par des sillons. Leurs racines sont toujours multiples, excepté dans quelques cas pour les dents de sagesse. Les grosses molaires de la mâchoire inférieure ont deux racines parallèles, celles de la mâchoire supérieure en ont trois ou quatre divergentes. On dit qu'une dent est *barrée*, lorsqu'une ou deux racines se recourbent en crochet.

Structure. — Les dents sont formées d'une partie dure et d'une partie molle. La partie dure est constituée par la réunion de l'*ivoire*, de l'*émail* et du *cément*. La partie molle, qu'on appelle *pulpe dentaire*, remplit la cavité de la dent.

ARTICLE DEUXIÈME
COLONNE VERTÉBRALE.

Elle offre quatre régions : *région cervicale*, convexe en avant ; *région dorsale*, concave ; *région lombaire*, convexe, et *région sacro-coccygienne*, concave. Elle comprend 26 os : 24 vraies vertèbres, le sacrum et le coccyx. Ces deux os sont formés par la réunion des fausses vertèbres ; il y en a 9, dont 5 pour le sacrum et 4 pour le coccyx.

Les vertèbres se divisent en : 7 cervicales, 12 dorsales et 5 lombaires.

1° *Caractères communs des vertèbres.*

Toute vertèbre présente sur la ligne médiane : 1° un corps : 2° un trou concourant à la formation du canal rachidien :

3º une apophyse épineuse. Sur les parties latérales, d'avant en arrière, on trouve : 1º un pédicule, qui sépare les trous de conjugaison ; 2º deux échancrures qui forment, avec celles des vertèbres voisines, les trous de conjugaison ; 3º une apophyse transverse ; 4º deux apophyses articulaires ; 5º une lame, qui forme la paroi postérieure du canal rachidien.

2º *Caractères distinctifs des vertèbres de chaque région.*

a. Vertèbres cervicales. — Le co*ps* est surmonté, de chaque côté, d'un crochet qui s'articule avec la vertèbre qui est au-dessus. Le *trou* est triangulaire. L'*apophyse épineuse* est courte, presque horizontale, bifurquée. Les *pédicules* sont minces. Les *apophyses transverses* sont situées sur les côtés du corps, elles sont courtes, bifurquées au sommet, percées d'un trou à la base (artère vertébrale). Les *apophyses articulaires supérieures* regardent en arrière et en haut, les *inférieures* en avant et en bas. Les *lames* sont minces, allongées dans le sens transversal.

b. Vertèbres dorsales. — On trouve, de chaque côté du *corps*, deux demi-facettes articulaires, qui s'artic. avec les côtes. Le *trou* est rond, petit. L'*apophyse épineuse* est longue, oblique en bas et en arrière, non bifurquée. Les *pédicules* sont plus rapprochés de la face supérieure du corps ; donc, les *échancrures* sup. sont plus petites que les inférieures. Les *apophyses transverses* sont longues, à sommet volumineux, déjeté en arrière, muni en avant d'une facette articulaire, pour la tubérosité de la côte. Les *apophyses articulaires inférieures* n'existent pas, ce sont des facettes taillées sur la face antérieure des lames, tandis que les *apophyses supérieures* sont minces et tranchantes, aiguës. Leur face articulaire regarde en arrière et un peu en dehors. Les *lames* sont épaisses.

c. Vertèbres lombaires. — Le *corps* est très-volumineux, Le *trou* a la forme d'un triangle équilatéral. L'*apophyse épineuse* est horizontale, quadrilatère, munie à son sommet d'un tubercule volumineux. Les *pédicules* sont plus rapprochés de la face sup. du corps. Les *échancrures* sup. sont trois fois plus petites que les inf. Les *apophyses transverses* sont minces, transversales. Les *apophyses articulaires supérieures* sont séparées l'une de l'autre par une distance plus considérable que celle qui sépare les deux inférieures. Elles ont une concavité qui regarde en arrière et en dedans, pour s'articuler avec les *apophyses articulaires inférieures*, qui sont convexes en sens inverse. Les apophyses articulaires supérieures présentent sur leur bord postérieur un tubercule osseux, nommé *tubercule apophysaire*.

3° *Caractères particuliers de quelques vertèbres.*

1° Atlas. — Le *corps* est remplacé par l'*arc antérieur*, qui présente en avant un tubercule, et, en arrière, une facette articulaire pour l'apophyse odontoïde. Le *trou* loge l'apophyse odontoïde et la moelle épinière. L'*apophyse épineuse* est remplacée par un tubercule situé au milieu de l'arc postérieur. De chaque côté du trou, on trouve les *masses latérales de l'atlas*. Situées aux extrémités de l'arc antérieur, elles présentent des rugosités sur la face interne pour l'insertion du ligament transverse. Sur leur face externe se trouve l'apophyse transverse, volumineuse, triangulaire, traversée à sa base par l'artère vertébrale. Sur leur face sup. on trouve les *cavités glénoïdes*, s'articulant avec les condyles de l'occipital. La facette artic. inf. est située sur la face opposée ; elle est plane et regarde en dedans et en bas. Immédiatement en arrière des masses latérales on trouve les deux échancrures ; la supérieure, très-profonde, loge l'artère vertébrale. Les *lames*, irrégulièrement cylindriques, se réunissent pour former l'*arc postérieur de l'atlas*, beaucoup plus grand que l'arc antérieur.

2° Axis. — Son *corps* est petit et surmonté d'une saillie, *apophyse odontoïde*, qui offre un *col* et une *tête*. La tête est pourvue, en avant, d'une facette articulaire, pour s'articuler avec l'arc antérieur de l'atlas ; en arrière, d'une facette striée transversalement, sur laquelle glisse le ligament transverse. Le *trou* a la forme d'un cœur de carte à jouer, dont le sommet est en arrière. L'*apophyse épineuse* est très-développée et présente les mêmes caractères que les autres vertèbres cervicales. L'*apophyse transverse*, petite, triangulaire, percée d'un trou à la base, pour l'artère vertébrale, offre à son sommet un seul tubercule. La *facette articulaire supérieure*, large, aplatie, regarde en haut et en dehors ; elle s'articule avec l'atlas. La *facette articulaire inf.* est conformée comme celles des autres vertèbres cervicales ; elle est séparée de la facette sup. par l'apoph. transverse. L'*échancrure supérieure* est à peine marquée ; l'*inférieure* a une profondeur égale à celle des autres vertèbres cervicales. Le *pédicule* est gros et à peine distinct des *lames*, conformées, du reste, comme celles des autres vertèbres cervicales.

3º **Proéminente** ou 7ᵉ **vertèbre cervicale.** — Elle se distingue : 1º par son apoph. épineuse très-longue, unituberculeuse ; 2º par son apoph. transverse dont le sommet présente à peine une trace de bifurcation.

4º **Première vertèbre dorsale.** — Le *corps* présente une facette articulaire complète sur les côtés, pour la 1ʳᵉ côte, et une petite portion de facette articul. pour la 2ᵉ côte.

5º **Dixième dorsale.** — La demi-facette articulaire inf. du corps manque.

6º **Onzième dorsale.** — Large facette costale complète, sur les côtés du corps ; l'apoph. transverse, rudimentaire. n'a pas de facette artic.

7º **Douzième dorsale.** — Mêmes caractères ; de plus, les apoph. articul. inférieures sont semblables à celles des vertèbres lombaires.

8º **Cinquième lombaire.** — Corps plus épais en avant ; sa face inf. est oblique en bas et en avant les apoph. articulaire. inf. sont très-écartées.

9° **Sacrum** (impair, 4 faces, base et sommet).

Face antérieure. — Cette face, concave, présente sur la ligne médiane quatre lignes transversales, indice de la réunion des vertèbres sacrées ; elles séparent des facettes planes correspondant au corps des vertèbres. De chaque côté, quatre *trous sacrés antérieurs* (branches antérieures des quatre premiers nerfs sacrés). Ces trous sont continués en dehors par des gouttières lisses qui logent les nerfs. Entre ces gouttières, il y a des surfaces qui donnent insertion au pyramidal.

Face postérieure. — Cette face, convexe, présente : 1° sur la ligne médiane, la *crête sacrée*, réunion des apoph. épineuses ; 2° de chaque côté, les *gouttières sacrées*, réunion des lames ; 3° plus en dehors, une série de tubercules (apoph. articulaires) ; 4° plus en dehors, quatre *trous sacrés postérieurs* (branches postérieures des quatre premiers nerfs sacrés) ; 5° enfin, en dehors de ces trous, une série de tubercules (apoph. transverses).

Faces latérales. — Triangulaires, larges en haut, amincies en bas, elles présentent : 1° en avant et en haut, une facette articulaire, rugueuse, *facette auriculaire*, inclinée obliquement en bas et en dedans, inclinée aussi en arrière et en dedans, pour se placer entre les deux os coxaux comme un double coin vertical et antéro-postérieur ; 2° en arrière, des inégalités très-prononcées pour l'insertion du ligament sacro-iliaque post. ; 3° en bas, un bord qui donne insertion au grand ligament sacro-sciatique.

Base. — On y trouve, sur la ligne médiane : 1° la face artical. supérieure du corps de la 1re vert. sacrée ; 2° l'orifice sup. du canal sacré ; 3° le commencement de la crête sacrée ; 4° les échancrures sup. de la première vert. sacrée ; 5° les apoph. articulaires sup., larges, planes, regardant en arrière et en dedans pour s'articuler avec la dernière lombaire ; 6° en dehors, les *ailerons du sacrum*, qui font partie du grand bassin.

Sommet — Il présente : 1° une facette articulaire transversale pour le coccyx ; 2° en arrière, les deux *cornes du sacrum*, s'articulant avec les cornes du coccyx pour former un dernier trou qui laisse passer les deux derniers nerfs sacrés ; 3° entre les deux cornes, l'orifice inférieur du canal sacré. Le *canal sacré* contient la terminaison de la queue de cheval dont les prolongements sortent par les 16 trous sacrés. Le *promontoire* ou *angle sacro-vertébral* est formé par la réunion du sacrum et de la colonne vertébrale.

10° Coccyx (impair, 2 faces, 2 bords, base et sommet)..

Petit os, formé de quatre vertèbres rudimentaires, le plus souvent soudées entre elles, articulé par sa base avec le sacrum, dont il continue la direction. En arrière de la base, on trouve les *cornes du coccyx*, qui s'artic. avec les cornes du sacrum. La *face ant.* correspond au rectum et offre des lignes transversales qui séparent les fausses vertèbres. La *face post.*, irrégulière, est recouverte par la peau et des insertions du grand fessier. Les *bords* donnent insertion au grand ligament sacro-sciatique et au muscle ischio-coccygien. Le *sommet* donne attache à un cordon fibreux sur lequel s'insère le sphincter externe de l'anus.

ARTICLE TROISIÈME
THORAX.

(Formé par le sternum, les côtes et les vertèbres dorsales.)

I. Sternum (impair, 2 faces, 2 bords, base et sommet).

Position. — *La face convexe en avant, la petite extrémité en bas.* — Divisé en *poignée* ou base, *corps*, et *appendice xiphoïde.*

Face ant. — Six ou sept lignes transversales représentent les vestiges de la soudure des diverses pièces osseuses du sternum. Entre ces lignes rugueuses, surfaces planes formées par les diverses pièces d'ossification. *Insertions :* grand pectoral, sterno-cléido-mastoïdien, droit de l'abdomen.

Face post. — Mêmes surfaces et mêmes lignes transversales qu'à la face antérieure. *Insertions :* sterno-hyoïdien, sterno-cléido-hyoïdien, triangulaire du sternum.

Bords. — Contournés en *S* italique, concaves en haut, ils présentent treize échancrures, dont six font partie des espaces intercostaux ; les sept autres s'artic. avec les cartilages costaux. Ces articulations correspondent aux lignes de soudure des pièces d'ossification du sternum, excepté celle de la première côte. — La *base* présente la *fourchette sternale* et, de chaque côté, une surface articulaire, à grand diamètre transversal, concave dans le même sens, convexe d'avant en arrière, s'articulant avec la clavicule. — Le *sommet, appendice xiphoïde*, est cartilagineux, et ne commence à s'ossifier que chez le vieillard ; il donne insertion à la ligne blanche.

II. Côtes (7 vraies ou sternales, 5 fausses ou asternales).

Position. — *La face concave en dedans, le bord creusé en gouttière en bas, l'extrémité irrégulière en arrière.*

1° *Caractères généraux : Face ext.* — Convexe, pourvue, vers le quart postérieur d'une saillie, *angle de la côte*, correspondant à un point plus prononcé de la courbure de l'os. Cet angle, à mesure qu'on se rapproche de la dernière côte, est plus éloigné de l'extrémité postérieure. Vers la partie ant., saillie analogue, mais moins marquée, *angle antérieur.*

La *face int.*, concave, est recouverte par la plèvre.

Le *bord sup.* donne insertion aux deux intercostaux. — Le *bord inf.* est pourvu d'une gouttière en arrière, *gouttière costale*, creusée en partie sur le bord, et en partie sur la face interne de la côte ; elle loge la veine, l'artère et le nerf intercostal. Elle donne insertion, par sa lèvre ext. à l'intercost. ext. et par sa lèvre int. à l'intercost. int. — *L'extrémité ant.* présente une surface concave, sans cartilage, pour l'insertion du cartilage costal. L'*extrémité post.* offre une *tête,* un *col* et une *tubérosité.* La *tête* s'artic., par 2 facettes, avec le corps de deux vertèbres voisines ; son sommet donne insertion au disque fibreux intervertébral.

Le *col* donne insertion à des ligaments. Il est pourvu en haut d'une crête, pour le ligament transverso-costal supérieur. La *tubérosité,* située sur la face ext. de l'os, présente une surface artic. pour l'apoph. transverse de la vert. correspondante.

2° *Caractères particuliers.* 1° *Première côte.* — Le *corps* est court, et présente une face sup. et une face inf. : il a un bord int. et un bord ext. Il est dépourvu de gouttière costale et d'angle postérieur. Il présente, à la partie moyenne de sa face sup., le *tubercule de Lisfranc* (scalène ant.). Ce tubercule sépare 2 gouttières ; l'antérieure loge la veine sous-clavière, la postérieure l'artère. — L'*extrémité ant.,* volumineuse, offre une facette artic. pour la clavicule, et des rugosités pour le ligament costo-claviculaire. — L'*extrémité post.* a une tête arrondie avec une seule facette artic. pour la première vert. dorsale. Le col est mince et la tubérosité très-saillante.

2° *Deuxième côte.* — Plus longue que la précédente, elle est dépourvue de gouttière costale. Sa face ext. regarde en haut et en dehors ; sa face int., en bas et en dedans. L'angle postérieur est très-rapproché de la tubérosité ; la tête est pourvue de deux facettes articulaires dont la supérieure est beaucoup plus petite que l'autre.

3° *Onzième* et *douzième côtes.* — A peine courbées, elles sont dépourvues de gouttière et de tubérosité. L'extrémité antérieure est mince et pointue, la postérieure est pourvue d'une seule facette convexe, pour une seule vertèbre. Elles sont appelées *côtes flottantes* parce qu'elles ne s'articulent pas avec l'apoph. transverse des vertèbres, et que leur cartilage costal, mince, ne se réunit pas aux autres.

ARTICLE QUATRIÈME

Os hyoïde (impair, un corps, 4 cornes).

Il est suspendu au milieu des parties molles de la région antérieure du cou. — *Corps* aplati et convexe en avant. La *face ant.* donne insertion aux génio-hyoïdiens, mylo-hyoïdiens, sterno-cléido-hyoïdiens, stylo-hyoïdiens et digastriques. La *face post.*, concave, est en rapport avec la membrane thyro-hyoïdienne. Le *bord inf.*, mince, donne insertion au thyro-hyoïdien et à l'omoplat-hyoïdien. Le *bord sup.* donne insertion à la membrane thyro-hyoïdienne et au muscle hyoglosse. — Les *petites cornes*, situées à l'union du corps de l'os et de la grande corne, donnent attache au ligament stylo-hyoïdien. — Les *grandes cornes* constituent les extrémités de l'os. Elles donnent attache à l'hyoglosse et au constricteur moyen du pharynx.

ARTICLE CINQUIÈME
MEMBRE SUPÉRIEUR.

I. Clavicule (pair, 2 faces, 2 bords, 2 extrémités).

Position. — *En dehors, l'extrémité aplatie ; en bas, la face creusée d'une gouttière ; en avant, la convexité de la courbure interne.*

La *face sup.*, convexe, est sous-cutanée (sterno-cléido-mastoïdien à la partie interne).

La *face inf.* présente la *gouttière sous-clavière* pour le sous-clavier. — Le *bord ant.* est convexe dans les deux tiers internes (grand pectoral) et concave dans le tiers externe (deltoïde). — Le *bord post.* est concave dans les deux tiers internes, en rapport avec les vaisseaux sous-claviers, convexe dans le tiers externe (trapèze).

L'extrémité int., volumineuse, présente une surface articulaire pour le sternum. En haut et en avant, rugosités pour muscles ; en bas, rugosités pour ligament costo-clavicr. et facette articulaire pour première côte. — *L'extrémité ext.*, aplatie de haut en bas, est terminée par une facette articul., ovale, à grand diamètre antéro-post., articulée avec l'acromion. Au-dessous, rugosités pour les ligaments coraco-claviculaires.

II. Omoplate (pair, 2 faces, 3 bords, 3 angles).

Position. — *En avant, la face concave ; en bas, l'angle le plus aigu ; en dedans, le bord le plus long.*

Face ant. — Appelée *fosse sous-scapulaire*, elle donne insertion au sous-scapulaire. En haut et en bas, on trouve une surface triangulaire pour le grand dentelé.

Face post. — Divisée en 2 parties par *l'épine de l'omoplate*, qui se termine par une saillie, *acromion*. Le bord libre de l'épine, ou *crête*, est très-épais ; la lèvre sup. donne insertion au trapèze, l'inf. au deltoïde. Le sommet de l'acromion donne insert. au ligament acromio-coracoïdien ; sa face sup. est séparée de la peau par une bourse séreuse ; sa face inf. est en rapport avec l'humérus. Les bords se continuent avec les deux lèvres de la crête de l'omoplate. On trouve à sa partie antérieure une facette ovalaire qui s'artic. avec la clavicule. Au-dessus de l'épine, la *fosse sus-épineuse* donne attache au muscle sus-épineux la *fosse sous-épineuse*, au sous-épineux. Elle est bordée, à sa partie externe et inférieure, le long du bord externe de l'omoplate, par une surface allongée, divisée en deux parties par une crête oblique en haut et en dehors. A la partie sup. de cette surface s'insère le petit rond, à la partie inf. le grand rond.

Bord int. ou *spinal*. — Le plus long : il est mince et présente, à son quart sup., un angle qui correspond à l'origine de l'épine de l'omoplate. Au-dessus de l'angle, s'insère l'angulaire de l'omoplate, le rhomboïde l'insère au-dessous.

Bord sup. ou *cervical*. — Le plus mince et le plus court ; il présente à sa partie externe l'*échancrure coracoïdienne*, convertie en trou par un ligament (nerf et vaisseaux sus-scapulaires).

Bord ext. ou *axillaire.* — Très-épais, surtout à la partie supérieure ; il présente, en haut, une surface rugueuse pour la longue portion du triceps.

L'angle sup. donne attache à l'angulaire de l'omoplate. — *L'inférieur* est le plus aigu. — *L'externe* présente : 1º la *cavité glénoïde*, articulaire, ovalaire, plus large en bas qu'en haut, s'articul. avec l'humérus. A l'état frais, le bourrelet glénoïdien la borde. Le *col de l'omoplate* est la portion rétrécie qui supporte la cavité glénoïde ; la longue portion du biceps s'insère au-dessus de la cavité glénoïde, et se confond avec le bourrelet ; 2º l'*apophyse coracoïde*, dirigée en haut et en dehors, donne attache au coraco-brachial et à la courte portion du biceps par son sommet, et au petit pectoral par son bord interne.

III. Humérus (pair, 3 faces : post., int., ext. ; 3 bords : ant., int., ext.).

Position. — *En haut la grosse extrémité, en dedans la surface articul. de cette extrém., en avant la gouttière verticale de cette extrémité.*

Corps. — Arrondi en haut, triangulaire en bas ; la *gouttière de torsion*, oblique en bas et en dehors, se voit sur la face post. (nerf radial, artère humérale profonde). — La *face postérieure* donne attache au triceps ; la *face interne*, au coraco-brachial ; la *face externe*, au deltoïde, par l'*empreinte deltoïdienne*, rugueuse, en forme de V, et au-dessous, au brachial antér eur. Le *bord antérieur* forme, en haut, la lèvre ant. de la coulisse bicipitale ; le *bord interne*, près de l'épitrochlée, donne attache au rond pronateur ; le *bord externe*, près de l'épicondyle, donne attache au 1er radial ext. et, au-dessus, au long supinateur.

L'extrémité supérieure présente : la *tête* de l'humérus, un tiers de sphère articulaire, limitée par le *col anatomique* (capsule fibreuse) ; la *coulisse bicipitale*, logeant la longue portion du biceps, et donnant insertion : aux tendons du grand pectoral par la lèvre ant., du grand rond, par la lèvre post., et du grand dorsal, par l'interstice ; la *petite tubérosité*, en dedans de la coulisse (sous-scapulaire) ; la *grande tubérosité*, en dehors (sus-épineux, sous-épineux, petit rond). Le *col chirurgical* est le point rétréci, au-dessous des tubérosités.

L'*extrémité inférieure* offre, en avant, la *cavité coronoïde* qui loge l'apophyse coronoïde du cubitus ; en arrière, la *cavité olécrânienne*, qui loge l'olécrâne. On y trouve encore, de dehors en dedans : 1° l'*épicondyle* (ligament latéral ext. de l'articul. et six muscles de l'avant-bras) ; 2° le *condyle* ou *petite tête* de l'humérus, articulé avec le radius ; 3° une poulie, *trochlée humérale*, en rapport avec le cubitus ; 4° l'*épitrochlée*, plus saillante que l'épicondyle (ligament latéral int. de l'artic. et cinq muscles de l'avant-bras).

IV. Cubitus (pair, 3 faces : int., ant., post. ; 3 bords : ext., ant., post.).

Position. — *En haut, la grosse extrémité, en avant la grande cavité articulaire, en dehors le bord concave de l'os.*

Corps. — La *face antérieure*, concave, présente le trou nourricier dirigé en haut (carré pronateur au quart inf. ; fléchisseur profond, aux trois quarts sup.). — La *face interne*, convexe, est séparée de l'aponévrose par des fibres du fléchisseur profond et du cubital antérieur. — La *face postérieure* offre une crête verticale ; en dedans de la crête s'insère le cubital post.), en dehors, on voit quatre muscles échelonnés de haut en bas : long abducteur du pouce, court extenseur, long extenseur du pouce et extenseur propre de l'index. En haut, une ligne oblique isole une surface triang. près de l'olécrâne, pour l'anconé. — Le *bord antérieur* est recouvert par le fléchisseur profond, le *bord postérieur* est la crête du cubitus, et le *bord externe*, concave, donne attache au ligament interosseux.

Extrémité supérieure. — Elle offre la *grande cavité sigmoïde* qui sépare deux apoph. et qui s'artic. avec la poulie humérale. L'*olécrâne*, situé en arrière de la cavité, embrasse la partie post. de la poulie, se termine par le bec olécrânien, et donne attache au triceps en arrière, et aux ligaments latéraux du coude, sur les côtés. L'*apophyse coronoïde* sépare la cavité sigmoïde de la face antérieure de l'os ; elle donne attache au ligament antérieur du coude par son sommet, au brachial antérieur par sa face antérieure, au ligament interne du coude, par sa partie interne. En dehors de cette apoph. se trouve la *petite cavité sigmoïde* continue avec la grande cavité, articulée avec le radius (tête), et donnant insertion au ligament annulaire du radius à ses deux extrémités.

Extrémité inférieure. — La partie arrondie, *tête* du cubitus, s'articule, en dehors, avec le radius, et en bas avec le pyramidal, par l'intermédiaire du ligament triangulaire. La partie allongée, 5 à 6 mill., *apophyse styloïde*, donne insertion au ligament interne de l'artic. radio-carpienne ; elle est séparée de la tête du cubitus en arrière par la gouttière du cubital postérieur.

V. **Radius** (pair, 3 faces : ext., ant., post.; 3 bords : int., ant., post.).

Position. — *En bas l'extrémité la plus grande, en arrière les gouttières de cette extrémité, en dedans le bord concave.*

Corps. — La *face antérieure*, concave, offre le trou nourricier, dirigé en haut, et donne attache au carré pronateur, en bas, et plus haut, au fléchisseur propre du pouce. — La *face postérieure*, convexe, donne insertion, de haut en bas, au court supinateur, au long abducteur et au court extenseur du pouce. — La *face externe*, convexe, offre au milieu l'empreinte du rond pronateur. — Le *bord antérieur* et *le bord postérieur* sont mousses ; le *bord interne*, tranchant, donne attache au ligament interosseux.

Extrémité supérieure. — Elle offre la tête, le col et la tubérosité. La *tête*, creusée de la *cupule du radius*, s'artic. avec le condyle de l'humérus ; son pourtour, articulaire, continu avec la cupule, s'articule avec la petite cavité sigmoïde et le ligament annulaire. Le *col*, cylindrique, oblique en bas et en dedans, est entouré par la partie inférieure du ligament annulaire. La *tubérosité bicipitale*, située à l'union du col et du corps, reçoit l'insertion du biceps par sa moitié postérieure.

Extrémité inférieure. — En *bas*, elle s'articule avec le scaphoïde et le semi-lunaire, par une surface artic. divisée par une crête. En *dehors*, elle présente l'*apophyse styloïde* (long supinateur et ligam. ext. du poignet). En *arrière*, elle offre des gouttières qui sont, de dedans en dehors : 1° une large pour les tendons de l'extenseur commun des doigts et de l'extenseur propre de l'index ; 2° une étroite pour le long extenseur du pouce ; 3° deux larges, peu marquées, pour les deux radiaux ; 4° une autre, peu visible, sur la partie post. et externe de l'apoph styloïde, pour les tendons du long abducteur et du court extenseur du pouce. En *dedans*, elle offre une surface articul. pour la tête du cubitus.

VI. Os du carpe.

Le carpe est formé par 8 petits os groupés entre les os de l'avant-bras et les métacarpiens. Ces os sont disposés sur deux rangées ; ce sont, en allant de dehors en dedans : 1re *rangée*, scaphoïde, semi-lunaire, pyramidal, pisiforme ; 2e *rangée*, trapèze, trapézoïde, grand os, os crochu.

Le carpe, formé par l'ensemble de ces os, présente une *face antérieure*, en forme de gouttière, limitée en dedans et en dehors par les deux *apophyses externe et interne du carpe*. L'interne et supérieure est formée par le pisiforme ; l'interne et inf. par l'os crochu ; l'externe et sup. par le scaphoïde ; l'ext. et inf par le trapèze. Il présente une *face postérieure*, convexe, un bord supérieur articulé avec les os de l'avant-bras, un bord inférieur artic. avec les métacarpiens. Les deux extrémités sont formées par les apophyses du carpe, déjà indiquées.

Les os du carpe sont des os courts, dont la plupart présentent *six faces* ; quatre articulaires et deux non articulaires. Les faces non articulaires sont : l'une antérieure, l'autre postérieure. Les os qui sont situés aux extrémités des deux rangées du carpe présentent, en général, en moins, une facette articulaire.

1º *Scaphoïde.* — Cet os s'articule, en haut, avec le radius : en bas, avec le grand os, le trapézoïde et le trapèze ; en dedans, avec le semi-lunaire, par des facettes artic. Il offre : 1º la *forme d'une nacelle* à concavité infér. ; 2º un *gros tubercule* en dehors et en avant (apoph. ext. et sup. du carpe) ; 3º une *gouttière rugueuse*, transversale, en arrière.

2º *Semi-lunaire.* — Cet os s'articule, en haut, avec le radius par une facette convexe ; en bas, avec le grand os et avec l'os crochu, par une facette concave ; en dedans avec le pyramidal ; en dehors avec le scaphoïde. Il offre : 1º la forme d'un *croissant* à concavité inf. ; 2º la facette non artic. antérieure, beaucoup *plus large* que la post. 3º *une apophyse* qui termine en bas cette facette non artic. et qui est déjetée en dedans.

3º *Pyramidal.* — Cet os s'articule en bas avec l'os crochu ; en haut, avec le cubitus ; en dehors, avec le semi-lunaire ; en avant, avec le pisiforme. Il offre : 1º une forme à peu près *cubique ;* 2º sur la face ant. une *facette plane* et arrondie, s'artic. avec le pisiforme, et située à la partie inf. et interne de l'os.

4º *Pisiforme.* — Petit os arrondi, en forme de pois, pouvant être considéré comme un os sésamoïde développé dans l'épaisseur du tendon du cubital antérieur, et s'artic. avec la face anrieure du pyramidal par une *facette* semblable à celle de cet os.

5º *Trapèze.* — Articulé en bas avec le premier métacarpien, en haut avec le scaphoïde, en dedans avec le trapézoïde et le deuxième métacarpien. cet os offre comme caractères distinctifs : 1º la *facette* qui s'articule avec le premier métacarpien, concave et convexe en sens contraire ; 2º sur la face antérieure, un *tubercule* très-saillant (apoph. ext. et inf. du carpe) ; 3º en dedans de ce tubercule, une *gouttière* verticale pour le tendon du grand palmaire.

6° *Trapézoïde.* — Il s'articule en bas avec le deuxième métacarpien, en haut avec le scaphoïde, en dehors avec le trapèze, en dedans avec le grand os. Il présente : 1° quatre *facettes* articulaires qui forment les quatre plans d'une pyramide ; 2° une facette antérieure non articulaire, très-petite, *sommet* tronqué de la pyramide ; 3° sur la face post. non articulaire, une *apophyse* externe qui se porte vers le scaphoïde et le trapèze.

7° *Grand os.* — C'est le plus volumineux des os du carpe, autour duquel viennent se grouper presque tous les autres. Il s'articule en bas avec les 2e, 3e et 4e métacarpiens, en haut avec le scaphoïde et le semi-lunaire, en dehors avec le trapézoïde, en dedans avec l'os crochu. Il présente : 1° à la partie supérieure, une partie renflée, *tête* ; 2° au-dessous, le *col* ; 3° en arrière et en bas, une *apophyse* qui se porte en dedans vers le 4e métacarpien.

8° *Os crochu ou unciforme.* — Articulé en bas avec le 4e et le 5e métacarpiens, en haut avec le pyramidal et le semi-lunaire, en dehors avec le grand os, il présente, sur la face antérieure, l'*apophyse unciforme* pourvue d'une concavité qui regarde en dehors.

VII. **Os du métacarpe.**

Le métacarpe, squelette de la paume de la main, est formé par 5 métacarpiens, séparés par les 4 espaces interosseux.

A. *Caractères communs.*

Petits os longs, ayant corps et extrémités. Le *corps* a 3 *faces* et 3 *bords*, de même nom que ceux de l'humérus, du tibia et du péroné : faces post., int., ext. ; bords ant., int., ext.

L'*extrémité carpienne* offre 5 facettes, l'antérieure et la postérieure rugueuses, les 3 autres articulaires : une supérieure, avec les os du carpe, et les 2 autres, latérales, avec les métacarpiens voisins.

L'*extrémité inférieure* est une tête arrondie, *condyle*. Elle fait saillie à la partie antérieure, son cartilage empiète en avant, et ses parties latérales, rugueuses et déprimées, donnent insertion aux ligaments latéraux de l'articulation.

B. *Caractères particuliers.*

On distingue les métacarpiens entre eux par l'extrémité sup.

Premier métacarpien. — Très-gros et très-court, il présente en haut une seule facette articulaire, concave et convexe en sens inverse, pour le trapèze ; il n'a pas de facettes articulaires latérales. Son corps est aplati d'avant en arrière.

Deuxième métacarpien. — Le plus long ; il offre, à son extrémité sup. une facette articulaire pour le 3e métacarpien. Il est dépourvu de facette articulaire externe. Cette extrémité présente en outre 3 facettes pour les 3 premiers os de la 2e rangée du carpe. A la partie postérieure, immédiatement au-dessous du trapézoïde, il existe une fossette profonde, et un tubercule qui se dirige en dehors.

Troisième métacarpien. — Il présente à son extrémité supérieure les 5 facettes décrites aux caractères généraux ; de plus, cette extrémité est pourvue, en arrière, d'une apophyse qui se porte vers le trapézoïde.

Quatrième métacarpien. — Moins volumineux que le troisième, il se distingue en ce que, tout en présentant les 5 facettes indiquées dans les autres, son extrémité supérieure, peu volumineuse, ne présente pas d'apophyse.

Cinquième métacarpien. — Mince, court, il présente à son extrémité supérieure une seule facette articulaire latérale pour le 4e métac., et une surface artic. sup., concave et convexe en sens inverse pour l'os crochu. A la partie interne de cette extrémité se trouve une apophyse pour le cubital postérieur.

VIII. Os des doigts.

Chaque doigt a 3 *phalanges*. La première est articulée avec le métacarpien, la troisième supporte les ongles (ph. unguéale).

Le pouce n'en a que deux, la première et la troisième. Les phalanges sont de petits os longs.

La 1re *phalange* a un *corps* concave en avant, en rapport avec les fléchisseurs des doigts ; convexe en arrière et recouvert par les extenseurs. Les bords rugueux donnent insertion à la gaîne fibreuse des fléchisseurs. L'*extrémité supérieure* a une seule concavité articul. pour le métacarpien, et deux tubercules latéraux pour les ligaments latéraux de l'articulation. L'*extrémité inférieure* a une poulie articulaire et deux dépressions latérales pour les ligaments latéraux.

La 2e *phalange* a un *corps* semblable à celui de la première. Son *extrémité inférieure* offre une conformation identique à celle de la première. Son *extrémité supérieure* a deux facettes et une crête articul. qui se moulent sur la poulie de la 1re phalange.

La 3e *phalange* ne donne attache à des tendons que par son extrémité supérieure, qui est identique à celle de la deuxième. Le *corps*, cylindrique, et l'*extrémité inf.* sont entourés par la pulpe du doigt, très-adhérente aux rugosités en forme de fer à cheval qui terminent cet os.

ARTICLE SIXIÈME
MEMBRE INFÉRIEUR.

I. **Os coxal** ou **Os iliaque** (pair, 2 faces, 4 bords, 4 angl.).

Position. — *En dehors, la cavité articulaire ; en haut, le bord en S ; en arrière, la plus profonde des échancrures.*

Face interne. — Divisée en deux parties par la *crête innominée*. Au-dessus de cette crête, on trouve la *fosse iliaque interne* (muscle iliaque). Au-dessous, le *trou obturateur*, fermé par la *membrane obturatrice;* l'obturateur interne s'insère autour du trou et sur la membrane. A la partie sup. du trou obturat. on voit la *gouttière sous-pubienne* (nerf et vaisseaux obturateurs). Le trou obturateur est limité, en bas, par l'ischion et sa branche ascendante ; en avant, par le corps du pubis et par sa branche descendante ; en haut, par la *branche horizontale* du pubis.

Face externe. — Elle présente, au milieu, la cavité cotyloïde qui s'artic. avec la tête du fémur, et au fond de la cavité une petite surface plus profonde, se continuant, en bas, avec l'échancrure cotyloïdienne : c'est l'*arrière-fond* de la cavité. Le bord, *sourcil cotyloïdien*, présente trois échancrures : une ant. *ilio-pubienne ;* une post. *ilio-ischiatique ;* une inf. *ischio-pubienne*, ou cotyloïdienne. Au-dessus de la cavité cotyloïde, on trouve la *gouttière sus-cotyloïdienne* (tendon réfléchi du droit antérieur). La *fosse iliaque externe*, située au-dessus, présente deux lignes courbes qui se terminent : l'antérieure, à l'épine iliaque antérieure et supérieure, la postérieure, à la partie moyenne de la crête iliaque. Les insertions des 3 fessiers sont séparées par les deux lignes courbes. Au-dessous de la cavité cotyloïde, on voit encore le trou obturateur, le pubis et sa branche descendante, l'ischion et sa branche ascendante.

Bord antérieur. — De dehors en dedans, on y trouve : 1° l'*épine iliaque ant. et sup.* (couturier, arcade crurale, tenseur du fascia lata) ; 2° une *échancrure ;* 3° l'*épine iliaque ant. et inf.* (droit antérieur) ; 4° une *gouttière* (psoas-iliaque) ; 5° l'*éminence ilio-pectinée* (bandelette ilio-pectinee et petit psoas) ; 6° la *surface pectinéale*, terminée en arrière par la crête pectinéale (pectiné) ; 7° l'*épine pubienne* (premier adducteur, arcade crurale).

Bord postérieur. — On y trouve, de haut en bas : 1° l'*épine iliaque post. et sup.*, une *petite échancrure* insignifiante, l'*épine iliaque post. et inf.* ; 2° la *grande échancrure sciatique*, convertie en trou par les deux ligaments sacro-sciatiques ; 3° l'*épine sciatique* (petit ligament sacro-sciatique et muscle ischio-coccygien au sommet ; jumeau supérieur en dehors ; releveur de l'anus en dedans) ; 4° la *petite échancrure sciatique*, convertie aussi en trou par les deux ligaments sacro-sciatiques (obturateur interne) ; 5° l'*ischion*.

Bord supérieur ou *crête iliaque.* — Il a la forme d'une *S*; sa partie antérieure est concave en dedans, sa partie postérieure concave en dehors (lèvre interne, transverse de l'abdomen ; lèvre externe, grand oblique ; interstice, petit oblique et carré des lombes).

Bord inférieur. — Il donne insertion aux aponévroses du périnée, aux racines des corps caverneux et au muscle ischiocaverneux chez l'homme (rac. du clitoris et m. ischio-clitoridien chez la femme).

L'angle antérieur et supérieur est formé par l'épine iliaque antéro-supérieure.

L'angle antérieur et inférieur, ou *pubis*, présente une surface articulaire, allongée, formant avec l'autre la *symphyse pubienne*. L'espace qui sépare l'angle proprement dit de l'épine pubienne donne insertion au droit de l'abdomen.

L'angle postérieur et supérieur est formé par l'épine iliaque postéro-supérieure.

L'angle postérieur et inférieur, ou *ischion*, donne insertion : 1° en arrière, au demi-membraneux, à la longue portion du biceps, au demi-tendineux et au jumeau inférieur ; 2° en dedans, au transverse du périnée ; 3° en dehors, au grand adducteur et au carré crural.

La *tubérosité iliaque* est le renflement formé par les épines iliaques postérieures. En dedans de cette tubérosité, on trouve la *facette auriculaire* de l'os coxal articulée avec le sacrum.

Bassin.

Le bassin est constitué par les deux os coxaux, le sacrum et le coccyx. Le *grand bassin* est formé par la réunion des 2 fosses iliaques internes. Le *petit bassin*, qui contient la vessie et le rectum chez l'homme, et en plus le vagin et l'utérus chez la femme, présente deux ouvertures ou *détroits*.

Le *détroit supérieur* du bassin, ouverture supérieure, est formé par l'angle sacro-vertébral, les pubis et la crête innominée de l'os coxal. Ses diamètres sont les suivants sur le squelette de la femme : diam. ant.-postérieur, 11 centim. ;

diam. transverse, 13 cent. 1/2; diam. oblique, étendu de la symphyse sacro-iliaque à l'éminence ilio-pectinée du côté opposé, 12 centimètres.

Lo *détroit inférieur* du bassin est formé par le coccyx, les ischions, l'arcade pubienne et les grands lig. sacro-sciatiques. Les 3 diamètres de ce détroit ont tous 11 centimètres.

Bassin d'homme et bassin de femme. — 1º Le bassin de la femme est plus large ; le bassin de l'homme est étroit et allongé. 2º La fosse iliaque interne est plus large chez la femme. 3º Le sacrum est plus concave chez la femme. 4º L'arcade pubienne est arrondie chez la femme et anguleuse chez l'homme , les bords de cette arcade sont plus arrondis, plus mousses que chez l'homme. 5º Le trou obturateur est triangulaire chez la femme, ovalaire chez l'homme. 6º Les épines iliaques sont déjetées en dehors chez la femme. 7º L'espace qui sépare les deux trous obturateurs est plus grand chez la femme.

11. Fémur (pair, 3 faces : ant., int., ext.; 3 bords: post., int., ext.).

Position. — *En haut et en dedans, la tête articulaire de l'extrémité coudée ; en arrière, le bord rugueux et concave de l'os.*

Les *faces* antérieure, interne et externe, et les *bords* interne et externe sont recouverts par le vaste interne. Dans ces parties, l'os est presque cylindrique. — *Le bord postérieur, ligne âpre,* se divise aux deux extrémités. La partie moyenne donne attache, par sa lèvre interne au vaste interne, par sa lèvre externe au vaste externe, et par son interstice aux 3 adducteurs et à la courte portion du biceps. On y voit le *trou nourricier,* dirigé en haut. L'*extrémité inférieure de la ligne âpre* est bifurquée : la branche interne donne attache au 3e adducteur et se termine au condyle interne, sur le tubercule du 3e adducteur. La branche externe se termine au condyle externe et donne insertion au vaste externe. L'*extrémité supérieure de la ligne âpre* est divisée en trois branches : l'externe se dirige vers le grand trochanter (grand fessier), la moyenne vers le petit trochanter (muscle pectiné), l'interne vers le col du fémur (vaste interne).

Extrémité supérieure. — Elle présente : 1° une tête ; 2° un col ; 3° le grand trochanter ; 4° le petit trochanter. — La *tête* représente deux tiers de sphère, elle offre une dépression pour le ligam. rond. — Le *col*, aplati d'avant en arrière, se dirige en bas et en dehors ; sa face postérieure est creusée en dehors et en haut d'une dépression, *cavité digitale*, pour l'obturateur externe. Le col du fémur est très-résistant chez les jeunes sujets et chez l'adolescent. Vers l'âge de 40 à 50 ans, une raréfaction s'opère, et augmente à mesure qu'on avance en âge ; c'est pour cela que les fractures du col du fémur sont plus fréquentes chez les vieillards. — Le *grand trochanter* présente une crête oblique en bas et en avant (moyen fessier). Le bord inférieur et le bord antérieur donnent attache au vaste externe, le bord postérieur au carré crural. Le bord supérieur donne attache au petit fessier, au pyramidal, aux jumeaux et à l'obturateur interne (ces trois derniers sont situés en partie dans la cavité digitale). — Le *petit trochanter* est situé à la partie postérieure, externe et inférieure du col (psoas-iliaque et ligament de Berlin).

Extrémité inférieure. — Elle présente les condyles. Ceux-ci sont séparés en arrière par l'*échancrure intercondylienne.* Ils se réunissent en avant, pour former la *trochlée fémorale.* — Le condyle interne est plus mince, plus long que l'externe, et oblique en dedans et en arrière. Il offre en dedans la *tubérosité interne* (ligament latéral interne) ; en arrière de la tubérosité, une dépression (jumeau interne), et au-dessus, le tubercule du 3e adducteur. — Le *condyle externe* offre en dehors la *tubérosité externe* (ligament latéral externe), en arrière la dépression du poplité, au-dessus et en arrière celle du jumeau externe.

III. **Rotule** (pair, 2 faces, 1 circonférence).

La *face antérieure,* pourvue de stries verticales, donne insertion à quelques fibres du triceps ; elle est séparée de la peau par la *bourse séreuse pré-rotulienne*. — La *face posté-rieure*, articulée avec la poulie fémorale, est divisée par une crête verticale ; la portion externe est plus large. — La *circonfé-rence*, large en haut, *base* de la rotule, donne attache au droit antérieur. — Les *bords* donnent insertion aux ligaments de la rotule. En bas, on voit un *sommet* pour le tendon rotulien.

IV. Tibia (pair, 3 faces : post., int., ext. ; 3 bords : ant., int., ext.).

Position. — *En bas et en dedans, l'apophyse de la petite extrémité ; en arrière, la face de l'os qui présente une ligne oblique et rugueuse.*

Face interne. — Large en haut, elle donne insertion aux muscles de la patte d'oie ; le reste de cette face, excepté à l'extrémité inf., est en contact direct avec la peau.

Face externe. — Concave en haut, elle devient antérieure en bas. Sur ses 2/3 supérieurs s'insère le jambier antérieur.

Face postérieure. — Elle présente à sa partie sup. la *ligne oblique*, dirigée en bas et en dedans (lèvre supérieure, po-plité ; interstice, soléaire ; lèvre inférieure, fléchisseur commun des orteils et jambier postérieur. Ces deux muscles recouvrent la moitié inférieure du tibia). Le *trou nourricier*, dirigé en bas, est sur cette face.

Le *bord antérieur* ou *crête du tibia*, étendu de la tubéro-sité ext. du tibia à la malléole interne, sinueux, donne inser-tion à l'aponévrose jambière. — Le *bord interne* donne aussi insertion à l'aponévrose jambière. — Le *bord externe* donne insertion au ligament interosseux.

Extrémité supérieure. — On y trouve les deux *cavités glé-noïdes* (l'interne plus étroite et plus longue que l'autre) sup-portées par les *tubérosités* du tibia. — La tubérosité interne offre, près du bord articulaire, une gouttière horizontale (fais-ceau antérieur du demi-membraneux et artère articulaire, inf. et interne). — La tubérosité externe offre en avant le *tubercule de Gerdy* (jambier antérieur), et en arrière la surface articulaire pour le péroné. Entre ces deux parties s'attache l'extenseur com. des orteils.

Extrémité inférieure. — Elle offre une surface articulaire avec une crête antéro-postérieure pour la poulie de l'astragale. En dehors, on voit une surface triangulaire pour l'articul. du péroné; en dedans, la *malléole interne*, dont la face externe est articulaire, pour l'astragale, dont la face interne est sous-cutanée, et dont le bord post., en forme de gouttière, loge les tendons du fléchisseur commun des orteils et du jambier postérieur.

V. **Péroné** (mêmes faces et bords que le tibia)

Position. — *En bas, en arrière et en dedans, l'échancrure profonde située sur le bord de la facette articulaire de l'une des extrémités.*

La *face externe* devient postérieure en bas (long péronier latéral au tiers supérieur, court péronier latéral au tiers moyen). — La *face interne* est divisée en deux parties par une crête verticale qui donne insertion au ligament interosseux. En arrière de la crête s'attache le jambier postérieur; en avant et en haut, le muscle extenseur commun des orteils; au milieu, l'extenseur propre du gros orteil. La face interne devient antérieure en bas. — La *face postérieure* est rugueuse au tiers sup. (soléaire); le reste, lisse, donne attache au fléchisseur propre du gros orteil. Le *trou nourricier* se dirige en bas.

Le *bord antérieur* devient externe en bas. — Le *bord externe* devient postérieur. — Le *bord interne* devient antérieur, et donne attache au jambier postérieur.

Extrémité supérieure. — On y voit : 1° une surface articulaire, plane, regardant en haut, en dedans et en avant, pour le tibia; 2° en avant, un tubercule (extenseur commun des orteils); 3° en dehors, un tubercule (long péronier latéral); 4° en arrière, un tubercule (soléaire); 5° en arrière et en dehors, l'*apophyse styloïde* (biceps et ligament latéral externe du genou).

Extrémité inférieure ou malléole externe. — Elle offre un *sommet* (ligament péronéo-calcanéen) ; une *face interne* articulaire pour la face externe de l'astragale, et pourvue d'une échancrure profonde (ligament péronéo-astragalien postérieur) ; une face externe, convexe, sous-cutanée ; une face postérieure, pourvue d'une gouttière qui loge les tendons des péroniers latéraux. La malléole externe descend plus bas que l'interne ; elle est plus saillante.

VI. Os du tarse.

Massif osseux situé au-dessous des os de la jambe, en arrière du métatarse. Les os qui le composent sont au nombre de sept ; ils sont disposés sur 2 rangées. Le calcanéum et l'astragale forment la rangée postérieure ; la rangée antérieure est formée par le scaphoïde, les trois cunéiformes et le cuboïde.

1º *Calcanéum* (6 faces).

Position. — *En haut, les deux facettes articulaires séparées par une gouttière ; en avant, l'extrémité qui a deux apophyses ; en dedans, la face concave* (voy. fig. 8, 1).

La *face inférieure* présente, en arrière, deux tubercules : l'interne, gros (court fléchisseur plantaire, adducteur du gros orteil, aponévrose plantaire) ; l'externe, petit (abducteur du petit orteil). Au-devant de ces tubercules se trouve l'insertion de l'accessoire du long fléchisseur des orteils. — La *face supérieure*, libre dans sa moitié postérieure, s'articule en avant, par deux facettes, avec l'astragale : l'une, interne, petite, située sur la petite apophyse du calcanéum ; l'autre, externe et postérieure, beaucoup plus grande, dont elle est séparée par une gouttière profonde, oblique en avant et en dehors. — La *face externe* est sous-cutanée ; elle offre un tubercule qui sépare deux gouttières obliques. Le tendon du long péronier latéral passe dans l'antérieure, celui du court dans la postérieure. — La *face interne* forme une gouttière qui protège les vaisseaux et nerfs plantaires et les tendons des fléchisseurs des orteils. A la partie

antérieure, la *pe-
tite apophyse* du
calcanéum fait
saillie (ligament
annulaire interne
du tarse et liga-
ment lat. int. de
l'artic. tibio-tar-
sienne. — La *face
antérieure*, arti-
culée avec le cu-
boïde, est suppor-
tée par la *grosse
apophyse* du cal-
canéum.—La *face
postérieure* est
rugueuse en bas
(tendon d'Achille),
lisse en haut
(bourse séreuse
sous-tendineuse).

**2° *Astragale*(tête,
corps et col).**

Position. — En
haut la surface
articulaire con-
vexe; en avant la
tête arrondie; en
dehors la surface
articulaire laté-
rale complète
(voir fig. 8, 2).

La *tête* de l'as-
tragale a une sur-
face convexe qui

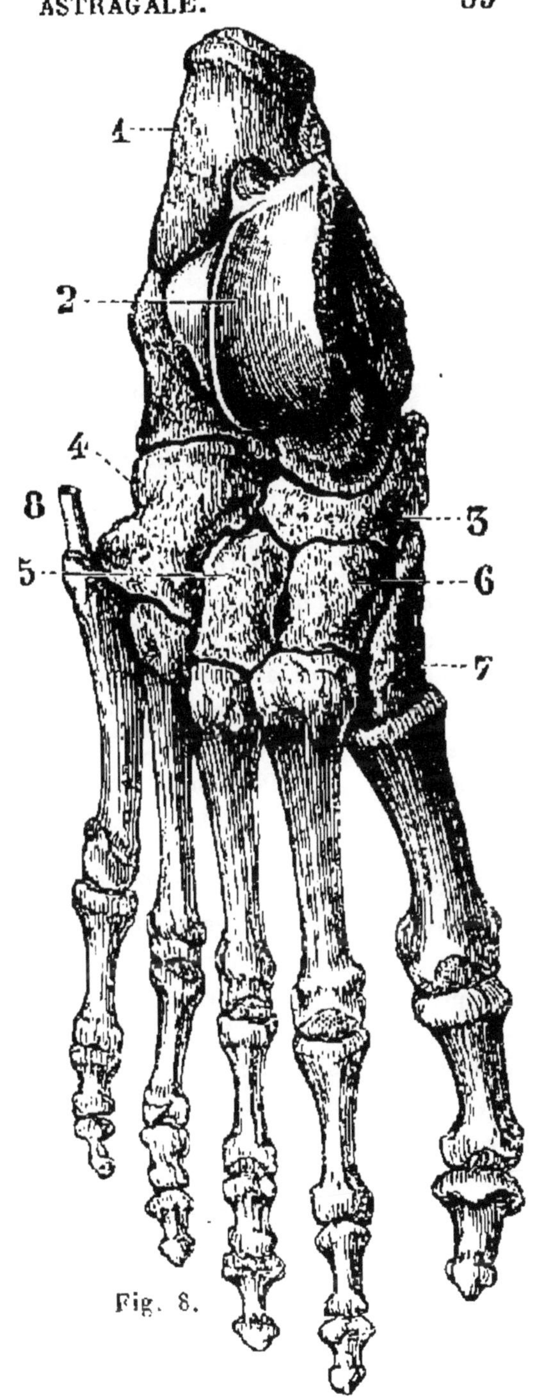

Fig. 8.

s'articule avec le scaphoïde, un *col* qui limite la tête (insertions ligamenteuses), un *corps* dont la face supérieure, *poulie astra-galienne*, s'articule avec le tibia, dont les faces latérales, con-tinues avec la poulie, s'articulent avec les malléoles (l'externe est triangulaire, complétement articulaire; l'interne est petite, située au-dessus de rugosités pour le ligament latéral interne de l'artic. tibio-tarsienne). La face inférieure offre deux facettes articulaires pour le calcanéum; une gouttière profonde sépare l'antérieure, petite, plane, située au-dessous de la tête, de la postérieure, large, concave, située au-dessous du corps. La partie post. de l'astragale offre une gouttière oblique en bas et en dedans (fléchisseur propre du gros orteil).

3° Scaphoïde (2 faces, 1 circonférence).

Position. — *En arrière la face concave, en dedans et en bas la pointe de l'os* (voir fig. 8, 3).

La *face postérieure*, concave, s'articule avec l'astragale. La *face antérieure* a 3 facettes, continues entre elles, qui s'articulent avec les 3 cunéiformes. La *circonférence* est rugueuse; elle s'articule quelquefois avec le cuboïde et pré-sente en dedans, en bas et en arrière le *tubercule du scaphoïde* (jambier postérieur).

4°, 5° et 6° Cunéiformes.

Les trois cunéiformes sont situés entre le scaphoïde et les trois premiers métatarsiens (voir fig. 8, 5, 6, 7).

Le premier, le plus interne (5 faces, articulé avec 4 os), s'artic. en avant avec le 1er métatarsien, en arrière avec le scaphoïde par des facettes articulaires complètes. En dedans, il est rugueux; en dehors, il a une facette artic. supérieure pour le 2e cunéiforme et pour le 2e métatarsien. Sa face in-férieure donne attache au jambier antérieur, son bord supérieur donne attache à des ligaments.

Le deuxième, le plus petit (5 faces, artic. avec 4 os), s'articule en avant avec le 2e métatarsien, et en arrière avec le scaphoïde par des facettes articulaires complètes. En dehors il s'articule avec le 3e cunéiforme, et en dedans avec le premier, par des facettes articulaires incomplètes qui ont des cartilages en haut et des rugosités pour ligaments interosseux en bas. La *face supérieure*, rugueuse, donne attache aux ligaments dorsaux du pied. Son sommet est caché, à la plante du pied, entre les 1er et 3e cunéiformes.

Le troisième, le plus externe, le moyen pour le volume (5 faces, articulé avec 6 os), s'articule avec le 3e métatarsien et le scaphoïde par des facettes triangulaires complétement articulaires; il s'artic. en dehors avec le cuboïde et un peu avec le 4e métatarsien par des facettes articulaires situées au-dessus de rugosités destinées à des ligaments interosseux. En dedans, il s'articule par des facettes artic. supérieures avec le 2e cunéiforme et le 2e métatarsien. Des ligaments interosseux unissent la partie inférieure de cet os aux os voisins.

7° **Cuboïde** (fig. 8, 4).

Situé au bord externe du pied, entre le calcanéum et les métatarsiens, il offre une face supérieure rugueuse, une face inférieure avec une gouttière oblique en avant et en dedans (long péronier). Le tubercule qui limite cette gouttière en arrière donne attache au ligament calcanéo-cuboïdien inférieur. Les faces postérieure et antérieure, complétement artic. s'articulent avec le calcanéum et les 2 derniers métatarsiens. La face interne s'articule avec le 3e cunéiforme, quelquefois avec le scaphoïde; la face externe, amincie, fait partie du bord externe du pied.

VII. **Os du métatarse.**

Les métatarsiens, au nombre de 5, sont séparés par 4 espaces interosseux.

A. *Caractères communs.*

Ils offrent une grande analogie avec les métacarpiens. Le *corps*, mince et allongé, offre une torsion assez prononcée. L'*extrémité antérieure* offre une *tête* en forme de condyle aplati latéralement. *L'extrémité post.* a 5 facettes : une supérieure et une inférieure, rugueuses, et 3 articulaires ; une pour les os du tarse, 2 latérales pour les métatarsiens voisins.

B. *Caractères particuliers.*

Les métatarsiens se distinguent par leur extrémité postérieure.

1o Le premier a un volume énorme. Son extrémité postérieure, dépourvue de facette articulaire latérale interne, offre une surface articulaire postérieure en forme de croissant à concavité externe. Son extrémité ant. offre, à la partie inférieure, deux gouttières qui logent deux os sésamoïdes.

2o Le deuxième est plus long ; il présente en arrière cinq facettes articulaires pour les 3 cunéiformes et les 2 métatarsiens voisins.

3o Le troisième est difficile à distinguer du quatrième ; il présente, en arrière, trois facettes articul. dont l'externe possède une rainure horizontale séparant la portion rugueuse de la portion articulaire qui est au-dessus.

4o Le quatrième présente, en dedans, une très-petite facette pour le 3e cunéiforme ; la facette articulaire post. est moins étendue en hauteur que celle du troisième ; elle est un peu oblique en dehors et en arrière, tandis que celle du 3e métatarsien est transversale.

5o Le cinquième n'a pas de facette articulaire latérale externe à l'extrémité postérieure. La facette artic. post est très-oblique en arrière et en dehors : l'apophyse est énorme en arrière pour le court péronier latéral.

VIII. Os des orteils.

Les *phalanges* des orteils sont analogues à celles des mains, seulement ces os sont très-raccourcis, comme atrophiés. Au gros orteil, comme au pouce, il n'y a que deux phalanges, première et troisième, d'un volume considérable.

Os sésamoïdes.

Ce sont de petits os courts qui se développent dans l'épaisseur des tendons, autour des articulations.

DEUXIÈME PARTIE

MYOLOGIE

—

CHAPITRE PREMIER

Des muscles en général, ou du système musculaire.

Les muscles sont des organes mous, d'une couleur rougeâtre, d'une forme variée, composés de fibres très-marquées, désignés communément sous le nom de *chair*, formant la plus grande partie du corps, et ayant pour fonctions de produire par leurs contractions tous les mouvements apparents de l'organisme.

Division. — On divise les muscles en deux espèces : les muscles extérieurs ou *striés*, plus ou moins épais, qui agissent sous l'influence de la volonté ; et les muscles intérieurs ou *lisses*, qui sont, en général, membraniformes, et dont les contractions sont involontaires.

Situation. — Les *muscles extérieurs, striés*, ou *volontaires* (muscles de la vie animale de Bichat), recouvrent le squelette, auquel ils s'attachent, et sont recouverts à leur tour par la peau.

Conformation. — Leur volume est très-variable. Sous le rapport de leur forme, on les divise en longs, larges et courts. Les premiers appartiennent plus particulièrement aux membres, les seconds au tronc, les troisièmes à la tête, au cou, aux mains et aux pieds. La plupart des muscles ont deux extrémités tendineuses ou aponévrotiques, dont une s'appelle *extrémité fixe* et la seconde *extrémité mobile*. Leur partie moyenne prend le nom de *ventre*. Les muscles sont symétriques de chaque côté de la ligne médiane. Leurs extrémités s'attachent aux os, aux cartilages et aux organes des sens.

Quelques-uns, *muscles peauciers*, s'attachent à la face profonde de la peau.

Structure des muscles volontaires. — Les muscles sont des assemblages de fibres primitives microscopiques, réunies en fascicules appréciables à l'œil. Ceux-ci forment des faisceaux plus considérables qui, réunis à d'autres, en composent de plus grands encore. La direction de leurs fibres varie beaucoup ; elles sont tantôt parallèles les unes aux autres, tantôt rayonnées ou obliques. Il entre encore dans la structure des muscles, du tissu cellulaire, des vaisseaux et des nerfs. Le premier forme une espèce de gaine aux fibres et aux faisceaux des muscles, et une enveloppe à chacun de ces organes. Le nombre et le calibre de leurs vaisseaux sont considérables. Leurs nerfs sont très-nombreux et naissent de la masse encéphalo-rachidienne.

Nous renvoyons le lecteur à notre *Traité d'histologie,* 2ᵉ *édition*, où il trouvera la structure détaillée des deux espèces de muscles, avec de nombreuses figures. Aucun traité d'histologie ne contient un article aussi complet sur le *système musculaire.*

Propriétés vitales et fonctions. — La sensibilité des muscles est peu marquée ; ils jouissent exclusivement de la propriété de se resserrer lorsque la volonté le commande, et de produire ainsi tous les mouvements libres. C'est cette propriété qu'on nomme *contractilité volontaire.*

Des annexes des muscles en général.

1º Des tendons. — Les *tendons* sont des organes d'un blanc nacré, inextensibles, qui unissent les muscles aux os et aux cartilages, ou même deux portions d'un même muscle entre elles.

Division. — On les divise, d'après leur forme, en *tendons funiculaires* et en *tendons aponévrotiques* ou *aponévroses d'insertion.*

Situation. — Les tendons sont ordinairement situés aux extrémités des muscles, et sont fixés d'un côté à ceux-ci, et de l'autre au squelette ; quelquefois ils interrompent la continuité des fibres charnues. Leur mode d'insertion est très-variable.

Conformation. — Les tendons *funiculaires* sont des cordons plus ou moins allongés, ronds ou aplatis. Les tendons *aponévrotiques* sont plus larges et disposés sous forme de membranes (abdomen, dos).

Structure. — Le tissu des tendons est très-serré, leurs fibres sont unies par un tissu cellulaire peu abondant.

Fonctions. — Les tendons servent de moyens d'insertion des muscles aux parties dures.

2º Des aponévroses. — Les aponévroses (*fasciæ*, bandes) sont des membranes fibreuses, d'un blanc perlé, dures et résistantes, qui recouvrent plus ou moins complétement un ou plusieurs muscles.

Division. — Les aponévroses sont générales ou partielles ; les premières appartiennent aux membres, les secondes au tronc. Les aponévroses générales ont la forme des membres dont elles recouvrent les muscles. Leur face interne est en contact avec ces derniers, et envoie entre eux des prolongements membraneux qui les séparent et donnent souvent insertion à leurs fibres. L'externe est recouverte par la peau. Leurs extrémités se confondent avec le périoste. Les aponévroses ont des muscles tenseurs chargés de les tendre ou de les relâcher.

3º Des gaines tendineuses. — Les gaines des tendons sont des espèces de bandes de tissu fibreux qui forment, seules ou avec l'aide des os voisins, des espèces de canaux dans lesquels glissent un ou plusieurs tendons.

Situation. — Elles sont principalement situées à l'extrémité libre des membres, au voisinage des articulations.

Conformation. — Parmi les gaines, les unes reçoivent un seul tendon, les autres en enveloppent plusieurs. Quelques-unes forment un canal entier à elles seules ; plusieurs ne sont que des anneaux fibreux et portent le nom de *ligaments annulaires.*

Fonctions. — Elles ont pour office de maintenir les tendons à leur place.

CHAPITRE SECOND
Des muscles en particulier.

—

ARTICLE PREMIER
MUSCLES DE LA TÊTE.

§ 1. — *Muscles masticateurs* (tous animés par la portion motrice du nerf maxillaire inférieur).

I. Masséter.

Insertions. — 1º Bord inférieur et face interne de l'arcade zygomatique ; 2º deux tiers inférieurs de la face externe de la branche du maxillaire inférieur.

Rapports. — Il recouvre la branche du maxillaire et le tendon du temporal. Il est recouvert par l'artère transversale de la face, le canal de Sténon, le nerf facial, la partie ant. de la parotide, le peaucier et la peau.

Action. — Élévateur de la mâchoire inférieure.

II. Temporal.

Insertions. — Deux tiers supérieurs de la fosse temporale et face profonde de l'aponévrose temporale ; 2º apophyse coronoïde du maxillaire inférieur.

Rapports. — Il est recouvert par l'aponévrose temporale; il recouvre les os, les nerfs et vaisseaux temporaux profonds.

Aponévrose temporale. — Cette aponévrose a la forme de la fosse temporale : en haut, elle se fixe à la ligne courbe temporale; en bas, au bord supérieur de l'arcade zygomatique. Simple en haut, elle se partage en deux feuillets en bas; le feuillet superficiel se fixe à la lèvre externe du bord supérieur de l'arcade zygomatique, le feuillet profond se perd à la face interne de cet os.

III. **Ptérygoïdien interne.**

Insertions. — 1º Fosse ptérygoïde; 2º moitié inférieure de la face interne de la branche du maxillaire inférieur.

Rapports. — En dedans, pharynx et péristaphylin externe : en dehors, ptérygoïdien externe, maxillaire inf., vaisseaux et nerfs dentaires.

Action. — Élévateur de la mâchoire inférieure.

La contraction alternative des deux ptérygoïdiens int. concourt aux mouvements de diduction.

IV. **Ptérygoïdien externe.**

Insertions. — 1º Face externe de l'apophyse ptérygoïde et moitié inférieure de la grande aile du sphénoïde par deux faisceaux; 2º face interne du col du condyle et ménisque inter-articulaire.

Rapports. — En bas, ptérygoïdien interne, vaisseaux et nerfs dentaires ; en haut, base du crâne.

Action. — Les deux muscles ptérygoïdiens ext. portent en avant le condyle du maxillaire. Leur contraction alternative concourt aux mouvements de diduction.

§ 2. — *Muscles peauciers* (tous animés par le nerf facial).

I. **Peaucier du crâne** ou **occipito-frontal.**

Muscle digastrique, aplati, dont la partie postérieure constitue l'occipital et la partie antérieure le frontal. L'aponévrose épicrânienne forme le tendon intermédiaire.

a. *Occipital.* — Il s'insère à la lèvre supérieure de la ligne courbe supérieure de l'occipital, et au bord postérieur de l'aponévrose épicrânienne.

Rapports. — Il recouvre l'occipital et le pariétal. Il est recouvert par le cuir chevelu, et les ramifications de l'artère occipitale et du nerf occipital.

Action. — Il tend l'aponévrose épicrânienne et entraîne le cuir chevelu en arrière.

b. *Frontal.* — Il s'insère au bord antérieur de l'aponévrose épicrânienne et à la face profonde de la peau de l'espace intersourcilier et des sourcils.

Rapports. — Il est situé entre la peau et l'os frontal.

Action. — Il se contracte lorsque l'aponévrose épicrânienne a été tendue par l'occipital ; il élève les sourcils et produit des rides transversales sur le front.

L'aponévrose épicrânienne est un tendon aplati, étendu entre ces deux muscles, et formé principalement par des fibres antéro-postérieures croisées par des fibres transversales moins nombreuses, étendues de l'arcade zygomatique d'un côté à celle du côté opposé.

II. Sourcilier.

Il s'insère par son point *fixe* sur la partie interne de l'arcade sourcilière. Ses fibres se dirigent en dehors et en haut pour s'insérer à la face profonde du derme, après s'être entre-croisées avec celles du frontal et de l'orbiculaire. Son *action* est de rapprocher les sourcils.

III. Orbiculaire des paupières.

Insertions fixes. — A la partie interne de la base de l'orbite par 4 faisceaux qui embrassent la surface du sac lacrymal.

1o Par un tendon principal, *tendon direct*, au bord antérieur de la gouttière lacrymale, sur l'apophyse montante du maxillaire supérieur ; ce tendon croise la face antérieure du sac lacrymal ;

2o Par un faisceau plus petit, *tendon réfléchi*, sur le bord post. de la même gouttière, c'est-à-dire sur la crête de l'os unguis ;

3o Par un faisceau charnu à l'apophyse orbitaire int. du frontal, à la partie sup. de la gouttière lacrymale et sur le fond du sac lacrymal ;

4o Par un dernier faisceau, sur le plancher de l'orbite, près de l'orifice supérieur du canal nasal et sur la paroi externe du sac lacrymal.

Insertion mobile. — A la face profonde de la peau située à la partie ext. de la région orbitaire, directement en dehors de la commissure ext. des paupières.

Structure et division. — On lui considère trois portions : *orbitaire*, *palpébrale* et *ciliaire*, celle-ci avoisinant les cils.

Rapports. — Les trois portions sont situées sous la peau ; la face profonde recouvre les ligaments larges des paupières, les cartilages tarses et la base de l'orbite.

Action. — Il ferme l'orifice palpébral et porte la commissure externe en dedans.

Muscle de Horner. — Petit muscle situé derrière le sac lacrymal et le tendon de l'orbiculaire. Il s'insère *en dedans* sur le tendon réfléchi de l'orbiculaire ; *en dehors*, il se bifurque pour se fixer en arrière des points lacrymaux.

Action. — Il tire les points lacrymaux en arrière et en dedans ; il tend à dilater l'orifice des conduits lacrymaux, en même temps qu'il les fait plonger dans le sac lacrymal.

IV. Pyramidal.

Insertions. — En bas, sur le bord inférieur des os propres du nez et sur les cartilages latéraux du nez. En haut, à la face profonde de la peau de la région intersourcilière.

Action. — Il abaisse la peau de la région intersourcilière et la plisse transversalement.

V. **Transverse** ou **dilatateur des narines.**

Insertions. — En haut, sur le dos du nez, au moyen d'une aponévrose qui descend sur les parties latérales du nez et donne naissance à des fibres charnues qui viennent s'implanter sur le bord post. des cartilages de l'aile du nez et sur la peau qui les recouvre.

Action. — Il dilate les narines.

VI. **Myrtiforme** ou **constricteur des narines.**

Insertions. — En bas, dans la fossette myrtiforme du max. sup.; en haut, par deux faisceaux, à la sous-cloison et à la partie post. de l'aile du nez.

Action. — Il rétrécit la narine.

VII. **Buccinateur** et **orbiculaire des lèvres.**

Le buccinateur s'étend des deux bords alvéolaires et du pharynx vers les lèvres, où il constitue l'orbiculaire.

Insertions. — En arrière, à la partie externe du bord alvéolaire des deux mâchoires, et à *l'aponévrose buccinato-pharyngienne.*

Direction des fibres. — Vers les commissures des lèvres, les fibres s'entre-croisent ; les supérieures passent dans la lèvre inf. et les inférieures dans la lèvre sup. pour former le muscle *orbiculaire des lèvres.*

Action. — Il porte les commissures en arrière. Dans la mastication, il porte sous les dents les aliments qui tombent dans le vestibule de la bouche.

VIII. Canin.

Insertions. — Sur le maxillaire sup. au-dessous du trou sous-orbitaire et à la face profonde de la peau de la lèvre sup. au devant de l'orbiculaire.

IX. Élévateur de l'aile du nez et de la lèvre supérieure.

Insertions. — En haut, sur les os propres du nez et sur l'apophyse montante du maxillaire sup. En bas, à la face profonde de la peau de la lèvre sup. Il descend en décrivant des courbes à concavité antérieure, et il vient s'insérer par quelques fibres à la peau qui recouvre l'aile du nez.

X. Élévateur propre de la lèvre supérieure.

Insertions. — En haut, à la partie inf. du rebord orbitaire, au-dessus du trou sous-orbitaire ; en bas, à la face profonde de la peau de la lèvre sup., en avant du canin.

Action. — Les trois muscles précédents élèvent la lèvre sup.

XI. Grand zygomatique.

Insertions. — En haut, à la face ext. de l'os malaire ; il se dirige en bas et en dedans pour s'insérer à la face profonde de la peau de la lèvre sup. près de la commissure. Il tire la commissure en haut et en arrière.

XII. Petit zygomatique.

Insertions. — En haut, à la face externe de l'os malaire, et en bas, à la face profonde de la peau de la lèvre sup. près de la commissure. Il a la même direction et la même action que le précédent.

XIII. Muscle de la houppe du menton.

Ce muscle est situé dans l'épaisseur du menton. Il s'insère en haut dans la fossette du maxil. inférieur située de chaque côté de la symphyse. Il descend pour s'insérer à la face profonde de la peau du menton. Il élève la lèvre inférieure.

XIV. Carré du menton.

Muscle quadrilatère qui s'insère, en bas, sur la ligne oblique externe du maxillaire inférieur, où il reçoit plusieurs fibres du peaucier du cou, et se porte en haut à la face profonde de la peau de la lèvre inférieure. Il abaisse la lèvre inférieure et la porte un peu en dehors.

XV. Triangulaire des lèvres.

Il s'insère, en bas, à la partie postérieure de la ligne oblique externe du maxillaire inférieur, où il reçoit quelques fibres du peaucier du cou; en haut, à la face profonde de la peau de la lèvre inférieure, au niveau de la commissure.

XVI. Risorius novus de Santorini.

En avant, ce petit muscle s'attache à la face profonde de la peau des commissures; *en arrière,* il se confond avec le peaucier, dont il n'est qu'un faisceau.

ARTICLE DEUXIÈME

MUSCLES DU COU.

§ 1. — *Muscles superficiels latéraux* (2 m. : peaucier et sterno-mastoïdien).

I. Peaucier (animé par le facial).

Insertions. — En bas, à la face profonde de la peau qui recouvre le deltoïde et la partie supérieure du grand pectoral. Ses fibres se dirigent en haut, en avant et en dedans; les plus internes s'insèrent sur la ligne médiane, où elles s'entre-croisent avec celles du côté opposé; les autres concourent à former le carré du menton, le triangulaire des lèvres, et forment le risorius de Santorini ; quelques-unes s'insèrent à la face profonde de la peau qui recouvre la glande parotide.

Rapports. — Recouvert par la peau, il recouvre le masséter, la parotide, le maxill. inf., le buccinateur, le sterno-cléido-mastoïdien, l'omoplat-hyoïdien, le mylo-hyoïdien, le ventre antérieur du digastrique, le plexus cervical, la veine jugulaire externe, la clavicule, la partie supérieure du grand pectoral et du deltoïde.

Action. — Abaisseur de la lèvre inférieure, qu'il porte un peu en dehors.

II. **Sterno-cléido-mastoïdien** (nerf spinal et plexus cervical).

Insertions. — 1º Par deux faisceaux : le faisceau sternal, arrondi, s'insère à la partie supérieure de la face ant. du sternum ; le faisceau claviculaire, aplati, s'insère sur le quart interne de la face sup. de la clavicule. 2º Au bord ant. et à la face ext. de l'apoph. mastoïde, ainsi qu'aux 2/3 ext. de la ligne courbe supérieure de l'occipital.

Rapports. — Il est recouvert par la veine jugulaire ext., le plexus cervical superficiel, le peaucier et la peau. Il recouvre, de bas en haut, le sterno-hyoïdien, l'omoplat-hyoïdien, les scalènes, le ventre post. du digastrique, le splénius et l'angulaire, la veine jugulaire interne, la carotide primitive, l'anse du grand hypoglosse et le plexus cervical profond.

Action. — Fléchisseur et rotateur de la tête.

§ 2. — *Muscles superficiels médians* ou *muscles hyoïdiens.*

Premier groupe, ou *région sus-hyoïdienne* : 1º digastrique ; 2º stylo-hyoïdien ; 3º mylo-hyoïdien ; 4º génio-hyoïdien (animés par le facial, le glosso-pharyngien, le grand hypoglosse et la portion motrice du trijumeau).

Deuxième groupe, ou *région sous-hyoïdienne* : 1º sterno-cléido-hyoïdien ; 2° omoplat-hyoïdien ; 3° sterno-hyoïdien ; 4° thyro-hyoïdien (animés par le grand hypoglosse)

I. Digastrique.

Insertions. — Dans la rainure digastrique de l'apoph. mastoïde, et dans la fossette digastrique du max. inférieur.

Rapports. — 1° Le tendon intermédiaire aux deux parties charnues traverse le tendon du stylo-hyoïdien et se fixe à l'os hyoïde par une expansion aponévrotique ; 2° le ventre ant. est recouvert par le peaucier et recouvre le mylo-hyoïdien ; 3° le ventre post. recouvre les artères carotide externe, linguale, faciale et carotide interne, la veine jugulaire interne et le nerf grand hypoglosse.

Action. — Si les deux points d'insertion sont fixes, le ventre post. porte l'os hyoïde en arrière et en haut ; l'antérieur le porte en avant et en haut. L'os hyoïde est élevé si les deux ventres se contractent en même temps. Si l'os hyoïde est fixe, le ventre ant. peut abaisser la mâchoire et le postérieur devenir extenseur de la tête sur la colonne vertébrale.

II. Stylo-hyoïdien.

Insertions. — En haut, à la face post. de l'apophyse styloïde, en bas, à la petite corne et au bord sup. de l'os hyoïde. Son tendon inférieur est presque toujours traversé par le tendon du muscle digastrique. Il a la même direction et les mêmes rapports que le ventre post. du digastrique à la face interne duquel il est accolé.

Action. — Il porte l'os hyoïde en haut, en arrière et en dehors.

III. Mylo-hyoïdien.

Muscle large, formant le plancher de la bouche.

Insertions. — En haut, sur toute l'étendue de la ligne myloïdienne du max. inférieur. Ses fibres se dirigent obliquement en arrière et en dedans et s'insèrent : 1° au bord sup. de l'os hyoïde ; 2° sur la ligne médiane, à un raphé fibreux formé par l'entre-croisement des deux muscles.

Rapports. — Il est recouvert par le digastrique, la glande sous-maxillaire, le peaucier ; il recouvre le génio-hyoïdien, l'hyo-glosse, la glande sublinguale, le canal de Warthon, le nerf grand hypoglosse, le nerf lingual et la muqueuse buccale.

Action. — Abaisseur de la mâchoire, élévateur de l'os hyoïde.

IV. Génio-hyoïdien.

Insertions. — En avant, aux apophyses géni inférieures, et en arrière, au bord supérieur de l'os hyoïde.

Rapports. — Les muscles génio-hyoïdiens sont en contact sur la ligne médiane. Ils sont recouverts par les mylo-hyoïdiens. Ils recouvrent les muscles génio-glosses.

Action. — Si l'os hyoïde est fixé, il abaisse la mâchoire. Si celle-ci est fixe, il porte l'os hyoïde en haut et en avant.

V. Sterno-cléido-hyoïdien.

Insertions. — En bas, à la partie sup. de la face post. du sternum et à la clavicule ; en haut, au bord inf. de l'os hyoïde.

Rapports. — Recouvert par la peau, l'aponévrose cervicale superficielle et le sterno-cléido-mastoïdien, il recouvre le thyro-hyoïdien, le sterno-thyroïdien et le corps thyroïde.

Action. — Il abaisse l'os hyoïde.

VI. Omoplat-hyoïdien.

Insertions. — 1° Au bord sup. de l'omoplate ; 2° au bord inf. de l'os hyoïde, en dehors du sterno-hyoïdien.

Rapports. — Recouvert par le sus-épineux, le trapèze, le peaucier, l'aponévrose cervicale superficielle, la veine jugulaire externe et le sterno-cléido-mastoïdien, il recouvre les scalènes, les nerfs du plexus brachial, les vaisseaux sous-claviers, l'artère carotide primitive et la veine jugulaire interne

Action. — Tenseur de l'aponévrose omo-claviculaire.

VII. Sterno-thyroïdien.

Insertions. — 1º A la partie sup. et ant. du sternum ; 2º sur l'arcade fibreuse située sur les côtés du cartilage thyroïde.

Rapports. — Recouvert par le sterno-cléido-hyoïdien et un peu par l'omoplat-hyoïdien, il recouvre le corps thyroïde, la trachée, l'artère carotide primitive et la veine jugulaire interne.

Action. — Abaisseur du larynx.

VIII. Thyro-hyoïdien.

Insertions. — En bas, à l'arcade fibreuse des parties latérales du cartilage thyroïde : en haut, au bord inf. de l'os hyoïde et à une partie de la grande corne.

Rapports. — Recouvert par le sterno-cléido-hyoïdien, il recouvre le cartilage thyroïde, la membrane thyro-hyoïdienne, les vaisseaux et les nerfs laryngés supérieurs.

Action. — Élévateur du larynx, quand l'os hyoïde est fixé ; abaisseur de l'os hyoïde, quand c'est le larynx qui est fixe.

§ 3. — *Muscles profonds latéraux* (4 m. : Scalènes ant. et post. Droit latéral de la tête. Intertransversaires du cou).

I. Scalène antérieur (fig. 9, 1).

Insertions. — 1º En bas, à la face sup. de la 1ʳᵉ côte, sur le tubercule de Lisfranc ; 2º en haut, par quatre faisceaux tendineux, aux tubercules antér. des apophyses transverses des 3ᵉ, 4ᵉ, 5ᵉ et 6ᵉ vertèbres cervicales.

Rapports. — En avant et en dehors, avec la veine sous-clavière (fig. 9, 3), le sous-clavier, le sterno-cléido-mastoïdien, l'omoplat-hyoïdien, l'artère cervicale ascendante et le nerf phrénique ; en arrière, avec le scalène post. dont il est séparé par un espace triangulaire à base inf. dans lequel on trouve l'artère sous-clavière et les nerfs du plexus brachial (fig. 9, 4 et 5).

Action. — Élévateur du thorax

II. Scalène postérieur (fig. 9, 2).

Insertions. — En bas, par deux faisceaux, sur la 1re et au bord sup. de la 2e côte. En haut, par six faisceaux, aux apoph transv. de l'atlas et de l'axis, et aux tubercules post. des apophyses transv. des quatre vertèbres suivantes.

Rapports. — En avant, avec l'artère sous-clavière et le plexus brachial qui le séparent du scalène ant., en arrière, avec les muscles sacro-lombaire, transversaire du cou, splénius et angulaire ; en dehors, avec le sterno-cléido-mastoïdien.

Action. — La même que le précédent. Ces deux muscles sont anim. par les nerfs du plexus brachial.

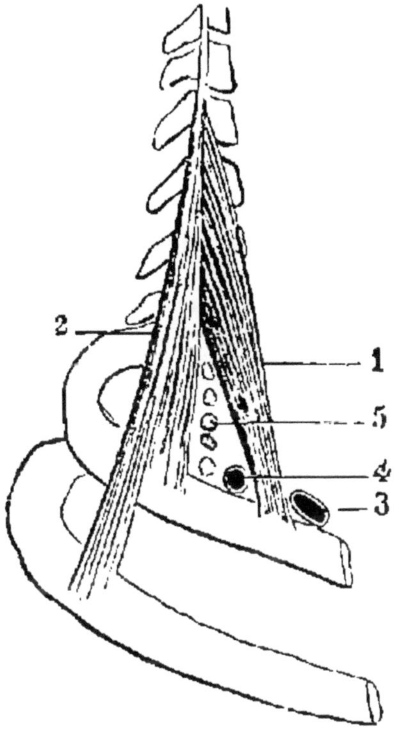

Fig. 9. Schéma des deux scalènes.

III Droit latéral de la tête.

En haut, à l'apoph. jugulaire de l'occipital ; en bas, à l'apoph. transv. de l'atlas.

IV. Intertransversaires du cou.

Languettes charnues qui s'insèrent : en bas, aux bords ant. et post. de l'apoph. transverse de la vertèbre qui est au-dessous, et, en haut, aux bords de l'apophyse située au-dessus.

§ 4. — *Muscles profonds médians, ou région prévertébrale* (3 m. : Grand droit ant. de la tête, Petit droit ant. de la tête, Long du cou. Animés par le plexus cervical profond).

I. Grand droit antérieur de la tête.

Ce muscle, allongé, s'insère en haut, à l'apophyse basilaire de l'occipital, et en bas, aux tubercules ant. des apoph. transverses des 3e, 4e, 5e et 6e vertèbres cervicales. Il est recouvert par le pharynx et l'artère carotide interne ; il recouvre les vertèbres, le long du cou et le petit droit antérieur.

Action. — Fléchisseur de la tête.

II. Petit droit antérieur de la tête.

Petit muscle qui s'insère, en haut, à la surface basilaire de l'occipital ; en bas, il s'insère à la base de l'apophyse transverse de l'atlas.

Action. — Fléchisseur et rotateur de la tête.

III. Long du cou.

Il se compose de trois ordres de faisceaux : 1° de faisceaux supérieurs qui s'insèrent en haut au tubercule ant. de l'atlas et à la partie moyenne du corps de l'axis, et se dirigent en bas et en dehors, pour s'insérer aux tubercules ant. des apoph. transverses des 3e, 4e, 5e et 6e vertèbres cervicales, comme le grand droit antérieur ; 2° de faisceaux inférieurs qui s'insèrent en bas à la face ant. du corps des trois premières dorsales, et se dirigent en haut et en dehors pour s'insérer aux tubercules antérieurs des apoph. transv. des mêmes vertèbres cervicales ; 3° de faisceaux moyens, arciformes, qui s'insèrent, en haut, sur la face ant. du corps de l'axis et sur le tubercule antérieur de l'atlas, et en bas, après avoir décrit une courbe à concavité interne, au corps des trois premières vertèbres dorsales.

Aponévroses du cou.

On distingue l'aponévrose cervicale superficielle, la moyenne et la profonde.

1° *L'aponévrose superficielle* s'attache en haut au bord inf. du maxillaire, en bas au sternum et aux deux clavicules. Elle est très-adhérente à l'os hyoïde. Sur les côtés, après avoir fourni une gaîne au sterno-mastoïdien, elle recouvre le triangle sus-claviculaire et se perd en formant des gaines aux muscles latéraux et postérieurs du cou. Elle est recouverte par le peaucier, la jugulaire externe et le plexus cervical superficiel. Elle recouvre la parotide et forme *l'aponévrose parotidienne*. Sa face profonde, dans la région sus-hyoïdienne, fournit une gaîne, une loge, à la glande sous-maxillaire et une autre au digastrique. Dans la région sous-hyoïdienne elle sépare les muscles sous-hyoïdiens de la peau.

2° *L'aponévrose moyenne, omo-claviculaire* de Richet, fait partie de la précédente, selon quelques auteurs. M. Richet lui considère une forme triangulaire. Elle s'insère par son sommet à l'os hyoïde, par sa base aux clavicules et au sternum, et par ses bords latéraux aux muscles omoplat-hyoïdiens.

3° *L'aponévrose profonde,* ou *prévertébrale*, applique les muscles prévertébraux contre la colonne vertébrale ; elle a les mêmes limites que ces muscles. Elle est en rapport en avant avec le pharynx ; sur les côtés elle est en continuité avec la gaîne fibreuse qui entoure le faisceau vasculo-nerveux du cou (carotide primitive, jugulaire interne, pneumogastrique).

Les aponévroses du cou se confondent en bas avec une certaine quantité de tissu fibreux adhérent aux vaisseaux et fermant l'orifice sup. du thorax.

ARTICLE TROISIÈME

MUSCLES EXTÉRIEURS DU TRONC

§ 1. *Muscles de la région thoracique antérieure* (leurs nerfs viennent du plexus brachial).

I. Grand pectoral.

Insertions. — 1º Aux deux tiers internes du bord ant. de la clavicule, à toute l'étendue de la face ant. du sternum, à la face ant. des six premiers cartilages costaux, et à la ligne blanche abdominale par un petit faisceau ; 2º à la lèvre antérieure de la coulisse bicipitale, par un tendon aplati.

Rapports. — Recouvert par l'aponévrose et la peau, en haut par le peaucier, en bas par la glande mammaire, il recouvre le petit pectoral, le sous-clavier, le grand dentelé, les côtes et les intercostaux. Il concourt à former la paroi ant. du creux de l'aisselle, où il recouvre les deux portions du biceps et le coraco-brachial, les vaisseaux axillaires et les nerfs du plexus brachial.

Action. — Il porte l'humérus en avant et en dedans ; il est un peu rotateur de l'humérus en dedans.

II. Petit pectoral.

Insertions. — 1º A la face externe et au bord supérieur des troisième, quatrième et cinquième côtes ; 2º au bord ant. et au sommet de l'apoph. coracoïde.

Rapports. — Recouvert par le grand pectoral et le deltoïde, il recouvre les côtes, les intercostaux, le grand dentelé ; il forme avec le grand pectoral et le sous-clavier la paroi ant. du creux de l'aisselle.

Action. — Il porte l'épaule en bas et en avant, mais lorsqu'il prend son point fixe en haut, ce qui est rare, il est inspirateur.

III. Sous-clavier.

Insertions. — En bas, par un tendon au bord sup. du premier cartilage costal. En haut, à toute l'étendue de la gouttière sous-clavière. — *Rapports.* — Recouvert par le grand pectoral, il recouvre l'origine de l'artère et de la veine axillaire. — *Action.* — Il abaisse la clavicule.

§ 2. *Muscles de la région thoracique latérale.*

I. Grand dentelé (animé par le plexus brachial).

Insertions. — 1º Aux dix premières côtes par autant de digitations ; 2º à toute la lèvre ant. du bord spinal de l'omoplate, et par deux faisceaux, à la surface triangulaire située en avant des angles sup. et inf. de cet os.

Rapports. — Il est recouvert par la peau, le sous-scapulaire, le grand et le petit pectoral, les nerfs du plexus brachial et les vaisseaux axillaires. Toutes ces parties en sont séparées par une grande quantité de tissu cellulaire. Il recouvre les côtes et les intercostaux externes.

Action. — Il porte l'omoplate en avant et abaisse légèrement le moignon de l'épaule. Quand l'omoplate est fixée, il est inspirateur par ses faisceaux inf. et sup., et expirateur par ses faisceaux moyens.

II. Intercostaux (animés par les nerfs intercostaux).

1º L'*intercostal externe* a ses fibres dirigées en bas et en avant. Il s'insère à la lèvre ext. de la gouttière costale qui forme le bord inf. de la côte, et au bord sup. de la côte qui est au-dessous.

2º L'*intercostal interne* a ses fibres dirigées en bas et en arrière. Il s'insère à la lèvre interne de la gouttière costale, sur la face int. de la côte, et au bord sup. de la côte qui est au-dessous.

L'*externe* est étendu de la colonne vertébrale à l'articulation des côtes avec leur cartilage; l'*interne*, de l'angle des côtes antérieures.

III. Sous-costaux.

Languettes musculaires irrégulières réunissant les intercostaux internes. en passant sur la face int. des côtes.

IV. Sur-costaux.

Muscles triangulaires, petits, au nombre de douze. Ils s'insèrent sur le bord sup. de la côte, entre la tête et la tubérosité, et, par leur sommet, à l'apoph. transv. de la vertèbre qui est au-dessus. Le premier s'insère à la 7e vert. cervicale et à la 1re côte. — *Action.* — Ils élèvent les côtes.

§ 3. *Muscles de l'abdomen* (animés par les nerfs intercostaux).

Tous ces muscles sont des expirateurs forcés, et ils compriment les viscères abdominaux.

I. Droit de l'abdomen.

Insertions. — En haut, au sternum et à la face ant. des 5e, 6e et quelquefois 7e cartilages costaux. En bas, par un tendon court et aplati, sur l'espace qui sépare l'angle du pubis de l'épine pubienne.

Rapports. — Dans ses 3/4 supérieurs, il est contenu dans la gaîne fibreuse du muscle petit oblique. Dans le quart inférieur, il est en rapport, en avant, avec l'aponévrose du muscle transverse, en arrière, avec le péritoine, dont il est séparé par du tissu cellulaire et les vaisseaux épigastriques.

II. Pyramidal.

Insertions. — En bas, sur le pubis, en avant du muscle droit ; en haut, par un petit tendon, sur la ligne blanche.

III. Grand oblique.

Insertions. — D'une part : à la face externe et au bord inf. des sept ou huit dernières côtes. De là, ses fibres se dirigent en bas en s'irradiant. D'autre part: 1° à toute l'étendue de la ligne blanche, où il s'entre-croise avec les muscles du côté opposé; 2° au pubis, par les deux piliers de l'anneau inguinal; 3° au bord ant. de l'arcade crurale; 4° enfin à la moitié ant. de la lèvre ext. de la crête iliaque.

Rapports. — Recouvert par la peau, il recouvre le petit oblique.

IV. Petit oblique.

Insertions. — D'une part, aux apoph. épineuses des deux dernières vertèbres lombaires et à la partie post. de la crête iliaque, par un feuillet aponévrotique ; aux deux tiers ant. de l'interstice de la crête iliaque ; au tiers externe de la face sup. de l'arcade fémorale. De là, ses fibres se portent en haut et en dedans. D'autre part, au bord inf. des 4 derniers cartilages costaux; à la ligne blanche, au pubis, sur la tunique fibreuse des bourses, où il concourt à la formation du muscle crémaster et de la tunique érythroïde.

Rapports. — Recouvert par le grand oblique dans toute son étendue, il recouvre le transverse. Au niveau du muscle droit, son aponévrose se dédouble en deux feuillets qui embrassent ce muscle et qui lui forment une gaîne fibreuse. Dans le cinquième inf. ce dédoublement n'existe pas, et le muscle droit est dépourvu de gaîne à sa face postérieure.

V. Transverse.

Insertions. — D'une part, 1° à la face interne des 6 ou 7 dernières côtes ; 2° à la colonne vertébrale par 3 feuillets aponévrotiques : le feuillet antérieur à la base des apoph. transv. des vertèbres lombaires ; le moyen, au sommet des mêmes vertèbres, et le postérieur, au sommet de leurs apoph. épineuses ; 3° aux 3/4 antérieurs de la crête iliaque, et au tiers externe de l'arcade fémorale. Ses fibres se dirigent transversalement vers la ligne blanche ; les inférieures sont obliques en bas et en dedans. D'autre part, le transverse s'insère à toute

l'étendue de la ligne blanche abdominale et à la tunique fibreuse
des bourses, par quelques fibres qui sortent de l'anneau inguinal pour concourir à la formation du muscle crémaster et de la
tunique érythroïde.

Rapports. — Recouverts par le petit oblique, le muscle
transverse recouvre le péritoine. Au niveau du muscle droit,
son aponévrose passe derrière ce muscle dans ses 3/4 sup. et
au devant de lui dans son quart inférieur.

Aponévroses abdominales antérieures et dépendances.
On nomme *aponévroses* les tendons aplatis des muscles
abdominaux. De la ligne blanche, étendue de l'appendice
xiphoïde à la symphyse pubienne et formée par l'entre-croisement des muscles de l'abdomen, partent 4 feuillets. Deux passent sur la face ant. du muscle droit : celui du grand oblique
et le feuillet antérieur du petit oblique dédoublé. Deux autres
feuillets passent sur la face post. du même muscle : celui du
transverse et le feuillet post. du petit oblique. Ce dernier se
confond avec le feuillet antérieur du même muscle au niveau
du bord externe du muscle droit, auquel il forme une gaine
complète, excepté dans le quart inférieur.

Ombilic. — Chez le fœtus, cette ouverture laisse passer les
vaisseaux ombilicaux. A la naissance, le cordon se détache, les
vaisseaux s'oblitèrent, l'enfant s'accroît, et la moitié inférieure
de cette ouverture est attirée vers le bassin par les cordons
fibreux qui résultent de l'oblitération des artères. Il en résulte
un relâchement de la moitié sup. de l'ombilic, qui se remplit de
graisse. C'est par ce point que se font les hernies ombilicales.

Arcade crurale. — Ligament étendu de l'épine iliaque
antéro-sup. à l'épine du pubis. Son bord antérieur donne
insertion au grand oblique son bord post. reçoit celle du
fascia transversalis ; sa face sup. forme la paroi inférieure du
canal inguinal ; sa face inf. est en rapport avec le psoas-
iliaque en dehors, et les vaisseaux fémoraux en dedans.

Deux faisceaux fibreux partent de l'arcade crurale : l'un, *li-gament de Gimbernat*, est triangulaire ; il s'étend de l'extré-mité interne de l'arcade à la crête pectinéale. Son sommet cor-respond à l'épine du pubis, tandis que sa base forme l'angle interne de l'*anneau crural*. L'autre faisceau, *bandelette ilio-pectinée*, se détache du milieu de l'arcade et se porte sur l'é-minence ilio-pectinée. Il sépare le psoas-iliaque de l'orifice sup. de la gaine des vaisseaux fémoraux.

Fascia transversalis. — Feuillet fibreux plus ou moins mince, situé entre le péritoine et le muscle transverse *dans la région ilio-inguinale*. De forme triangulaire, ce feuillet s'in-sère, par son bord interne, sur le bord externe de la gaine du muscle droit ; son bord sup. se confond insensiblement avec le tissu cellulaire sous-péritonéal, tandis que son bord inférieur adhère au bord post. de l'arcade crurale. En dedans de la veine iliaque externe, il se prolonge sur l'anneau crural pour former le *septum crurale*.

Canal inguinal. — Trajet de 5 centimètres de longueur, situé au-dessus de l'arcade crurale, dans l'épaisseur des muscles de l'abdomen, et livrant passage aux éléments du cordon sper-matique. Sa paroi ant. est formée par l'aponévrose du grand oblique ; sa paroi post., par le fascia transversalis, et sa paroi inf., par l'arcade crurale.

Ce canal présente, au-dessus du pubis, un orifice cutané, li-mité en dedans par le *pilier interne* de l'anneau inguinal, en dehors, par le *pilier externe*, en bas, par le *pilier postérieur* ou *ligament de Colles*, venu du grand oblique du côté opposé, et en haut, par les fibres arciformes réunissant les deux piliers interne et externe, et venues aussi du grand oblique du côté opposé. L'orifice profond ou péritonéal s'oblitère après la nais-sance ; on reconnaît sa présence par le point où les éléments du cordon pénètrent dans l'abdomen, vaisseaux spermatiques et canal déférent.

§ 4. *Muscles du dos.*

Ces muscles, au nombre de 8, forment 4 couches ainsi super-

posées : 1º trapèze ; 2º grand dorsal et rhomboïde ; 3º petit
dentelés postérieurs sup. et inf. ; 4º sacro-lombaire, long dorsal
et transversaire épineux.

I. Trapèze.

Insertions. — 1º Sur le tiers interne de la ligne courbe sup.
de l'occipital, sur la protubérance occipitale ext., sur le raphé
médian post., sur les apoph. épineuses des 6e et 7e vertèbres
cervicales, sur celles des 10 premières ou 12 dorsales, et sur
les ligaments interépineux correspondants ; 2º au tiers externe
du bord post. de la clavicule et à toute l'étendue de la lèvre
supérieure et de l'interstice de la crête de l'omoplate.

Rapports. — Il est recouvert par l'aponévrose qui le sépare
de la peau ; il recouvre le grand complexus, le splénius, l'angulaire, le rhomboïde, le grand dorsal, le petit dentelé postérieur et supérieur, le sus-épineux et le sous-épineux.

Action. — Lorsque toutes les fibres se contractent, les épaules
sont portées en arrière. Les fibres supérieures élèvent directement le moignon de l'épaule. Les fibres inf. élèvent aussi le
moignon, tout en abaissant le point sur lequel elles s'insèrent.
Les fibres sup. et ext. peuvent concourir à l'inclinaison de la
tête sur l'épaule.

II. Grand dorsal.

Insertions. — 1º Aux apophyses épineuses des six dernières
vertèbres dorsales, et aux ligaments interépineux correspondants ; aux apoph. épineuses des vertèbres lombaires ; à la crête
sacrée et au coccyx ; à la partie post. de la lèvre ext. de la
crête iliaque, et par trois ou quatre digitations à la face externe et au bord supérieur des trois ou quatre dernières côtes ;
2º dans la profondeur de la coulisse bicipitale, par un large
tendon aplati.

Rapports. — Il est recouvert par la partie inférieure du trapèze et par la peau ; il recouvre le petit dentelé postérieur et
inf., les muscles spinaux, les intercostaux externes, les côtes,

la partie interne du grand rond, dont il contourne ensuite le bord inf. pour se placer sur sa face antérieure.

Action. — Il porte l'humérus en bas, en arrière et en dedans. Il est en même temps rotateur de l'humérus en dedans.

III. **Rhomboïde.**

Insertions. — 1º A la partie inférieure du raphé médian cervical postérieur, aux apoph. épineuses des 6e et 7e vert. cervicales et à celles des cinq ou six premières dorsales. 2º Sur un ligament étendu le long du bord interne de l'omoplate, dans toute la partie située au-dessous de l'épine.

Rapports. — Recouvert par le trapèze et, quelquefois, à sa partie inférieure, par le grand dorsal, il recouvre le petit dentelé post. et sup., la partie inf. du splénius, les muscles spinaux.

Action. — Lorsqu'il se contracte sans effort, il concourt à l'élévation volontaire de l'épaule. Le moignon de l'épaule s'abaisse lorsque le rhomboïde, fortement contracté, élève et porte en dedans la partie inf. et interne de l'omoplate.

IV. **Petit dentelé postérieur et supérieur.**

Insertions. — 1º A la partie inf. du raphé médian cervical post., aux apoph. épineuses des 6e et 7e cervicales et des trois premières dorsales ; 2º à la face externe et au bord sup. des 2e, 3e, 4e et quelquefois 5e côtes.

Rapports. — Recouvert par le rhomboïde et le trapèze, il recouvre le splénius, les muscles spinaux, les intercostaux externes et les côtes.

Action. — Inspirateur.

V. **Petit dentelé postérieur et inférieur.**

Insertions. — 1º Aux apoph. épineuses des deux dernières dorsales et des trois premières lombaires, et aux ligaments interépineux correspondants ; 2º à la face externe et au bord inf. des quatre dernières côtes, par autant de digitations.

Rapports. — Recouvert par le grand dorsal, il recouvre les muscles spinaux, les côtes et les intercostaux externes.

Action. — Expirateur.

L'aponévrose intermédiaire aux deux dentelés s'insère, en bas, au bord sup. du petit dentelé inf.; en haut, elle glisse sous le petit dentelé supérieur, pour recouvrir le splénius, sur lequel elle se perd ; en dedans, elle s'insère aux apoph. épineuses des vert. dorsales et aux ligaments interépineux correspondants ; en dehors, elle prend insertion sur l'angle des côtes.

Muscles spinaux.

Au nombre de trois, ces muscles sont constitués, de dehors en dedans, par le *sacro-lombaire*, le *long dorsal* et le *transversaire épineux*. Ils s'étendent de la partie inf. à la partie supérieure du tronc. Confondus en bas en une seule masse connue sous le nom de *masse commune*, ces trois muscles se séparent en haut, et présentent des insertions distinctes.

Insertions. — La masse commune s'insère, en bas, à la face post. du sacrum, sur les apoph. ép. lombaires et sacrées, à la partie post. de la crête iliaque et à la tubérosité iliaque, enfin à la face profonde de l'aponévrose lombaire.

VI. Muscle sacro-lombaire.

Il prend naissance, en bas, à la partie externe de la masse commune, et s'insère plus particulièrement à la tubérosité iliaque et à la partie ext. de l'aponévrose lombaire ; de là ses fibres se dirigent en haut, et se terminent en se divisant en 6 faisceaux tendineux, petits et minces, qui s'insèrent à l'angle des 6 dernières côtes. Ces faisceaux constituent le *sacro-lombaire proprement dit* ou *portion d'origine*. Il ne se termine pas à la sixième côte, mais il s'accole à un autre muscle qui le prolonge jusqu'à la troisième cervicale, et qu'on appelle *portion de renforcement* du sacro-lombaire ou *cervical descendant*. Cette portion de renforcement prend naissance sur les tubercules post. des apoph. transv. des cinq dernières cervicales. Ces faisceaux se dirigent en bas et se confondent pour se diviser de nouveau en autant de petits faisceaux tendineux qu'il y a de côtes. Ils s'insèrent sur l'angle de chacune d'elles.

VII. Long dorsal.

Il est constitué par la partie interne et post. de la masse commune.

Insertions. — En bas, à la face profonde de l'aponévrose lombaire, aux apoph. épin. sacrées et lombaires ; en haut, par deux ordres de faisceaux : 1° des faisceaux externes, au sommet des apoph. transverses des vert. lombaires, et sur les côtes, au milieu de l'espace qui sépare l'angle de la tubérosité ; 2° des faisceaux internes aux tubercules apophysaires des vert. lombaires et au sommet des apoph. transverses des vert. dorsales.

Le *long épineux du dos,* appartenant au long dorsal, est formé de faisceaux arciformes qui partent des apoph. épineuses des trois ou quatre premières dorsales, et qui viennent s'insérer, en décrivant une courbe a concavité interne, aux 6e, 7e, 8e et quelquefois 9e dorsales.

VIII. Transversaire épineux.

Il est formé par une série de petits muscles juxtaposés qui traversent obliquement la gouttière vertébrale.

Insertions. — Ces muscles prennent naissance : 1° à la région sacrée, sur les tubercules qui représentent les apoph. transverses des vert. sacrées ; 2° à la région lombaire, sur les tubercules apophysaires ; 3° à la région dorsale, sur les apoph. transverses ; 4° à la région cervicale, aux apoph. articulaires des cinq dernières cervicales. De ces divers points d'insertion ils se dirigent en dedans et en haut, en s'appliquant aux lames des vertèbres, et ils viennent s'insérer au sommet des apoph. épineuses de toutes les vertèbres, jusqu'à celle de l'axis, où s'insère le faisceau le plus volumineux.

Action. — Ces trois muscles sont extenseurs de la colonne vertébrale.

§ 5. — *Muscles de la nuque.*

Ces muscles, au nombre de 10, forment 3 couches : 1º splénius et angulaire ; 2º grand complexus, petit complexus et transversaire du cou ; 3º interépineux, grand droit et petit droit postérieurs de la tête, grand oblique et petit oblique.

I. Splénius.

Insertions. — 1º A la moitié inf. du raphé médian cervical post., aux apoph. épineuses des 6e et 7e cervicales, aux apophyses épineuses des 5 ou 6 premières dorsales ; 2º par deux faisceaux distincts : l'un, *splenius capitis*, aux deux tiers externes de la ligne courbe sup. de l'occipital et à la face ext. de l'apoph. mastoïde ; l'autre, *splenius cervicis*, par deux faisceaux volumineux aux apoph. transverses de l'atlas et de l'axis.

Rapports. — Recouvert, de haut en bas, par le sterno-cléido-mastoïdien, l'angulaire, le trapèze, le petit dentelé sup. et le rhomboïde, il recouvre les muscles de la 2e couche, le long dorsal et le sacro-lombaire.

Action. — Extenseur de la tête. Quand un seul splénius se contracte, il est rotateur de la tête et porte la face de son côté.

II. Angulaire de l'omoplate.

Insertions. — 1º Par cinq faisceaux tendineux aux apoph. transverses de l'atlas et de l'axis, et aux tubercules postérieurs des apoph. transverses des deux ou trois vertèbres suivantes : 2º à l'angle supérieur de l'omoplate et à toute la partie du bord spinal située au-dessus de l'épine.

Rapports. — Recouvert par le trapèze, le sterno-cléido-mastoïdien et la peau, il recouvre le splénius, le sacro-lombaire, le transversaire du cou et le petit dentelé supérieur.

Action. — Il élève l'angle sup. de l'omoplate, et abaisse, par conséquent, le moignon (voy. *Artic. acromio-claviculaire*).

III. Grand complexus.

Insertions. — 1° Par une dizaine environ de petits faisceaux tendineux allongés, aux tubercules post. des apoph. transverses des cinq dernières vertèbres cervicales et aux apoph. transverses des cinq premières dorsales ; 2° au tiers interne de l'espace rugueux qui sépare les deux lignes courbes de l'occipital.

Rapports. — Recouvert, de haut en bas, par le trapèze, le splénius, le petit complexus, le transversaire du cou, le long dorsal, il recouvre les muscles droits et obliques de la couche profonde et le transversaire épineux.

Action. — Extenseur de la tête. Quand un seul complexus se contracte, il est rotateur de la tête et porte la face du côté opposé.

IV. Petit complexus.

Insertions. — 1° Aux tubercules post. des apoph. transv. des cinq dernières cervicales ; 2° au sommet de l'apoph. mastoïde et à la partie externe de l'espace rugueux qui sépare les deux lignes courbes de l'occipital.

Rapports. — Recouvert par le transversaire du cou, l'angulaire et le splénius, il recouvre la portion cervicale du grand complexus, et les muscles petit oblique et grand oblique à leur partie externe.

Action. — Il incline la tête de son côté.

V. Transversaire du cou.

Insertions. — 1° Aux apophyses transverses des cinq premières vertèbres dorsales ; 2° aux tubercules post. des apoph. transverses des cinq dernières cervicales.

Rapports. — Recouvert par le splénius, l'angulaire, le sacro-lombaire et le long dorsal, il recouvre les deux complexus sur lesquels il est immédiatement appliqué.

Action. — Extenseur du cou.

VI. Grand droit postérieur de la tête.

Il s'insère à l'apoph. épineuse de l'axis et à la ligne courbe inférieure de l'occipital. Il est recouvert par le petit oblique à sa partie sup. et par le grand complexus. Extenseur de la tête.

VII. Petit droit postérieur de la tête.

Il s'insère sur le tubercule post. de l'atlas, et sur la dépression située près de la crête occipitale externe, au-dessous de la ligne courbe inférieure. Recouvert par le grand complexus. Extenseur de la tête.

VIII. Grand oblique ou oblique inférieur.

Étendu de l'apoph. épineuse de l'axis à l'apoph. transverse de l'atlas. Recouvert par les complexus. Rotateur de la tête.

IX. Petit oblique ou oblique supérieur.

Il s'insère à l'apoph. transverse de l'atlas et à la ligne courbe inférieure de l'occipital, où il recouvre l'insertion sup. du grand droit. Situé au-dessous du splénius. Extenseur de la tête.

X. Interépineux.

Languettes charnues, étendues des deux tubercules de l'apophyse épineuse de la vertèbre qui est au-dessus, aux deux tubercules de la vertèbre qui est au-dessous. Ils sont au nombre de dix, en général, cinq de chaque côté.

ARTICLE QUATRIÈME
MUSCLES INTÉRIEURS DU TRONC.

I. Diaphragme (reçoit les 2 nerfs phréniques).

Insertions. — Il s'insère sur toute la circonférence de la base du thorax : 1o à l'appendice xiphoïde et à la face interne des sept ou huit dernières côtes ; 2o sur le corps des vertèbres lombaires par deux *piliers*. Le pilier droit, plus long, s'insère sur les trois ou quatre premières vertèbres lombaires. Le pilier gauche ne s'insère que sur les deux ou trois premières. Les piliers s'envoient un faisceau qui s'entre-croise sur la ligne médiane avec celui du côté opposé pour séparer les deux orifices *œsophagien* et *aortique*.

Un second faisceau se porte en dehors, au sommet de l'apoph. transverse de la 1re vert. lombaire, pour former l'*arcade du psoas*. Le *ligament cintré* du diaphragme, ou *arcade du carré des lombes*, est une bandelette fibreuse étendue du sommet de l'apoph. transv. de la 1re lombaire au sommet de la 12e côte.

Le *centre phrénique* formé par l'entre-croisement des tendons des fibres digastriques du diaphragme, est composé de trois folioles ; entre la foliole droite et la moyenne, on voit l'orifice de la veine cave inférieure.

Rapports. — La *face supérieure* est recouverte, au milieu, par le péricarde, et sur les côtés, par la plèvre. La *face inférieure* est tapissée par le péritoine, excepté au niveau du bord post. du foie, qui est en contact direct avec le diaphragme. Dans sa moitié droite, elle est en contact avec le foie. A gauche, elle est en rapport avec la grosse tubérosité de l'estomac et la rate. Les piliers du diaphragme recouvrent la colonne vertébrale et sont en rapport, en avant, avec le pancréas, la troisième portion du duodénum, sans intermédiaire de péritoine, et avec le mésocôlon transverse. Au niveau du ligament cintré, il est en rapport avec les reins.

Action. — Inspirateur.

II. **Psoas-iliaque** (an. par le nerf crural).

Insertions. — 1° *Fixes*. La portion *psoas* s'attache à la base des apoph. transverses de la dernière vert. dorsale et des 4 premières lombaires, et sur le côté du corps de la 12e dorsale et des 4 premières lombaires. La portion *iliaque* s'insère à toute l'étendue de la fosse iliaque interne. 2° *Mobile*. Sur le petit trochanter par un gros faisceau arrondi.

Rapports. — Il recouvre la fosse iliaque interne, l'os coxal, l'articulation coxo-fémorale. Dans la cuisse, il est en rapport :

en dedans, avec le pectiné ; en avant, avec l'aponévrose fémorale ; en dehors, avec le droit antérieur du triceps et le couturier. Il est très-adhérent à l'arcade crurale. Il y reçoit l'insertion du fascia transversalis et l'aponévrose du muscle grand oblique.

L'artère et la veine iliaques externes sont en rapport avec le bord interne du psoas. Les vaisseaux spermatiques recouvrent sa face antérieure. Les artères lombaires, l'artère ilio-lombaire et l'artère fémorale sont en rapport avec ce muscle. Les nerfs qui constituent le plexus lombaire sont situés dans son épaisseur. Le cœcum recouvre l'iliaque du côté droit, le côlon iliaque recouvre celui du côté gauche.

Action. — Fléchisseur, abducteur de la cuisse en dehors et rotateur.

Structure. — Il est entouré d'une aponévrose appelée *fascia iliaca.*

Le *petit psoas* est un faisceau étendu du corps de la 12e vertèbre dorsale à l'éminence ilio-pectinée, et situé au devant du grand psoas, sous le péritoine. Il manque souvent.

III. Muscles intertransversaires des lombes.

Petites languettes charnues, réunissant entre elles les apoph. transv. des vertèbres lombaires, et situées derrière le psoas.

IV. Carré des lombes.

Insertions. — Bord inférieur de la dernière côte, tiers post. de l'interstice de la crête iliaque, ligament ilio-lombaire et face ant. des apoph. transv. de toutes les vertèbres lombaires. Ces insertions se font au moyen de trois ordres de faisceaux : *ilio-costaux, transverso-iliaques* et *transverso-costaux.*

Rapports. — En avant, feuillet antérieur de l'aponévrose du muscle transverse et ligament cintré du diaphragme qui le séparent du rein ; en arrière, feuillet moyen de l'aponévrose du transverse, qui le sépare des muscles épineux.

Action. — Expirateur.

V. Triangulaire du sternum.

Insertions. — 1º A la face postérieure et aux bords du sternum, dans sa moitié inférieure ; 2º aux cartilages des 3e, 4e, 5e et 6º côtes.

Rapports. — En avant, avec les cartilages costaux, le sternum et l'artère mammaire interne ; en arrière, avec le péricarde et la plèvre.

Action. — Expirateur.

—

ARTICLE CINQUIÈME

MUSCLES DU MEMBRE SUPÉRIEUR.

§ I. — *Muscles de l'épaule* (6 muscles, 4 en arrière de l'omoplate, sus-épineux, sous-épineux, petit rond, grand rond ; 1 en avant, sous-scapulaire, 1 superficiel, deltoïde).

I. Deltoïde (an. par le n. circonflexe).

Insertions. — 1º Tiers externe du bord ant. de la clavicule, bord ext. de l'acromion, lèvre inférieure du bord post. de l'épine de l'omoplate ; 2º empreinte deltoïdienne.

Rapports. — Recouvert par la peau et l'aponévrose, il recouvre l'articulation scapulo-humérale, la grosse tubérosité de l'humérus dont le sépare une bourse séreuse, les tendons des muscles sous-scapulaire, sus-épineux et petit rond ; il recouvre, en avant, le tendon du grand pectoral, l'apophyse coracoïde et les 3 muscles qui s'y insèrent.

Action. — Il élève le bras ; par ses fibres antérieures, il concourt à porter l'humérus en avant, et par ses fibres postérieures en arrière.

II. Sous-scapulaire (nerfs coll. du plexus brachial).

Insertions. — 1º A toute l'étendue de la fosse sous-scapulaire ; 2º à la petite tubérosité de l'humérus.

Rapports. — En arrière, avec l'omoplate et l'articulation ; en avant, avec le grand dentelé, le creux axillaire, la veine et l'artère axillaire, le plexus brachial, la courte portion du biceps, le coraco-brachial et le deltoïde.

Action. — Rotateur de l'humérus en dedans.

III. **Sus-épineux** (n. sus-scapulaire).

Insertions. — 1° Aux deux tiers internes de la fosse sus-épineuse ; 2° à la facette sup. de la grosse tubérosité de l'humérus.

Rapports. — Recouvert par le trapèze, la voûte acromio-claviculaire, le ligament acromio-coracoïdien et le deltoïde, il recouvre l'omoplate, le nerf et les vaisseaux sus-scapulaires et l'articulation scapulo-humérale.

Action. — Élévateur du bras.

IV. **Sous-épineux** (n. sus-scapulaire).

Insertions. — 1° A toute l'étendue de la fosse sous-épineuse ; 2° à la facette moyenne de la grosse tubérosité de l'humérus.

Rapports. — En arrière, avec le trapèze, le deltoïde et la peau ; en avant, avec l'omoplate et l'articulation. Son bord inf. est en rapport avec le petit rond et le grand rond.

Action. — Rotateur de l'humérus en dehors.

V. **Petit rond** (n. circonflexe).

Insertions. — 1° A la moitié sup. et post. du bord axillaire de l'omoplate ; 2° à la facette inférieure de la grosse tubérosité de l'humérus.

Rapports. — En arrière, avec le deltoïde et la peau ; en avant, avec l'omoplate et l'articulation.

Action. — Rotateur de l'humérus en dehors.

VI. **Grand rond** (n. coll. du plexus brachial).

Insertions. — 1. A la moitié inf. et post. du bord axillaire de l'omoplate ; 2° par un tendon aplati, à la lèvre post. de la coulisse bicipitale.

Rapports. — Recouvert par l'aponévrose et la peau, il recouvre l'omoplate et le bord inf. du sous-scapulaire. Au niveau de l'humérus, il est situé en avant de la longue portion du triceps, en arrière du tendon du grand dorsal et au-dessous du petit rond.

Creux axillaire.

Cette cavité a la forme d'une pyramide triangulaire contenant des muscles, des ganglions, du tissu cellulaire, des vaisseaux et des nerfs. Elle est oblique de haut en bas et de dedans en dehors.

Il présente trois parois, trois bords, une base et un sommet.

1° *Paroi antérieure.* — Elle est formée par le grand et le petit pectoral (fig. 10, 4).

2° *Paroi postérieure.* — Elle est formée par le grand rond, le grand dorsal et le sous-scapulaire. Ce dernier muscle occupe la partie la plus élevée de cette paroi ; les deux autres, la partie inférieure (fig. 10, 2 et 6).

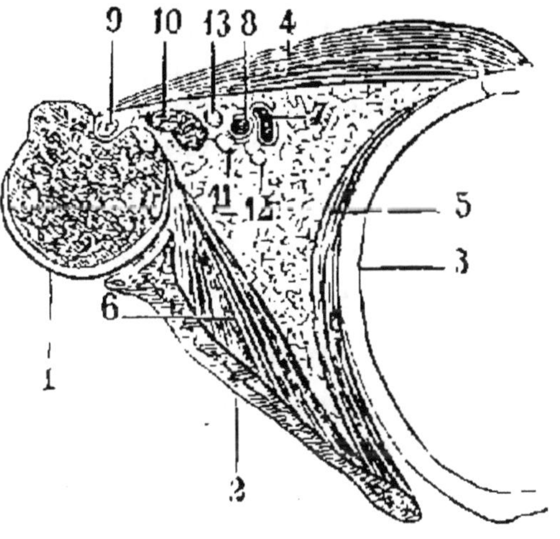

Fig. 10. Coupe schématique du creux axillaire gauche.

3° *Paroi interne.* — Formée par le grand dentelé (fig. 10, 5).

4° *Bord antérieur.* — Il résulte de l'accolement du grand et du petit pectoral au grand dentelé. — 5° *Bord postérieur.* Formé par l'accolement du sous-scapulaire au grand dentelé. — 6° *Bord externe.* Formé par la coulisse bicipitale, à laquelle s'insèrent : le grand pectoral (paroi antérieure), le grand rond et le grand dorsal (paroi postérieure [fig 10, 9]). La longue portion du biceps y est contenue. — 7° *Base.* La base est formée par la peau, doublée d'une aponévrose résistante. — 8° *Sommet.* Situé en haut et en dedans, il est triangulaire et limité par le premier espace intercostal, la clavicule et le bord sup. du sous-scapulaire. Il laisse passer les vaisseaux sous-claviers et les nerfs du plexus brachial.

Contenu. — 1° Coraco-brachial et courte portion du biceps (fig. 10, 10) ; 2° nerfs du plexus brachial (fig. 10, 11, 12 et 13 ; 3° vaisseaux axillaires (fig. 10, 7 et 8) ; 4° vaisseaux et ganglions lymphatiques nombreux ; 5° tissu cellulaire abondant réunissant ces nombreux organes, et se prolongeant en haut et en bas sur les nerfs et les vaisseaux du cou et du bras.

§ 2. — *Muscles du bras* (4 muscles contenus dans deux loges ; l'antérieure comprend le biceps, le brachial antérieur et le coraco-brachial ; le triceps remplit la loge postérieure).

I. Biceps (nerf musculo-cutané).

Insertions. — 1° Par sa courte portion. au sommet de l'apoph. coracoïde, où il se confond avec le tendon du coraco-brachial ; par sa longue portion, à la partie sup. de la cavité glénoïde de l'omoplate ; 2° à la tubérosité bicipitale du radius dans sa moitié postérieure, et par une expansion fibreuse de son tendon, à la partie interne et sup. de l'aponévrose anti-brachiale.

Rapports. — 1° En avant, avec l'aponévrose et la peau ; en arrière, avec le brachial antérieur, dont il est séparé par le nerf musculo-cutané, et en dedans par l'artère humérale, les veines humérales et le nerf médian. En dehors, il est en rapport avec l'aponévrose, la peau et la veine céphalique : en dedans, avec l'aponévrose, la peau et la veine basilique.

2º *A l'avant-bras*, le biceps est situé entre les muscles de la région antérieure et ceux de la région externe.

Action. — Fléchisseur de l'avant-bras et supinateur.

II. **Brachial antérieur** (nerf musculo-cutané).

Insertions. — 1º En haut, sur l'humérus, au-dessous de l'empreinte deltoïdienne qu'il embrasse; à la face ext. de l'humérus, à sa face interne et aux cloisons aponévrotiques qui le séparent, en dedans et en dehors, du triceps; 2º à la face inférieure de l'apoph. coronoïde du cubitus.

Rapports. — En avant, avec le biceps, dont il est séparé par le nerf musculo-cutané (les veines humérales, l'artère humérale et le nerf médian sont en dedans et en avant): en arrière, avec l'humérus, l'articulation du coude et le triceps; en dehors, avec le long supinateur, dont il est séparé par le nerf radial et l'artère humérale profonde; en dedans avec le coraco-brachial, l'aponévrose et la peau.

Action. — Fléchisseur de l'avant-bras.

III. **Coraco-brachial** (n. musculo cutané).

Insertions. — 1º Au sommet de l'apoph. coracoïde, où il se confond avec la courte portion du biceps; 2º à la partie moyenne de la face interne de l'humérus.

Rapports. — Contenu dans le creux de l'aisselle, il est traversé par le nerf musculo-cutané, d'où le nom de *muscle perforé de Cassérius.*

Action. — Adducteur du bras.

IV. **Triceps** (nerf radial)

Insertions. — 1º En haut, il se divise en trois portions : la longue s'insère au-dessous de la cavité glénoïde de l'omoplate, sur une surface rugueuse; la portion moyenne, à toute la partie de la face post de l'humérus située au-dessus de la gouttière de torsion, *vaste externe* La courte portion s'insère à toute la partie de la face post. de l'humérus située au-dessous de la gouttière de torsion, *vaste interne*; 2º en bas, il s'insère à l'olécrâne.

Rapports. — En arrière, avec l'aponévrose et la peau; en avant, avec l'humérus, le nerf radial et l'artère humérale profonde, avec le brachial antérieur et le long supinateur qui débordent l'humérus en dehors, et le brachial antérieur qui le déborde en dedans.

Action. — Extenseur de l'avant-bras.

Aponévrose brachiale.

Mince, elle est recouverte par les veines céphalique et basilique et par le nerf brachial cutané interne (ces deux derniers la perforent vers le milieu du bras). Sa face profonde envoie deux cloisons intermusculaires sur les bords int. et ext. de l'humérus, de manière à former deux gaines musculaires : la post. pour le triceps, l'ant. pour les autres muscles. Elle forme une gaine spéciale au biceps et une gaine au faisceau vasculo-nerveux du bras (nerf médian, artère et veines humérales).

§ 3. — *Muscles de l'avant-bras.*

L'avant-bras renferme 20 muscles : 4 à la région externe, 8 à la région antérieure et 8 à la région postérieure. Ils sont tous animés par trois nerfs, le radial, qui anime les 4 muscles externes et les 8 postérieurs ; le cubital, qui anime le cubital antérieur et la moitié interne du fléchisseur profond, et le médian, qui anime le reste, c'est-à-dire 6 muscles 1/2.

1º *Région externe.*

Ces muscles sont superposés et forment 4 couches.

I. Long supinateur.

Insertions. — 1º Son insertion fixe se fait sur le bord externe de l'humérus, depuis la gouttière de torsion jusqu'à 2 centimètres au-dessus de l'épicondyle. 2º Son tendon inférieur s'insère à la base de l'apophyse styloïde du radius.

Rapports. — Recouvert par la peau et l'aponévrose, il forme, avec le biceps et le brachial antérieur, un sillon oblique au fond duquel on trouve le nerf radial. Dans la région antibrachiale, il recouvre l'artère radiale. Au niveau de son tendon, l'artère radiale est située entre le long supinateur et le grand palmaire.

Action. — Fléchisseur de l'avant-bras et un peu supinateur.

II. Premier radial externe.

Insertions. — 1° Il s'insère au bord externe de l'humérus, dans une étendue de 2 à 3 centimètres, et à l'épicondyle ; 2° son point d'insertion mobile est la partie post. et externe de l'extrémité sup. du 2e métacarpien.

Rapports. — La moitié supérieure, charnue, est recouverte par le long supinateur, et en arrière, par la peau et l'aponévrose ; elle recouvre le second radial.

III. Second radial externe.

Conformé comme le précédent, le second radial s'insère par son point fixe à l'épicondyle, et par son point mobile à la partie postérieure et externe de l'extrémité sup. du 3e métacarpien.

Rapports. — Dans les 4/5 supérieurs, ce muscle est immédiatement recouvert par le premier radial, avec lequel il semble confondu. Il recouvre le court supinateur, le tendon du rond pronateur, le bord externe du fléchisseur propre du pouce, et le radius.

Vers le quart inférieur, les tendons des radiaux se séparent à angle aigu, glissent en arrière de l'extrémité inf. du radius dans une gouttière commune, et recouvrent les articulations du carpe. Ils sont recouverts par les muscles long abducteur, court extenseur et long extenseur du pouce.

Action. — Extenseur de la main.

IV. Court supinateur.

Insertions. — 1° A l'épicondyle, sur le ligament ext. du coude, sur la partie externe et post. du ligament annulaire du radius, et sur la surface triangulaire rugueuse située au-dessous de la petite cavité sigmoïde du cubitus ; 2° à la face post. du radius, et à la face externe de cet os, dans le tiers supérieur.

Rapports. — Il recouvre l'articulation du coude, le ligament annulaire du radius et le radius. Il est recouvert par l'extenseur commun des doigts, l'extenseur propre du petit doigt, le cubital postérieur et le second radial. Son nom indique son *action*.

2° *Région antérieure.*

Les muscles y forment 4 couches. Les 4 premiers constituent la première couche, la 2° couche comprend un seul muscle, le fléchisseur superficiel. Les deux muscles suivants forment la 3° couche. Enfin, la 4° couche est constituée uniquement par le carré pronateur.

I. **Rond pronateur.**

Insertions. — 1° Il s'insère sur la partie inf. du bord int. de l'humérus et à l'épitrochlée ; 2° par un tendon large et mince, au milieu de la face ext. du radius.

Rapports. — Recouvert par l'expansion aponévrotique du biceps, l'aponévrose, la peau, le bord interne du long supinateur dont il est séparé par l'artère radiale et la branche superficielle du nerf radial, il recouvre le fléchisseur superficiel des doigts. Son nom indique son *action*.

II. **Grand palmaire**, ou **radial antérieur.**

Insertions. — 1° Épitrochlée ; 2° partie ant. de l'extrémité supérieure du 2° métacarpien.

Rapports. — En avant, avec l'aponévrose et la peau ; en arrière, avec le fléchisseur superficiel ; en dedans, avec le petit palmaire, et en dehors, avec le rond pronateur. A sa partie inf. le tendon du grand palmaire glisse dans un conduit ostéofibreux formé par le scaphoïde et le trapèze en dehors, et en dedans par des ligaments.

Action. — Fléchisseur de la main sur l'avant-bras.

III. Petit palmaire.

Insertions. — 1º Épitrochlée ; 2º partie sup. de l'aponévrose palmaire.

Rapports. — En avant, avec l'aponévrose et la peau ; en arrière, avec le fléchisseur superficiel des doigts ; en dehors, avec le grand palmaire ; en dedans, avec le fléchisseur superficiel qui le sépare du cubital antérieur.

Action. — Fléchisseur de la main ; tenseur de l'aponévrose palmaire.

IV. Cubital antérieur.

Insertions. — 1º A l'épitrochlée et à l'olécrâne. Ces deux faisceaux sont réunis par une arcade fibreuse sous laquelle passe le nerf cubital. Ce muscle prend encore des insertions sur le bord post. du cubitus par l'intermédiaire de l'aponévrose antibrachiale, dans ses 2/3 supérieurs ; 2º au pisiforme.

Rapports. — Recouvert par l'aponévrose antibrachiale et par la peau, il recouvre le fléchisseur profond et le nerf cubital.

Action. — Fléchisseur et adducteur de la main.

V. Fléchisseur commun superficiel des doigts.

Insertions. — 1º A l'épitrochlée, au bord ant. du radius dans sa moitié supérieure, et à la partie sup. de la face ant. du cubitus ; 2º par quatre tendons bifurqués, sur les bords de la deuxième phalange des quatre derniers doigts.

Rapports. — Recouvert par le rond pronateur, le petit palmaire, le grand palmaire et la partie antérieure du cubital antérieur, il recouvre le fléchisseur profond, le fléchisseur propre du pouce et le nerf médian. Il est situé dans le canal radio-carpien avec le fléchisseur profond, le fléchisseur propre du pouce et le nerf médian. Au niveau de l'articulation métacarpo-phalangienne, ses tendons s'aplatissent et se bifurquent en formant une gouttière dont la concavité embrasse la face antérieure du tendon profond. Un ou deux centimètres après leur réunion, ils se séparent de nouveau après s'être réunis, et s'insèrent par deux extrémités sur les bords rugueux de la 2e phalange.

Action. — Fléchisseur des deuxièmes phalanges sur les premières.

VI. Fléchisseur commun profond des doigts.

Insertions — 1o A la moitié interne de la face antérieure du ligament interosseux, à la face antérieure du cubitus et à la face interne du même os dans les deux tiers supérieurs ; 2o A l'extrémité sup. de la dernière phalange des quatre derniers doigts, par un tendon unique.

Rapports. — Il recouvre la moitié interne du ligament interosseux, la face antérieure, le bord antérieur et la face interne du cubitus ; un peu plus bas, le carré pronateur. Il est recouvert par le fléchisseur superficiel des doigts, l'artère cubitale et le nerf médian ; son bord externe est en rapport avec le fléchisseur propre du pouce.

Chaque tendon du fléchisseur profond est recouvert, à la main, par le tendon correspondant du fléchisseur superficiel.

Action. — Fléchisseur de la dernière phalange.

VII. Fléchisseur propre du pouce.

Insertions. — 1o Face antérieure du radius, entre la tubérosité bicipitale et le carré pronateur, et moitié externe du ligament interosseux ; 2o partie antérieure et sup. de la dernière phalange du pouce.

Rapports. — Il recouvre le radius, le ligament interosseux et le carré pronateur. Il est recouvert par le fléchisseur superficiel des doigts. Son bord interne est en contact avec le fléchisseur profond. Son tendon glisse dans la gouttière commune des fléchisseurs, dans la partie la plus externe de cette gouttière. Il passe entre les muscles de l'éminence thénar, dans le court fléchisseur du pouce, au devant de l'articulation métacarpo-phalangienne et de la première phalange, où il est maintenu par une gaine fibreuse.

Action. — Fléchisseur de la dernière phalange du pouce.

VIII. **Carré pronateur.**

Insertions. — Bord antérieur, face ant. du cubitus et ligament interosseux, dans le quart inférieur; 2ᵉ parties correspondantes du radius.

Rapports. — Il recouvre le radius, le cubitus et le ligament interosseux. Il est recouvert par le fléchisseur profond des doigts et le fléchisseur du pouce. Son nom indique son *action*.

3° *Région postérieure.*

Les 8 muscles sont disposés sur deux couches comprenant chacune 4 muscles.

I. **Ancone.**

Insertions. — 1° Sur l'épicondyle; 2° sur une surface triangulaire de 4 à 6 centimètres de longueur, située à la partie sup. de la face post. du cubitus.

Rapports. — Recouvert par la peau, il recouvre les articulations radio-cubitale et huméro-cubitale. Son bord sup. se confond avec les fibres du triceps.

Action. — Extenseur de l'avant-bras.

II. **Cubital postérieur.**

Insertions. — 1° Épicondyle et partie int. de la face post. du cubitus; 2° extrémité sup. du 5° métacarpien.

Rapports. — Recouvert par la peau et l'aponévrose, il recouvre le court supinateur. Son bord externe est accolé à l'extenseur du petit doigt. Son tendon est maintenu contre l'apoph. styloïde du cubitus par une gaine fibreuse.

Action. — Adducteur et extenseur de la main.

III. **Extenseur propre du petit doigt.**

Insertions. — 1° A l'épicondyle; 2° aux deux dernières phalanges du petit doigt où le tendon se confond avec celui de l'extenseur commun.

Rapports. — Recouvert par l'aponévrose et la peau, il recouvre, de haut en bas, le court supinateur et la partie sup. des quatre muscles profonds; il est en rapport, en dehors, avec l'extenseur commun, et, en dedans, avec le cubital postérieur. Le tendon possède une gaine fibreuse isolée, au-dessous du ligament annulaire postérieur du carpe.

Action. — Extenseur de la 1re phalange du petit doigt.

IV. Extenseur commun des doigts.

Insertions. — 1o A l'épicondyle; 2o par quatre faisceaux tendineux aux quatre derniers doigts. Chacun de ces faisceaux se divise en 3 languettes : une moyenne, qui se fixe à l'extrémité sup. de la 2e phalange; deux latérales, qui se confondent et s'insèrent à l'extrémité sup. de la troisième.

Rapports. — Il recouvre les quatre muscles profonds de la région postérieure et le court supinateur. Il est recouvert par l'aponévrose et la peau. Il passe sur le carpe, dans une gaine qui lui est commune avec l'extenseur de l'index.

Action. — Extenseur des premières phalanges des doigts.

V. Long abducteur du pouce.

Insertions. — 1o Face post. du cubitus, face post. du ligament interosseux et du radius; 2o extrémité sup. du 1er métacarpien. Il est oblique en bas et en dehors.

Rapports. — Il recouvre les os et le ligament interosseux; il est recouvert par les extenseurs des doigts.

Action. — Il porte le premier métacarpien en avant et en dehors.

VI. Court extenseur du pouce.

Insertions. — Face post. du cubitus, du ligament interosseux et du radius; 2o première phalange du pouce.

Rapports. — Il accompagne le long abducteur du pouce dans toute son étendue; il affecte les mêmes rapports. Il recouvre les radiaux à la partie inf. du radius, et il forme avec le long abducteur le côté externe de la *tabatière anatomique*.

VII. Long extenseur du pouce.

Insertions. — 1° Face post. du cubitus et ligament interosseux ; 2° extrémité sup. de la dernière phalange du pouce.

Rapports. — Il recouvre le cubitus, le ligament interosseux et l'extrémité inf. du radius. Il est recouvert par les extenseurs commun des doigts et propre du petit doigt. Son tendon est recouvert par l'aponévrose et par la peau, qu'il soulève pendant sa contraction, de manière à rendre visible le bord interne de la *tabatière anatomique*.

Action. — Extenseur des deux phalanges du pouce.

VIII. Extenseur propre de l'index.

Insertions. — Face post. du cubitus et ligament interosseux ; 2° extrémité sup. de la 3° phalange de l'index.

Rapports. — Il est recouvert par les extenseurs commun des doigts et propre du petit doigt ; il recouvre le cubitus, le ligament interosseux et le radius. Son nom indique son *action*.

Aponévrose antibrachiale et ligaments annulaires.

L'aponévrose antibrachiale, située entre le tissu cellulaire sous-cutané et les muscles, adhère au bord post. du cubitus. Sa face superficielle est recouverte par les veines de l'avant-bras et du pli du coude, sa face profonde forme des gaines aux muscles, et donne insertion à quelques-uns, vers le tiers sup. de l'avant-bras. En bas, elle s'épaissit et se continue avec les ligaments annulaires.

Le *ligament annulaire antérieur du carpe*, très-épais, forme avec les os du carpe le canal radio-carpien dans lequel passent les tendons de tous les fléchisseurs et le nerf médian. Il s'attache en dehors et en dedans aux 4 apophyses du carpe, et il donne insertion à des fibres de tous les muscles des éminences thénar et hypothénar.

Les tendons qui passent dans le canal radio-carpien sont

pourvus d'une séreuse tendineuse commune à tous les tendons, se prolongeant en cul-de-sac au-dessus et au-dessous du ligament annulaire antérieur, et envoyant un prolongement aux tendons du petit doigt et du pouce. Les tendons des autres doigts ont des séreuses indépendantes qui ne dépassent pas, en haut, la tête des métacarpiens.

Le *ligament annulaire postérieur du carpe*, formé par l'épaississement de l'aponévrose antibrachiale, s'attache à la partie externe du radius et à la partie inférieure du cubitus. Il a une hauteur de 2 à 3 centimètres. Il envoie de sa face interne des prolongements fibreux qui forment six gaînes pour les tendons des muscles de la région postérieure de l'avant-bras. De dehors en dedans, on trouve : 1º une gaîne pour les tendons réunis du long abducteur et du court extenseur du pouce ; 2º la gaîne des deux radiaux externes ; 3º la gaîne du long extenseur du pouce ; 4º la gaîne commune à l'extenseur commun des doigts et à l'extenseur propre de l'index ; 5º la gaîne de l'extenseur propre du petit doigt ; 6º sur le cubitus, la gaîne du cubital postérieur. Toutes ces gaînes sont munies de séreuses tendineuses.

§ 4. — Muscles de la main.

Au nombre de 19, ces muscles occupent trois régions : moyenne, interne et externe.

1º *Région moyenne.* Elle renferme 11 muscles : 4 lombricaux,
7 interosseux.

1. **Lombricaux** (les deux premiers sont animés par le n. médian, les deux derniers par le n. cubital).

Les 4 lombricaux sont situés au devant des muscles interosseux, avec les tendons du fléchisseur profond des doigts.

Insertions. — 1º Sur l'angle de division des tendons du fléchisseur profond. Le premier s'insère sur le bord externe du tendon de l'index ; 2º leur tendon effilé se porte sur le côté ext. de l'articul. métacarpo-phal. des 4 derniers doigts. Quelques-unes de ses fibres se portent sur la face dorsale du tendon de l'interosseux et de l'extenseur commun des doigts, les autres se confondent avec le faisceau longitudinal de l'interosseux, dont elles partagent l'insertion.

Rapports. — Les mêmes que ceux des tendons des fléchis-seurs.

Action. — La même que celle des interosseux.

II. **Interosseux** (tous animés par le n. cubital).

Les interosseux remplissent les espaces interosseux. Il y en a sept, dont quatre dorsaux et trois palmaires.

A. *Interosseux palmaires* (fig. 11).

Les interosseux palmaires sont moins volumineux que les dorsaux ; ils ne remplissent que la moitié de l'espace interos-

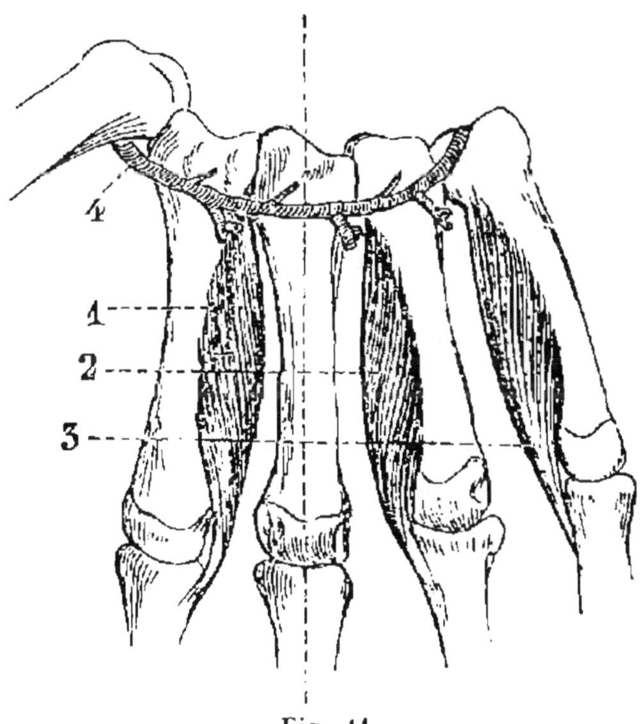

Fig. 11.

seux. Ces muscles occupent les deuxième, troisième et quatrième espaces interosseux (fig. 11, 1, 2, 3).

Insertions. — 1º Sur toute la longueur de la face du métacarpien qui regarde l'axe de la main ; 2º sur le côté du doigt qui regarde le médius, axe de la main.

Le premier interosseux palmaire s'insère donc sur la face int. du 2e métacarpien et sur le bord int. de l'index. Le *deuxième* s'insère sur la face ext. du 4e métacarpien et sur le bord ext. de l'annulaire. Le *troisième* s'étend de la face ext. du 5e métacarpien au bord ext. de l'auriculaire.

Le 3e métac. et le médius n'ont pas d'interos. palmaire.

Action. — Extenseurs des deux dernières phalanges et fléchis. de la première, comme les lombricaux et les interos. dorsaux. Ils sont, en outre, adducteurs des doigts vers l'axe de la main.

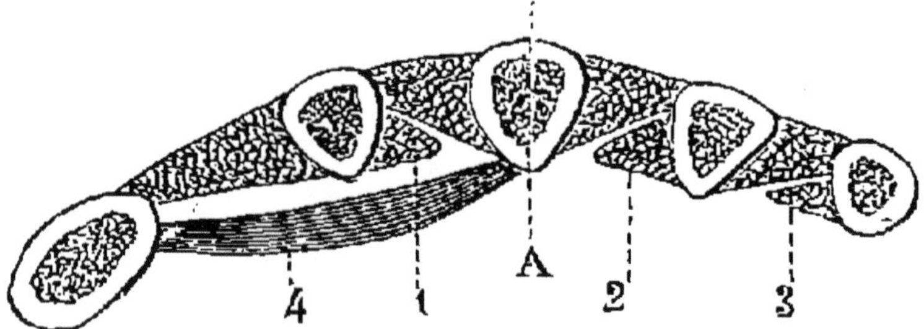

Fig. 12. Coupe transversale des métacarpiens et des interosseux. Les int. palm. sont marqués 1, 2, 3. 4 est l'adducteur du pouce.

B. *Interosseux dorsaux* (fig. 13).

Insertions. — 1º Sur les deux métacarpiens qui limitent l'espace interosseux ; sur toute l'étendue de la face du métacarpien opposée à celle qui regarde l'axe de la main, et en partie seulement sur l'autre qui donne attache aux interos. palmaires. 2º Sur le côté du doigt qui ne regarde pas l'axe de la main ; le médius reçoit l'insertion du 2e et du 3e interosseux dorsal.

Le tendon des interosseux se termine par un faisceau sur l'extrémité supérieure de la 1re phalange ; un autre faisceau.

long et grêle, s'accole à l'extenseur commun dont il partage les insertions.

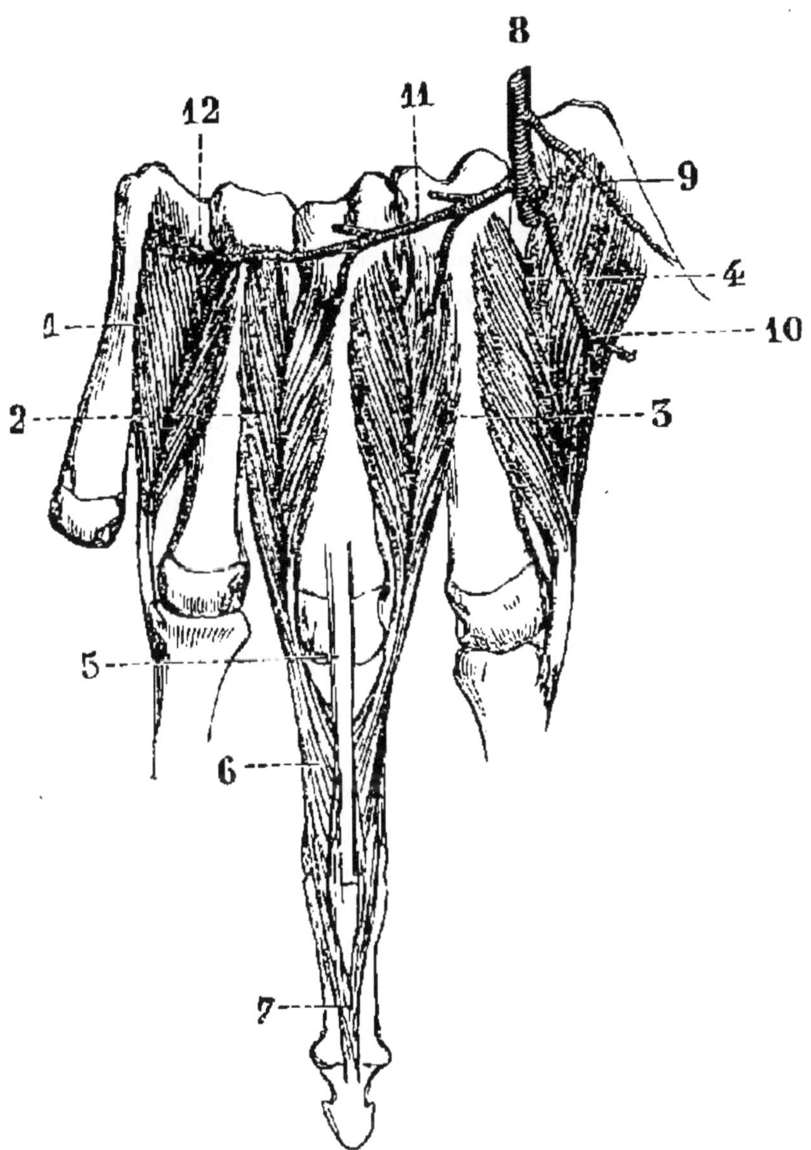

Fig. 13. Interosseux dorsaux 1, 2, 3, 4, et artère dorsale du carpe.

Action. — Les interosseux dorsaux, par le tendon qui se porte à la phalange, sont abducteurs des doigts qu'ils écartent de l'axe de la main. Le médius, recevant deux interosseux dorsaux, reste dans l'immobilité lorsque les deux muscles se contractent en même temps ; il ne devient mobile que si leur contraction est alternative. Comme les interosseux palmaires et les lombricaux, ils étendent les deux dernières phal. et ils fléchissent ensuite la première.

2º *Région externe* (éminence thénar).

Les muscles de la région ext. paraissent confondus. Cependant on parvient à constater l'indépendance de 4 muscles distincts : le court abducteur du pouce, le court fléchisseur, l'opposant et l'adducteur.

I. **Court abducteur du pouce** (an. par le médian).

Insertions. — 1º A la partie antéro-externe du scaphoïd et à la partie ant. et externe du ligament annulaire antérieur du carpe ; 2º au bord ext. de la 1re phalange.

Rapports. — Il recouvre l'opposant et le court fléchisseur, il est recouvert par la peau et l'aponévrose.

Action. — Il porte le pouce vers le petit doigt.

II. **Court fléchisseur du pouce** (an. par le médian).

Insertions. — 1º Au trapèze et à la partie ext. du ligament annul. ant. du carpe ; 2º par un tendon externe, à l'os sésamoïde ext. et sur le côté ext. de l'extrémité sup. de la 1re phal. du pouce ; par un tendon interne, sur l'os sésamoïde int. et sur le côté int. de la 1re phal. du pouce.

Rapports. — Recouvert par l'aponévrose, le tendon du fléchisseur propre du pouce, et un peu par le court abducteur, il recouvre l'opposant et le premier interos. dorsal.

Action. — Il porte le pouce en dedans et en avant.

III. **Opposant** (an. par le médian).

Insertions. — 1º Au trapèze et à la partie ext. et inférieure du ligament annulaire ant. du carpe ; 2º au bord externe et à la face ant. du 1er métacarpien.

Rapports. — Recouvert par le court fléchisseur et le court abducteur du pouce, il recouvre l'articulation trapézo-métacarpienne.

Action. — Il fléchit le 1er métacarpien.

IV. **Adducteur du pouce** (an. par le cubital).

Insertions. — 1º Sur toute la longueur du bord antérieur du 3e métacarp. et sur le grand os ; 2º sur le bord interne de la 1re phal. du pouce.

Rapports. — Il recouvre le 2e interosseux dorsal, le 1er interos. palmaire, le 2e métac. et le 1er interos. dorsal. Il est recouvert par les deux premiers lombricaux et les tendons des fléchisseurs communs. Son nom indique son *action*.

3º *Région interne* (éminence hypothénar).

Cette région comprend 4 muscles : palmaire cutané, adducteur du petit doigt, court fléchisseur et opposant. Tous sont animés par le nerf cubital.

I. **Palmaire cutané.**

Il s'insère, par son point fixe, sur le bord int. de l'aponévrose palmaire et sur le bord int. du ligament annulaire antérieur du carpe. Son insertion mobile se fait, en dedans, à la face profonde du derme. Il est sous-cutané. Il plisse la peau de la région.

II. **Adducteur du petit doigt.**

Insertions. — 1º A l'os pisiforme ; 2º au bord interne de la 1re phal. du petit doigt.

Rapports. — Il est situé entre l'aponévrose et l'opposant. Son nom indique son *action*.

III. **Court fléchisseur du petit doigt.**

Insertions. — 1º Apophyse de l'os crochu et partie int. du ligament annulaire ; 2º il se confond avec l'adducteur sur le bord int. de la 1re phal. du petit doigt.

Rapports. — Recouvert par la peau et l'aponévrose, il recouvre le 3e interos. palm. et le 5e métacarpien.

Action. — La même que celle du précédent.

IV. Opposant du petit doigt.

Insertions. — 1o A l'apophyse de l'os crochu et à la partie int. et inférieure du lig. annul. ant. du carpe ; 2o au bord ant. du 5e métac. dans toute son étendue.

Rapports. — Il est situé entre le squelette et les deux muscles précédents.

Action. — Il porte le 5e métac. en avant.

Aponévroses de la main.

Deux feuillets celluleux constituent les *aponévroses dorsales :* l'un recouvre les tendons extenseurs en les enveloppant ; l'autre, profond, recouvre les muscles interosseux.

L'*aponévrose palmaire* est triangulaire. Elle se continue par son sommet avec le tendon du petit palmaire, au devant du ligament annulaire ant. ; en bas, elle se termine par 8 languettes qui se fixent sur les parties latérales de la gaine des fléchisseurs des quatre derniers doigts. Son bord inf. forme ainsi 7 arcades : 3 interdigitales pour les vaisseaux, et 4 au niveau des doigts pour les tendons des fléchisseurs.

Formée par des fibres superficielles verticales radiées et par des fibres profondes transversales, cette aponévrose est sous-cutanée. Les éminences thénar et hypothénar ont une aponévrose mince qui enveloppe les muscles des deux régions.

—

ARTICLE SIXIÈME
MUSCLES DU MEMBRE INFÉRIEUR.

§ 1. — *Muscles de la fesse.*

La région fessière contient 9 muscles, les 3 fessiers et les *pelvi-trochantériens,* comprenant les 6 musc. profonds

I. Grand fessier (an. par le petit sciatique).

Insertions. — 1° Au tiers post. de la crête iliaque, au quart post. de la fosse iliaque externe, à l'aponévrose lombaire, à la face post. du coccyx et au grand ligament sacro-sciatique; 2° par une série de petits tendons sur la branche de bifurcation qui se dirige de la ligne âpre vers le grand trochanter, et sur l'aponévrose fémorale.

Rapports. — Il est recouvert par la peau et l'aponévrose; il recouvre le moyen fessier, le pyramidal, les jumeaux, l'obturateur interne, le carré crural, le biceps, le demi-tendineux, le demi-membraneux, l'ischion et le grand trochanter, le grand ligament sacro-sciatique, les vaisseaux et les nerfs qui sortent par la grande échancrure sciatique.

Action. — Rotateur de la cuisse en dehors et extenseur.

II. Moyen fessier (an. par le fessier sup.)

Insertions. — 1° Fosse iliaque externe, entre les deux lignes courbes, et moitié antérieure de la lèvre ext. de la crête iliaque; 2° face externe du grand trochanter.

Rapports. — Recouvert par le grand fessier, l'aponévrose, la peau et le tenseur du fascia lata, il recouvre la fosse iliaque externe, le petit fessier et le grand trochanter.

Action. — Abducteur; rotateur en dehors par ses fibres post. et rotateur en dedans par ses fibres antérieures.

III. Petit fessier (an. par le fessier sup.).

Insertions. — 1° A la partie antérieure de la fosse iliaque ext. au-dessous de la ligne courbe antérieure; 2° à la moitié antérieure du bord supérieur du grand trochanter, au-dessous du moyen fessier.

Rapports. — Recouvert entièrement par le moyen fessier, il recouvre l'articulation coxo-fémorale.

.Action — La même que celle du précédent.

IV. **Pyramidal** (an. par le plexus sacré).

Insertions. — 1º Face antérieure du sacrum par trois ou quatre digitations entre les trous sacrés antérieurs; 2º partie antérieure de la cavité digitale.

Rapports. — Il recouvre le sacrum, il est recouvert par le plexus sacré et les vaisseaux hypogastriques. Sa portion extra-pelvienne est située au-dessous du grand fessier, en arrière de l'os coxal et de la capsule fibreuse de l'artic. coxo-fémorale. Au-dessous de lui, on voit le grand nerf sciatique, l'artère ischiatique, les vaisseaux et nerf honteux internes. Au-dessus, on voit sortir le nerf fessier supérieur et les vaisseaux fessiers.

Action. — Rotateur de la cuisse en dehors.

V. **Jumeau supérieur** (an. par le plexus sacré).

Insertions. — 1º Face externe de l'épine sciatique; 2º fond de la cavité digitale, où il se confond avec le pyramidal, le jumeau inférieur et les obturateurs.

Rapports. — En avant, avec l'articulation; en arrière, avec le grand fessier, dont il est séparé par le grand nerf sciatique, le petit nerf sciatique et les vaisseaux ischiatiques. Il est situé au-dessous du pyramidal et au-dessus de l'obturateur interne. Même *action*.

VI. **Jumeau inférieur** (an. par le plexus sacré).

Insertions. — 1º Partie supérieure et postérieure de l'ischion; 2º fond de la cavité digitale. Il se confond, en dehors, avec le jumeau sup. et forme avec lui une gouttière dans laquelle est situé le tendon de l'obturateur interne. Du reste, mêmes *rapports* et même *action* que le précédent.

VII. **Obturateur interne** (an. par le plexus sacré).

Insertions. — 1º A la face interne de la membrane obturatrice et autour du trou obturateur; 2º au fond de la cavité digitale où il se confond avec les muscles voisins.

Rapports. — Dans le bassin, il forme la paroi externe du

creux ischio-rectal. A son point de réflexion, il est séparé de l'ischion par une bourse séreuse. A la fesse, il est situé dans la gouttière que lui forment les deux muscles jumeaux, et affecte les mêmes rapports que ces muscles. Même *action*.

VIII. Obturateur externe (an. par le n. obturateur).

Insertions. — 1º A la face externe de la membrane obturatrice et autour du trou obturateur. 2º Dans la cavité digitale du grand trochanter.

Rapports. — Dans sa moitié interne, il est recouvert par le pectiné et les trois adducteurs qui l'entourent. Dans sa moitié externe, il recouvre la capsule fibreuse de l'articulation, et il est recouvert par le carré crural. Même *action*.

IX. **Carré crural** (an. par le plexus sacré).

Insertions. — 1º Lèvre externe de la tubérosité de l'ischion ; 2º bord post. du grand trochanter, et ligne qui prolonge ce bord vers le petit trochanter.

Rapports. — Il recouvre l'obturateur ext. et l'articulation ; il est recouvert par le grand fessier dont il est séparé par le grand nerf sciatique, le petit nerf sciatique et les vaisseaux ischiatiques ; il est situé entre le jumeau inférieur et le grand adducteur. Même *action*.

§ 2. — *Muscles de la cuisse.*

Il y en a 14 : 3 à la région antérieure, 3 à la région post. 2 à la région ext. et 6 à la région int.

1º *Région antérieure.*

I. **Couturier** (an. par le n. crural).

Insertions. — 1º Au sommet de l'épine iliaque antéro-supérieure ; 2º à la partie sup. de la face int. du tibia.

Rapports. — Recouvert par l'aponévrose et la peau, il recouvre l'artère fémorale qu'il croise et dont il est le *muscle satellite*. Il recouvre aussi la partie sup. du droit antérieur, le psoas-iliaque, le premier adducteur et le vaste interne. Il contourne la partie postérieure du condyle interne du fémur et de la tubérosité int. du tibia. Au niveau de la patte d'oie son tendon recouvre ceux du droit interne et du demi-tendineux.

Action. — Fléchisseur de la jambe, fléchisseur de la cuisse, rotateur de la cuisse en dehors.

II. **Droit antérieur** (an. par le n. crural).

Insertions. — 1º Par un *tendon direct*, volumineux, à l'épine iliaque antéro-inf., et par un *tendon réfléchi*, mince, à la gouttière sus-cotyloïdienne; 2º à la base de la rotule.

Rapports. — Recouvert par la peau et l'aponévrose, et croisé obliquement par le couturier, il recouvre le vaste interne. Son extrémité sup. est située entre le psoas-iliaque et le couturier.

Action. — Extenseur de la jambe, fléchisseur de la cuisse.

III. **Tenseur de la synoviale du genou** (an. par le n. crural).

C'est un petit faisceau musculaire qui naît de la face profonde du vaste interne, contre la face ant. du fémur, et va s'insérer au prolongement que la synoviale du genou envoie entre le droit antérieur et le fémur. Il tire en haut cette synoviale, et empêche son pincement entre les surfaces articulaires.

2º *Région postérieure.*

I. **Biceps** (an. par le grand n. sciatique).

Insertions. — 1º Par sa longue portion, à la partie post. de l'ischion, avec le demi-tendineux; par sa courte portion, sur la partie inf. de l'interstice de la ligne âpre du fémur et sur la branche de bifurcation inf. et externe de cette ligne; 2º à la tête du péroné.

Rapports. — La longue portion est recouverte par le grand fessier, l'aponévrose et la peau; elle recouvre le grand adducteur et le grand nerf sciatique. La courte portion est située derrière le vaste externe du triceps, en dehors du demi-tendineux ; elle est recouverte, en dehors, par l'aponévrose et la peau.

Action. — Fléchisseur de la jambe, extenseur de la cuisse, rotateur de la jambe en dehors lorsque le genou est dans la demi-flexion.

II. Demi-tendineux (an. par le grand n. sciatique).

Insertions. — 1o A la tubérosité de l'ischion, avec la longue portion du biceps ; 2o à la partie sup. de la face int. du tibia.

Rapports. — Dans les trois quarts supérieurs, il recouvre le demi-membraneux ; il est recouvert par le grand fessier, l'aponévrose et la peau ; il est en rapport en dehors avec le biceps, dont il se sépare à la partie inférieure. Au niveau du genou, son tendon glisse, en arrière du condyle interne du fémur, dans une gaine fibreuse, et se porte obliquement en bas et en avant, en s'épanouissant, à la partie sup. de la face interne du tibia, où il est recouvert par le couturier qui forme la patte d'oie avec le demi-tendineux et le droit interne.

Action. — Fléchisseur de la jambe, extenseur de la cuisse ; rotateur de la jambe en dedans, lorsque le genou est dans la demi-flexion.

III. Demi-membraneux (an. par le grand n. sciatique).

Insertions. — 1o A la tubérosité de l'ischion ; 2o à la partie post. de la tubérosité interne du tibia, où il se divise en 3 faisceaux : un inf. qui se fixe à la partie post. de la même tubérosité ; un int. qui glisse dans la gouttière horizontale de la tubérosité, sous le ligament latéral int. du genou ; un ext. qui se porte en haut, renforce le ligament post. du genou, et s'insère en arrière et au-dessus du condyle ext. du fémur.

Rapports. — Recouvert par le demi-tendineux, il recouvre le grand adducteur. Il est en rapport, en dehors, avec la longue portion du biceps. En bas, il forme, avec le demi-tendineux, le côté interne et sup. du creux poplité.

Action. — Fléchisseur de la jambe, extenseur de la cuisse.

3° *Région externe.*

I. Tenseur du fascia lata (an. par le n. fessier sup.).

Insertions. — 1° A la lèvre externe de l'épine iliaque antéro-supérieure et à la crête iliaque ; 2° au tubercule du jambier antérieur.

Rapports. — Recouvert par la peau, le tenseur du fascia lata recouvre le moyen fessier et le vaste externe. Son tendon, aplati et épais, est contenu entre deux feuillets de l'aponévrose fémorale auxquels il adhère.

Action. — Extenseur de la jambe, fléchisseur et abducteur de la cuisse.

II. Vaste externe (an. par le n. crural).

Insertions. — 1° Au bord inf. et au bord ant. du grand trochanter, à la lèvre externe de la ligne âpre, à la face ext. du fémur et à la cloison aponévrotique qui le sépare du biceps ; 2° au bord externe de la rotule et du tendon du droit antérieur.

Rapports. — Recouvert par la peau et l'aponévrose, il est en rapport en arrière avec le biceps, en dedans avec le fémur et le vaste interne, en dehors avec le tenseur du fascia lata.

Action. — Extenseur de la jambe.

4° *Région interne.*

I. Vaste interne (an. par le n. crural).

Insertions. — 1° A la lèvre interne de la ligne âpre dans toute son étendue, à la face interne, à la face antérieure et à une portion de la face externe du fémur ; 2° au bord interne de la rotule et du tendon du droit antérieur, et par quelques faisceaux à la tubérosité ant. du tibia.

Rapports. — Il enveloppe presque complétement le fémur. Il est recouvert, en dehors, par le vaste externe, en avant par le droit antérieur et le couturier. Il est en rapport, en dedans, avec le droit interne, et en arrière avec tous les adducteurs et l'artère fémorale.

Action. — Extenseur de la jambe.

Triceps.

Ce muscle est formé par le vaste externe, le vaste interne et le droit antérieur, dont nous connaissons les insertions. Ils se réunissent en bas, et s'insèrent à la base et aux deux bords de la rotule. Une grande partie de leurs fibres ne font qu'adhérer à la rotule, et vont former le tendon rotulien, qui s'insère à la tubérosité antérieure du tibia.

Action. — Extenseur de la jambe.

II. **Droit interne** (an. par le n. obturateur).

Insertions. — 1º Sur le corps du pubis, entre la symphyse et .e 2ᵉ adducteur ; 2º à la partie sup. de la face int. du tibia et à la tubérosité ant. de cet os. Il concourt à former la *patte d'oie*.

Rapports. — Recouvert par la peau, il recouvre le bord int. du grand adducteur. Au genou, il glisse derrière le condyle interne du fémur dans une gaine fibreuse, en arrière du couturier, en avant du demi-tendineux.

Action. — Fléchisseur de la jambe, adducteur de la cuisse et rotateur de la jambe en dedans lorsque le genou est dans la demi-flexion.

III. **Pectiné** (an. par le n. crural).

Insertions. — 1º Surface pectinéale, crête pectinéale ; 2º crête étendue du petit trochanter à la ligne âpre du fémur.

Rapports. — Il est recouvert par les lymphatiques fémoraux, la veine et l'artère fémorales. Il recouvre le muscle obturateur externe. Il sépare le premier adducteur du psoas-iliaque.

Action. — Adducteur et rotateur du fémur en dehors.

IV. **Premier adducteur** (an. par les n. crural et obtural.).

Insertions. — En haut, à l'épine du pubis et à la partie sup.

du corps du pubis. En bas, sur l'interstice de la ligne âpre, au-dessous du pectiné.

Rapports. — Recouvert par l'aponévrose, la peau, les vaisseaux fémoraux et le vaste interne, il recouvre l'obturateur externe, le 2ᵉ adducteur et une partie du troisième.

Action. — Adducteur et rotateur du fémur en dehors.

V. **Deuxième adducteur** (an. par le n. obturateur).

Insertions. — Triangulaire et aplati, il s'insère, en haut, sur le corps du pubis, et en bas, sur l'interstice de la ligne âpre.

Rapports. — Recouvert par le premier adducteur, il recouvre le grand adducteur.

VI. **Troisième** ou **grand adducteur** (an. par les n. obturateur et grand sciatique).

Insertions. — Triangulaire aussi, très-épais et très-large, ce muscle s'insère, en haut, à la face externe de la tubérosité et de la branche ascendante de l'ischion. En bas, sur toute l'étendue de l'interstice de la ligne âpre du fémur, sur la branche inf. et int. de bifurcation de la ligne âpre, et sur un tubercule situé à la partie postérieure du condyle interne du fémur. L'insertion fémorale présente une ouverture très-considérable, *anneau du grand adducteur*, pour l'artère fémorale.

Rapports. — Il est recouvert par les deuxième et premier adducteur, et par le vaste interne. Il recouvre le demi-membraneux et la longue portion du biceps, dont il est séparé par le grand nerf sciatique. L'artère fémorale le sépare du vaste interne.

Action. — Adducteur et un peu rotateur du fémur en dehors.

Dépendances de la cuisse.

Triangle de Scarpa. — C'est un triangle limité en dehors par le couturier, en dedans par le premier adducteur, et en haut par l'arcade crurale.

Aponévrose fémorale ou *fascia lata.* — Cette aponévrose

enveloppe la cuisse, et envoie deux *cloisons intermusculaires* situées en arrière du vaste externe et du grand adducteur, sur les deux lèvres de la ligne âpre. En haut et en avant, elle adhère à l'arcade crurale ; en haut et en arrière, elle se continue avec l'aponévrose de la fesse. En bas, elle adhère au genou et se continue, au niveau du creux poplité, avec l'aponévrose jambière.

Gaîne des vaisseaux fémoraux. — C'est un tube fibreux, dépendant de l'aponévrose fémorale, étendu de l'arcade crurale à l'anneau du grand adducteur, contenant les vaisseaux fémoraux, le nerf saphène interne et son accessoire.

Anneau crural. — C'est l'orifice du canal crural. Il a de 5 à 6 millimètres de largeur. Il est limité en avant par l'arcade crurale, en arrière par la branche horizontale du pubis et le pectiné, en dehors par la veine fémorale, en dedans par le ligament de Gimbernat. Le septum crural et le péritoine le recouvrent.

Canal crural. — Petit canal triangulaire, formé en bas, à l'embouchure de la veine saphène interne, et faisant suite à l'anneau crural. Il a 3 parois. L'*antérieure* est formée par le fascia cribriformis, dépendant du feuillet superficiel de l'aponévrose fémorale ; la *postérieure*, par le pectiné doublé du feuillet profond de l'aponévrose fémorale, et l'*externe*, par la veine fémorale.

C'est par l'anneau crural et le canal crural que se font les hernies crurales.

Ce canal renferme quelques ganglions lymphatiques profonds, séparés des ganglions superficiels par le fascia cribriformis.

§ 3. — *Muscles de la jambe.*

La jambe renferme 14 muscles, divisés en 3 régions : régions ant., ext. et post.

1° *Région antérieure.*

Elle comprend 4 muscles : jambier antérieur, extenseur pro-

pre du gros orteil, extenseur commun des orteils, péronier antérieur. Ils sont tous animés par le nerf tibial antérieur.

I. Jambier antérieur (fig. 14, 1).

Insertions. — 1° Tiers sup de la face externe du tibia,

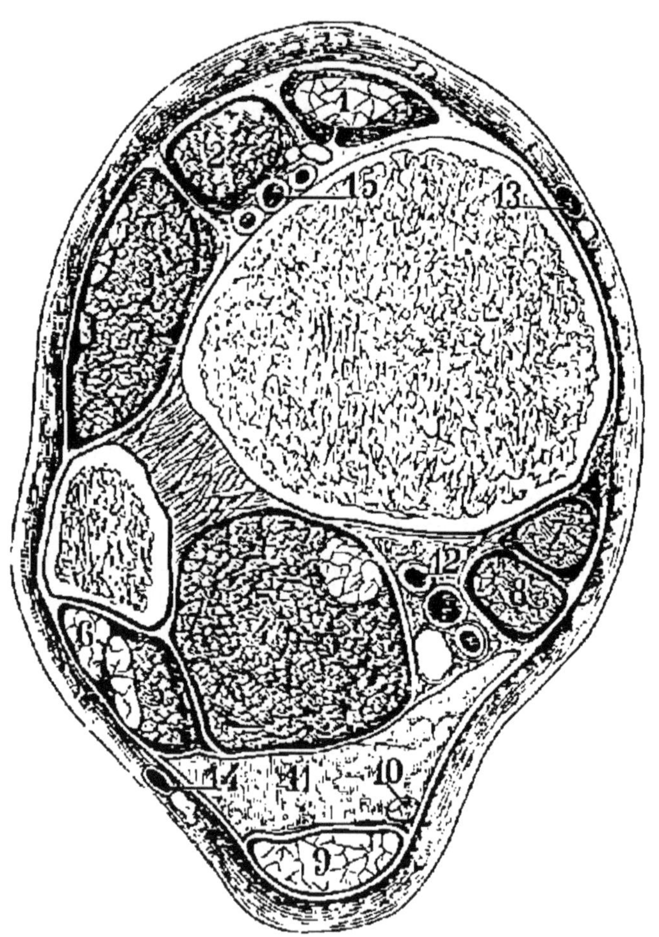

Fig. 14. Coupe de la jambe gauche au-dessus des malléoles.

moitié interne du ligament interosseux et tubercule du jambier antérieur ; 2º face inf. du premier cunéiforme, et expansion au 1er métatarsien.

Rapports. — En dedans, avec le tibia ; en dehors, avec l'extenseur commun des orteils et l'extenseur propre du gros orteil ; en avant, avec l'aponévrose et la peau ; en arrière, avec le ligament interosseux. Il est le *muscle satellite* de l'artère tibiale antérieure qui suit son côté externe, contre le ligament interosseux. Au pied, il passe devant l'articulation tibio-tarsienne dans une gaine fibreuse fournie par le ligament annulaire antérieur du tarse.

Action. — Il relève le bord interne du pied, et il fléchit le pied sur la jambe.

II. Extenseur propre du gros orteil (fig. 14, 2).

Insertions. — 1º Partie moyenne de la face interne du péroné et ligament interosseux ; 2º extrémité post. de la 2e phalange du gros orteil.

Rapports. — En dedans, avec le jambier antérieur ; en dehors, avec le péroné et l'extenseur commun des orteils. Il occupe, sous le ligament annulaire ant. du tarse, la même gaine que les vaisseaux et nerfs tibiaux antérieurs ; il est recouvert par l'aponévrose dorsale du pied et par la peau ; il recouvre les os et les articulations du pied. Son nom indique son *action.*

III. Extenseur commun des orteils (fig. 14, 3).

Insertions. — 1º A la partie sup. de la face interne du péroné, au tubercule antér. de la tête du même os, à la moitié externe du ligament interosseux et à la tubérosité externe du tibia. 2º Aux quatre derniers orteils, par trois languettes fibreuses qui s'insèrent sur les phalanges, à la manière de l'extenseur commun des doigts.

Avant d'arriver au ligament annulaire, il se divise en cinq faisceaux qui passent dans la même gaine fibreuse.

Le dernier faisceau, qui s'insère sur le corps du 5e métatarsien, constitue le muscle *péronier antérieur.*

Rapports. — En dedans, avec le jambier antérieur et l'extenseur propre du gros orteil ; en dehors, avec les péroniers latéraux ; en avant, avec l'aponévrose jambière ; en arrière, avec le ligament interosseux et le péroné. Au pied, il est situé entre le pédieux et l'aponévrose dorsale du pied.

Action. — Extenseur des orteils et fléchisseur du pied.

2º *Région externe.*

Elle comprend les deux muscles péroniers latéraux, animés par le nerf musculo-cutané.

I. **Long péronier latéral** (fig. 14, 5).

Insertions. — 1º Au tiers sup. de la face externe du péroné et à l'aponévrose jambière qui le recouvre. 2º Au tubercule de l'extrémité post. du 1er métatarsien.

Rapports. — En dehors, avec l'aponévrose jambière ; en dedans, avec le péroné dans le tiers supérieur, et le court péronier dans les deux tiers inférieurs ; en avant, avec l'extenseur commun des orteils et le péronier antérieur ; en arrière, avec le soléaire et le fléchisseur propre du gros orteil. Au cou-de-pied, il glisse derrière la malléole externe, avec le court péronier, dans la même gaîne. Au pied, il est maintenu en arrière du tubercule du calcanéum par une gaine fibreuse, puis il est situé dans la gouttière de la face inf. du cuboïde, convertie en canal par le ligament calcanéo-cuboïdien inf.

Action. — Il abaisse le bord interne du pied, il relève le bord externe et étend le pied sur la jambe.

II. **Court péronier latéral** (fig. 14, 6).

Insertions. — 1º Tiers moyen de la face externe du péroné. 2º Extrémité post. du 5e métatarsien.

Rapports. — Il recouvre le péroné, dont il suit la face ext. jusqu'à la malléole ; il est recouvert par le long péronier latéral. Au pied, il est situé sur la face externe du calcanéum.

Action. — Abducteur du pied, il relève le bord externe et il étend le pied.

3° *Région postérieure.*

On y trouve 8 muscles, disposés en deux couches : 1re couche : jumeau externe, jumeau interne, plantaire grêle, soléaire ; 2e couche : poplité, jambier postérieur, fléchisseur commun des orteils, fléchisseur propre du gros orteil. Tous ces muscles sont animés par le nerf sciatique poplité interne et le tibial postérieur.

I. Jumeau externe.

Insertions. — 1° Partie post. et sup. du condyle externe du fémur. 2° Tendon d'Achille (fig. 14, 3).

Rapports. — Recouvert par l'aponévrose et par la peau, il recouvre l'articulation, le muscle poplité et le soléaire. Son bord interne recouvre les vaisseaux poplités, son bord externe est en rapport en haut avec le biceps.

Action. — Extenseur du pied et fléchisseur de la jambe.

II. Jumeau interne.

Insertions. — 1° Partie postérieure du condyle interne du fémur. 2° Tendon d'Achille.

Rapports. — Recouvert par l'aponévrose et la peau, il recouvre l'articulation, le poplité, le soléaire et le plantaire grêle. Son bord externe forme le côté inférieur et interne du creux poplité ; il est en rapport en dehors avec les vaisseaux poplités, le nerf sciatique poplité interne et le plantaire grêle, et en dedans avec le demi-membraneux, le demi-tendineux et le droit interne.

Action. — Extenseur du pied et fléchisseur de la jambe.

III. Plantaire grêle (fig. 14, 10).

Insertions. — 1° Condyle externe du fémur, immédiatement en dedans du tendon du jumeau externe. 2° Bord interne du tendon d'Achille dont il partage es insertions ; souvent il va s'insérer directement au calcanéum.

Rapports. — Recouvert par les jumeaux, il recouvre le soléaire.

Action. — La même que celle des jumeaux.

IV. Soléaire.

Insertions. — 1º Tubercule post. de la tête du péroné, tiers
sup. de la face post. du même os, ligne oblique du tibia et face
post. du tibia. 2º Tendon d'Achille. Le tendon d'Achille, commun aux jumeaux et au soléaire, s'attache à la partie inférieure
de la face postérieure du calcanéum.

Rapports. — Recouvert par les jumeaux et le plantaire
grêle, il recouvre le péroné, le tibia, et, de dehors en dedans,
les muscles péroniers latéraux, fléchisseur propre du gros orteil,
jambier postérieur et fléchisseur commun, les vaisseaux et
nerfs tibiaux postérieurs. Son bord supérieur présente l'*anneau
du soléaire* pour les vaisseaux poplités et le nerf sciatique poplité interne.

Action. — Extenseur du pied.

V. Poplité.

Insertions. — 1º Dans la gouttière de la partie post. et externe du condyle externe du fémur; 2º à la lèvre interne de
la ligne oblique du tibia, et à toute la portion de la face post.
de cet os située au-dessus de la ligne oblique.

Rapports. — Il recouvre l'articulation du genou et le tibia.
Il est recouvert par les vaisseaux poplités et par le nerf sciatique poplité interne, par les deux jumeaux et le plantaire grêle.

Action. — Fléchisseur de la jambe.

VI. Jambier postérieur (fig. 14, 7).

Insertions. — 1º Lèvre externe de la ligne oblique du tibia,
face post. du tibia, face int. du péroné, face post. du ligament
interosseux; 2º tubercule du scaphoïde.

Rapports. — En avant, avec le ligament interosseux, le tibia
et le péroné; en arrière, avec le soléaire; en dedans, avec le

fléchisseur commun des orteils ; en dehors, avec le fléchisseur propre du gros orteil. Son tendon est situé, avec celui du fléchisseur commun, dans la gouttière de la malléole interne, puis entre le ligament interne de l'articulation tibio-tarsienne et le ligament annulaire interne du tarse.

Action. — Adducteur et extenseur du pied.

VII. **Fléchisseur commun des orteils** (fig. 14, 8).

Insertions. — 1o Lèvre externe de la ligne oblique du tibia et face post. du même os ; 2o aux quatre derniers orteils, comme le fléchisseur commun des doigts.

Rapports. — En avant, avec le tibia et la moitié inf. du jambier postérieur ; en arrière, avec le soléaire dans sa moitié supérieure ; plus bas, avec l'aponévrose et la peau ; en dedans et en bas, avec l'aponévrose ; en dehors, avec le jambier postérieur, qu'il recouvre en bas et qu'il croise en passant sur son côté externe.

Action. — Fléchisseur des orteils et extenseur du pied.

VIII. **Fléchisseur propre du gros orteil** (fig. 14, 4).

Insertions. — 1o Face post. du péroné, au-dessous du soléaire. 2o Extrémité post. de la dernière phalange du gros orteil.

Rapports. — En avant, avec le péroné et le jambier post. ; en arrière, avec le soléaire ; en dedans, avec le jambier postérieur, qu'il recouvre en partie. Au pied, il croise le tendon du fléchisseur commun qui est plus superficiel (fig. 17, 3). Il passe dans une gouttière, en arrière de l'astragale et au-dessous de la petite apophyse du calcanéum.

Son nom indique son *action*.

Aponévrose jambière et ligaments annulaires (fig. 15).

Elle se continue, en haut, tout autour du genou, avec l'aponévrose crurale et avec des expansions tendineuses des tendons des muscles de la patte d'oie, du biceps et du tenseur du fascia lata. et elle s'insère à la tête du péroné ; plus bas, elle s'attache aux bords ant. et interne du tibia, et elle envoie deux cloisons aux bords antérieur et externe du péroné ; à la partie

inf. de la jambe, elle se continue en avant avec le ligament
annulaire du tarse, disparaît insensiblement en arrière sur le
talon, et se fixe en dehors à la gaîne des tendons des péroniers,
et en dedans au ligament annulaire interne. La *surface externe* est sous-cutanée. L'*interne* envoie deux prolongements
principaux (fig. 15, 4 et 5), qui forment avec le ligament interosseux trois grandes gaînes pour les muscles de la jambe:
gaîne antérieure (fig. 15, 3 et 4), destinée aux muscles de la

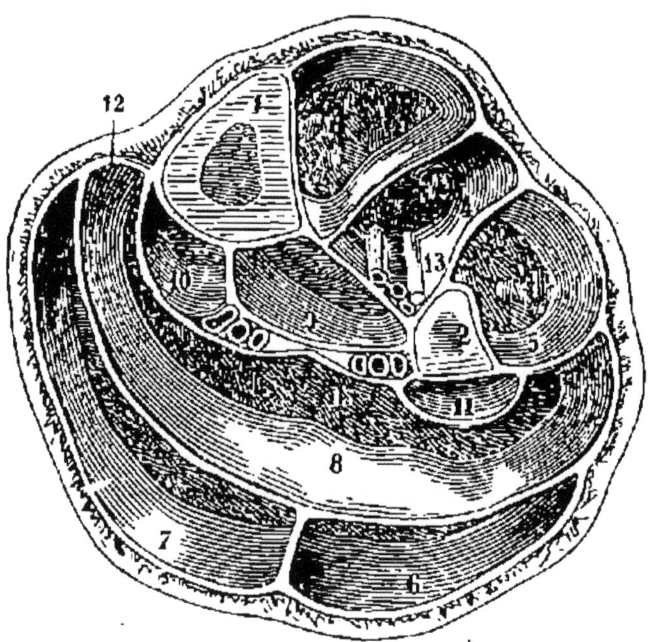

Fig. 15. Coupe de la jambe au tiers supérieur.

région antérieure; gaine ext. (fig. 15, 5), pour les deux péroniers latéraux; gaîne postérieure, pour les muscles de la région postérieure.

Ligament annulaire antérieur du tarse. — Quadrilatère,
situé au devant du cou-de-pied, il s'insère, en dehors, dans la
concavité supérieure du calcanéum, et en dedans, sur le bord
antérieur de la malléole interne.

Formé de fibres transversales, ce ligament se continue en

haut avec l'aponévrose jambière, et en bas avec l'aponévrose dorsale du pied. Il est recouvert par la peau et le nerf musculo-cutané, il recouvre les tendons de la région auxquels il fournit 3 gaines distinctes : l'interne, pour le jambier antérieur; la moyenne, pour l'extenseur du gros orteil, le nerf et les vaisseaux tibiaux antérieurs, et la troisième pour l'extenseur commun et le péronier antérieur.

Ligament annulaire interne du tarse. — Il s'étend de la partie postérieure de la malléole interne à la partie post. et interne du calcanéum. Il recouvre les vaisseaux et nerfs plantaires et les tendons du jambier postérieur et des fléchisseurs des orteils.

§ 4. — *Muscles du pied.*

Il y a 20 muscles dans le pied, 1 à la face dorsale, le pédieux. 19 à la face plantaire. Le pédieux est animé par le nerf tibial antérieur. Les 19 muscles de la région plantaire forment trois régions : région interne, 2 m. : adducteur du gros orteil, court fléchisseur ; region externe, 2 m.: abducteur du petit orteil, court fléchisseur ; région moyenne, 15 m. en 4 couches : 1re couche, court fléchisseur plantaire ; 2e couche, accessoire et lombricaux ; 3e couche, abducteur oblique et abducteur transverse ; 4e couche, interosseux.

Le nerf plantaire interne anime les muscles de la région interne et les deux premiers lombricaux ; le nerf plantaire externe anime tous les autres.

1º *Région pédieuse.*

Pédieux.

Insertions. — 1º Creux calcanéo-astragalien ; 2º par quatre faisceaux, aux *quatre premiers* orteils.

Rapports. — Il recouvre les métatarsiens et les interosseux dorsaux ; il est recouvert par les tendons de l'extenseur commun et l'aponévrose dorsale du pied. C'est le *satellite de l'artère pédieuse.* qui est recouverte par son bord interne.

Action. — Extenseur des 4 premiers orteils.

2° *Région plantaire interne.*

I. **Adducteur du gros orteil** (fig. 16, 1).

Insertions. — 1° Au tubercule interne de la face inférieure du calcanéum, à la face profonde de l'aponévrose plantaire et au ligament annulaire interne du tarse; 2° sur le bord interne de la première phalange du gros orteil.

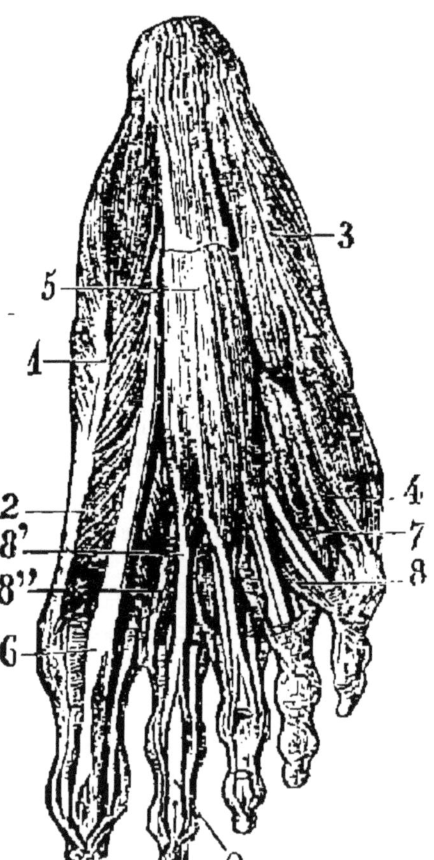

Rapports. — Recouvert par l'aponévrose et la peau, il est en rapport, en dehors, avec le court fléchisseur plantaire, et plus en avant, avec le tendon du fléchisseur propre du gros orteil. Son nom indique son *action.*

II. **Court fléchisseur du gros orteil** (fig. 16, 2).

Insertions. — 1° Sur la face inférieure de la deuxième rangée du tarse, particulière-

Fig. 16.

ment sur le scaphoïde, les cunéiformes et les ligaments correspondants; 2° sur le bord interne de la première phalange du gros orteil, par un tendon confondu avec celui de l'adducteur.

Rapports. — En bas, avec le tendon de l'adducteur, la peau et l'aponévrose. Il recouvre les os et les articulations. Son nom indique son *action.*

3° *Région plantaire externe.*

I. **Abducteur du petit orteil** (fig. 16, 3).

Insertions. — 1° Tubercule externe de la face inf. du calcanéum et aponévrose plantaire ; 2° bord externe de la première phalange du petit orteil.

Rapports. — Recouvert par l'aponévrose et par la peau, il recouvre les articulations et les os, le court fléchisseur, le tendon du long péronier latéral. Son nom indique son *action.*

II. **Court fléchisseur du petit orteil** (fig. 16, 4).

Insertions. — 1° Sur la 2ᵉ rangée du tarse, principalement sur le cuboïde, et sur les ligaments de cette région ; 2° sur le bord externe de la 1ʳᵉ phalange du petit orteil, en se confondant avec l'abducteur.

Rapports. — Il recouvre les os ; il est recouvert par l'abducteur, l'aponévrose et la peau. Son nom indique son *action.*

4° *Région plantaire moyenne.*

I. **Court fléchisseur plantaire** (fig. 16, 5).

Insertions. — 1° Au tubercule interne de la face inf. du calcanéum, et à l'aponévrose plantaire ; 2° il se divise, en avant, en quatre faisceaux qui s'insèrent aux 4 derniers orteils, de la même manière que le fléchisseur superficiel des doigts.

Rapports. — Recouvert par l'aponévrose et par la peau, il recouvre le muscle accessoire, les tendons du long fléchisseur des orteils et les lombricaux.

Action. — Fléchit la 2ᵉ phalange des quatre derniers orteils.

II. **Accessoire du long fléchisseur des orteils** (fig. 17, 4).

Insertions. — 1° Face inférieure du calcanéum, en avant des 2 tubercules ; 2° bord externe du tendon du long fléchisseur des orteils.

Rapports. — Recouvert par le court fléchisseur plantaire, le nerf et les vaisseaux plantaires externes, il recouvre les os.

Action. — Il corrige la direction oblique du long fléchisseur des orteils (fig. 17, 3).

III. **Lombricaux**
(fig. 17, 5).

Insertions. — 1° Dans les angles de la bifurcation des tendons du fléchisseur profond des orteils, excepté le premier, qui se fixe sur le bord interne du tendon qui va au 2° orteil ; 2° au côté interne des quatre derniers orteils, où ils confondent leurs tendons avec ceux des interosseux.

Rapports. — Recouverts par le court fléchisseur plantaire, ils recouvrent les abducteurs, les interosseux et l'arcade plantaire. Ils ont la même *action* que ceux de la main.

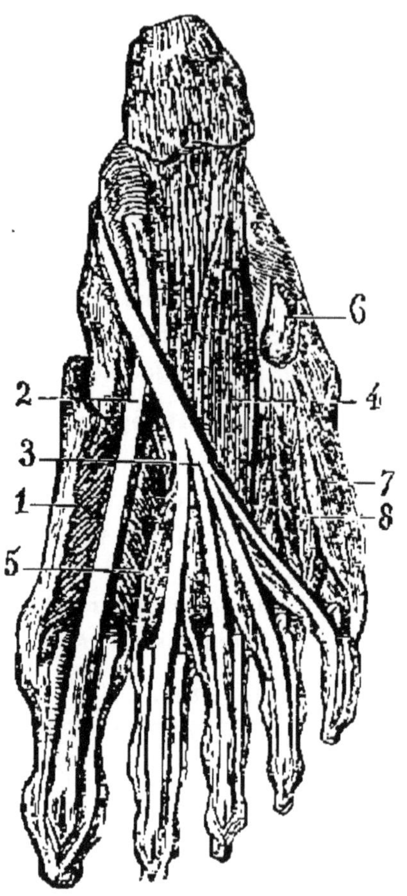

Fig. 17.

IV. **Abducteur oblique du gros orteil.**

Insertions. — 1° Face inférieure du cuboïde, et extrémité post. des 4e et 5e métatarsiens ; 2° bord externe de la 1re phalange du gros orteil.

Rapports. — En haut, avec les interosseux, les métatarsiens et l'arcade plantaire ; en bas, avec les lombricaux et le tendon du long fléchisseur des orteils. Son nom indique son *action.*

V. Abducteur transverse du gros orteil

Petit muscle transversal, formé par 4 languettes charnues qui s'insèrent au-dessous de la tête des 4 derniers métatarsiens. De là, elles se portent en dedans et se réunissent pour former un seul tendon qui s'insère sur le bord ext. de la 1re phal. du gros orteil, en se confondant avec le tendon de l'abducteur oblique.

Rapports. — Recouvert par les fléchisseurs, il recouvre les métatarsiens et les interosseux. Son nom indique son *action.*

VI. Interosseux plantaires (fig. 18, 1, 2, 3).

Ils sont situés dans les trois derniers espaces interosseux.

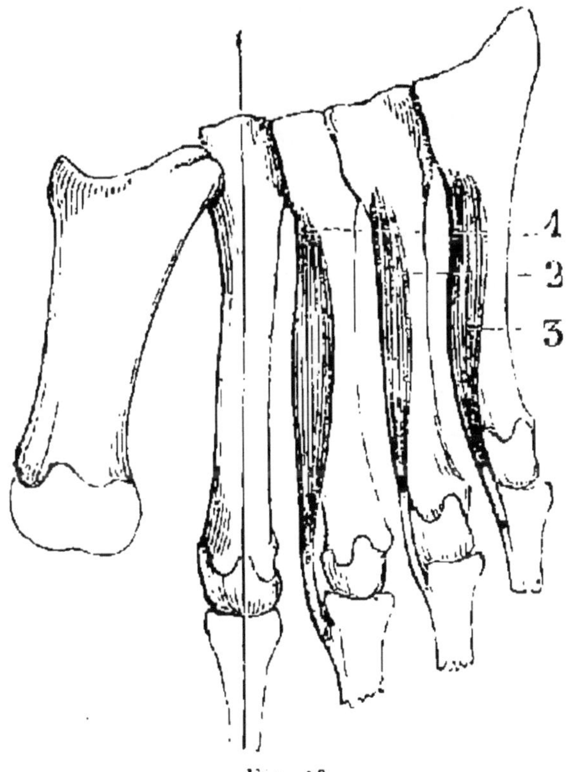

Fig. 18.

Insertions. — 1o Face int. des trois derniers métatarsiens ; 2o bord correspondant du tendon de l'extenseur commun, qu'ils accompagnent jusqu'à la dernière phalange. Dans toute leur longueur, ces muscles s'attachent sur le métatarsien et le côté du doigt qui regarde l'axe du pied. (L'axe est représenté par le 2e métatarsien et le 2e orteil [fig. 18]).

VII. Interosseux dorsaux (fig. 19, 2, 3, 4, 5).

Insertions. — 1° Sur les deux métatarsiens correspondants, entièrement sur celui qui ne donne pas insertion au plantaire,

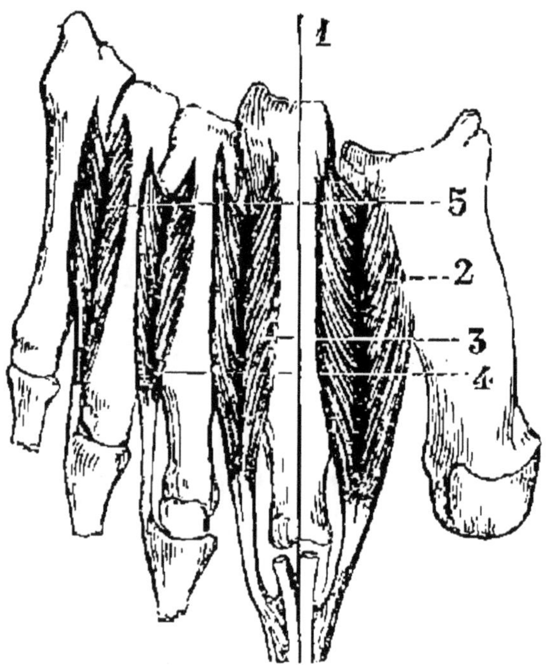

Fig 19.

en partie seulement sur la face opposée qui donne attache au plantaire ; 2° bord du tendon de l'extenseur commun, sur le côté du doigt opposé à celui qui regarde l'axe du pied. Le 2e orteil (axe) en reçoit donc deux, comme le médius à la main (fig. 19, 2 et 3).

Aponévroses du pied.

a. *Aponévroses dorsales du pied.* — 1° L'aponévrose super-

ficielle, mince, se continue en arrière avec le ligament annulaire antérieur ; elle se fixe par ses bords sur les bords du squelette du pied, et se perd en avant dans le tissu cellulaire sous-cutané. Cette aponévrose entoure les tendons des muscles de la région et le pédieux. 2° *L'aponévrose profonde* recouvre les muscles interosseux et l'artère pédieuse.

b. *Aponévroses plantaires.* — *L'aponévrose moyenne*, très épaisse, recouvre le court fléchisseur plantaire, qui y prend des insertions. Elle s'étend des tubercules post. et inf. du calcanéum aux ligaments des articulations métatarso-phalangiennes. Elle envoie deux cloisons profondes qui séparent le court fléchisseur plantaire des muscles internes et externes. Les *aponévroses interne* et *externe* sont minces, et recouvrent les muscles des régions interne et externe de la plante du pied.

TROISIÈME PARTIE

ARTHROLOGIE

—

CHAPITRE PREMIER
Des articulations en général.

Définition. — **Deux** ou plusieurs os réunis entre eux forment une *articulation*, un *article*, une *jointure*.

Classification. — Il y a trois classes d'art. : les synarthroses, les amphiarthroses et les diarthroses.

1º Synarthroses, sutures ou articulations immobiles. — Elles n'existent qu'à la tête (voy. Art. de la tête).

2º Amphiarthroses ou symphyses. — Art. caractérisées par la présence d'un disque fibro-cartilagineux, ou *ménisque interarticulaire* (symphyse pubienne), ou bien de ligaments interosseux (symphyse sacro-iliaque) fortement adhérents aux deux surfaces articulaires. Il n'y a pas de synoviales dans les symphyses. Les mouvements sont réduits à un balancement dû à l'élasticité des ligaments interosseux qui adhèrent à l'os. On trouve les symphyses à la colonne vertébrale, au bassin, au carpe, au tarse et à l'art. tibio-péronière inférieure.

3º Diarthroses ou articulations mobiles. — Elles sont très-nombreuses. Elles offrent des surfaces articulaires des ligaments, des synoviales et des mouvements plus ou moins étendus.

Division des diarthroses. — D'après la conformation des surfaces articulaires on les a divisées en 6 genres : — 1º *Énarthroses*, articulations dans lesquelles une tête osseuse est reçue dans une cavité. Ex. art. scapulo-hum., art. coxo-fém. —

2º *Emboîtements réciproques*, art. dans lesquelles les surfaces articul. sont concaves et convexes en sens inverse, comme une selle, et s'emboîtent. Ex. art. sterno-claviculaire, art. trapézo-métac. — 3º *Condyliennes*, art. formées par une tête osseuse allongée, ou *condyle*, et par une cavité allongée dans le même sens, ou *cavité glénoïde*. Ex. art. temporo-max., radio-carpienne, etc. — 4º *Trochléennes* ou *ginglymes angulaires*, art. formées par une poulie osseuse et par une surface moulée sur la poulie. Elles n'ont que 2 mouvements et sont pourvues de 4 ligaments, les 2 latéraux toujours plus forts. Ex. art. du coude, du genou, du cou-de-pied, des phalanges — 5º *Trochoïdes* ou *ginglymes latéraux*, art. formées par un cylindre osseux tournant dans un anneau ostéo-fibreux. Ex. art. de l'atlas et de l'apophyse odontoïde, art. radio-cubitale sup. — 6º *Arthrodies*, art. formées par des surfaces osseuses petites, plus ou moins planes, n'ayant qu'un mouvement de glissement. Ex. art. acromio-claviculaire, et la majeure partie des petites articulations.

a. *Surfaces articulaires*. — Dans toutes les diarthroses, elles sont revêtues de *cartilage*. Ce tissu, qui protège les surfaces osseuses et empêche leur usure, est *dépourvu de vaisseaux et de nerfs*.

Il constitue les *cartilages permanents*. Il est formé uniquement d'une matière amorphe renfermant des *cavités de cartilage*. Dans ces cavités microscopiques, on trouve des *cellules de cartilage* qui ont pour propriété de s'entourer d'une pellicule, dite *capsule de cartilage*. Les cartilages articulaires adhèrent directement à l'os par l'une de leurs faces, l'autre face est libre dans l'articulation et baignée par la synovie.

(Le tissu cartilagineux est très-répandu dans le corps. Il y a des *cartilages à périchondre* et des *cartilages sans périchondre*, comme les cart. articulaires. Le périchondre, membrane fibro-vasculaire analogue au périoste, recouvre les cartilages costaux, les cartilages des voies aériennes, les cartilages fœtaux, c.-à-d ceux du fœtus qui doivent s'ossifier. Le *carti-*

lage réticulé est celui qui est entremêlé d'une grande quantité de fibres élastiques, comme dans l'épiglotte.)

b. *Ligaments.* — Ce sont les moyens d'union des diarthroses. Ils ont des formes variées : capsules, cordons, membranes, et sont formés de tissu fibreux (faisceaux de fibres de tissu conjonctif réunis par une matière tenace et peu hygrométrique). Ils s'attachent directement sur les surfaces osseuses, en déplaçant le périoste, à une certaine distance du bord du cartilage articulaire. D'après Sappey, ils possèdent des vaisseaux et des nerfs.

c. *Synoviales.* — Membranes séreuses revêtant la surface interne des articul. *excepté les cartilages articulaires.* Très-adhérentes à la face interne des ligaments, elles se réfléchissent à l'insertion de ceux-ci et recouvrent le périoste de l'os jusqu'au bord du cartilage articulaire. Elles sont formées d'une couche d'épithélium pavimenteux stratifié et d'une couche profonde de tissu conjonctif, contenant quelques fibres élastiques et recevant vaisseaux et nerfs. Les *franges synoviales* flottent dans l'articulation, elles se montrent sur les grandes art., au voisinage des os. — La synoviale exhale, sécrète, de la synovie par sa surface interne. Elle ne renferme pas de glandes. Toutes les diarthroses en sont pourvues.

Fibro-cartilages. — Le tissu cartilagineux est quelquefois mêlé au tissu fibreux pour former les ménisques interarticulaires des articul. temporo-maxill., sterno-claviculaire, fémoro-tibiale, acromio-claviculaire, des art. des corps vertébraux, etc., les bourrelets glénoïdien et cotyloïdien, etc. Ces ménisques sont des fibro-cartilages. Le tissu cartilagineux infiltre pour ainsi dire les fibres du tissu fibreux, et il forme une mince couche sur la surface libre du fibro-cartilage. On reconnait le tissu cartilagineux dans les fibro-cartilages à la présence des cellules de cartilage.

CHAPITRE SECOND
Des articulations en particulier.

§ 1er. — *Articulations de la tête.*

Les sutures ont été décrites avec les os de la tête. Rappelons que les *sutures dentelées* occupent la voûte crânienne, et que les *sutures écailleuses* sont situées sur les parties latérales du crâne, tandis que les *sutures harmoniques* se rencontrent à la base du crâne. Les os de la mâchoire supérieure forment des *sutures par engrènement.*

Un *cartilage sutural* est interposé aux surfaces articulaires; il n'y a ni ligaments, ni synoviales, ni mouvements.

1. Articulation temporo-maxillaire (condylienne).

1o *Temporal.* Cavité glénoïde bien plus large que le condyle qu'elle reçoit, divisée en deux par la scissure de Glaser. — 2o *Maxillaire.* Condyle à grand diamètre oblique en dedans et en arrière.

Moyens d'union. — 1o Un *fibro-cartilage interarticulaire,* concave en bas pour se mouler sur le condyle, convexe et concave en haut pour se mouler sur la cavité glénoïde et la racine transverse de l'apophyse zygomatique. Plus mince au centre, ce disque fibreux est très-adhérent au condyle. — 2o Un *ligament latéral externe,* le plus important, dirigé obliquement en bas, en arrière et en dedans; il s'insère en haut au tubercule zygomatique et en bas au col du condyle. — 3o Un *ligament postérieur* ayant été confondu par plusieurs auteurs avec le précédent, qu'ils décrivaient alors collectivement sous le nom de *capsule.* — 4o Deux ligaments internes moins importants. Ils s'étendent, le *sphéno-maxillaire,* de l'épine du sphénoïde à l'épine de Spix; le *stylo-maxillaire,* de l'apophyse styloïde à l'angle du maxillaire inférieur.

Deux *synoviales :* l'une, très-petite, entre le condyle et le disque interarticulaire; l'autre, plus lâche, entre la cavité glénoïde et le disque fibro-cartilagineux.

Mouvements. — Mouvements d'abaissement, d'élévation, de projection en avant, de projection en arrière, et de latéralité ou de diduction. (Voy. Muscles masticateurs.)

§ 2. — *Articulations de la colonne vertébrale.*

Ces articulations se divisent en deux groupes : les intrinsèques et les extrinsèques.

A. *Articulations intrinsèques.*

1º Articulations des corps vertébraux. — Les corps vertébraux présentent des *surfaces articulaires* dont la forme varie pour chaque région.

Les *moyens d'union* consistent en ligaments interosseux et en ligaments périphériques.

A. Les ligaments interosseux, *disques intervertébraux, ménisques interarticulaires*, sont des fibro-cartilages. On trouve au centre une pulpe molle. La partie périphérique est formée de tissu fibreux très-serré, dont les fibres sont entre-croisées.

B. Les ligaments périphériques sont : 1º des fibres étendues du bord inférieur de la vertèbre qui est au-dessus au bord sup. de celle qui est au-dessous, en s'entre-croisant sur la ligne médiane; 2º deux ligaments communs à tous les corps des vertèbres, désignés sous les noms de *ligament vertébral commun antérieur* et *ligament vertébral commun postérieur.*

L'*antérieur* s'étend de l'axis au sacrum C'est une bandelette qui occupe la face antérieure de la colonne vertébrale et se termine à la base du sacrum.

Le *postérieur* s'étend de la gouttière basilaire de l'occipital au coccyx, et s'insère, comme l'antérieur, aux disques fibreux intervertébraux et aux bords des vertèbres. Il présente sur ses bords des dentelures correspondant aux trous de conjugaison, et dans la concavité desquelles sont logés les pédicules des vertèbres.

2o Articulations des lames. — Elles s'articulent au moyen de bandelettes spéciales appelées *ligaments jaunes* et formées de tissu élastique. Les ligaments jaunes, disposés par paires entre les vertèbres, s'insèrent par leur bord inférieur sur le bord sup. de la lame qui est au-dessous et par leur bord sup. à la face antérieure de la lame qui est au-dessus et qui les recouvre en partie seulement.

3o Articulations des apophyses articulaires. — Ce sont des arthrodies, dont les surfaces sont revêtues de cartilage. Des ligaments irréguliers existent autour des surfaces articulaires ; ils affectent une disposition capsulaire ; on y trouve une *synoviale*.

4o Articulations des apophyses épineuses. — Les apophyses épineuses s'articulent à distance, au moyen d'un *ligament surépineux* et d'un *ligament interépineux*. Le premier s'insère au sommet des apoph. épineuses, et il est formé par l'entre-croisement des fibres tendineuses des muscles du dos qui s'implantent sur ces apophyses. Le deuxième est une lame fibreuse placée verticalement entre les apoph. épineuses.

5o Articulation sacro-vertébrale. — Elle ne diffère des autres articulations vertébrales que par une épaisseur plus considérable du disque intervertébral, et par un grand développement des ligaments jaunes. Un gros faisceau fibreux se porte de l'apophyse transverse de la 5e vertèbre lombaire à la base du sacrum. C'est le *ligament sacro-vertébral*.

6o Symphyse sacro-coccygienne. — Il existe un disque *fibro-cartilagineux* entre les deux surfaces. Les *moyens d'union* sont constitués par des ligaments périphériques : les principaux sont le *sacro-coccygien antérieur*, descendant de la face ant. du sacrum sur la face ant. du coccyx, et le *sacro-coccygien postérieur*, plus fort, s'étendant du sacrum au coccyx, et fermant la gouttière sacrée.

B. *Articulations extrinsèques* ou *de la colonne vertébrale avec la tête.*

Trois os concourent à ces articulations : l'occipital, l'atlas et l'axis (fig. 20).

1° Articulation occipito-atloïdienne. — 1° Sur les côtés, l'occipital s'articule avec l'atlas, au moyen de ses condyles, et constitue une articulation double condylienne. Une capsule fibreuse, ou *ligament occipito-atloïdien latéral*, unit ces deux os. Une *synoviale* facilite leur glissement.

2° En avant, l'arc ant. de l'atlas s'articule avec la partie antérieure du trou occipital au moyen du *ligament occipito-atloïdien antérieur.*

3° En arrière, l'arc post. de l'atlas s'articule avec la part. post. du trou occipital au moyen du *ligament occipito-atloïdien postérieur*, mince et assez résistant.

Mouvements. — La tête se fléchit, s'étend sur l'atlas ; il y a aussi inclinaison à droite et à gauche, d'où résulte un mouvement très-limité de circumduction.

2° Articulation atloïdo-axoïdienne. — L'atlas et l'axis s'articulent par les parties latérales, les parties antérieure et postérieure ; de plus, l'atlas s'artic. avec l'apoph. odontoïde pour former l'articulation atloïdo-odontoïdienne.

a. *Articulation atloïdo-axoïdienne proprement dite.* — Sur les côtés, l'articulation atloïdo-axoïdienne forme une arthrodie dont les surfaces sont constituées par les facettes articulaires inf. de l'atlas et sup. de l'axis. Elles son reliées par le *ligament atloïdo-axoïdien latéral,* ou capsule fibreuse, doublée d'une synoviale. En avant, l'atlas et l'axis sont unis par le *ligament atloïdo-axoïdien antérieur,* formé de faisceaux ligamenteux assez considérables, dont les plus superficiels se continuent avec le ligament vertébral commun antérieur. En arrière, l'atlas et l'axis s'articulent au moyen d'un ligament étendu de l'arc post. de l'atlas aux lames de l'axis. C'est le *ligament atloïdo-axoïdien postérieur.*

b. *Articulation atloïdo-odontoïdienne.* — L'articulation atloïdo-odontoïdienne constitue une trochoïde, dont les surfaces articulaires sont formées par une facette ovalaire située derrière l'arc ant. de l'atlas ; et du côté de l'apoph. odontoïde, par un cylindre osseux présentant, en avant, une facette articulaire pour l'atlas, et en arrière, une facette articulaire striée transversalement et destinée à se mettre en rapport avec les fibres du ligament transverse.

Les *moyens d'union* sont constitués par un ligament, *ligament transverse* ou *demi-annulaire* (fig. 20, 1), inséré par ses extrémités sur les inégalités qui se trouvent à la face int. des masses latérales. La face ant. du ligament est revêtue de cartilage et supporte l'apoph. odontoïde, contre laquelle il glisse pendant la rotation de l'atlas sur l'axis. Le bord sup. donne insertion au faisceau profond du *ligament occipito-axoïdien moyen* (fig. 20, 3). Le bord inf. donne insertion à un ligament qui se porte sur le corps de l'axis (fig. 20, 2). La réunion du ligament transv. et du faisceau profond du ligament occipito-axoïdien moyen forme le *ligament cruciforme* (fig 20, 1, 2, 3).

Les *moyens de glissement* sont deux synoviales : une *antérieure* et une *postérieure*.

Mouvements. — L'atlas tourne sur l'axis ; c'est le seul mouvement de cette articulation.

3º Articulation occipito-axoïdienne. — L'occipital s'articule avec l'axis par des ligaments qui se portent de l'occipital à l'apoph. odontoïde et au corps de l'axis.

a. Les premiers constituent l'articulation *occipito-odontoïdienne.* Dans cette articulation, il n'y a pas de surfaces articulaires, mais seulement trois ligaments : l'un, résistant, se porte du sommet de l'apoph. odontoïde à la partie moyenne et ant. du bord du trou occipital, c'est le *ligament occipito-odontoïdien médian ;* les deux autres, horizontaux, se portent transversalement du sommet de l'apoph. odontoïde à la face interne des condyles de l'occipital : ce sont les *ligaments occipito-odontoïdiens latéraux.*

b. Les seconds constituent l'*articulation occipito-axoïdienne* proprement dite.

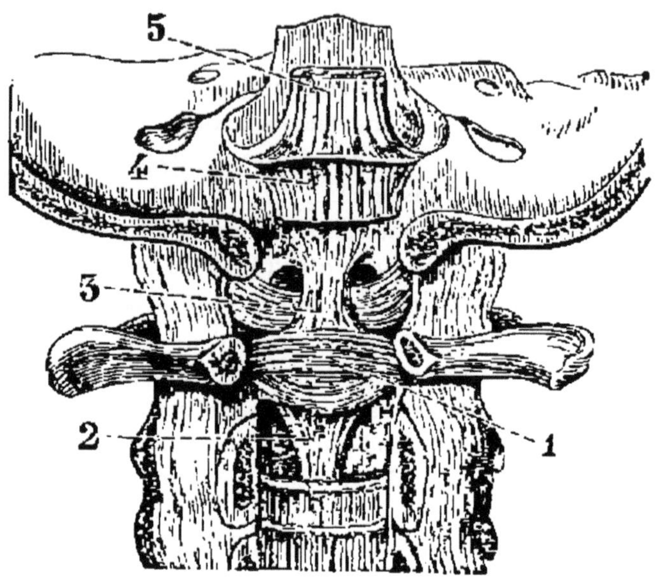

Fig. 20.

De même que dans la précédente, il ne peut y avoir de surfaces articulaires, puisque l'atlas est interposé. Il n'y a que des *ligaments occipito-axoïdiens*, au nombre de trois aussi : l'un, médian, s'insère en haut, dans la gouttière basilaire, et se divise en trois feuillets descendant derrière l'apoph. odontoïde. De ces trois feuillets, l'*antérieur*, plus profond, s'insère au bord sup. du ligament annulaire ; le *moyen* passe derrière le ligament annulaire, pour s'insérer à la face post. du corps de l'axis ; le *post.* se confond avec le ligament vertébral commun postérieur.

Les deux autres ligaments, latéraux, triangulaires, s'insèrent en haut sur le trou occipital, en avant de la base du condyle, de chaque côté de la ligne médiane, et en bas sur la face post. du corps de l'axis, aux parties latérales. Ils sont effilés à leur extrémité supérieure.

(Voir page 147 pour les autres articulations extrinsèques.)

§ 3. — *Articulations du bassin* (symphyses).

I. Articulations coccygiennes.

Ce sont de petites amphiarthroses analogues à l'articul. sacro-coccygienne, mais plus rudimentaires encore.

II. Articulation sacro-iliaque.

Du côté du sacrum et de l'os coxal, on trouve une facette assez étendue, *facette auriculaire*. Elle est rugueuse et recouverte, par places irrégulières, de cartilage articulaire.

Moyens d'union. — Cinq ligaments, deux *antérieurs*, deux *postérieurs* distingués en supérieur et en inférieur, et un ligament *interosseux*. A ces ligaments vient s'en ajouter un, extrinsèque à l'articulation, mais qui sert à la renforcer : c'est le ligament *ilio-lombaire*. Ce ligament s'étend de l'apoph. transverse de la dernière vertèbre des lombes à la crête iliaque, où il s'attache, à l'union du tiers post. avec les deux tiers ant.

III. Articulation des pubis ou symphyse pubienne.

Formées par les pubis les surfaces articulaires sont allongées ; en avant, elles sont séparées par un ligament interarticulaire en forme de coin, dont le sommet est en arrière.

Moyens d'union. — Quatre ligaments · un *ligament inférieur*, triangulaire, qui ferme en haut l'arcade pubienne et l'arrondit ; un *ligament antérieur*, formé par les fibres entre-croisées qui proviennent de la terminaison des piliers de l'anneau inguinal ; un *ligament postérieur* très-mince, étendu horizontalement entre les deux pubis ; un *ligament supérieur* allant d'un pubis à l'autre en passant sur la symphyse.

§ 4. — *Articulations du thorax.*

I. Articulations des côtes avec la colonne vertébrale.

Les côtes s'articulent avec les vertèbres par la tête, par le col et par la tubérosité.

Pour ces articulations, on trouve, du côté de la côte, trois facettes articulaires, une sur la tubérosité et deux sur la tête, séparées par le sommet anguleux. Du côté de la vertèbre, il existe trois facettes correspondantes : une sur l'apoph. transverse, les deux autres sur les bords des vertèbres, en regard de la tête des côtes.

a. Articulations vertébro-costales, ou de la côte avec les vertèbres. — Les moyens d'union sont constitués par deux ligaments : l'un, interosseux, très-court, partant de l'angle qui sépare les deux facettes articulaires, et se confondant avec le disque interarticulaire ; l'autre, rayonné, qui s'étend de la face antérieure de la tête de la côte, en s'irradiant, aux deux vertèbres correspondantes : c'est le *ligament vertébro-costal antérieur.*

b. *Articulations transverso-costales, ou de la côte avec l'apophyse transverse.* — Du côté du col, un *ligament interosseux*, très-résistant, est étendu du col de la côte à la face ant. de l'apoph. transv. correspondante.

Du côté de la tubérosité, on trouve des fibres irrégulièrement disséminées autour de l'articulation, et deux ligaments : un *ligament transverso-costal supérieur*, qui s'insère sur la partie interne de la tubérosité, et un peu sur le col, pour se porter au bord inf. de l'apoph. transv. qui est au-dessus, et un *ligament transverso-costal postérieur*, qui part de la partie ext. de la tubérosité et se porte en bas et en dedans, au sommet de l'apoph. transverse qui est au-dessous. Ces articulations sont pourvues de synoviales.

La première, la onzième et la douzième côte s'articulent différemment. Elles constituent une espèce d'énarthrose. Celles de la onzième et de la douzième côte diffèrent en outre par l'absence d'*articulation transverso-costale.*

§ 5. — *Articulations du membre supérieur.*

I. Articulation scapulo-humérale (énarthrose).

1º *Humérus.* Tête articulaire représentant le tiers d'une sphère.— 2º *Omoplate.* Cavité glénoïde, ovale, à grand diamètre vertical, à petite extrémité dirigée en haut. Cette cavité est protégée sur sa circonférence par un bourrelet fibreux, *bourrelet glénoïdien.*

Une *voûte ostéo-fibreuse* complète la partie sup. de cette cavité ; elle est formée par l'apoph. coracoïde, l'acromion et le *ligament acromio-coracoïdien*, ligament triangulaire très-épais, s'insérant par son sommet au sommet de l'acromion, et par sa base, au bord post. de l'apoph. coracoïde.

Moyens d'union. — 1° Une *capsule fibreuse* (fig. 21, 5 et 6) s'insère, d'une part, autour de la cavité glénoïde et du bourrelet glénoïdien ; d'autre

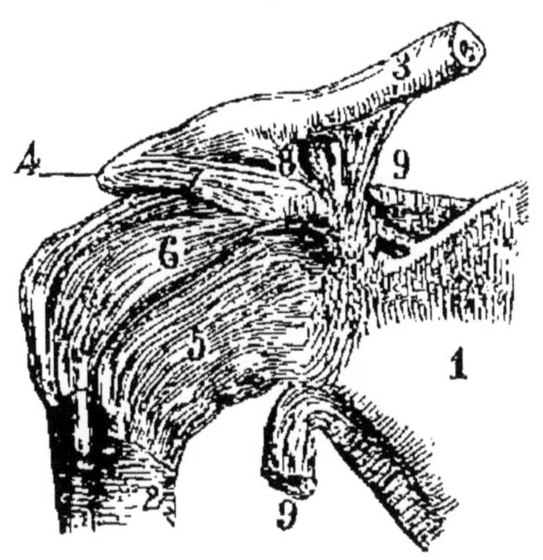

Fig. 21.

part, autour du col anatomique de l'humérus. A la partie inf. du col, elle empiète sur le corps, dans une étendue de 1 à 2 centimètres environ. Ce manchon fibreux est très-lâche, et permet aux deux surfaces articulaires un écartement de 3 centimètres lorsque la cavité communique avec l'air.

Cette capsule présente deux ouvertures constantes : l'une laisse passer une expansion de la synoviale pour faciliter le glissement du tendon du sous-scapulaire sous l'apoph. coracoïde. L'autre ouverture donne passage à une expansion de la synoviale dans la coulisse bicipitale pour le tendon de la longue portion du biceps.

2° Le ligament *coraco-huméral* est un petit faisceau fibreux qui va de la face inf. de l'apoph. coracoïde à la partie sup. de la capsule, ainsi qu'à la grosse tubérosité de l'humérus.

Une *synoviale* tapisse la surface interne de la capsule fibreuse. (Voy. fig. 21, face ant. de l'articulation.)

Mouvements. — Élévation ou abduction, adduction, projection en avant, projection en arrière, rotation, circumduction.

II. Articulation sterno-claviculaire (emboîtement réciproque). (Fig. 22.)

1° *Sternum.* Surface ovale, à grand diamètre oblique en bas et en dehors, convexe d'avant en arrière, concave transversalement, située de chaque côté de la fourchette sternale. — 2° *Clavicule.* Surface rugueuse, plane, beaucoup plus large que la facette du sternum, et moins oblique. Il existe un fibro-cartilage ou *ménisque interarticulaire* qui sépare les deux os (fig 22, 3). Adhérant très-intimement à la clavicule qu'il ac-

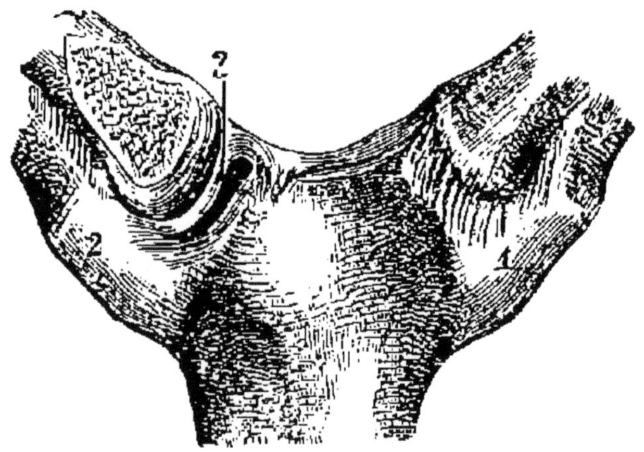

Fig. 22.

compagne dans ses déplacements, à la capsule fibreuse et au cartilage de la 1re côte, ce ménisque est aplati du côté de la clavicule, à laquelle il est fixé. Il est concave et convexe du côté du sternum.

Moyens d'union. — Une *capsule fibreuse*, plus épaisse en avant et en arrière, pour former le *ligament antérieur* (fig. 22, 1) et le *ligament postérieur*. Il existe, en outre, le *ligament interclaviculaire*, étendu de la partie sup. d'une clavicule à l'autre. L'articul. sterno-claviculaire ne possède pas de *ligament inférieur*, le ligament costo-claviculaire en tient lieu.

Moyens de glissement. — Deux *synoviales :* l'une, lâche, située entre le sternum et le ménisque ; l'autre, serrée, entre le ménisque et la clavicule (fig. 22, 3).

Mouvements. — Tous les mouvements se rencontrent ici, moins la rotation. Ils sont, en général, peu étendus, et limités par le ligament costo-claviculaire.

III. **Articulation costo-claviculaire** (arthrodie).

On trouve, *du côté de la clavicule,* une facette articulaire plus ou moins déprimée ; *du côté de la première côte,* une facette analogue. Les moyens d'union sont constitués par un ligament épais, étendu d'un os à l'autre, irrégulier ; c'est le *ligament costo-claviculaire.* Il y a une *synoviale.*

IV. **Articulation acromio-claviculaire** (arthrodie).

1º *Acromion :* facette elliptique située à la partie ant. du bord interne de cette apophyse, regardant en haut et en dedans. — 2º *Clavicule :* facette analogue située à l'extrémité externe de la clavicule, et regardant en bas et en dehors.

Moyens d'union. — Deux ligaments, l'un supérieur, l'autre inférieur beaucoup plus mince, étendus de l'acromion à la clavicule. Il y a une *synoviale.*

V. **Articulation coraco-claviculaire.**

1º *Apophyse coracoïde :* surface articulaire située à la face sup. de l'apophyse ; — 2º *Clavicule :* quelquefois une facette articulaire près de son extrémité externe.

Moyens d'union. — Ce sont les ligaments coraco-claviculaires, au nombre de deux : l'un, antérieur et externe, ou *trapézoïde ;* l'autre, postérieur et interne, ou *conoïde.* Ils s'insèrent tous deux aux rugosités de la face inf. de l'extrémité externe de la clavicule, et de là se portent sur l'apoph. coracoïde.

VI. **Articulation huméro-cubitale** (trochléenne).

1º *Humérus.* Poulie articulaire surmontée, en avant, par la cavité coronoïde, et en arrière, par la cavité olécrânienne, et condyle de l'humérus qui s'articule avec la cupule du radius.

— *2º Avant-bras*. Grande cavité sigmoïde du cubitus et cupule du radius.

Moyens d'union. — Quatre ligaments : un antérieur, un postérieur, deux latéraux simples en haut et bifurqués en bas.

Ligament antérieur. — Mince, il s'insère, en haut, autour de la cavité coronoïde ; en bas, au sommet de l'apophyse coronoïde, et sur le ligament annulaire du radius.

Ligament postérieur. — Sa place est à peine marquée par la présence de quelques fibres de tissu fibreux.

Ligament latéral interne. — Il s'attache, en haut, sur l'épitrochlée ; en bas, sur le bord interne de l'apophyse coronoïde, par son faisceau antérieur, et sur le bord interne de l'olécrâne, par son faisceau postérieur.

Ligament latéral externe. — Analogue au précédent, il s'insère, en haut, à l'épicondyle ; en bas, sur le ligament annulaire du radius par son faisceau antérieur, et sur le bord externe de l'olécrâne par son faisceau postérieur.

Une *synoviale* tapisse la face interne de tous ces ligaments.

Mouvements. — Deux : flexion, extension.

VII. Articulations radio-cubitales.

1º *Articulation radio-cubitale supérieure* (trochoïde). — 1º *Radius*. Surface articulaire, circulaire, se continuant avec celle de la cupule (G).— 2º *Cubitus*. Petite cavité sigmoïde(7).

Moyen d'union. — Un seul ligament, *ligament annulaire*, qui représente les trois-quarts d'un anneau, l'autre quart étant formé par la petite

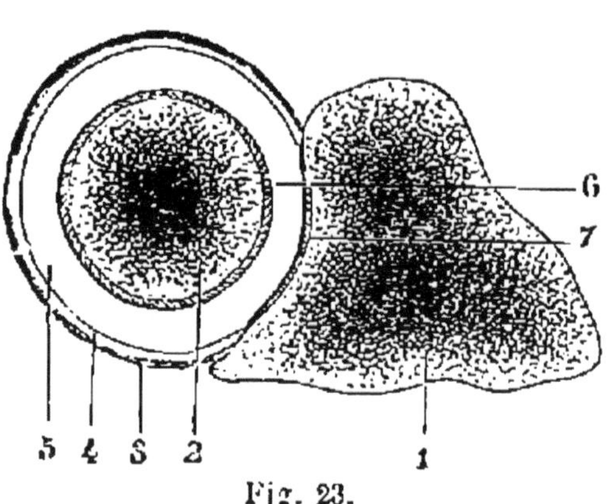

Fig. 23.

cavité sigmoïde. Il s'insère par ses deux extrémités aux deux extrémités de la petite cavité sigmoïde. Sa face interne est en contact avec le radius (fig. 23, 3 ; coupe transversale de l'artic.).

La *synoviale* du coude envoie autour de la tête du radius un prolongement circulaire (fig. 23, 4 et 6) qui forme une sorte de gaîne autour du col.

2º *Articulation radio-cubitale inférieure.* — Sur le radius, petite cavité sigmoïde ; sur le cubitus, tête arrondie.

Moyens d'union. — Deux ligaments : antérieur et postérieur. L'*antérieur* s'insère sur la partie antérieure de la cavité sigmoïde du radius, et sur la partie ant. de l'apoph. styloïde du cubitus. Le *postérieur* s'insère à la partie post. de la cavité sigmoïde du radius et à la partie post. de l'apoph. styloïde du cubitus. Il y a encore dans cette articulation le *ligament triangulaire* (fig. 24, 5 ; surface artic.

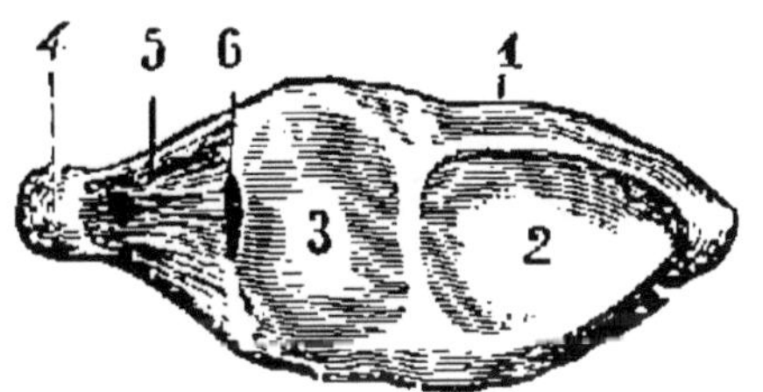

Fig. 24.

du radius et face inf. du ligam. triangulaire). Ce ligament, en forme de triangle, a une épaisseur de 2 à 3 millimètres. Il s'insère, par son sommet, dans la rainure qui existe entre l'apoph. styloide et la tête du cubitus, et par sa base sur le bord inf. de la cavité sigmoïde du radius. Il sépare complètement le cubitus du pyramidal.

La *synoviale* communique quelquefois avec celle du poignet par une petite perforation (fig. 24, 6) qu'on trouve à la base du ligament triangulaire (voy. fig. 25, 6, coupe du ligament triangulaire).

3º *Union des deux os.* — Cette union est constituée par un *ligament interosseux* qui remplit l'espace interosseux, et s'insère aux bords interne du radius et externe du cubitus.

Mouvements. — Un mouvement, la rotation. La rotation en

dedans prend le nom de *pronation* ; la rotation en dehors, celui de *supination.*

VIII. **Articulation radio-carpienne** (condylienne).

1º *Du côté de l'avant-bras*, surface articulaire concave, formée par la face articulaire de l'extrémité inférieure du radius et par

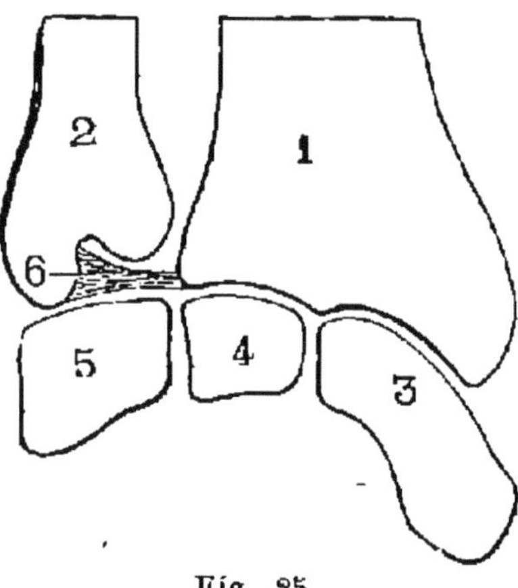

Fig. 25.

la face inférieure du ligament triangulaire (6). 2º *Du côté du carpe*, trois os de la première rangée se réunissent pour former un condyle brisé : le scaphoïde (3), le semi-lunaire (4) et le pyramidal (5) (fig. 25, coupe verticale de l'articul.).

Moyens d'union. — Quatre ligaments. — *Ligament antérieur.* — Il est formé de deux faisceaux qui s'étendent de chacun des os de l'avant-bras au carpe. Le *faisceau radio-carpien* s'insère en haut, sur le bord ant. rugueux de la surface articulaire du radius et sur l'apoph. styloïde de cet os. Il se dirige obliquement en bas et en dedans, en s'épanouissant sur les os du carpe, et s'insère plus particulièrement au semi-lunaire, à l'os crochu et au grand os. Le faisceau *cubito-carpien* s'insère, en haut, entre l'apoph. styloïde et la tête du cubitus, dans l'angle rentrant formé par ces deux parties, en arrière du tendon du muscle cubital antérieur. De là, ses fibres se dirigent en bas et un peu en dehors, s'entre-croisent en partie avec celles du faisceau radio-carpien, et vont s'insérer principalement au pyramidal et au semi-lunaire.

Ligament postérieur. — Il est formé par quelques fibres qui s'étendent du bord post. de la face articulaire du radius à la face post. du pyramidal et du semi-lunaire.

Ligament latéral interne. — Simple en haut, bifurqué en bas, il s'insère en haut sur la partie moyenne de l'apoph. styloïde du cubitus, qu'il embrasse ; en bas sur le pisiforme, et sur la face postérieure du pyramidal.

Ligament latéral externe. — Il s'insère, en haut, au sommet de l'apoph. styloïde du radius, et, en bas, sur la rainure qui se trouve en arrière et en dehors du scaphoïde.

Moyens de glissement. — La *synoviale* communique quelquefois avec celle de l'articulation radio-cubitale inférieure. Elle envoie des prolongements entre le scaphoïde et le semi-lunaire d'une part, entre celui-ci et le pyramidal d'autre part.

Mouvements. — Au nombre de cinq, comme dans les autres condyliennes.

IX. Articulations carpiennes.

Les surfaces par lesquelles se correspondent le scaphoïde et le semi-lunaire, le semi-lunaire et le pyramidal, sont planes, verticales et antéro-postérieures.

Moyens d'union. — Chacune de ces articulations présente trois ligaments : un *ligament interosseux*, un *ligament antérieur* ou *palmaire*, un *ligament postérieur* ou *dorsal*.

Il existe pour les articulations de la 2ᵉ rangée trois sortes de ligaments : 1º les *ligaments antérieurs* ou *palmaires*, au nombre de quatre, sont dirigés transversalement ; 2º les *ligaments postérieurs* ou *dorsaux*, au nombre de trois, plus faibles que les précédents, sont dirigés transversalement ; 3º les *ligaments interosseux*, au nombre de trois, constituent le principal moyen d'union des os de cette rangée.

X. Articulations métacarpiennes.

1º *Articulations carpo-métacarpiennes.* — *Moyens d'union.* — Ils consistent en ligaments dorsaux, palmaires et interosseux. Les ligaments dorsaux, au nombre de sept, se dirigent obliquement du carpe vers le métacarpe, deux pour le second métacarpien, trois pour le troisième, un pour chacun des deux derniers. Les ligaments palmaires sont moins résistants que les précédents; il y en a trois verticaux, un horizontal. Le ligament interosseux est une dépendance de celui qui unit le grand os à l'os crochu; il est situé dans une fossette et unit ces derniers os aux 3e et 4e métacarpiens. On y trouve les prolongements de la *synoviale* des articulations carpiennes et médio-carpiennes.

Articulation trapézo-métacarpienne. — Le *trapèze* et le **1er** *métacarpien* ont deux surfaces concaves et convexes en sens inverse, s'emboîtant réciproquement.

Moyens d'union. — Capsule fibreuse. Une *synoviale* tapisse la capsule et facilite les *mouvements,* au nombre de cinq (tous, excepté la rotation).

2º *Articulations métacarpiennes.* — Les quatre derniers métacarpiens s'articulent par leur extrémité supérieure.

Moyens d'union. — Ils sont constitués par deux ligaments dorsaux, trois ligaments palmaires, trois ligaments interosseux.

La *synoviale* communique avec celles des autres articul. du carpe, excepté au niveau du 4e et du 5e métacarpien.

XI. Articulations métacarpo-phalangiennes
(condyliennes).

1º *Métacarpien.* Condyle aplati sur les côtés, présentant une face articulaire plus marquée en avant. — 2º *Première phalange.* Cavité glénoïde transversale.

Moyens d'union. — *Ligament antérieur.* — Appelé aussi glénoïdien, ce ligament est très-épais, presque cartilagineux. Les côtés sont confondus avec les ligaments latéraux. Son bord sup. embrasse la partie rétrécie des métacarpiens, au-dessus de l'extrémité inférieure. Le bord inf. du ligament antérieur se fixe sur le bord antérieur de la cavité glénoïde des phalanges.

Ligament postérieur. — Ce ligament est remplacé par le tendon du muscle extenseur.

Ligaments latéraux. — Au nombre de deux, interne et externe, ces ligaments sont triangulaires et s'insèrent par leur sommet sur la dépression et le tubercule que l'on rencontre de chaque côté des condyles des métacarpiens, et, par leur base, sur les bords latéraux du ligament antérieur et sur le tubercule situé de chaque côté de l'extrémité supérieure de la première phalange.

Une *synoviale* très-lâche favorise les mouvements, au nombre de cinq (tous, excepté la rotation).

XII. Articulations phalangiennes (trochléennes).

Surfaces articulaires. — 1° *Première phalange*, poulie divisée par une gorge en deux parties égales ; 2° *seconde phalange*, crête antéro-post. correspondant à la gorge de la poulie et séparant deux cavités semblables.

Moyens d'union. — *Ligament antérieur.* — S'insère, en bas, sur le bord ant. de la facette artic. de la 2ᵉ phalange, et en haut, sur la 1ʳᵉ phalange, au-dessus de la trochlée.

Ligament postérieur. — Le tendon de l'extenseur commun en tient lieu.

Ligaments latéraux interne et externe. — Triangulaires, ils s'insèrent par le sommet sur la dépression et sur le tubercule situés de chaque côté de la poulie qui est au-dessus, tandis que la base s'attache au tubercule situé de chaque côté de l'extrémité sup. de la phalange qui est au-dessous, et sur les bords du ligament antérieur, pour former avec lui une capsule fibreuse.

Une *synoviale* favorise la flexion et l'extension.

Les art. des 2ᵉ et 3ᵉ phalanges sont semblables.

6° *Articulations du membre inférieur.*

I. Articulation coxo-fémorale (énarthrose).

1° *Os coxal.* Cavité cotyloïde, qui regarde en bas, en avant et en dehors. Cette cavité est augmentée par la présence d'un bourrelet fibreux analogue au bourrelet glénoïdien : *bourrelet cotyloïdien.* — 2° *Fémur.* Tête articulaire. Elle présente au-dessous du sommet une dépression pour l'insertion du ligament rond.

Moyens d'union. — *Capsule fibreuse* insérée, d'une part, sur le pourtour du sourcil cotyloïdien et sur le bourrelet (à la partie inf. de ce bourrelet existe une ouverture) ; d'autre part, sur le col du fémur : 1° en avant, sur la ligne rugueuse qui limite le col et le sépare du corps du fémur ; 2° en arrière, à l'union du tiers externe avec les deux tiers internes du col. Elle est plus épaisse en avant.

A la face ant. de la capsule se trouve un ligament qui la renforce, *ligament de Bertin.* — Il s'insère, en haut, à l'épine iliaque ant. et inf., et en bas sur le petit trochanter. Il se dirige obliquement en bas, en arrière et en dehors.

Entre les deux os, on trouve le *ligament rond* ou *interarticulaire ;* sa longueur est ordinairement de 2 à 3 centimètres. Il s'insère dans la dépression de la tête du fémur ; d'autre part, il se divise en trois faisceaux pour s'implanter à la partie sup. de l'arrière-fond de la cavité cotyloïde et aux extrémités de l'échancrure cotyloïdienne. Ce ligament a pour usage de *porter à la tête du fémur* des vaisseaux qui le traversent dans toute sa longueur.

Une *synoviale* tapisse la surface int. de la capsule fibreuse. Elle se réfléchit sur le bourrelet cotyloïdien, qu'elle tapisse, sur le ligament rond et sur le paquet graisseux. Le *paquet graisseux* est formé par une graisse rougeâtre et molle, remplissant l'arrière-fond de la cavité cotyloïde.

Cette articulation a tous les *mouvements.*

II. Articulation fémoro-tibiale ou du genou
(trochléenne).

1° *Fémur.* Trochlée articulaire, plus large du côté externe ; 2° *Rotule.* Face articulaire plus large en dehors de la crête ; 3° *Tibia.* Deux cavités glénoïdes séparées par l'épine du tibia.

Moyens d'union. — 1° Quatre ligaments principaux exté-

rieurs (antérieur, postérieur, deux latéraux) ; 2° deux ligaments accessoires extérieurs (ligaments de la rotule) ; 3° quatre
ligaments intérieurs (ligaments croisés et disques semi-
lunaires).

a. Ligament antérieur. — C'est le tendon rotulien qui fait
suite au triceps. Il s'insère, en bas, sur la moitié inf. de la
tubérosité antérieure du tibia, et en haut, au sommet de la
rotule.

b. Ligament postérieur. — Il s'insère, en bas, sur le bord
post. de la surface articulaire du tibia, et en haut, au-dessus
des deux condyles. Il est renforcé par le tendon du demi-
membraneux.

c. Ligament latéral externe. — Arrondi en forme de cordon,
il s'étend de la tubérosité externe du fémur au sommet de la
tête du péroné.

d. Ligament latéral interne. — Aplati en forme de ruban,
il va de la tubérosité interne du fémur à la tubérosité int. du
tibia, au-dessous de la gouttière qui livre passage au tendon
du demi-membraneux et à l'artère articulaire inférieure et
interne.

e. Ligaments de la rotule. — Bandelettes fibreuses, minces,
étendues des bords
de la rotule aux
ligaments interne et
externe et aux tubé-
rosités du fémur.

*f. Ligaments croi-
sés.* — L'antérieur
(fig. 26, 3) s'étend de
la partie ant. de
l'épine du tibia au
condyle externe du
fémur ; le postérieur

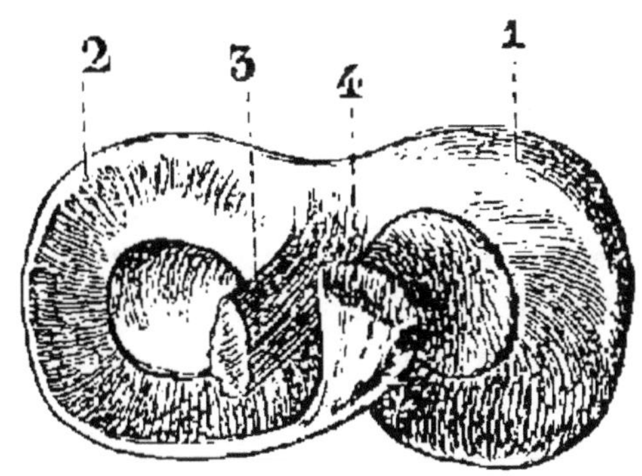

Fig. 26.

(fig. 26, 4), de la partie post. de l'épine du tibia au condyle
interne du fémur.

g. Fibro-cartilages interarticulaires. — Il y a un anneau fibro-carlilagineux au-dessus de chaque cavité glénoïde. Il est situé sur la circonférence de la cavité, dont le centre est en contact direct avec les condyles. Le disque qui est placé sur la cavité glénoïde externe (fig. 26, 2) a la forme d'un O, et il s'insère par ses deux extrémités en avant et en arrière de l'épine du tibia. L'interne (fig. 26, 1) a la forme d'un C dont les extrémités s'attachent sur la circonférence de l'autre.

Une vaste *synoviale* recouvre la face profonde des ligaments. Vers la partie antérieure, la synoviale envoie un *prolongement sous-tricipital.* Elle envoie aussi un prolongement qui traverse l'articulation d'avant en arrière et vient se fixer au milieu de l'échancrure intercondylienne, c'est le *ligament adipeux.* Entre le tendon rotulien et le tibia, il y a le *paquet adipeux,* formé par une graisse molle et rougeâtre qui sert de coussin au ligament rotulien.

Mouvements. — Quatre : flexion, et extension : rotation en dedans et en dehors quand la jambe est demi-fléchie.

III. **Articulation tibio-péronière supérieure** (arthrodie).

La *surface articulaire* du tibia est petite, plane, regardant en bas, en dehors et en arrière. Celle du péroné est analogue et regarde eu sens inverse. Il y a deux *ligaments,* antérieur et postérieur. Le premier s'étend de la partie ant. du péroné à la tubérosité ext. du tibia ; le postérieur, de la partie post. du péroné à la partie post. de la tubérosité ext. du tibia. On y trouve une synoviale, tantôt indépendante, tantôt communiquant avec celle du genou. — Cette articulation présente seulement un mouvement de glissement.

IV. **Articulation tibio-péronière inférieure** (symphyse).

Tibia. — Surface triangulaire concave, à sommet supérieur. — *Péroné.* Facette analogue, lisse en bas, rugueuse en haut.

Un ligament interosseux qui tient les deux os serrés, un

ligament ant. et un ligament post. constituent les moyens d'union.

Ligament interosseux de la jambe. — Ce ligament est constitué par une cloison fibreuse qui est insérée au bord ext. du tibia et à la crête de la face int. du péroné.

V. Articulation tibio-tarsienne (trochléenne).

Surfaces articulaires. — Mortaise formée par le *tibia* et le *péroné.* Le tibia correspond aux faces sup. et interne de l'astragale, le péroné à la face externe. L'*astragale* offre une surface articulaire convexe d'avant en arrière, et présentant une dépression antéro-post. Cette surface se continue avec les deux faces latérales de l'astragale.

Moyens d'union. — Quatre ligaments. — *Ligament antérieur.* — Bandelette fibreuse, insérée en haut au bord antérieur de la surface articulaire du tibia, et en bas au col de l'astragale.

Ligament postérieur. — A peine marqué, c'est une véritable lame celluleuse.

Ligament latéral interne. — Il s'insère en haut, dans l'échancrure située au sommet de la malléole interne, et se divise en bas en deux faisceaux : l'un, profond, qui s'attache à la partie rugueuse et non articulaire de la face int. de l'astragale ; l'autre, superficiel, qui se porte à la petite apoph. du calcanéum.

Ligament latéral externe. — Ce ligament est formé par trois faisceaux : un antérieur, *ligament péronéo-astragalien antérieur*, qui s'étend du bord ant. de la malléole externe à la partie ext. du col de l'astragale ; un postérieur, *ligament péronéo-astragalien postérieur*, qui s'insère dans l'échancrure profonde située en dedans de la malléole externe, et se porte de là à la partie post. de l'astragale et au tibia ; un moyen, *ligament péronéo-calcanéen*, qui se porte du sommet de la malléole externe au tubercule de la face ext. du calcanéum, à 2 centimètres environ au-dessous de l'astragale. Une *synoviale* favorise les *mouvements* de flexion et d'extension.

VI. Articulations tarsiennes.

1° Articulation calcanéo-astragalienne. — L'astragale et le *calcanéum* offrent chacun deux facettes que l'on a distinguées en antéro-interne et postéro-externe ; ces deux facettes sont séparées, sur chaque os, par une rainure profonde. Lorsque les os sont réunis, elle forme un canal dont la direction est oblique d'arrière en avant et de dedans en dehors. La petite facette, ou antérieure, fait partie de l'articulation médio-tarsienne.

Trois ligaments : un *ligament interosseux*, très-puissant, occupe le canal que nous avons signalé ; un *ligament externe* longe le ligament péronéo-calcanéen, avec lequel il se confond en partie ; un *ligament postérieur*, mince, aplati, situé au-dessous et en dehors de la gouttière où glisse le tendon du fléchisseur propre du gros orteil.

On y trouve une *synoviale* et des *mouvements* très-limités.

2° Articulation médio-tarsienne. — L'astragale et le calcanéum en arrière, le scaphoïde et le cuboïde en avant, forment cette articulation, dite *articulation de Chopart*.

A. *Articulation astragalo-scaphoïdienne.* — Les surfaces articulaires sont représentées d'un côté par la tête de l'astragale, de l'autre, par la cavité du scaphoïde.

Moyens d'union. — Deux ligaments : 1° le *ligament calcanéo-scaphoïdien inférieur*, ligament très-épais, triangulaire, s'attache, en avant, au bord inf. de la cavité du scaphoïde ; par son bord interne, il se continue avec le ligament latéral interne de l'articulation tibio-tarsienne ; en arrière, il s'insère à la petite apoph. du calcanéum ; 2° le *ligament astragalo-scaphoïdien supérieur*, aplati, faible et mince, horizontal, s'étend du col de l'astragale au bord sup. de la cavité scaphoïdienne.

La *synoviale* est commune aux articulations astragalo-calcanéenne et astragalo-scaphoïdienne.

B. *Articulation calcanéo-cuboïdienne.* — Une facette alternativement concave et convexe sur le calcanéum. Celle du cuboïde est semblable.

Moyens d'union. — 1° *Le ligament en Y*, très-solide, épais, s'insère en arrière sur la partie interne et sup. de la grande apoph. du calcanéum ; il se divise en avant en deux faisceaux : l'externe se fixe sur la partie int. et sup. du cuboïde, l'interne, à la partie sup. et externe du scaphoïde.

2° *Le ligament calcanéo-cuboïdien supérieur*, large et mince, va du calcanéum au cuboïde.

3° *Le ligament calcanéo-cuboïdien inférieur*, très-fort, s'insère à la face inf. du calcanéum et à la face inf. du cuboïde.

Une *synoviale* indépendante favorise les *mouvements*, assez étendus, de cette articulation.

3° Articulation du scaphoïde avec le cuboïde. — Ces os s'articulent quelquefois par une très-petite facette.

Moyens d'union. — 1° Un *ligament dorsal* ou supérieur s'étend obliquement du scaphoïde au cuboïde. 2° Un *ligament plantaire* s'étend transversalement du scaphoïde à la face inf. du cuboïde. 3° Un *ligament interosseux* remplit l'excavation qui sépare les deux os.

4° Articulation du scaphoïde avec les trois cunéiformes. — Du côté du scaphoïde, trois facettes triangulaires correspondant aux trois cunéiformes.

Moyens d'union. — 1° *Trois ligaments dorsaux :* un, interne, va du bord sup. du scaphoïde à la face int. du 1er cunéif. ; le moyen, très-petit, va obliquement du point le plus élevé du scaphoïde à la face dorsale du petit cunéif.; l'externe, oblique d'avant en arrière comme le précédent, va de la partie externe et sup. du scaphoïde à la face dorsale du 3e cunéiforme. 2° Un *ligament plantaire*, très-résistant, va de la tubérosité du scaphoïde à la moitié post. de la base du grand cunéiforme.

5° Articulation des cunéiformes entre eux. —

Les trois cunéiformes s'articulent par des facettes sup. en équerre pour le 1er et le 2e ; rectangulaires pour le 2e et le 3e.

Moyens d'union. — Quatre ligaments : deux dorsaux et deux interosseux.

6° Articulation du cuboïde avec le 3e cunéiforme. — Ces deux os sont en contact par une surface plane et ovalaire. 1° Un *ligament dorsal*, transversal, continue celui qui unit le scaphoïde au cuboïde ; 2° un *ligament interosseux*, très-résistant, remplit l'intervalle des deux os. La *synoviale* est indépendante de celle des autres articulations du tarse.

VII. Articulations métatarsiennes.

1° *Articulation tarso-métatarsienne.* — Les trois premiers métatarsiens s'articulent avec les trois cunéiformes ; le 4e et le 5e, avec le cuboïde.

Moyens d'union. — 1° Sept *ligaments dorsaux* : cinq pour l'union des cunéif. et des trois premiers métal., deux pour l'union des deux derniers avec le cuboïde. Le plus interne va du 1er métat. au grand cunéif.; les trois moyens vont des trois os de la mortaise signalée plus haut au 2e métatarsien. Le 5e va du 3e métat. au 3e cunéif.

2° Cinq *ligaments plantaires*, qui vont en diminuant d'épaisseur et de résistance, à mesure qu'on se rapproche du bord ext. du pied. Le plus interne unit le 1er cunéif. au 1er métat.; le second va obliquement du 1er cunéif. à l'extrémité post. du 2e et du 3e métal. . c'est le plus solide des ligaments plantaires ; le 3e est mince et souvent confondu avec le tendon du jambier post. qui le renforce ; il va du 3e cunéif. au 3e métal. ; les deux derniers ligaments plantaires ne sont autre chose que deux expansions du ligament *calcanéo-cuboïdien inférieur*, qui forment la gaine du long péronier latéral.

3° Trois *ligaments interosseux* peu importants, logés entre les métatarsiens et les os du tarse.

Deux *synoviales* : une pour l'articul. du 1er métal. et du

grand cunéif., la seconde pour les autres artic. tarso-métatarsiennes. Cette artic. est l'*articulation de Lisfranc.*

2o *Articulations métatarsiennes.* — Trois *ligaments dorsaux;* trois *ligaments plantaires,* plus résistants que les dorsaux, et trois *ligaments interosseux* compris dans l'espace qui existe entre les 4 métatarsiens. La *synoviale* dépend de la synoviale de l'articulation tarso-métatarsienne.

VIII. **Articulations métatarso-phalangiennes** (condyliennes).

Du côté des métatarsiens, une tête allongée; du côté des phalanges, une cavité glénoïde. Cette cavité, plus petite que la tête, est agrandie par un fibro-cartilage, ou *bourrelet glénoïdien*, qui répond inférieurement aux tendons des muscles fléchisseurs. Les cinq bourrelets glénoïdiens sont reliés entre eux par des lamelles fibreuses étendues transversalement, et forment une longue bandelette appelée *ligament transverse.*

Moyens d'union. — Deux ligaments latéraux très-forts s'insèrent en arrière aux tubercules latéraux des métatarsiens; de là ils vont en bas et en avant s'insérer en partie aux tubercules latéraux de l'extrémité post. de la phalange et aux parties latérales des bourrelets glénoïdiens.

Une *synoviale* facilite les mouvements, qui sont les mêmes que ceux des doigts.

IX. **Articulations phalangiennes** (trochléennes).

Ces articul. ne diffèrent de celles des doigts que par de moindres dimensions. Elles ont les mêmes *surfaces articulaires,* les mêmes *ligaments,* une *synoviale* et deux *mouvements.*

QUATRIÈME PARTIE
ANGÉIOLOGIE

—

CHAPITRE PREMIER
Du cœur.

Le cœur est un muscle creux, qui joue le rôle d'une pompe poussant sans cesse le sang dans toutes les parties du corps. Il a la forme d'un cône dont le sommet est situé en bas, en avant et à gauche.

A. *Conformation intérieure du cœur.*

Le cœur présente quatre cavités : deux oreillettes et deux ventricules. Les cloisons qui séparent ces cavités sont : l'une, verticale, complète, *cloison interauriculaire* au niveau des oreillettes, *cloison interventriculaire* au niveau des ventricules ; l'autre horizontale, incomplète, percée de deux *orifices auriculo-ventriculaires*. (Dans cette étude, nous supposons le cœur placé verticalement.)

1º **Ventricules.**

a. Caractères communs. — Le ventricule droit et le ventricule gauche ont une cavité fermée vers la pointe du cœur, et pourvue de deux orifices vers la base : l'*orifice auriculo-ventriculaire*, qui la fait communiquer avec l'oreillette correspondante, et l'*orifice artériel*, qui établit la communication entre le ventricule et l'artère.

Les parois de ces cavités sont recouvertes de nombreux faisceaux musculaires, *colonnes charnues du cœur*. On en distingue trois espèces : 1º celles de *premier ordre*, ou *piliers charnus du cœur*, ou *muscles papillaires*, dont une extrémité est fixée aux parois du ventricule, et dont l'autre donne naissance aux cordages tendineux qui se portent aux valvules auriculo-ventriculaires ; 2° celles de *second ordre*, dont les deux extrémités sont fixées aux parois des ventricules, et dont la partie moyenne est libre de toute adhérence ; 3° celles de *troisième ordre*, qui diffèrent des précédentes en ce qu'elles adhèrent dans toute leur longueur aux parois ventriculaires, et se dessinent sur ces parois, comme si elles y étaient sculptées. Ces dernières s'anastomosent entre elles.

Les *orifices* de la base sont pourvus de *valvules*, dont la disposition, en forme de soupape, détermine la direction du courant sanguin. Les *valvules auriculo-ventriculaires* sont situées aux orifices de même nom ; les *valvules sigmoïdes* siégent aux orifices artériels. Les premières de ces valvules, dites *mitrale* pour l'orifice auric.-ventriculaire gauche, et *tricuspide*, ou *triglochine*, pour l'orifice droit, sont des membranes fibro-séreuses très-résistantes. Elles présentent un bord adhérent, un bord libre et deux faces.

Les autres replis, siégeant aux orifices artériels, *valvules sigmoïdes* (fig 27), présentent la disposition suivante : ce sont trois replis membraneux (3, 3, 3) qu'on a comparés à trois petits nids de pigeon, et qui, par leur adossement, ferment complète-

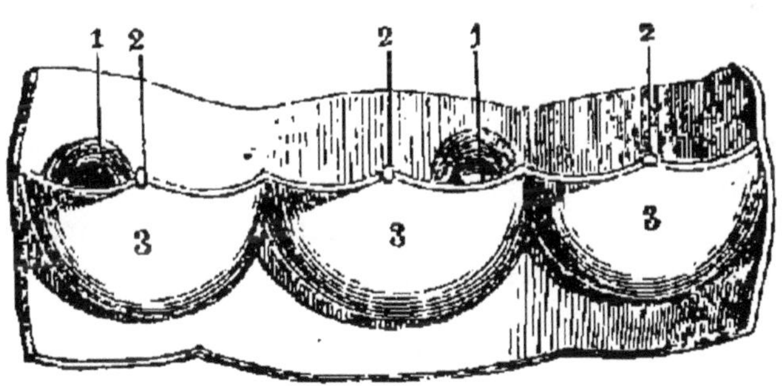

Fig. 27.

ment la lumière de l'orifice. Chaque repli présente un bord adhérent à l'anneau fibreux situé à l'origine de l'artère ; un bord libre, dont la partie moyenne est pourvue d'un noyau cartilagineux, dit *nodule d'Arantius* (2, 2, 2) pour les valvules

de l'aorte, et *nodule de Morgagni* pour celles de l'artère pulmonaire : une face artérielle qui reçoit la pression du sang
contenu dans les artères, et une face ventriculaire qui regarde
la cavité du ventricule. Voy. fig. 27, les valvules de l'aorte.

b. Caractères particuliers.— Les ventricules diffèrent : 1° *par
la forme :* le gauche est ovoïde, tandis que le droit est prismatique et triangulaire ; — 2° *par les colonnes charnues de premier ordre :* le ventricule gauche n'en présente que deux, tandis
que le ventricule droit en contient de cinq à huit ; — 3° *par la
forme des valvules auriculo-ventriculaires :* cette forme ne
diffère que par les dentelures du bord libre de ces valvules ; en
effet, celui de la valvule mitrale ne présente que deux dentelures
profondes qui la divisent en deux moitiés, tandis que la valvule
tricuspide en possède trois ; — 4° *par l'épaisseur de ces mêmes
valvules :* la valvule mitrale est beaucoup plus épaisse ; —
5° *par les rapports des deux orifices du même ventricule :* dans
le ventr. gauche, ces deux orifices sont contigus ; ils sont situés
sur le même plan horizontal et ne sont séparés que par l'épaisseur des deux anneaux fibreux qui les limitent ; dans le ventr.
droit, l'orifice artériel, d'où naît l'artère pulmonaire, est séparé
de l'orifice auriculo-ventr. par un faisceau charnu considérable
qui a près de 15 mill. d'épaisseur, et par l'origine de l'aorte ; de
plus, l'orifice de l'artère pulmonaire est situé sur un plan plus
élevé que celui des autres orifices ; c'est au prolongement de
la cavité ventric., précédant cet orifice, qu'on a donné le nom
d'*infundibulum ;* — 6° *par l'épaisseur de leurs parois respec-
tives :* la paroi du ventr. gauche est de 15 mill., tandis que
celle du ventr. droit n'est que de 5 mill. environ.

2° Oreillettes.

a. Caractères communs. — Les oreillettes surmontent la
base des ventricules. Elles n'occupent pas toute la surface de
la base, car les art. pulmonaire et aorte y prennent naissance.
Ces cavités, assez irrégulières, n'ont pas de forme déterminée.
Chaque oreillette présente un petit diverticulum qui conduit
dans un appendice appelé *auricule ;* les deux oreillettes réunies

embrassent les artères aorte et pulmonaire (fig. 28, 5 et 6).

b. Caractères particuliers. — Les oreillettes ne diffèrent entre elles que par le nombre d'orifices dont les parois sont pourvues. L'oreill. gauche en présente quatre, tous dépourvus de valvules : ce sont les *veines pulmonaires;* deux sont situés près de la cloison interauriculaire, l'un antérieur, l'autre post. Les deux autres sont

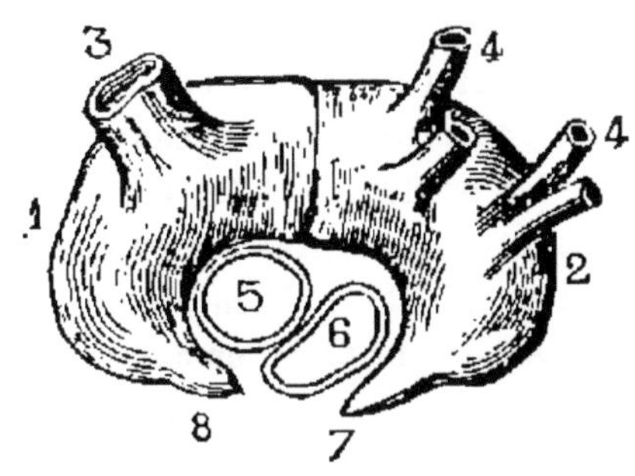

Fig. 28.

situés près de l'auricule gauche et affectent entre eux les mêmes rapports. L'oreil. droite présente, en outre de l'orifice auriculo-ventric. : 1° en haut, l'embouchure de la veine cave sup. dépourvue de valvule ; 2° en dehors, l'orifice de l'auricule droite ; 3° en arrière, l'orifice de la veine cave inf. et celui de la veine coronaire. L'orifice de la veine cave inf. offre la *valvule d'Eustachi,* considérable chez le fœtus, moins chez l'adulte. L'orifice de la veine coronaire, situé au-dessous et en dedans du précédent, est pourvu de la *valvule de Thébésius,* qui occupe les trois quarts inférieurs de cette ouverture.

B. *Conformation extérieure du cœur.*

La base des ventricules peut être divisée en trois parties : une antérieure, d'où naît l'artère pulmonaire ; une moyenne, d'où naît l'artère aorte, et une post. correspondant à l'insertion des oreillettes.

La *pointe* du cœur est presque uniquement formée par le ventr. gauche.

La *face antérieure* est presque uniquement formée par le ventricule droit. On y voit un sillon vertical étendu de la base au sommet, contenant du tissu graisseux, des vaisseaux et des nerfs : c'est le *sillon interventriculaire antérieur.* A gauche du sillon, on voit le ventricule gauche ; à droite, le ventr. droit, avec l'infundibulum.

La *face postérieure* est formée par les deux oreil. et les deux ventr.; au niveau des ventricules, elle présente un sillon analogue à celui de la face ant. : *sillon interventriculaire postérieur*, contenant des vaisseaux, des nerfs et du tissu graisseux. Entre les oreillettes et les ventr. on voit un sillon horizontal, *sillon auriculo-ventriculaire*, qui n'est pas apparent sur la face antérieure, à cause de la présence de l'aorte et de la pulmonaire. Au-dessus du sillon auriculo-ventriculaire, on voit la face post. des deux oreillettes, divisée en deux parties par le sillon interauriculaire. A droite de ce sillon, on trouve les orifices de la veine cave inf. et de la veine coronaire.

Le *bord droit*, mince, presque horizontal, repose sur le diaphragme.

Le *bord gauche*, très-épais, dirigé presque verticalement, est appuyé contre le poumon gauche.

Structure du cœur.

Nous avons à considérer : 1º un squelette fibreux ; 2º des fibres musculaires ; 3º des vaisseaux et des nerfs ; 4º deux membranes séreuses, l'*endocarde* et le *péricarde*.

Squelette fibreux. — La partie solide du cœur se compose de quatre anneaux correspondant aux quatre orifices de la base des ventricules. Ce sont les *zones fibreuses* du cœur.

Fibres musculaires. — Ce sont des fibres striées, fréquemment anastomosées entre elles, dépourvues de myolemme et dont la contraction est involontaire.

Les *ventricules* présentent deux espèces de fibres : des *fibres propres* et des *fibres communes*. Toutes ces fibres offrent deux extrémités qui s'insèrent sur les zones fibreuses, et une partie moyenne qui se dirige vers la pointe du cœur. Dans chaque ventr. les *fibres propres* forment des anses dont les deux extrémités sont fixées aux zones fibreuses du même ventricule, et dont la partie moyenne, concave en haut, se rapproche plus ou moins de la pointe du cœur.

Les *fibres communes* des ventricules prennent naissance au pourtour du sillon auriculo-ventriculaire, sur la partie extérieure des zones fibreuses situées à la base des ventr. Parties de ces points, elles se dirigent toutes vers la pointe du cœur, en décrivant des lignes obliques qui convergent vers cette pointe. Celles de la face ant. se dirigent obliquement en bas et à gauche vers la pointe du ventr. gauche ; arrivées en ce point, elles forment un gros faisceau, se contournent sur elles-mêmes en tourbillon, pour pénétrer dans l'intérieur du ventr. gauche, à travers l'orifice que limitent entre elles les fibres propres de ce ventricule, de sorte que les fibres communes ont une moitié superf. et une moitié profonde ou intraventriculaire. Les fibres communes de la face post. se dirigent obliquement en bas et à droite, vers la pointe du ventr. droit. Arrivées en ce point, une partie de ces fibres seulement se comportent comme celles de la face ant. et pénètrent, par la pointe, dans l'intérieur du ventr. droit, tandis que le reste se porte vers la partie inf. du bord droit du ventricule et le traverse à différentes hauteurs, pour pénétrer dans l'intérieur de cette cavité. Les fibres pénètrent dans les ventricules, en formant des *fibres en anses*, et des *fibres en 8 de chiffre ;* elles constituent, par leur portion intraventriculaire, les diverses colonnes charnues du cœur.

La *cloison interventriculaire* est formée par l'adossement des fibres propres des deux ventricules et par la portion profonde de quelques-unes des fibres communes.

Les *oreillettes* ont pour *fibres communes* une bande étendue entre les deux auricules, et pour *fibres propres* des fibres formant des espèces d'anneaux autour de l'embouchure des veines caves et pulmonaires.

Vaisseaux et nerfs. — Les *artères coronaires* se distribuent au cœur. La *veine coronaire* s'ouvre à la paroi post. de l'oreillette droite. D'autres veines, petites, naissent de la paroi ant. du ventr. droit et s'ouvrent dans la paroi ant. de l'oreillette droite ; ce sont les *veines de Galien.* Les *lymphatiques* suivent le trajet des vaisseaux sanguins et se jettent dans les ganglions qui avoisinent la bifurcation de l'artère pulm. et de la trachée.

Les *nerfs* sont fournis par le pneumogastrique et le grand sympathique.

Endocarde.

L'*endocarde* est une séreuse qui tapisse l'intérieur du cœur. Il y a un endocarde droit et un endocarde gauche. Ils communiquent entre eux, chez le fœtus, au moyen du trou de Botal : chez l'adulte, ils sont indépendants. Les endocardes ne sont autre chose que la membrane interne modifiée des veines et des artères, qui se continue à travers le cœur. Les valvules auriculo-ventriculaires, sigmoïdes, d'Eustachi et de Thébésius, sont formées par un repli de l'endocarde. L'endocarde est formé de fibres élastiques fines, anastomosées fréquemment entre elles, et de quelques fibres de tissu conjonctif plus abondantes au contact des fibres charnues. Il est recouvert d'un épithélium pavimenteux simple.

Péricarde.

Le péricarde est l'enveloppe du cœur. Il est formé d'un sac fibreux et d'une membrane séreuse.

Sac fibreux. — Il a la forme d'un cône dont la base repose sur le centre phrénique et dont le sommet se continue avec la tunique ext. des gros vaisseaux qui partent de la base du cœur. Il contracte des adhérences avec les organes qui l'entourent. Ses *rapports* sont : *en bas*, avec le centre phrénique ; *en avant*, avec le sternum, les cartilages costaux du côté gauche, le triangulaire du sternum, les vaisseaux mammaires internes et les muscles intercostaux internes. La plèvre et le bord ant. du poumon le recouvrent en avant et de chaque côté. De plus, chez le fœtus, il est en rapport avec le thymus. *En arrière*, avec l'œsophage et les deux nerfs pneumogastriques, la grande veine azygos, le canal thoracique, de nombreux ganglions lymphatiques et l'aorte descendante. *Sur les côtés*, il adhère à la plèvre, dont il est séparé par le nerf phrénique et les vaisseaux diaphragmatiques supérieurs.

Séreuse. — Le *feuillet pariétal*, réduit, pour ainsi dire, à sa couche épithéliale, tapisse la face int. du sac fibreux. Le *feuillet viscéral* recouvre le cœur, passe sur les sillons auriculo-ventriculaires, laissant au-dessous de lui les vaisseaux, les nerfs et le tissu cellulaire qui y sont contenus. Les deux feuillets du péricarde se continuent au niveau de la base du cœur, en formant une gaine commune aux artères aorte et pulmonaire, et une demi-gaine ant. aux veines. La *structure* est la même que celle des autres séreuses.

CHAPITRE DEUXIÈME
Des artères en général.

Les artères sont des tubes élastiques et contractiles destinés à porter à tous les organes de l'économie le sang qui vient du cœur. Selon la manière dont se fait leur réunion, on donne à celle-ci le nom d'*anastomose par inosculation*, par *convergence* ou *angulaire*, et par *communication transversale*.

Les parois artérielles sont formées de 3 couches superposées : tuniques externe, moyenne et interne. Elles sont intimement unies, surtout l'interne et la moyenne (fig. 29).

1º *Tunique externe.* — La tunique externe, *celluleuse* ou *adventice*, est formée de tissu conjonctif à fibres entre-croisées, et contient des fibres élastiques fines. Les fibres élastiques

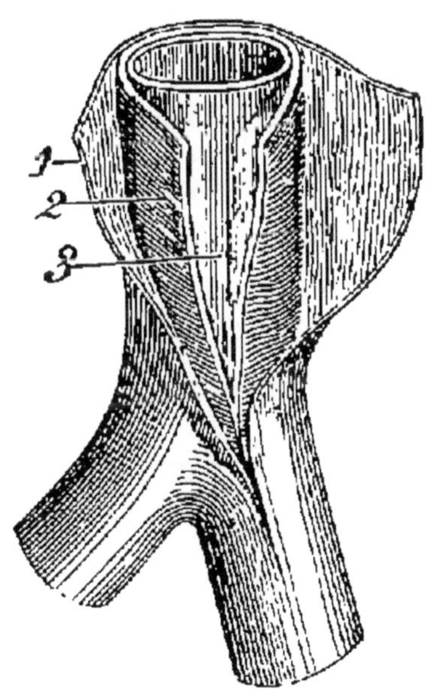

Fig. 29.

sont situées à la face profonde. C'est dans la tunique interne que se ramifient les *vasa vasorum* (fig. 29, 8).

2° *Tunique moyenne.* — Elle donne aux parois artérielles leurs principales propriétés : élasticité et contractilité. Elle est jaune, épaisse, et formée de deux éléments : l'élément *musculaire* et l'*élastique*. Sur les grosses artères, l'élément élastique prédomine d'une manière très-marquée ; c'est le contraire sur les petites. Dans les artères de moyen calibre, l'élément élastique est un peu moins abondant que l'élément musculaire. La direction transversale des fibres élastique et musculaire explique pourquoi cette tunique se déchire toujours en travers à la suite des tractions. L'élément élastique se montre aussi dans les artères à l'état de membranes élastiques pourvues d'ouvertures et dites *membrane fenêtrée* des artères (fig. 30).

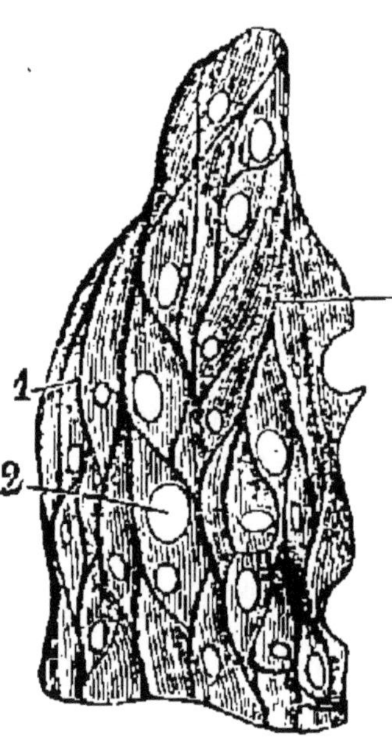

Fig. 30.

3° *Tunique interne.* — L'interne, dite séreuse, adhère fortement à la moyenne dont elle semble faire partie ; elle est formée d'une couche d'épithélium pavimenteux (fig. 31, épithélium de

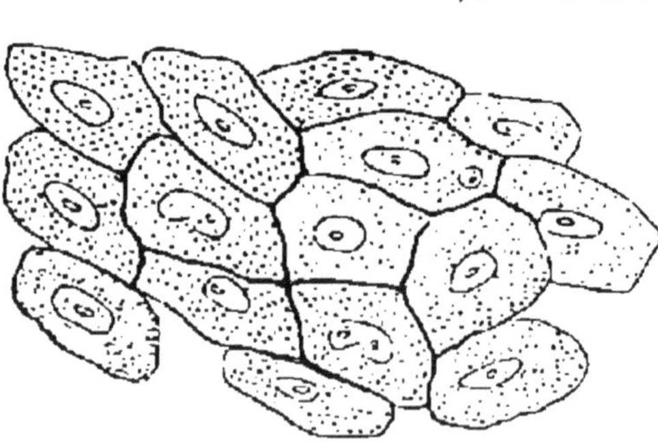

Fig. 31.

l'artère fémorale grossi 320 fois), en contact avec le sang, et doublée d'une couche élastique sur la face profonde (fig. 29, 1).

4° *Vasa vasorum.* — Les vasa vasorum sont de petits vaisseaux nourriciers des parois artérielles ; ils se distribuent dans la tunique externe et dans la couche externe de la moyenne.

5° *Nerfs vaso-moteurs.* — Les artères contiennent des nerfs dits *vaso-moteurs ;* ils sont fournis par le grand sympathique et se jettent sur les artères, qu'ils accompagnent jusqu'à leurs dernières ramifications.

CHAPITRE TROISIÈME
Des artères en particulier.

—

ARTICLE PREMIER
SYSTÈME PULMONAIRE.
Artère pulmonaire.

Née de l'infundibulum du ventricule droit, elle se *dirige* en haut, à gauche et en arrière, et se termine, après 4 ou 5 centimètres de trajet, en se divisant en deux branches chez l'adulte, *art. pulm.* droite et gauche, et en trois chez le fœtus.

Rapports. — *En avant,* avec le péricarde et le thymus chez le fœtus ; *en arrière,* avec la crosse de l'aorte, autour de laquelle elle semble s'enrouler ; *à gauche,* avec l'auricule gauche ; *à droite,* avec la portion ascendante de la crosse de l'aorte, et à son origine avec l'auricule droite.

L'artère pulmonaire droite, longue de 5 à 6 cent., passe au-dessus de l'oreillette droite, au-dessous de la crosse de l'aorte, derrière la veine cave sup., en avant de la bronche correspondante, en arrière des deux veines pulmonaires droites. Elle fait partie du pédicule pulmonaire.

L'artère pulm. gauche, un peu plus courte, se dirige vers le poumon gauche et concourt à former son pédicule.

Chez le fœtus, ces deux branches sont, pour ainsi dire, remplacées par le *canal artériel*, qui prend naissance au niveau de la bifurcation de l'artère pulmonaire et se jette immédiatement dans la concavité de la crosse de l'aorte.

—

ARTICLE SECOND
SYSTÈME AORTIQUE

Artère aorte.

L'aorte naît à la base du ventricule gauche et se termine entre la quatrième et la cinquième vertèbre lombaire.

Trajet et direction. — Elle se dirige en haut, en avant et à droite, vers la base du sternum, dans une étendue de 3 à 5 centimètres ; puis elle se porte en arrière, sur le côté gauche de la troisième vertèbre dorsale, où elle se courbe de nouveau pour descendre le long du côté gauche de la colonne vertébrale, jusqu'à la septième ou huitième vert. dorsale. Là, elle gagne insensiblement le milieu de la colonne, où elle se maintient jusqu'à sa terminaison, c'est-à-dire jusqu'à la 4e vert. lombaire.

Division. — Trois portions : 1º la *crosse de l'aorte*, étendue du ventricule gauche à la 3e vert. dorsale ; 2º l'*aorte thoracique*, étendue de la crosse au diaphragme ; 3º l'*aorte abdominale*.

1º *Rapports de la crosse.* — La *portion ascendante* est en rapport : *en avant*, avec l'infundibulum du ventr. droit, l'art. pulmonaire, le péricarde qui la sépare du sternum ; chez le fœtus, le thymus est interposé au sternum et au péricarde ; *en arrière*, avec les oreillettes, et plus haut avec la branche droite de l'artère pulmonaire ; *à droite*, avec la veine cave sup. et l'auricule droite ; *à gauche*, avec le tronc de l'artère pulmonaire.

La *portion horizontale* est en rapport : *en haut*, avec les troncs qu'elle fournit ; *en bas*, avec la branche droite de l'artère pulmonaire, le canal artériel, la bifurcation de l'artère pulm., la bronche gauche, le nerf récurrent gauche et le ganglion de

Wrisberg; *à gauche*, avec les nerfs phrénique et pneumo-gastrique gauches qui la séparent du poumon : *à droite*, avec la trachée, l'œsophage, le canal thoracique, la 3e vert. dorsale. Des ganglions lymphatiques et du tissu cellulaire entourent l'aorte.

2o *Rapports de l'aorte thoracique.* — *En arrière*, avec la tête des côtes et le nerf grand sympathique ; *en avant*, avec le pédicule pulmonaire gauche ; *à droite*, avec la colonne verté-brale, sur laquelle elle forme une dépression ; *à gauche*, avec le poumon gauche. Plus bas, elle gagne la ligne médiane et se place en arrière de l'œsophage et du cœur, en avant de la colonne vertébrale. De nombreux ganglions lymphatiques l'en-tourent. Elle passe ensuite par l'orifice aortique du diaphragme avec le canal thoracique et la grande veine azygos.

3o *Rapports de l'aorte abdominale.* — *En arrière*, avec la colonne vertébrale ; *en avant*, avec la face post. du pancréas et la troisième portion du duodénum ; *à droite*, avec la veine cave inf. ; *à gauche*, avec le feuillet gauche du mésentère. Elle est entourée de nerfs et de ganglions lymphatiques.

§ 1er. — *Branches de la crosse de l'aorte.*

Coronaires, tronc brachio-céphalique, carotide primitive gauche, sous-clavière gauche.

Artères coronaires ou cardiaques.

Elles naissent de l'aorte, à 1 cent. au-dessus de l'orifice aortique.

La *coronaire gauche* ou *antérieure* naît à gauche de l'aorte et se porte sur la face ant. du cœur, dans le sillon inter-ventriculaire antérieur, jusqu'à la pointe, où elle s'anastomose avec la droite. Elle est recouverte par le feuillet viscéral du péricarde. Elle fournit : 1o une branche considérable qui se porte dans le sillon auriculo-ventr. gauche et s'anastomose à la face post. du cœur avec la coronaire droite ; 2o un rameau qui s'enfonce dans la cloison interventriculaire ; 3o l'artère graisseuse de Vieussens, qui se porte sur les parois de l'artère pulm. et s'anastomose avec une branche semblable venue du côté droit ; 4° des branches musculaires pour les parois du cœur.

La *coronaire droite* ou *postérieure* vient de la partie droite de l'aorte et se porte dans le sillon auriculo-ventr. droit, qu'elle parcourt, arrive à la face post. du cœur et descend dans le sillon interventriculaire post. Elle a des rapports identiques à ceux de l'artère du côté gauche. Elle s'anastomose avec la branche collatérale de l'art. coronaire gauche, à la face post. du cœur, et avec la terminaison de cette artère à la pointe. Elle fournit aussi un petit rameau qui va s'anastomoser sur l'art. pulm. avec celui de l'autre coronaire, et des rameaux musculaires pour les parois du cœur.

(Pour les autres branches de la crosse de l'aorte, voir les vaisseaux de la tête et du membre sup.)

§ 2. — *Branches de l'aorte thoracique.*

Œsophagiennes moyennes, médiastines postérieures, bronchiques, intercostales aortiques.

Les *œsophagiennes moyennes*, petits rameaux variables en nombre et en volume, se ramifient dans l'œsophage.

Les *médiastines postérieures*, petites, se portent dans le médiastin et se perdent dans la plèvre médiastine et dans les organes du médiastin : ganglions lymphatiques, parois des vaisseaux, etc.

Les *bronchiques*, au nombre de deux, se portent sur la bronche correspondante (voy. *Poumon*).

Artères intercostales.

Les intercostales viennent de la partie post. de l'aorte, au nombre de huit ou neuf. Elles se portent dans l'espace intercostal correspondant et sont situées dans les gouttières costales, entre la veine qui est au-dessus et le nerf qui est inférieur. Elles parcourent la gouttière jusqu'à la partie moyenne de l'espace intercostal. Là, elles cheminent à égale distance des deux côtes et se terminent en avant, en se bifurquant pour s'anastomoser avec les intercostales antérieures.

Rapports. — A leur origine, celles du côté droit sont situées entre la colonne vert. et les organes qui la recouvrent : œsophage, veine azygos, canal thoracique ; au delà, elles ont les mêmes rapports que celles du côté gauche. Elles sont situées d'abord sous la plèvre pariétale, en arrière du grand sympathique et en avant du muscle intercostal externe, puis entre les deux muscles intercostaux. Elles fournissent, à leur origine, des branches post. dont la principale, *dorso-spinale*, passe entre les apoph. transverses des vertèbres pour se rendre aux muscles du dos et à la moelle épinière.

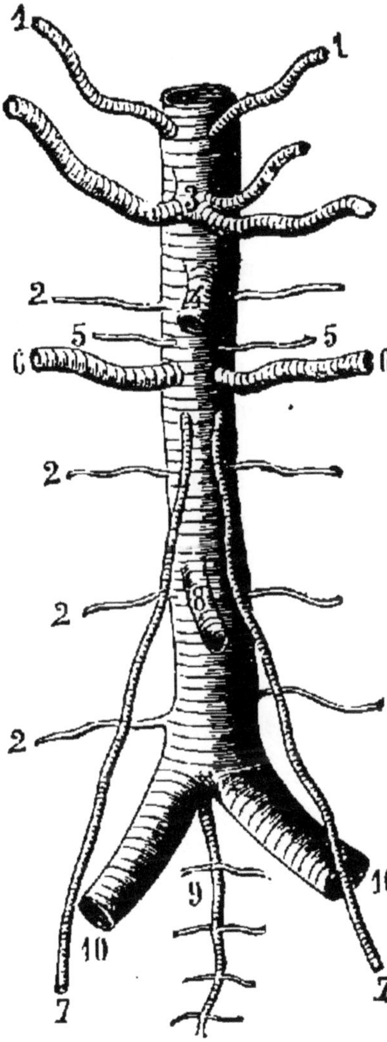

§ 3. — *Branches de l'aorte abdominale.*

2 *pariétales* : diaphragmatiques inférieures (1, 1) et lombaires (2, 2, 2) ; 6 *viscérales* : tronc cœliaque (3), mésentérique sup. (4) ; capsulaires moyennes (5, 5) ; rénales (6, 6) ; spermatiques (7, 7) ; mésentérique inférieure (8).

Fig. 32.

I. Artères diaphragmatiques inférieures.

Nées de l'aorte, au-dessous du diaphragme, elles se ramifient à sa face inf. et s'anastomosent avec les diaphragmatiques sup. et les intercostales. Elles fournissent les *œsophagiennes inférieures*, qui se distribuent à la partie inf. de l'œsophage, et la *capsulaire supérieure* qui va à la capsule surrénale.

II. Artères lombaires.

Analogues aux intercostales, au nombre de trois ou quatre, selon que l'ilio-lombaire fournit la dernière ou les deux dernières lombaires, elles naissent par des troncs communs ou par des troncs isolés. Elles passent sous les arcades du psoas, en arrière du carré des lombes, entre ce muscle et les muscles spinaux, et viennent se ramifier dans l'épaisseur des muscles de la paroi abdominale, en suivant un trajet oblique en bas et en avant. Elles fournissent un rameau *dorso-spinal*, des rameaux *musculaires* et *osseux*, de la même manière que les intercostales, et se terminent en s'anastomosant avec l'artère épigastrique, la mammaire interne et la sous-cutanée abdominale.

III. Tronc cœliaque.

Il naît de l'aorte, au-dessous de la diaphragmatique inf., se porte en avant, dans une étendue de 10 à 15 mill. et se divise en trois branches : *hépatique, splénique, coronaire stomachique.*

Rapports. — *En haut,* avec le lobule de Spigel ; *en bas,* avec le bord sup. du pancréas ; *à gauche,* avec l'œsophage. Il est entouré par le plexus solaire et par de nombreux ganglions lymphatiques.

1° **Artère hépatique.** — Elle se porte à droite et en haut, vers le hile du foie. Elle croise la face ant. de la veine cave et se place en avant de la veine porte, à gauche des canaux biliaires. Elle fournit deux branches aux deux lobes du foie, et de plus, trois *branches collatérales :* la pylorique, la gastro-épiploïque droite et la cystique.

La *pylorique* se porte en bas, vers le bord sup. du pylore, et s'anastomose avec la coronaire stomachique.

La *gastro-épiploïque droite* se porte en arrière de la première portion du duodénum passe au-devant de la tête du pancréas et se termine à la grande courbure de l'estomac, pour s'anastomoser avec la gastro-épiploïque gauche. Elle fournit, au niveau de la tête du pancréas, la *pancréatico-duodénale* pour la tête du pancréas et la 2e portion du duodénum, des *rameaux gastriques* pour l'estomac, et des *rameaux épiploïques* pour le grand épiploon.

La *cystique* se rend à la vésicule biliaire.

2º **Artère splénique.** — Flexueuse, elle se dirige à gauche et se termine dans la rate. Elle parcourt une gouttière creusée dans le bord sup. du pancréas. Les *branches terminales* seront étudiées avec la rate. Les *branches collatérales* sont : les *pancréatiques* pour le pancréas ; la *gastro-épiploïque gauche* pour la moitié gauche de la grande courbure de l'estomac, et les *vaisseaux courts* pour la grosse tubérosité de l'estomac.

3º **Artère coronaire stomachique.** — Elle se porte en haut et à gauche vers l'œsophage, puis descend pour parcourir la petite courbure de l'estomac, dans toute son étendue, entre les deux feuillets du petit épiploon. Les *branches terminales* s'anastomosent avec la pylorique. Les *branches collatérales* se portent en avant et en arrière du cardia, dans les parois de l'estomac (rameaux cardiaques); aux deux faces de l'estomac (rameaux gastriques); à la partie inf. de l'œsophage (rameaux œsophagiens).

IV. **Artère mésentérique supérieure.**

Née à 1 ou 2 cent. au-dessous du tronc cœliaque, elle se porte dans le mésentère, en passant en arrière du pancréas, et en avant du duodénum, qu'elle sépare de l'intestin grêle proprement dit. A son origine, elle fournit plusieurs petits *rameaux* au pancréas et au duodénum, et une *pancréatico-duodénale* pour le pancréas et la 3e portion du duodénum. De sa concavité naissent les 3 *côliques droites ;* de sa convexité partent un grand nombre de rameaux qui se portent dans l'intestin grêle ; puis la mésentérique sup. se termine au cœcum.

1º *L'artère côlique supérieure droite* naît de la partie sup. de la mésentérique. Elle arrive à la face post. du côlon où elle se bifurque. La branche sup. forme avec la côlique supérieure gauche une anastomose *en arcade* ou *par inosculation.* La branche inf. s'anastomose en arcade avec la côlique moyenne, de même que celle-ci s'anastomose avec l'inférieure. De ces anast. naissent d'autres branches qui se portent dans les parois du côlon.

2º La *côlique moyenne droite* se porte en dehors, sous le péritoine, se bifurque pour s'anastomoser avec les côliques sup. et inf., et forme avec elles des arcades d'où naissent d'autres rameaux pour les parois du côlon ascendant.

3º La *côlique inférieure droite* affecte les mêmes rapports que la côlique moyenne, s'anastomose avec la branche inférieure de la même artère et avec la terminaison de la mésentérique sup. pour se terminer dans les parois du cœcum et du côlon ascendant.

4º Les *branches de l'intestin grêle,* au nombre de quinze à vingt, se portent dans l'épaisseur du mésentère, vers l'intestin grêle. Elles s'anastomosent entre elles et forment des arcades desquelles naissent des branches qui se divisent pour former une nouvelle série d'arcades, et ainsi de suite jusqu'à 4 et 5 séries ; puis ces artères se terminent dans les parois de l'intestin grêle par deux branches qui se portent sur les deux faces de l'intestin.

V. Artères capsulaires moyennes.

Nées au-dessous de la précédente, elles se portent en dehors vers la capsule surrénale correspondante.

VI. Artères rénales ou émulgentes.

Nées de l'aorte, au niveau de la 2e vertèbre lombaire, elles se portent au hile du rein. L'artère rénale fournit la *capsulaire inférieure*, qui va à la capsule surrénale. Elle est située en arrière de la veine et du péritoine, en avant du bassinet, des piliers du diaphragme et du psoas. Celle du côté droit passe en outre en arrière de la veine cave inférieure.

VII. Artères spermatiques.

Nées au-dessous de la rénale, elles descendent vers le canal inguinal, en passant au-devant du psoas et de l'uretère, sous le péritoine. A gauche elles sont recouvertes par le côlon iliaque, et à droite par la terminaison de l'intestin grêle. Elles parcourent ensuite le canal inguinal, sortent par l'anneau inguinal, concourent à former le cordon spermatique, et se terminent dans le testicule.

Artère utéro-ovarienne. — Chez la femme, la spermatique est remplacée par l'*utéro-ovarienne* qui se porte sur les côtés du corps de l'utérus, où elle donne une branche *utérine* et une branche *tubo-ovarienne*. La première se dirige vers les bords de l'utérus, et s'anastomose, au niveau des bords et dans l'épaisseur de son tissu, avec l'utérine de l'hypogastrique ; la seconde se porte à la trompe de Fallope et à l'ovaire où elle se termine.

VIII. Artère mésentérique inférieure.

Venue de l'aorte, à 3 ou 4 cent. au-dessus de sa terminaison, elle se porte en bas et à gauche, et décrit une courbe à concavité droite. Elle fournit les *coliques gauches*, et se termine par les *hémorrhoïdales supérieures*.

' 1° La *colique supérieure gauche* est située en avant du muscle transverse. Sa branche sup. va s'anastomoser par inosculation avec la branche sup. de la colique supérieure droite, au-dessous du côlon. De cette arcade artérielle naissent des rameaux épiploïques qui s'anastomosent, dans l'épaisseur du grand épiploon, avec ceux qui viennent des artères gastro-épiploïques. La branche inf. s'anastomose avec une branche de la côlique moyenne gauche, pour former une arcade d'où naissent des rameaux qui se perdent dans le côlon descendant.

2° La *côlique moyenne gauche* se comporte comme celle du côté droit ; elle se jette dans le côlon descendant.

3° La *côlique inférieure gauche* prend naissance plus bas ; elle se porte en bas et à gauche, passe dans le mésocôlon iliaque, et s'anastomose avec la branche inf. de la côlique moyenne gauche, pour donner naissance aux rameaux qui se perdent dans l'épaisseur du côlon iliaque.

4° *Hémorrhoïdales supérieures.* Elles se portent de chaque côté de la partie moyenne du rectum, et s'anastomosent avec les hémorrhoïdales moyennes, branches de l'iliaque interne.

§ 4. — *Branches terminales de l'aorte.*

Sacrée moyenne, iliaques primitives et leurs divisions.

I. Artère sacrée moyenne.

Elle s'étend de la bifurcation de l'aorte à la face antérieure du coccyx, où elle se bifurque pour s'anastomoser de chaque côté avec les sacrées latérales.

II. Artère iliaque primitive.

Étendue de la 4e lombaire à la symphyse sacro-iliaque, elle se dirige en bas et en dehors. Elle se bifurque en iliaque externe et iliaque interne. Recouverte par le péritoine et croisée quelquefois par l'uretère, elle recouvre la cinquième vert. lombaire et la veine iliaque primitive. Celle du côté droit croise d'abord à angle droit la veine iliaque gauche, puis recouvre la droite.

III. Artère iliaque externe.

Elle fait suite à la précédente et prend le nom de fémorale à l'arcade crurale. Elle fait saillie sur le bord interne du psoas, contre lequel elle est fixée par un dédoublement du *fascia iliaca.* Elle est recouverte par le péritoine, par le canal déférent qui la croise chez l'homme, le ligament rond et les vaisseaux utéro-ovariens chez la femme. De plus, celle du côté gauche est recouverte par le côlon iliaque, tandis que l'intestin grêle, à sa terminaison, recouvre celle du côté droit. La veine iliaque externe est postérieure en haut et interne en bas.

Branches. — Épigastrique et circonflexe iliaque.

1º *L'épigastrique* naît à 5 ou 6 mill. en arrière de l'arcade crurale. Elle se porte en haut et en dedans, en décrivant une courbe à concavité sup. qui soulève le péritoine. Elle embrasse, chez l'homme, la courbe que décrit le canal déférent en sortant du canal inguinal, et, chez la femme, celle que décrit le ligament rond. Elle se porte ensuite en haut et en dedans, en croisant le canal inguinal, et sépare la *fossette inguinale interne* de la *fossette inguinale externe*. Située dans le tissu cellulaire sous-péritonéal, elle atteint la gaîne du muscle droit de l'abdomen, et se ramifie entre ce muscle et la paroi post. de la gaîne, où elle s'anastomose avec la mammaire interne.

Branches. — Funiculaire, anastomotique avec l'obturatrice et pubienne.

La *funiculaire*, ou *crémastérine*, pénètre dans le canal inguinal par son orifice péritonéal et se distribue aux éléments du cordon.

L'anastomotique, née de l'épigastrique à quelques mill. de son origine, se porte dans le petit bassin, en croisant la face post. de la branche horizontale du pubis, pour s'anastomoser avec l'obturatrice. Ce rameau anastomotique présente des anomalies : ainsi il est fréquent de voir ce tronc assez volumineux pour faire dire que l'obturatrice ne vient pas de l'iliaque interne, mais de l'épigastrique.

La *pubienne* est un petit rameau qui passe sur le bord sup. du pubis pour s'anastomoser avec un rameau semblable du côté opposé.

2º La *circonflexe iliaque* naît à peu près au même niveau que l'épigastrique, puis elle se porte en haut et en dehors, en suivant l'arcade fémorale, dans le tissu cellulaire sous-péritonéal. Elle est située dans l angle que forment par leur réunion le muscle iliaque et la paroi abdominale. Arrivée au niveau de l'épine iliaque antéro-sup., elle se bifurque : le *rameau iliaque* suit la lèvre int. de la crête iliaque et s'anastomose avec les lombaires et l'iléo-lombaire ; le *rameau abdominal* monte dans l'épaisseur de la paroi abdominale.

IV. Artère iliaque interne ou hypogastrique.

Elle naît au niveau de la symphyse sacro-iliaque, et se porte en bas vers la partie sup. de la grande échancrure sciatique. Longue de 2 à 5 cent., elle est accompagnée par la veine hypogastrique, qui est postérieure. Le péritoine la recouvre.

Branches. — 11 chez la femme, 9 chez l'homme. Ces branches naissent irrégulièrement, et l'artère honteuse interne forme toujours la terminale.

A. *Branches viscérales.* — 5 chez la femme, 3 chez l'homme : Ombilicale, vésicale, vaginale, utérine, hémorrhoïdale moyenne. La 3e et la 4e manquent chez l'homme.

1º *Ombilicale.* — Elle se porte en bas et en avant, se réfléchit sur les parties latérales de la vessie, et sé porte directement à l'ombilic. Dans ce trajet, l'art. ombilicale fournit à la vessie une artère vésicale antérieure. De la vessie à l'ombilic, elle est oblitérée après la naissance.

2º *Vésicale.* — Elle se porte en bas vers la face inf. de la vessie où elle se ramifie. Elle donne en outre, chez l'homme, des branches nombreuses à la prostate, aux vésicules séminales, au rectum, et, chez la femme, au vagin. Elle donne de plus, chez l'homme, l'*artère déférentielle* qui se porte au testicule en suivant toute la longueur du canal déférent.

3º *Vaginale.* — Elle se porte en bas vers les bords du vagin.

4º *Utérine.* — Elle se dirige vers les bords du col utérin et s'y ramifie.

5º *Hémorrhoïdale moyenne.* — Elle se jette dans la partie

·moyenne du rectum, en s'anastomosant avec les autres hémorrhoïdales.

B. Branches pariétales intrapelviennes. — 2 : Sacrée latérale, ilio-lombaire.

1° *Sacrée latérale.* — Elle gagne le bord du sacrum et descend obliquement vers le coccyx, où elle se termine en s'anastomosant avec la sacrée moyenne. Elle fournit des rameaux
qui s'anastomosent avec des rameaux semblables venus de la
sacrée moyenne.

2° *Ilio-lombaire.* — Elle se dirige en arrière et en haut, et
se divise en deux branches · *a.* l'*iliaque* se porte au-dessous du
muscle iliaque et se ramifie dans ce muscle et dans l'os coxal ;
b. la *lombaire* monte au-dessous du psoas et fournit la dernière ou les deux dernières lombaires, en se comportant comme
les lombaires venues de l'aorte abdominale.

C. Branches pariétales extrapelviennes. — 4 : Obturatrice,
fessière, ischiatique, honteuse interne.

1° *Obturatrice.* — Elle se porte en avant, et passe dans la
gouttière sous-pubienne avec le nerf obturateur, au-dessus de
la membrane obturatrice et du muscle obturateur interne.
Sortie du bassin, elle donne deux rameaux qui contournent
l'insertion iliaque de l'obturateur externe. Elle fournit un rameau articulaire qui traverse l'échancrure ischio-pubienne du
sourcil cotyloïdien, chemine dans l'épaisseur du ligament rond,
et va se terminer dans la tête du fémur. Avant de sortir du
bassin, l'obturatrice reçoit le rameau anastomotique de l'épigastrique. Lorsque ce rameau est volumineux, on dit que l'obturatrice vient de l'épigastrique.

2° *Fessière.* — Elle sort du bassin, entre la partie sup. de
l'échancrure sciatique et le muscle pyramidal. Elle se divise en
deux branches : la *branche superficielle* se porte entre le
grand fessier et le moyen fessier et s'y termine, la *branche
profonde* se ramifie entre le moyen fessier et le petit fessier.

3° *Ischiatique.* — Sortie par l'échancrure sciatique avec le nerf grand sciatique, elle se ramifie dans les muscles de la couche profonde de la fesse, et envoie sur le grand nerf sciatique un rameau très-long et très-grêle qui va jusqu'au milieu de la cuisse.

4° *Honteuse interne.* — Elle sort du bassin avec le nerf honteux interne, contourne la face post. de l'épine sciatique, et rentre dans le bassin par la petite échancrure. Elle s'applique à la face interne de l'ischion, puis elle se porte, en côtoyant l'os, vers la symphyse pubienne, où elle se bifurque.

Branches collat. : Hémorrhoïdales inférieures, périnéale superficielle, périnéale profonde. *Branches termin.* : Dorsale de la verge, caverneuse.

Les *hémorrhoïdales inférieures* naissent au niveau de l'ischion. Elles se portent en dedans et se distribuent à la partie inf. du rectum.

La *périnéale superficielle* contourne le bord post. du muscle transverse, se porte dans le tissu cellulaire sous-cutané, et va se ramifier dans la peau des bourses et du périnée.

La *périnéale profonde*, ou *bulbeuse*, traverse le triangle ischio-bulbaire et se termine dans le bulbe.

La *dorsale de la verge* se porte sur le dos de la verge, et va se ramifier dans le gland. (Voy. *Pénis.*)

La *caverneuse* pénètre dans les corps caverneux, entre les deux racines.

V. Artère fémorale ou crurale.

Elle s'étend de l'arcade crurale à l'anneau du 3° adducteur.

Rapports. — 1° Dans le triangle de Scarpa, elle est située en avant du pectiné et du 1er adducteur, en dedans du psoas-iliaque. Elle est recouverte par le feuillet superficiel de l'apo-névrose fémorale et les ganglions inguinaux superficiels. Au sommet du triangle, elle est recouverte et croisée, de haut en bas et de dehors en dedans, par le couturier, son *muscle satel-lite.* La veine fémorale est située en dedans de l'artère ; les lymphatiques profonds sont situés en dedans de la veine. Tous ces vaisseaux sont contenus dans un canal fibreux de l'aponévrose fémorale (gaîne des vaisseaux fémoraux). Le nerf saphène interne et l'accessoire du saphène interne sont situés en avant de l'artère, jusqu'à sa partie inférieure.

2º Au-dessous du triangle de Scarpa, l'artère fémorale, recouverte par le couturier, devient plus profonde et occupe une gouttière limitée en avant par le vaste interne, et en arrière par les adducteurs.

Branches collatérales. — 6 : Sous-cutanée abdominale, honteuses ext., sup. et inf., musculaire superf., fémorale profonde, grande anastomotique.

1º *L'artère sous-cutanée abdominale*, située dans le tissu cellulaire sous-cutané, naît au-dessous de l'arcade fémorale, et se porte en haut et en dedans vers l'ombilic.

2º La *honteuse externe supérieure*, située dans le tissu cellulaire sous-cutané, se porte en dedans, à la peau qui recouvre le pubis, à la peau du scrotum et du pénis chez l'homme, et à la grande lèvre chez la femme.

3º La *honteuse externe inférieure*, située sous l'aponévrose, passe dans la concavité de l'anse que décrit la veine saphène interne en se jetant dans la veine fémorale. Même direction et même terminaison que la précédente.

4º La *fémorale profonde*, née à 4 cent. de l'arcade crurale, se porte en arrière et en bas, en arrière du 1er adducteur, et se termine dans les muscles qui limitent le creux poplité en haut. Elle fournit les circonflexes et les perforantes. La *circonflexe postérieure* se porte entre le pectiné et le col du fémur, contourne le col, et se porte dans la région trochantérienne. La *circonflexe antérieure* passe entre le psoas-iliaque et le droit antérieur, contourne le grand trochanter et s'anastomose avec la circonflexe post. Les *perforantes*, au nombre de 2, 3 ou 4, nées à différentes hauteurs, traversent le grand adducteur à ses insertions fémorales. Elles se divisent en arrière du fémur, et forment une série d'arcades ; la première s'anastomose avec la circonflexe interne et l'ischiatique.

5º La *musculaire superficielle*, ou *du triceps*, naît quelquefois d'un tronc commun avec la fémorale profonde. Elle se porte en avant et en bas, et se termine dans les trois portions du triceps.

6º La *grande anastomotique*, ou *première articulaire sup. et int.*, naît quelquefois de l'origine de la poplitée ; elle se porte en bas, au-dessous du grand adducteur, et fournit des branches périostiques, des branches musculaires pour le vaste interne, et une branche superficielle pour la partie interne et ant. de la rotule.

VI. Artère poplitée.

Située très-profondément, elle s'étend de l'anneau du grand adducteur à l'anneau du soléaire, où elle se bifurque en tibiale antérieure et tronc tibio-péronier. Sa moitié sup. est oblique en bas et en dehors, sa moitié inf. est verticale.

Rapports. — En avant, et de haut en bas, avec le fémur, le ligament post. du genou et le muscle poplité ; *en arrière*, avec du tissu cellulo-graisseux, et avec les muscles qui limitent le creux poplité ; le jumeau interne, en se réunissant à angle aigu au jumeau externe et au plantaire grêle, la recouvre en bas ; le demi-membraneux la recouvre en haut.

La veine poplitée est située en dehors et un peu en arrière de l'artère. Le nerf sciatique poplité int. est situé en dehors et en arrière, de sorte que les deux vaisseaux et le nerf sont superposés d'avant eu arrière, et de dedans en dehors. En haut, le nerf se porte vers le grand sciatique, tandis que les vaisseaux se portent en dedans, vers l'anneau du 3ᵉ adducteur ; il en résulte que les vaisseaux et le nerf se séparent en limitant un angle.

Branches. — 7 collatérales : deux articulaires sup., deux artic. inf., une artic. moyen., deux jumelles ; 2 terminales : tibiale antérieure, tronc tibio-péronier.

1º *L'articulaire sup. et int.* se dirige en bas et en avant, contourne la partie sup. du condyle interne et donne des rameaux au vaste interne, au fémur, à la rotule, à la peau et à la synoviale.

2° L'*articulaire sup. et ext.* se comporte d'une manière analogue en dehors.

3° L'*articulaire moyenne* se porte directement en avant, traverse les orifices du ligament post. du genou et se termine dans l'extrémité inf. du fémur.

4° L'*articulaire inf. et int.* contourne la tubérosité int. du tibia. Située entre l'os et le ligament int. du genou, elle se termine au tibia, à la rotule, à la peau et à la synoviale.

5° L'*articulaire inf. et ext.* se comporte de même en passant entre le tibia et le ligament ext. du genou. Elle se termine de la même manière.

Les 4 articulaires sup. et inf. forment, avec la grande anastomotique de la fémorale et la récurrente tibiale antérieure, un vaste réseau à la partie ant. du genou.

6° Les *jumelles*, nées à la partie post. de la poplitée, le plus souvent par un tronc commun, se portent aux jumeaux, dans lesquels elles pénètrent par leur face profonde.

VII. Artère tibiale antérieure.

Étendue de l'anneau du soléaire au bord inférieur du ligament annulaire ant. du tarse, où elle forme la *pédieuse*.

Rapports. — Elle traverse l'extrém. sup. du ligament interosseux, descend sur la face ant. de ce ligament, obliquement en bas et en dedans. Au tiers inf. de la jambe, elle abandonne le ligament et se place sur la partie inf. de la face ext. du tibia.

Elle repose sur le ligament interosseux et sur l'os : elle est située au fond de l'interstice qui sépare le jambier antérieur, qui est en dedans, des muscles extenseur propre du gros orteil et extenseur commun des orteils, situés en dehors. Elle est accompagnée par les deux veines tibiales ant. et le nerf tibial ant..

qui est externe en haut, antérieur au milieu, et interne en bas.

Branches. — **3** : Récurrente tibiale ant., malléolaire int., malléolaire ext.

La *récurrente tibiale ant.* naît à la partie sup., elle se porte vers la rotule (périoste, peau, synoviale), en passant entre le tibia et l'ext. sup. du jambier ant. Elle s'anastomose avec les articulaires.

La *malléolaire interne*, née à 2 ou 3 cent. au-dessus de l'articulation tibio-tarsienne, se porte en bas et en dedans, vers la région de la malléole interne, sans abandonner les surfaces osseuses.

La *malléolaire externe*, un peu plus longue que l'interne, se porte vers la malléole externe.

VIII. **Artère pédieuse.**

Étendue du ligament annul. ant. du tarse à l'extrémité post. du 1er espace interosseux, qu'elle traverse de haut en bas, pour s'anastomoser avec la plantaire externe, elle est oblique en avant et un peu en dedans.

Rapports. — Elle recouvre les os et les articulations. Elle est recouverte par le bord int. du pédieux, son *muscle satellite.* Elle est côtoyée en dedans par le tendon de l'extenseur propre du gros orteil. Deux aponévroses la recouvrent : l'aponévrose dorsale du pied, et un mince feuillet plus profond qui l'applique contre les os.

Branches. — Les principales sont : la *dorsale du tarse* et la *dorsale du métatarse.* Elle fournit souvent l'*interosseuse dorsale du 1er espace.*

1º La *dorsale du tarse* se porte vers le bord ext. du pied. Elle est appliquée sur les os et les articulations, et fournit de nombreux rameaux.

2º La *dorsale du métatarse* se dirige en dehors, en décrivant une courbe à concavité post. (*arcade dorsale du métatarse*).

Elle est située sur les os et les ligaments, au niveau de l'extrémité post. des métatarsiens. Elle fournit les *artères interosseuses dorsales*, qui forment les *collatérales des orteils* correspondants. Ces artères interosseuses reçoivent, aux deux extrémités des espaces interosseux, deux *artères perforantes* venues de la région plantaire.

3º Le *rameau terminal, interosseuse dorsale du* 1er *espace*, se comporte comme les autres interosseuses dorsales.

IX. Artère tibio-péronière.

Née de la poplitée, elle est recouverte par le soléaire ; elle recouvre le jambier post. et le fléchisseur commun des orteils. Elle a une longueur de 2 à 3 cent. Elle est accompagnée par deux veines, et par le nerf tibial post. situé en arrière.

Branches. — 2 terminales ; plusieurs collatérales. Les premières sont : la péronière et la tibiale postérieures. Les collatérales vont aux os et aux muscles ; la principale est *l'artère nourricière du tibia*, qui pénètre dans le trou nourricier.

X. Artère péronière.

Elle se porte en bas et en dehors, puis verticalement, en suivant le péroné. Recouverte par le soléaire, plus bas par le fléchisseur propre du gros orteil, elle recouvre l'extrémité sup. du jambier post. et plus bas le ligament interosseux. Elle se termine par la *péronière antérieure* et la *péronière postérieure*.

La *péronière ant.* traverse la partie inf. du ligament interosseux, et se porte au-devant de l'artic. tibio-tarsienne, où elle s'anastomose avec les malléolaires et la dorsale du tarse.

La *péronière post.* descend vers le talon et se perd dans les parties molles.

XI. Artère tibiale postérieure.

Elle se porte verticalement en bas, vers la face int. du calcanéum, où elle se bifurque.

Rapports. — En avant, avec le jambier post., et plus bas,

avec lé fléchisseur commun des orteils ; en arrière, avec le soléaire, et plus bas, avec l'aponévrose et la peau.

Elle est accompagnée par le nerf tibial post., qui est superficiel, et les deux veines tibiales post. Un feuillet aponévrotique applique les vaisseaux et le nerf contre les muscles profonds.

Branches. — 2 terminales : Plantaire int. et plantaire ext.

XII. **Artère plantaire interne.**

Plus petite que l'ext., elle se porte en avant, entre les muscles de la région interne et ceux de la région moyenne du pied : elle se termine dans ces muscles. Quelquefois elle se bifurque, et fournit la *collatérale interne du gros orteil.*

XIII. **Artère plantaire externe.**

Elle se porte obliquement en avant et en dehors. entre l'accessoire et le court fléchisseur plantaire, puis elle décrit une courbe à concavité post. et interne, *arcade plantaire*, et se termine à l'extrémité post. du premier espace interosseux, où elle reçoit la terminaison de la pédieuse.

Branches.— Perforantes, interosseuses plantaires, et quelques branches osseuses et musculaires.

1º Les *perforantes*, au nombre de trois, naissent de l'arcade plantaire, et s'anastomosent avec les interosseuses dorsales. après avoir perforé la partie post. des trois derniers espaces interosseux.

2º Les *interosseuses plantaires*, au nombre de quatre, naissent aussi de l'arcade plantaire et se portent en avant. Elles fournissent une *branche perforante antérieure*, qui se porte à la face dorsale du pied, et s'anastomose avec l'interosseuse dorsale correspondante. Après avoir fourni cette perforante, elles se bifurquent en *collatérale interne et collatérale externe* de l'espace interdigital correspondant.

§ 5. — *Artères naissant de la convexité de l'aorte.*

Tronc brachio-céphalique, carotide primitive gauche et sous-clavière gauche.

Ces artères se distribuent au membre supérieur, au cou et à la tête.

A. *Artères du membre supérieur.*

I. **Tronc brachio-céphalique.**

Long de 3 à 4 cent., il se dirige en haut et en dehors, et se bifurque en sous-clavière droite et carotide primitive droite.

Rapports. — En dedans, avec un espace celluleux qui le sépare de la carotide gauche ; en dehors, avec le sommet du poumon et la plèvre ; en avant, avec le tronc veineux brachio-céphalique droit qui est parallèle, le tronc veineux brachio-céphalique gauche qui est perpendiculaire, et l'origine de la veine cave sup. ; en arrière, avec la trachée-artère. La *thyroïdienne moyenne*, ou artère de Neubauer, naît quelquefois de ce tronc.

II. **Artère sous-clavière.**

Elle décrit une courbe dont la concavité embrasse le sommet du poumon et la première côte. Celle du côté gauche est plus longue, parce qu'elle naît plus profondément dans le thorax. Elle prend le nom d'axillaire à la clavicule.

Rapports. — 1° *En dedans des scalènes.* A droite, elle est en rapport : en avant, avec l'origine du tronc veineux brachio-céphalique droit et la veine sous-clavière dont elle est séparée par les nerfs phrénique et pneumogastrique ; en arrière, avec l'apophyse transverse de la 7e vert. cervicale dont elle est assez distante, et l'origine du nerf récurrent droit ; en bas, avec le poumon et la plèvre ; en haut, avec l'espace celluleux qui la sépare de la carotide primitive.

A gauche, l'artère sous-clavière est en rapport : en avant, avec l'origine du tronc veineux brachio-céphal. gauche, qui croise sa direction : en arrière, avec les apoph. transr. de la 1re dorsale et de la 7e cervicale ; en dehors, avec le poumon et la plèvre ; en dedans, avec la carotide primitive, l'œsophage et la colonne vertébrale. Les nerfs phrénique et pneumogastrique passent en avant.

2° *Entre les scalènes.* — En avant, avec le scalène ant. qui la sépare de la veine sous-clavière; en arrière, avec le scalène post. et les nerfs du plexus brachial; en haut et en arrière, avec les nerfs du plexus brachial; en bas, avec la première côte (fig. 33, rapports de l'artère sous-clavière avec le sommet du poumon).

3° *En dehors des scalènes.* — En bas, avec le grand dentelé et le premier espace intercostal; en haut, avec l'aponévrose cervicale, l'artère scapulaire sup., le peaucier et la peau; en avant, avec la veine sous-cla-

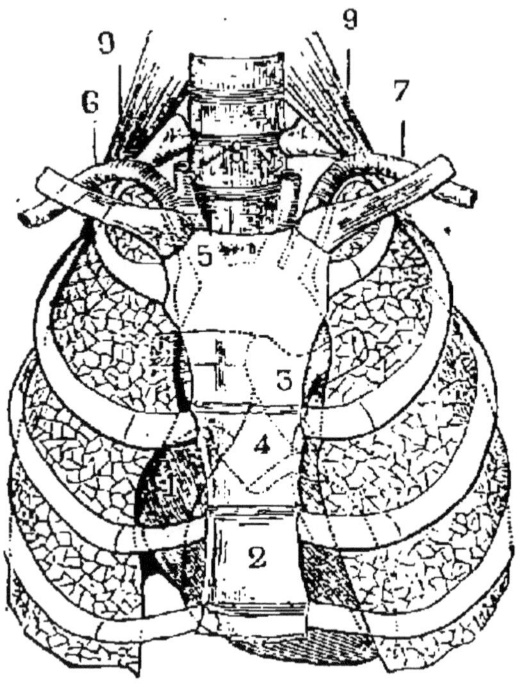

Fig. 33.

vière et le muscle sous-clavier, qui la séparent de la clavicule; en arrière, avec les nerfs du plexus brachial. La veine sous-clavière est en avant de l'artère. Les nerfs du plexus brachial, vers la terminaison de l'artère, se portent autour d'elle pour l'enlacer.

Branches. — 2 ascendantes : vertébrale, thyroïdienne inférieure; 2 descendantes : intercostale supérieure, mammaire interne; 3 externes : scapulaire supérieure, scapulaire postérieure, cervicale profonde.

1° **Artère vertébrale.** — Elle traverse le trou des 6 premières vert. cervicales, quelquefois elle traverse les 5 premières seulement, et pénètre dans le crâne par le trou occipital. Elle s'anastomose avec celle du côté opposé, sur la gouttière basilaire, et forme le *tronc basilaire*, qui se porte, sur la ligne médiane, jusqu'à la lame quadrilatère du sphénoïde, et se termine par les deux *artères cérébrales postérieures*.

Rapports. — L'artère vertébrale passe devant l'apoph. transverse de la 7e cervicale, en arrière de l'artère thyroïdienne inf. ; puis entre les muscles intertransversaires. Au niveau de l'atlas et de l'axis, elle décrit deux courbures : l'inférieure, convexe en avant, et verticale entre l'atlas et l'axis ; la deuxième, horizontale, concave en avant, contourne la partie post. des masses latérales de l'atlas, et pénètre ensuite dans le crâne par l'échancrure sup. de l'atlas. Le *tronc basilaire* est situé entre la gouttière basilaire et la protubérance annulaire.

Rameaux. — Dans la région cervicale, elle fournit des rameaux aux muscles et à la moelle ; dans le crâne, les artères spinales ant. et post., une méningée post., les artères cérébelleuses sup. et inf., et la cérébrale post.

a. Les *artères de la moelle* sont de petits rameaux qui se rendent à la moelle en passant par les trous de conjugaison.

b. La *spinale antérieure* naît dans le crâne. Elle se porte sur la face ant. du bulbe, s'anastomose avec celle du côté opposé, et forme un petit tronc qui descend sur la face ant. de la moelle jusqu'à sa terminaison.

c. La *spinale postérieure*, née au même niveau, se porte à la partie post. du bulbe et de la moelle, comme la précédente. Elle descend isolément, comme celle du côté opposé, de chaque côté du sillon médian post. de la moelle.

d. La *méningée post.* se porte dans la fosse occipitale inf. à la face profonde de la dure-mère.

e. La *cérébelleuse inférieure et postérieure* se rend à la partie inf. et post. du cervelet.

Le *tronc basilaire* fournit : *a.* La *cérébelleuse inférieure et antérieure*, qui va à la partie inf. et ant. du cervelet ;

b. La cérébelleuse supérieure, qui se perd à la face sup. du cervelet ;

c. La cérébrale postérieure, qui se distribue à la surface du lobe post. du cerveau. Elle forme les côtés post. de l'hexagone de Willis.

2º Artère thyroïdienne inférieure. — Elle se dirige en haut et en dedans et se perd dans le corps thyroïde. Elle fournit, dans son trajet, des branches spinales qui se portent à la moelle, à travers les trous de conjugaison, et des branches musculaires pour les muscles voisins. Le principal de ces rameaux se porte en haut, c'est *l'artère cervicale ascendante.*

3º Artère intercostale supérieure. — Née de la partie interne de la sous-clavière, elle se porte au-devant du col des deux premières côtes, et fournit une branche aux deux ou trois premiers espaces intercostaux.

4º Artère mammaire interne. — Elle se porte derrière l'extrémité int. de la clavicule, pour descendre verticalement en suivant le bord du sternum dont elle est séparée par un intervalle de 8 à 10 mill. Dans ce trajet, elle est située en arrière des cartilages costaux, en avant du muscle triangulaire du sternum et de la plèvre. Elle se bifurque au niveau de l'appendice xiphoïde.

Rameaux. — Les rameaux *antérieurs,* grêles, vont au grand pectoral, à la peau et à la mamelle : les *postérieurs,* aux organes du médiastin. Parmi ces derniers on voit *l'artère diaphragmatique supérieure.* Née de la partie sup. de la mammaire interne, elle se porte en bas, entre la plèvre et le péricarde, s'accole au nerf phrénique et descend avec lui jusqu'au diaphragme. Les *rameaux internes* se portent au sternum. Les *rameaux externes, artères intercostales antérieures,* au nombre de deux pour chaque espace, s'anastom. avec les intercostales aortiques.

Le rameau terminal interne, ou *abdominal,* s'anastom. avec l'épigastrique, dans la gaîne du muscle droit de l'abdomen.

Le *rameau terminal externe*, ou *costal*, suit le bord des cartilages costaux et s'anastomose avec les intercostales de l'aorte.

5⁰ Artère scapulaire supérieure. — Elle se porte en dehors, suit la direction de la clavicule, et parcourt la base du triangle sus-claviculaire. Elle arrive à l'échancrure coracoïdienne, passe par-dessus le ligament, traverse la fosse sus-épineuse, contourne le bord ext. de l'épine de l'omoplate, et se termine dans la fosse sous-épineuse.

6⁰ Artère scapulaire postérieure ou **cervicale transverse.** — Elle se porte vers l'angle sup. de l'omoplate et se distribue aux muscles et à l'os.

7ᵉ Artère cervicale profonde. — Elle se porte en haut, fournit de nombreux rameaux descendants et transversaux, remonte en arrière et en dedans jusqu'au niveau de la 3ᵉ ou 4ᵉ vert. cervicale, entre le grand complexus et le transversaire épineux.

III. **Artère axillaire.**

Elle commence à la clavicule et se termine au bord inf. du grand pectoral. Dirigée obliquement en bas et en dehors, elle est appliquée contre la paroi ant. du creux axillaire.

Rapports. — En avant, avec le muscle sous-clavier, le grand pectoral, le petit pectoral, et plus bas, de nouveau avec le grand pectoral ; en arrière, avec le sous-scapulaire, le grand dorsal et le grand rond ; en dedans, avec la partie sup. du grand dentelé, l'aponévrose et la peau du creux de l'aisselle ; en haut et en dehors, avec le sous-scapulaire qui la sépare de l'articulation scapulo-humérale ; plus bas, avec le biceps et le coraco-brachial.

La veine axillaire est située en avant en haut, en dedans plus bas. L'artère est située entre les deux racines du nerf médian (fig. 34, 5, 9) ; plus bas, entre le médian et le cubital qui sont en avant, et le radial qui est en arrière.

Branches. — 5 : Acromio-thoracique, thoracique inf., scapulaire inf., circonflexe ant., et circonflexe postérieure.

1º *Acromio-thoracique.* — Elle se porte au-dessous de la clavicule, entre le deltoïde et le grand pectoral ; elle fournit une branche *acromiale* qui se porte vers la partie sup. du deltoïde, et une branche *thoracique* entre le grand et le petit pectoral, auxquels elle se distribue.

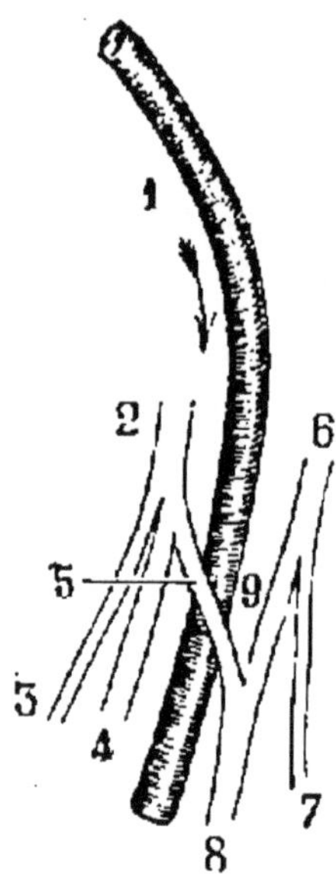

Fig. 34.

2º *Thoracique inférieure* ou *mammaire externe.* — Elle se porte à la surface ext. du grand dentelé, sur lequel elle se ramifie.

3º *Scapulaire inférieure.* — Située sur le bord axillaire de l'omoplate, elle se ramifie aux deux faces de l'os, pour s'anastomoser avec les scapulaires sup. et post.

4º *Circonflexe antérieure.* — Elle se porte en avant du col chirurgical de l'humérus qu'elle contourne. Elle passe au-dessous de la longue portion du biceps, et se divise, au niveau de la coulisse bicipitale, en deux rameaux, ascendant et descendant.

5º *Circonflexe postérieure.* — Elle embrasse la partie post. du col chirurgical de l'humérus, en passant dans un espace quadrilatère, limité par le petit rond en haut, le grand rond en bas, le triceps en dedans, et l'humérus en dehors. Elle se divise en un grand nombre de branches qui se distribuent au deltoïde, à l'articulation, à la tête de l'humérus, et s'anast. avec la circonflexe ant.

IV. Artère humérale ou brachiale.

Étendue du bord inf. du grand pectoral au milieu du pli du coude, elle se divise en radiale et cubitale.

Rapports. — 1º *Au bras :* en arrière, avec le triceps et le brachial ant. ; en avant, avec le coraco-brachial et le bord inf. du biceps son *satellite*. En dehors, avec le coraco-brachial et l'humérus, et plus bas avec l'interstice celluleux qui sépare le biceps du brachial ant.; en dedans, avec l'aponévrose et la peau.

2º *Au pli du coude*, elle est en dedans du tendon du biceps, sur le brachial antérieur, en arrière de la veine médiane basilique dont la sépare l'expansion aponévrotique du biceps, et en dehors du nerf médian. L'artère est située contre le tendon ; un intervalle de 12 mill. environ la sépare du nerf.

Deux veines humérales l'accompagnent. Le nerf médian est externe en haut, antérieur au milieu, interne en bas.

Branches. — 5 : Collatérale int., collatérale ext., art. du brachial antérieur, art. du vaste interne, art. du biceps.

1º La *collatérale interne* naît à quelques centimètres au-dessus de l'épitrochlée, elle se dirige vers le coude, le long de la cloison intermusculaire interne, se bifurque et s'anast. avec les *récurrentes cubitales*.

2º La *collatérale externe*, ou *humérale profonde*, née de l'humérale à sa partie sup., se porte immédiatement en bas et en dehors dans la gouttière de torsion de l'humérus. Elle se termine à la partie ext. du coude par une bifurcation analogue à celle de la collat. int. en s'anastomosant avec les *récurrentes radiales*.

3º L'*artère du vaste interne* naît presque toujours au-dessous de l'humérale profonde. Unique ou multiple, elle pénètre dans l'épaisseur du muscle, en suivant le nerf cubital.

4º L'*artère du brachial antérieur* a une origine variable. Quelle que soit cette origine, elle se porte immédiatement dans l'épaisseur du muscle, où elle se ramifie.

5º L'*artère du biceps* est presque constante et se porte au muscle de ce nom.

V. Artère cubitale.

Elle s'étend du milieu du pli du coude à la paume de la main, où elle constitue l'arcade palmaire superficielle. Elle est oblique en bas et en dedans dans sa moitié sup., verticale dans sa moitié inférieure.

Trajet et rapports. — 1º Dans sa portion oblique, elle passe au-dessous du rond pronateur, plus bas entre le fléchisseur superf. des doigts et le fléchisseur profond.

2º Dans sa portion verticale, elle est située entre le fléchisseur superf. et le cubital antérieur, *muscle satellite,* qui est interne ; elle repose sur le fléchisseur profond, au-dessous de l'aponévrose antibrachiale.

3º Au poignet, elle passe en dehors du pisiforme, entre les fibres du ligament annulaire du carpe, sous la peau, qu'elle soulève par ses battements chez quelques sujets.

4º A la paume de la main, elle décrit une courbe à concavité sup., *arcade palmaire superficielle,* complétée en dehors par la radio-palmaire, branche de la radiale.

L'arcade palmaire superf. est située sous l'aponévrose palmaire, en avant des organes tendineux, musculaires et nerveux de la paume de la main, elle correspond au sillon moyen de la paume de la main. L'artère cubitale est accompagnée par deux veines cubitales, et par le nerf cubital, qui occupe son côté interne.

Le nerf et l'artère, accolés dans la partie inf., se séparent à angle aigu vers la partie moyenne de l'avant-bras, l'artère se portant vers le milieu du pli du coude, le nerf se dirigeant vers la partie post. de l'épitrochlée.

Branches. — 5 : Tronc des récurrentes cubitales, tronc des interosseuses, transverse ant. du carpe, cubito-palmaire, interosseuses palmaires superficielles.

1º Le *tronc des récurrentes cubitales* naît à la partie sup., il se porte en dedans et donne naissance à deux branches : la *récurrente cubitale antérieure,* qui va au-devant de l'épitrochlée et s'anast. avec la collatérale interne ; et la *récurrente cubitale postérieure,* qui contourne l'extrémité sup. du cubitus, et vient se terminer en arrière de l'épitrochlée, où elle s'anast. avec la collatérale int., la récurrente radiale post., et l'artère du vaste interne.

2o *Le tronc des interosseuses* naît au même niveau et se divise, à l'extrémité sup. de l'espace interosseux, en interosseuse ant. et interosseuse post.

L'interosseuse ant. descend le long de la face ant. du ligament, entre le fléchisseur commun profond des doigts et le fléchisseur propre du pouce. Elle passe au-dessous du carré pronateur, et traverse le ligament interosseux à sa partie inf., pour s'anastomoser, sur la face dorsale du carpe, avec les artères de cette région. L'interosseuse ant. fournit, après son origine, *l'artère du nerf médian*, petit rameau qui accompagne ce nerf jusqu'à la paume de la main ; dans certains cas, ce rameau est extrêmement développé.

L'interosseuse post. traverse le ligament interosseux à sa partie sup., descend entre les deux couches des muscles post. de l'avant-bras, et se termine dans ces muscles. Elle fournit, aussitôt qu'elle a traversé le ligament, la *récurrente radiale postérieure*, qui se porte en haut et en dehors, pour s'anast. avec la collatérale ext. et la récurrente cubitale postérieure.

3o La *transverse ant. du carpe*, analogue à celle que nous décrirons à la radiale, vient s'anast. avec celle du côté opposé, au bord inf. du carré pronateur.

4o La *cubito-palmaire* naît au-dessous du pisiforme, traverse les muscles de l'éminence hypothénar, et s'anast. avec l'arcade palmaire profonde, qu'elle complète.

5o Les *interosseuses palmaires superficielles* naissent de l'arcade palmaire superf. et s'anast. avec les artères interosseuses profondes venues de la radiale, se bifurquent ensuite, et forment les collatérales des doigts. L'interne, qui ne se bifurque pas, forme la collatérale interne du petit doigt.

VI. Artère radiale.

La radiale est étendue du milieu du pli du coude à la paume de la main, où elle forme l'arcade palmaire profonde.

Trajet et rapports. — 1o *A l'avant-bras*, elle est dirigée du milieu du pli du coude vers l'apophyse styloïde du radius.

Elle est située au fond d'une gouttière formée en dedans par le faisceau des muscles épitrochléens, et en dehors par le long supinateur. *En dehors*, on trouve le long supinateur, *muscle satellite*, qui la recouvre à sa partie supérieure; en bas, l'artère est sous-aponévrotique. *En dedans*, elle est en rapport avec le rond pronateur et le grand palmaire; *en arrière*, avec le court supinateur, le tendon du rond pronateur, le fléchisseur commun superf. des doigts, le fléchisseur propre du pouce et le carré pronateur. A la partie inf. de l'avant bras, elle est située au fond d'une gouttière limitée par le grand palmaire en dedans, par le long supinateur en dehors, entre l aponévrose qui la recouvre et le carré pronateur sur lequel elle repose.

La branche superf. du nerf radial est située en dehors de l'artère, qui est accompagnée par deux veines.

2o *Au poignet*, l'artère va de l'apoph. styloïde du radius, qu'elle contourne, à la partie sup. et post. du 1er espace interosseux qu'elle perfore d'arrière en avant. Dans ce trajet, elle est située au fond de la tabatière anatomique et recouverte par les tendons qui constituent cette dépression.

3o *A la paume de la main*, elle décrit une courbe, *arcade palmaire profonde* (fig. 35, 4), située en avant de l'extrém. sup. des métacarpiens et des interosseux, en arrière des tendons, des vaisseaux et des nerfs. Cette artère reçoit en dedans la cubito-palmaire (3) de la cubitale, qui la complète.

Branches. — 9 : Récurrente radiale antérieure, transverse ant. du carpe, radio-palmaire, venant de la *portion antibrachiale;* collatérale ext. du pouce, dorsale du pouce, interosseuse du 1er espace, dorsale du carpe, naissant sur la *portion carpienne* : perforantes, interosseuses palmaires profondes, venant de la *portion palmaire.*

1o La *récurrente radiale antérieure* se porte vers l'épicondyle, et s'anast. avec le rameau ant. de la collatérale ext. de l'humérale.

2e La *transverse antérieure du carpe*, née à la partie inf.

de l'avant-bras, se porte le long du bord inf. du carré pronateur, vers un rameau semblable de la cubitale.

3° La *radio-pal-
maire*, de volume
variable, naît à la
partie inf. de l'a-
vant-bras, elle passe
au-devant du liga-
ment annulaire et
complète l'arcade
palmaire superfi-
cielle.

4° La *collatérale
externe du pouce*
se porte au bord
externe du pouce ;
elle naît de la por-
tion carpienne de
la radiale.

5° La *dorsale du
pouce* se porte sur
la face dorsale du
pouce.

6° L'*interosseuse
du premier espace*
se porte sur le pre-
mier muscle inter-
osseux dorsal et se
divise en *collatérale
interne du pouce*
et *collatérale ex-
terne de l'index.*

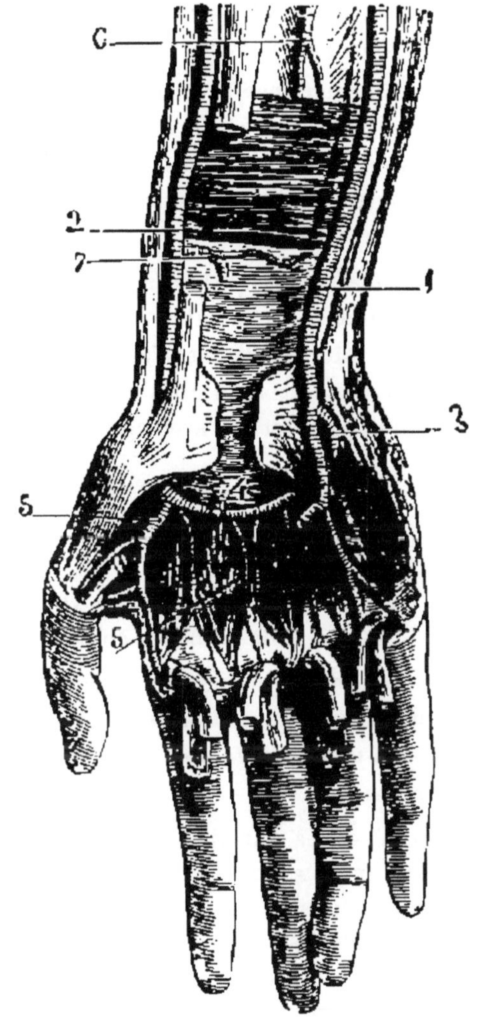

Fig. 33.

7° La *dorsale du carpe* se porte en bas et en dedans, sur la
face post. du carpe, et fournit : 1° de petits rameaux ascendants ;
2° des rameaux descendants qui se portent vers l'extrém. sup.

des 3 derniers espaces interosseux, où ils s'anast. avec les perforantes de l'arcade palmaire profonde. Subitement accrus, ces rameaux se portent, sous le nom d'*artères interosseuses dorsales*, le long de la face dorsale des muscles interosseux, et se terminent dans ces muscles.

8° Les *rameaux perforants*, nés de l'arcade palmaire profonde, perforent l'extrémité sup. des muscles interosseux des 3 derniers espaces. Ils se jettent dans les artères interosseuses dorsales fournies par la dorsale du carpe, dont ils augmentent subitement le volume.

9° Les *interosseuses palmaires profondes*, nées de l'arcade palmaire profonde, au nombre de 3 ou 4, se portent au-devant des muscles interosseux jusqu'au niveau des articulations métacarpo-phalangiennes, où elles s'anast. avec les interosseuses superficielles, pour former avec elles les collatérales des doigts.

B. *Artères de la tête et du cou.*

Elles sont fournies par les carotides et leurs ramifications.

I. **Artère carotide primitive** (fig. 36, 5, 5) (ne donne pas de branches collatérales).

La carotide droite prend son origine sur le tronc brachiocéphalique, la gauche sur la crosse de l'aorte. Elle se divise, au bord sup. du cartilage thyroïde, en *carotide interne* et *carotide externe.*

Rapports. — La carotide gauche est en rapport, dans le thorax : *en arrière*, avec la sous-clavière gauche; *en avant*, avec l'origine du tronc veineux brachio-céphalique gauche, qui la croise ; *en dehors*, avec le sommet du poumon gauche, les nerfs phrénique et pneumogastrique : *en dedans*, avec la trachée.

Dans le cou, les deux carotides sont en rapport : 1° *En arrière*, avec les muscles prévertébraux et le nerf pneumogastrique (fig. 36, 7), et en bas avec l'artère thyroïdienne inf. et la vertébrale (celle du côté droit est croisée par le nerf récurrent droit). 2° *En avant*, avec les lobes du corps thyroïde (fig. 36,

4), l'anse nerveuse du grand hypoglosse, le muscle omoplat-
hyoïdien, le sterno-cléido-mast., *muscle satellite*, et plus bas

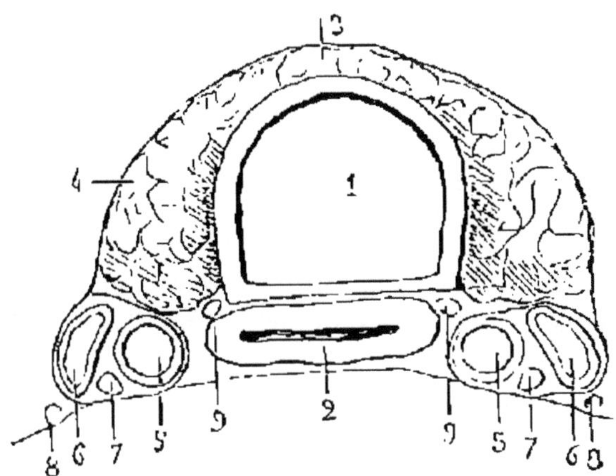

Fig. 36

avec le sterno-cléido-hyoïdien. 3o *En dehors*, avec la veine jugulaire interne (fig. 36, 6). 4o *En dedans*, avec la trachée,
l'œsophage, le larynx et le pharynx (fig. 36, 1 et 2).

II. Artère carotide externe.

Elle s'étend du bord sup. du cartilage thyroïde au col du
condyle du maxil. inf. A son origine, elle est située entre le
pharynx et les muscles stylo-hyoïdien et digastrique et le grand
hypoglosse qui la recouvrent. Accompagnée par la veine jugulaire externe, qui est en dehors, elle traverse la glande parotide.

Branches. — 6 collatérales, 2 terminales : thyroïdienne supérieure, linguale, faciale, auriculaire postérieure, occipitale,
pharyngienne inférieure; maxillaire interne, temporale superficielle.

1o **Thyroïdienne supérieure.** — Située sur le muscle
constricteur moyen du pharynx, elle se porte en bas et en dedans, et se termine dans la corne sup. du corps thyroïde. Dans
ce trajet, elle fournit des *rameaux pharyngiens* et les *artères
laryngées sup. et inf.*

2º Linguale. — Elle prend naissance un peu au-dessus de la précédente, et se porte sur la grande corne de l'os hyoïde, entre le constricteur moyen du pharynx et l'hyo-glosse, puis elle se dirige vers la pointe de la langue. Elle fournit : le *rameau hyoïdien*, qui se porte au-devant de l'os hyoïde, et s'anast. avec le rameau du côté opposé ; l'*artère dorsale* de la langue, qui va à la face dorsale de cet organe ; l'*artère sublinguale*, qui se termine à la face inf. de la langue, et l'*artère ranine*, qui constitue la terminaison de la linguale à la pointe.

3º Faciale. — Née de la carotide externe, un peu plus haut que la linguale, cette artère se dirige vers l'angle interne de l'œil, en croisant obliquement la face. Elle est d'abord située sur les parties latérales du pharynx, puis elle traverse la glande sous-maxillaire, croise la face ext. du corps du maxil., au-devant du masséter, et se termine à l'angle interne de l'orbite, en passant entre les divers muscles de la face, et dans le sillon qui limite les parties latérales du nez.

Rameaux. — Palatine inférieure, ptérygoïdienne, sous-mentale, sous-maxillaire, coronaire supérieure, coronaire inférieure, artère de l'aile du nez, artère angulaire. — La *palatine inférieure* monte vers le voile du palais.— La *ptérygoïdienne* va au muscle ptérygoïdien int. — La *sous-mentale*, volumineuse, se porte en avant le long de la face int. du corps du maxillaire, et se perd dans les parties molles de la région sus-hyoidienne. — La *sous-maxillaire* se perd dans la glande sous-maxill.— La *coronaire*, ou *labiale supérieure*, située dans la lèvre supérieure, près du bord libre, s'anast. avec celle du côté opposé, et fournit l'*artère de la sous-cloison* qui se porte vers l'extrémité du nez. — La *coronaire*, ou *labiale infér.*, se réunit à celle du côté opposé, plus près de la muqueuse que de la peau. — L'*artère de l'aile du nez* se divise immédiatement en deux rameaux, l'un qui contourne le bord sup. de l'aile du nez, l'autre le bord inférieur. Ces deux rameaux s'anastomosent entre eux, et avec l'artère de la sous-cloison, au niveau du lobule du nez. — L'*angulaire* termine la faciale ; elle parcourt le sillon naso-génien, et s'anastomose avec la branche nasale de l'ophthalmique.

4° **Auriculaire postérieure.** — Elle se porte à la partie post. de l'oreille. Elle fournit *l'artère stylo-mastoïdienne*, qui pénètre dans l'aqueduc de Fallope et fournit un ramuscule qui se porte dans la membrane du tympan.

5° **Occipitale.** — Elle e dirige vers la région occipitale et elle passe sous le splénius. Arrivée à la ligne médiane, elle perfore le trapèze, et se divise en deux branches principales d'où partent de nombreuses ramifications. Elle fournit la *mastoïdienne* qui passe par le trou mastoïdien, et la *pariétale* qui monte vers le trou pariétal, rameaux pour la dure-mère.

6° **Pharyngienne inférieure.** — Elle se porte vers les parties latérales du pharynx, et fournit une *branche pharyngienne* qui se perd dans les parois de ce conduit et dans les muscles prévertebraux, et la *méningée postérieure* qui pénètre dans le crâne par le trou déchiré postérieur.

III. Artère maxillaire interne.

Née de la carotide externe, elle va du col du condyle du maxillaire au fond de la fosse ptérygo-maxillaire. Flexueuse, elle passe entre les deux faisceaux du ptérygoidien externe.

Branches. — 1 terminale, sphéno-palatine, et 14 collatérales : 5 *ascendantes :* tympanique, temporale profonde ant., temporale profonde post., méningée moyenne, petite méningée ; 5 *descendantes :* palatine supérieure, dentaire inférieure, buccale, massétérine, ptérygoïdienne ; 2 *antérieures :* alvéolaire, sous-orbitaire ; 2 *postérieures :* vidienne, ptérygo-palatine.

1° La *sphéno-palatine* pénètre dans les fosses nasales par le trou sphéno-palatin, et se bifurque. Le *rameau interne* se distribue à la muqueuse de la cloison et se porte en bas et en avant, dans le canal palatin ant., pour s'anast. à la voûte palatine avec la palatine supérieure. Le *rameau externe* se ramifie dans la muqueuse des cornets et des méats, où il s'anastomose avec les ethmoïdales.

2º La *tympanique*, très-grêle, traverse la scissure de Glaser (muqueuse de la caisse du tympan et membrane du tympan).

3º La *temporale profonde ant.* se porte au muscle temporal.

4º La *temporale profonde post.* se comporte de même.

5º La *méningée moyenne* passe dans le trou petit rond. Elle est située entre la dure-mère et les os, et se porte dans les gouttières du pariétal et de l'occipital.

6º La *petite méningée* pénètre par le trou ovale.

7º La *palatine supérieure* parcourt le canal palatin post. Elle se distribue au voile du palais, à la muqueuse et aux os de la voûte palatine,

8º La *dentaire inférieure* parcourt le canal dentaire du max. inf., donne des rameaux à chaque racine dentaire, au tissu osseux et au périoste. Elle fournit un *rameau mentonnier* qui sort par le trou mentonnier et se perd dans la lèvre inférieure.

9º La *buccale* se porte dans l'épaisseur de la joue.

10º La *massétérine* se porte au masséter.

11º La *ptérygoïdienne* va aux muscles ptérygoïdiens.

12º L'*alvéolaire* se porte sur le bord post. du maxillaire sup. Quelques-uns de ses rameaux pénètrent dans l'épaisseur de l'os et se distribuent à la muqueuse du sinus maxillaire et aux racines des molaires.

13º La *sous-orbitaire* pénètre dans la gouttière sous-orbitaire, dans le canal sous-orbitaire, et se termine au trou sous-orbitaire, en un grand nombre de branches qui se distribuent à la joue et à la lèvre supérieure. Dans son trajet, elle fournit un petit *rameau dentaire* qui descend dans un petit canal creusé dans l'épaisseur du maxillaire, en avant du sinus maxillaire. Ce rameau se rend aux racines des incisives, de la canine correspondante, et au canal nasal.

14º La *vidienne*, très-petite, traverse d'avant en arrière le trou vidien.

15º La *ptérygo-palatine*, ou pharyngienne sup., passe par le trou ptérygo-palatin et se distribue à la muqueuse de la partie sup. du pharynx.

IV. Artère temporale superficielle.

Née de la carotide externe, elle s'étend du col du condyle du maxillaire au sommet du crâne. A son origine, elle est située dans la glande parotide, en arrière du col du condyle du maxil. et de l'articulation temporo-maxil., en avant du conduit auditif externe. Elle se porte ensuite en dehors et en haut, perfore l'aponévrose temporale, et se divise en deux branches terminales, l'une antérieure, *frontale*, l'autre postérieure, *pariétale*; ces deux branches sont très-flexueuses, se ramifient dans le cuir chevelu et s'anastomosent avec la frontale, l'occipitale et avec celles du côté opposé.

Branches. — 4 : Transversale de la face, articulaire, auriculaires antérieures, temporale profonde moyenne.

1º La *transversale de la face* se porte en avant, entre le canal de Sténon et l'arcade zygomatique, et va à la joue.

2º L'*articulaire* va à l'articulation temporo-maxillaire.

3º Les *auriculaires antérieures*, nombreuses, se portent à la partie ant. du pavillon de l'oreille.

4º La *temporale profonde moyenne* perfore l'aponévrose temporale, au-dessus de l'arcade zygomatique, et se porte à la partie moyenne du muscle temporal.

V. Artère carotide interne.

Elle s'étend du bord sup. du cartilage thyroïde au-dessus du trou optique, dans le crâne.

Trajet et rapports. — A son origine, elle est plus externe que la carotide externe. Elle se porte ensuite sur les côtés du pharynx, en passant en arrière de la carotide externe, passe entre les muscles prévertébraux et la glande parotide, sur la face post. de laquelle elle se creuse un sillon, et arrive à la base du crâne. La veine jugulaire interne est située en dehors de l'artère. Avant d'entrer dans le crâne, l'artère est séparée de la veine jugulaire interne par les nerfs glosso-pharyngien, pneumogastrique, spinal et grand hypoglosse. Elle passe dans le canal carotidien avec la branche crânienne ant. du grand sympathique, puis elle se dirige obliquement en avant et en haut, dans la gouttière caverneuse (fig. 37, carotide interne dans le sinus caverneux). Elle traverse le sinus caverneux, où elle est située en dedans des

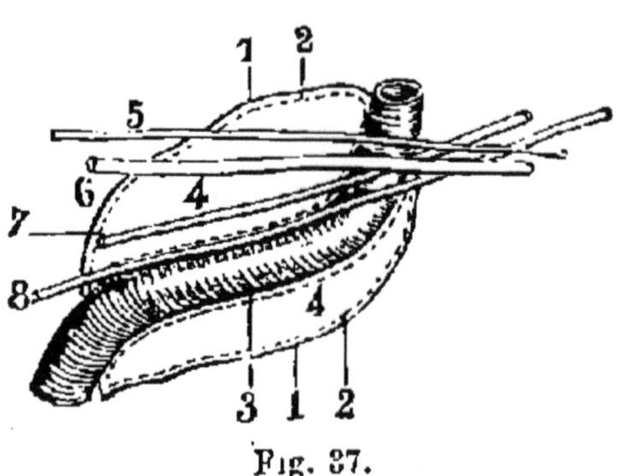

Fig. 37.

3ᵉ, 4ᵉ, 6ᵉ paires et du nerf ophthalmique.

Branches. — 1 collatérale, l'ophthalmique (page 213) ; 4 terminales : cérébrale antérieure, cérébrale moyenne, communicante postérieure, choroïdienne.

1º La *cérébrale antérieure* se porte en avant, vers celle du côté opposé, avec laquelle elle s'anastomose par la *communicante antérieure,* puis elle contourne le genou du corps calleux et se termine à la face interne de l'hémisphère cérébral.

2º La *cérébrale moyenne* se porte dans la scissure de Sylvius, et s'y ramifie en un grand nombre de rameaux qui s'épuisent sur la face externe de l'hémisphère cérébral.

3º La *communicante postérieure*, petite, se porte en arrière, et se réunit à la cérébrale postérieure.

L'*hexagone de Willis,* situé à la base du cerveau, est limité en arrière par les cérébrales postérieures, en avant par les cérébrales antérieures et la communicante antérieure, sur les côtés par les communicantes postérieures.

4º La *choroïdienne* se porte en arrière et va aux plexus choroïdes des ventricules latéraux.

VI. Artère ophthalmique.

Branche collat. de la carotide interne, elle pénètre dans l'orbite par le trou optique. Elle est entourée de tissu cellulo-graisseux et située au-dessous du muscle droit supérieur.

Branches. — 2 terminales : Nasale, frontale ; 11 collatérales : Lacrymale, centrale de la rétine, sus-orbitaire, ciliaires courtes postérieures, ciliaires longues postérieures, musculaire supérieure, musculaire inférieure, palpébrale supérieure, palpébrale inférieure, ethmoïdale antérieure, ethmoïdale postérieure.

1º La *nasale* se porte à la racine du nez, où elle s'anast. avec la faciale.

2º La *frontale* passe au-dessous de l'arcade orbitaire et se ramifie dans le muscle frontal, dans l'os et dans la peau du front.

3º La *lacrymale* se porte à la glande lacrymale.

4º La *centrale de la rétine* pénètre aussitôt après son origine dans un petit canal creusé au centre du nerf optique. Elle se termine à la rétine.

5º La *sus-orbitaire* se dirige vers le trou sus-orbitaire qu'elle traverse pour aller à la région du front.

6º Les *ciliaires courtes postérieures*, nombreuses et petites, se portent en groupe autour du nerf optique, et pénètrent dans le globe oculaire.

7º Les *ciliaires longues postérieures*, au nombre de deux perforent la sclérotique de chaque côté du nerf optique, et pénètrent dans l'œil.

8º La *musculaire supérieure* se perd dans les muscles situés au-dessus du globe oculaire.

9º La *musculaire inférieure* se perd dans les muscles inférieurs.

10º et 11º Les *palpébrales supérieure* et *inférieure*, arrivés à l'angle interne de l'œil, dévient en dehors dans les paupières, en décrivant une courbe dont la concavité regarde les cils.

12° L'*ethmoïdale antérieure* traverse le trou orbitaire interne antérieur, passe sur la lame criblée et pénètre dans les fosses nasales par la fente ethmoïdale pour se distribuer à la muqueuse de la partie ant. des fosses nasales.

13° L'*ethmoïdale postérieure* va dans le crâne en passant par le trou orbitaire interne postérieur et se ramifie au-dessus de la lame criblée. Quelques ramuscules vont à la dure-mère et aux os; les autres traversent les trous de la lame criblée pour se terminer dans la muqueuse pituitaire.

CHAPITRE QUATRIÈME
Des veines en général.

Les veines, étendues des capillaires au cœur, portent le sang noir. Les *veines libres* ont, comme les artères, 3 tuniques : externe, moyenne, interne.

1° La *tunique externe* est formée de tissu conjonctif et de fibres élastiques. Sur les gros troncs veineux, près du cœur, on y trouve des fibres musculaires striées. Des fibres musculaires lisses existent dans la tunique externe des grosses veines en général, et dans toute l'étendue de la veine porte en particulier.

2° La *tunique moyenne* forme deux plans : un superficiel, à fibres transversales, un profond, à fibres longitudinales. Le *plan superficiel* renferme des fibres de tissu conjonctif, des fibres élastiques et des fibres musculaires lisses, dirigées toutes en travers. Dans le *plan profond*, on trouve uniquement des faisceaux élastiques à direction longitudinale.

3° La *tunique interne* est analogue à celle des artères; elle offre un épithélium superficiel (pavimenteux simple), et une couche élastique sous-épithéliale.

Valvules. — Ce sont des replis de la tunique interne et de la tunique moyenne ; elles n'ont pas de fibres musculaires. Elles sont disposées par paires (fig. 38, à gauche veine fermée,

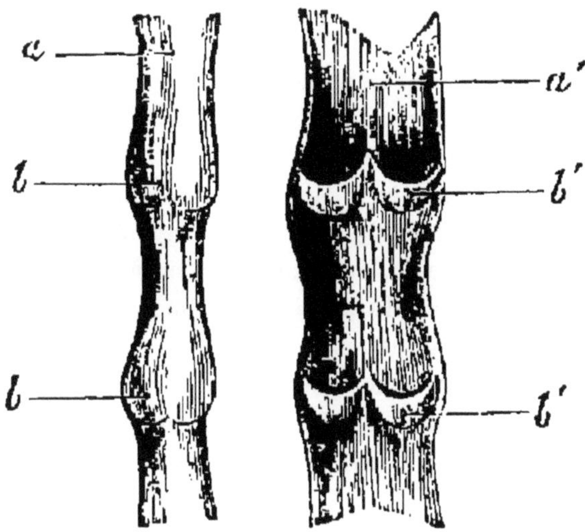

Fig. 38.

à droite veine ouverte et valvules *b'*). Les veines pulmonaires, la veine porte, les veines intercostales, les veines crâniennes et les veines rachidiennes en sont dépourvues.

Nota. — 1° Les parois veineuses sont plus minces que les parois artérielles, ce qui tient un peu au développement des éléments élastique et musculaire des veines. 2° Les veines sous-diaphragmatiques sont les plus riches en fibres musculaires. la quantité de ces fibres est en rapport direct avec les obstacles que le sang en retour rencontre pour arriver au cœur.

Veines adhérentes. — Ce sont les veines dont la paroi adhère aux tissus qu'elles parcourent : sinus de la dure-mère, canaux veineux des os, veines sus-hépatiques et utérines. On les appelle encore *sinus*. Elles sont dépourvues de valvules, et formées, en général, de deux couches, l'une superficielle, épithéliale, comme dans les veines libres, l'autre profonde, adhérente, composée de tissu conjonctif mêlé de quelques fibres élastiques.

CHAPITRE CINQUIÈME
Des veines en particulier.

Tout le système veineux aboutit au cœur : l'oreillette gauche reçoit les *veines pulmonaires*. La *veine coronaire* et les deux *veines caves* vont à l'oreillette droite.

Les *veines pulmonaires*, au nombre de quatre, deux pour chaque poumon, sortent du hile de cet organe et sont situées, avec l'artère pulmonaire, en avant de la bronche, où elles forment le plan antérieur du pédicule pulmonaire ; puis elles se jettent dans l'oreillette gauche.

La *veine coronaire* accompagne par ses racines les deux artères coronaires, puis elle forme un tronc qui s'ouvre dans l'oreillette droite au-dessous et en dedans de la veine cave inférieure.

La *veine cave inférieure* reçoit le sang de toute la portion sous-diaphragmatique du corps ; le sang de la portion sus-diaphragmatique se jette dans la *veine cave supérieure*.

1° Système de la veine cave inférieure.

Nous étudierons : 1° le tronc de la veine cave inférieure ; 2° les veines de l'abdomen ; 3° celles du bassin ; 4° celles du membre inférieur.

A. *Tronc de la veine cave inférieure.*

Ce tronc, très-volumineux, s'étend de la quatrième vert. lombaire, où se réunissent les deux veines iliaques primitives, à l'oreillette droite du cœur.

Rapports. — *En arrière :* artères lombaires et a. rénale droite, qui la séparent de la colonne vertébrale ; *en avant,* mésentère et intestin grêle, troisième portion du duodénum, pancréas, hiatus de Winslow qui la séparent de la veine porte, foie, et diaphragme qu'elle traverse ; *à gauche,* artère aorte ; *à droite,* péritoine (feuillet droit du mésentère).

Après avoir traversé le centre aponévrotique du diaphragme, la veine cave inférieure soulève le feuillet séreux du péricarde dans une étendue de 2 centimètres, et se jette dans l'oreillette droite. Son embouchure est pourvue de la *valvule d'Eustache*, valvule en forme de croissant à concavité supérieure.

B. *Veines de l'abdomen.*

Il y a dans l'abdomen 2 veines principales, la veine cave inférieure et la veine porte. La première reçoit le sang de la veine porte elle-même, des parois de l'abdomen, des reins, des capsules surrénales, du testicule et des membres inférieurs. La veine porte reçoit le sang de tous les autres organes abdominaux, elle traverse ensuite le foie et se jette dans la veine cave inférieure par les *veines sus-hépatiques.*

I. **Veine porte.**

La veine porte, absolument dépourvue de valvules, peut être comparée à un arbre dont les *racines* se réunissent pour former un *tronc*, et dont les *branches* se ramifient dans le foie. Cette veine amène au foie le sang de toute la portion sous-diaphragmatique du tube digestif et de ses annexes. Ce sang est un mélange de sang et de chyle. De la veine porte, le sang passe dans les capillaires du foie, puis dans les veines sus-hépatiques qui s'ouvrent dans la veine cave inférieure, vers le bord postérieur du foie.

a. *Racines.* — Les principales sont au nombre de trois : la veine splénique, la petite mésaraïque et la grande mésaraïque. Elles correspondent aux deux artères mésentériques et à l'artère splénique.

1º La *veine splénique*, née de la rate, se porte sur la face post. du pancréas, et se réunit à la petite mésaraïque, après avoir reçu les veines *pancréatiques, gastro-épiploïque gauche* et les *vaisseaux courts* veineux de l'estomac, vaisseaux qui suivent le trajet des artères de même nom.

2º La *petite mésaraïque* vient du plexus veineux hémorrhoïdal. Elle reçoit les *trois veines côliques gauches*, et se réunit à la veine splénique au niveau du côté gauche de la deuxième vert. lombaire. Vers l'anus, la petite mésaraïque communique, par quelques rameaux, avec la honteuse interne. Les *veines côliques gauches* présentent le même trajet que les artères de même nom ; elles affectent les mêmes rapports.

3° La *grande mésaraïque*, située dans le mésentère, se dirige du cœcum vers la première vertèbre lombaire et reçoit les trois *veines côliques droites*, ainsi que les veines de l'intestin grêle ; elle passe en avant de la troisième portion du duodénum, au-dessous du pancréas, à droite de l'artère mésentérique supérieure. En se réunissant au petit tronc formé par la convergence de la veine splénique et de la veine petite mésaraïque, en arrière du pancréas, cette veine forme le tronc de la veine porte. Les *veines côliques droites* prennent naissance dans la moitié droite du gros intestin. Leur trajet et leurs rapports sont les mêmes que ceux des artères de même nom; l'inf. vient du cœcum, la moyenne du côlon ascendant, la sup. de la partie sup. du côlon ascendant et de la moitié droite du côlon transverse. Elle communique largement avec la veine côlique sup. gauche.

b. *Tronc.* — Le tronc de la veine porte est volumineux ; il a une longueur de 6 à 8 cent. Il est oblique en haut et à droite. Avant sa terminaison, il offre un renflement, *sinus de la veine porte.*

Rapports. — 1° Dans sa moitié inf., en avant, face post. de la tête du pancréas, première portion du duodénum, canal cholédoque ; en arrière, veine cave inf.

2° Dans sa moitié sup., la veine porte est située entre les deux feuillets du petit épiploon, en arrière de l'artère hépatique et du canal cholédoque, en avant de la veine cave inf. dont elle est séparée par l'*hiatus de Winslow.*

Le tronc de la veine porte reçoit la plupart des veines correspondant aux artères du tronc cœliaque : *veine coronaire stomachique, gastro-épiploïque droite, pylorique et cystique.*

c. *Branches.* — Les branches de la veine porte, au nombre de deux, vont au foie (voyez *Foie*).

II. Veines des parois de l'abdomen.

Ces veines se jettent dans la veine cave inférieure. Ce sont les veines lombaires et les veines diaphragmatiques inf.

1º *Lombaires.* — Elles se rendent séparément dans la veine cave. Nées dans les parois abdominales, elles suivent le trajet des artères lombaires, et reçoivent vers la colonne vertébrale une partie des veines rachidiennes. Elles passent avec les artères lombaires au-dessous des arcades formées par les insertions du psoas sur la colonne vertébrale.

2º *Diaphragmatiques inférieures.* — Elles se réunissent le plus souvent pour se jeter à la partie ant. et sup. de la veine cave, au-dessous du diaphragme. Même trajet et mêmes rapports que les artères diaphragmatiques infér.

III. Veines rénales ou émulgentes.

Ces veines, dépourvues de valvules, sortent du hile du rein et passent en avant de l'artère correspondante. Celle du côté gauche croise la face ant. de l'aorte.

IV. Veines capsulaires.

On voit quelquefois une capsulaire moyenne correspondre à l'artère capsulaire moyenne et se jeter dans la veine cave, mais le plus souvent toutes les veines capsulaires viennent se jeter dans la veine rénale. Elles sont dépourvues de valvules.

V. Veines spermatiques.

Nées du testicule, de l'épididyme et du cordon, où elles constituent par leur dilatation morbide le *varicocèle*, ces veines traversent le canal inguinal, remontent en suivant l'artère spermatique, et vont se jeter, celle du côté droit dans la veine cave inf., celle du côté gauche dans la rénale.

C. *Veines du bassin.*

Les veines du bassin comprennent les veines iliaques primitive, externe et interne.

1° *Veine iliaque primitive.* — La veine iliaque primitive est située au-devant de la cinquième vert. lombaire ; elle est formée par la réunion des veines iliaques interne et externe, et se termine à la veine cave inférieure. Elle a la même longueur que l'artère ; ses rapports ont été décrits avec ceux de l'artère. Elle reçoit une seule branche, la sacrée moyenne, qui se jette tantôt dans la veine droite, tantôt dans la veine gauche.

2° *Veine iliaque externe.* — Mêmes limites que l'artère ; en bas, elle est située en dedans de l'artère ; en haut, elle est située en arrière et en dedans. Elle suit exactement le trajet de l'artère et reçoit les veines *épigastriques* et *circonflexes iliaques*. Ces veines, au nombre de deux pour chaque artère, se réunissent en un seul tronc avant de se jeter dans l'iliaque externe.

3° *Veine iliaque interne ou hypogastrique.* — La veine hypogastrique accompagne l'artère de même nom. Elle est située sous le péritoine, en avant du muscle pyramidal et du plexus sacré. Elle reçoit autant de branches veineuses que l'artère fournit de divisions, excepté la veine *hémorrhoidale moyenne* qui se rend dans la veine porte, et la *veine ombilicale* qui va au foie. Chacune de ces veines est double pour chaque artère, et avant de se jeter dans l'hypogastrique, les deux veines se réunissent en une seule. Il y a donc dans le bassin, allant dans l'hypogastrique : deux *vésicales*, deux *vaginales*, deux *utérines*, deux *sacrées latérales*, deux *ilio-lombaires*, deux *ischiatiques*, deux *fessières*, deux *obturatrices*, et deux *honteuses internes*.

D. *Veines du membre inférieur.*

Les veines du membre inférieur sont profondes ou superficielles.

I. Veines profondes.

Les veines profondes s'accolent aux artères et les suivent dans tout leur trajet. Elles ont les mêmes rapports, les mêmes limites, et portent le même nom, de sorte qu'il suffit de connaître les artères des membres pour en connaître les veines. Les artères d'un calibre inférieur à celui de la poplitée sont accompagnées par deux veines, et *l'artère est située entre les deux veines*, comme on le voit à la jambe, au pied et au membre supérieur. Une seule veine accompagne les grosses artères : poplitée, fémorale, etc.

Les veines profondes du membre inférieur sont donc : 1° la *veine fémorale*, qui reçoit des branches veineuses correspondant aux branches de l'artère, excepté la sous-cutanée abdominale et les honteuses externes qui se jettent dans la veine saphène interne ; 2° la *veine poplitée*, avec toutes ses branches veineuses articulaires correspondant aux artères articulaires ; 3° les *troncs veineux tibio-péroniers* ; 4° les veines *tibiales antérieures* et leurs branches ; 5° les *veines tibiales postérieures* ; 6° les *veines péronières* ; 7° les *veines plantaires internes* et *externes* venant de la plante du pied, et les *veines pédieuses*, de la face dorsale du pied.

Les veines profondes du membre inf. sont pourvues d'un grand nombre de valvules.

II **Veines superficielles.**

Les *veines superficielles* ou *sous-cutanées* du membre inférieur, *veines saphènes*, sont au nombre de deux : la saphène interne et la saphène externe.

1° *Veine saphène interne.* — Elle naît à la face dorsale du pied d'une branche appelée *veine dorsale interne*, et de l'extrémité interne de *l'arcade veineuse dorsale* du pied. Elle se porte vers la malléole interne, passe au-devant d'elle, remonte le long de la face interne du tibia, passe derrière le condyle interne du fémur qu'elle contourne, et suit la direction du bord interne du couturier jusqu'au sommet du triangle de Scarpa. Arrivée là, la veine abandonne le muscle et se jette dans la veine fémorale, à 2 ou 3 centimètres de l'arcade crurale, immédiatement au-dessous du fascia cribriformis. Cette veine reçoit les veines sous-cutanées de la moitié interne du pied, de la moitié interne de la jambe et de la cuisse. Elle reçoit encore, avant sa terminaison, la veine *sous-cutanée abdominale* et les *veines honteuses externes*. Au pied et à la jambe, la saphène interne communique largement avec les branches de la saphène externe, et on voit dans ces deux régions des communications entre les veines superf. et les veines profondes.

2º *Veine saphène externe.* — La veine saphène externe naît à la face dorsale du pied, de l'extrémité ext. de l'*arcade veineuse dorsale* et d'une petite branche, la *veine dorsale externe*. Elle se dirige le long du bord externe du pied vers la malléole externe, passe derrière la malléole et remonte ensuite le long de la face post. de la jambe, jusqu'au creux poplité, où elle se jette dans la veine poplitée. Elle reçoit les veines sous-cutanées de la partie externe du pied et de la partie post. et ext. de la jambe. Elle s'anastomose largement avec les branches d'origine de la saphène interne, et comme celle-ci, elle présente quelques branches de communication avec les veines profondes

2º Système de la veine cave supérieure.

Nous étudierons : 1º le tronc de la veine cave sup. ; 2º les veines de la tête ; 3º les veines du cou ; 4º celles du membre supérieur ; 5º celles du thorax et les veines rachidiennes.

A. *Tronc de la veine cave supérieure.*

Formée par la réunion des deux troncs veineux brachio-céphaliques, elle se termine à l'oreillette droite. Verticale, elle a une étendue de 5 à 6 centimètres.

Rapports. — *En avant*, bord droit du sternum et bord antérieur du poumon droit ; *en arrière*, branche droite de l'artère pulmonaire et bronche droite ; *en dehors*, nerf phrénique droit et poumon droit ; *en dedans*, portion ascendante de la crosse de l'aorte. On voit par les rapports que cette veine est située à droite de la ligne médiane.

B. *Veines de la tête.*

Il y a dans la tête 4 circulations veineuses l'une *intracrâ-*

nienne, une autre *extracrânienne*, une troisième *intra-pariétale*, dans les parois du crâne, et enfin la *circulation de la face*.

I. Veines intracrâniennes.

La *circulation veineuse intracrânienne* se fait au moyen de deux espèces de vaisseaux, des *veines* et des *sinus*. Les veines appartiennent à l'encéphale. Nées de tous les points de la substance cérébrale, elles se portent à la surface du cerveau et du cervelet, pour concourir à la constitution de la pie-mère. Ces veines, dépourvues de valvules, sont nombreuses ; elles se rendent toutes dans les *sinus de la dure-mère*.

Sinus de la dure-mère.

Les sinus de la dure-mère sont des canaux rigides, situés dans l'épaisseur de la dure-mère, et recevant le sang veineux de l'encéphale.

Il y a 15 sinus : 5 pairs, 5 impairs. 1o Sinus impairs : longitudinal supérieur, longitudinal inférieur, droit, occipital transverse, circulaire ou coronaire. *2o Sinus pairs :* caverneux, pétreux supérieurs, pétreux inférieurs, occipitaux postérieurs, latéraux.

1o Le *sinus longitudinal supérieur* prend naissance au niveau de l'apophyse crista-galli, il suit la gouttière longitudinale sup. dans l'épaisseur du bord convexe de la faux du cerveau, et se termine au pressoir d'Hérophile.

2o Le *sinus longitudinal inférieur*, très-petit, est situé sur le bord concave de la faux du cerveau ; il augmente peu à peu de calibre jusqu'à la tente du cervelet, où il se jette dans le sinus droit.

3o Le *sinus droit* est peu étendu. Situé au point de réunion de la faux du cerveau et de la tente du cervelet, il réunit les deux sinus précédents. Il reçoit, en avant, la *veine de Galien*, et se rend, en arrière, au pressoir d'Hérophile.

4o Le *sinus occipital transverse*, très-petit, situé sur l'apophyse basilaire de l'occipital, réunit les sinus pétreux inf.

5° Le *sinus coronaire* ou *circulaire* (fig. 39, 3) entoure le repli pituitaire ; il communique de chaque côté avec les sinus caverneux (fig. 39, 4, 4).

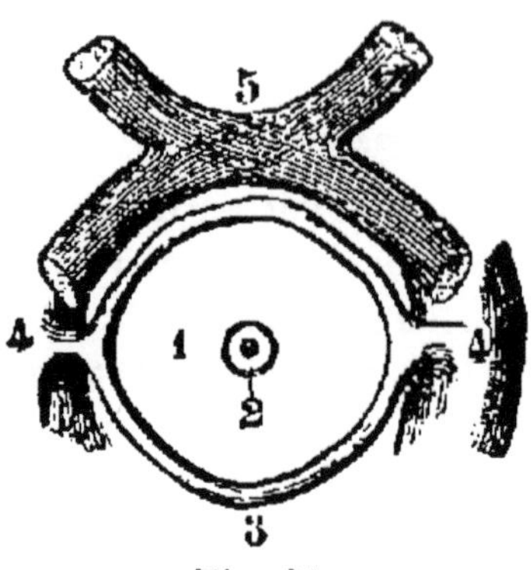
Fig. 39.

6° *Le sinus caverneux*, pair, est situé dans la gouttière caverneuse, sur les côtés de la fosse pituitaire. Il reçoit en avant, la veine ophthalmique ; il communique avec le sinus coronaire en dedans, et avec les sinus pétreux sup. et inf. en arrière. L'artère carotide interne et la 6ᵉ paire traversent la cavité du sinus ; la 3ᵉ et la 4ᵉ paire, ainsi que l'ophthalmique, sont contenues dans la paroi externe du sinus (fig. 40,

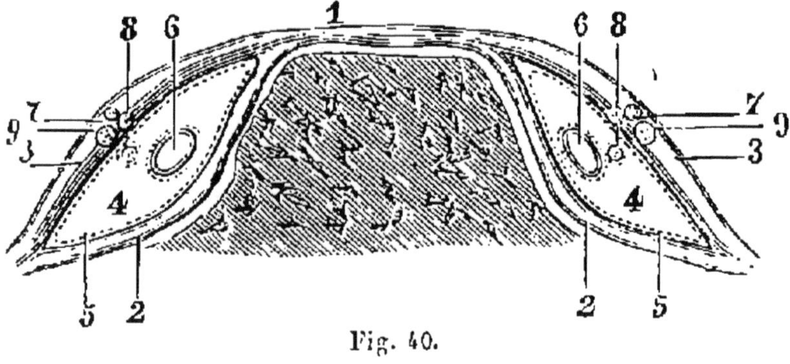
Fig. 40.

coupe transversale des deux sinus caverneux et des organes qui les traversent).

‡ 7° Le *sinus pétreux supérieur* est situé sur le bord sup. du rocher, dans l'épaisseur du bord adhérent de la tente du cervelet. Il communique en arrière avec le sinus latéral, et en avant avec le sinus caverneux.

8° Le *sinus pétreux inférieur* est situé dans la gouttière pétreuse inférieure, au niveau de la suture pétro-occipitale ;

il s'étend du sinus caverneux à l'origine de la veine jugulaire interne.

9º Le *sinus occipital postérieur*, situé dans l'épaisseur du bord adhérent de la faux du cervelet, est accolé à celui du côté opposé et communique : en haut, avec l'origine du sinus latéral ; en bas, en contournant le trou occipital, avec l'origine de la jugulaire interne.

10º Le *sinus latéral*, très-large, reçoit le sang de tous les autres sinus ; il commence à la protubérance occipitale interne, se continue dans la gouttière latérale, et vient se terminer au trou déchiré post. où il forme la veine jugulaire interne. Le *pressoir d'Hérophile* est une cavité veineuse qui résulte de la réunion des sinus longitudinal supérieur, droit, latéraux et occipitaux postérieurs. Il correspond à la protubérance occipitale interne.

II. Veines extracrâniennes.

La *circulation veineuse extracrânienne* se compose de veines nombreuses, s'anastomosant entre elles dans le tissu cellulaire sous-cutané du crâne, et communiquant par quelques veines émissaires avec la circulation intracrânienne. Ces veines forment trois groupes : un postérieur, ou *veines occipitales*, un latéral ou *veines temporales superficielles*, et un antérieur ou *veines frontales*. Les troncs de ces veines se portent dans la direction des artères correspondantes, mais elles ne présentent pas, comme celles-ci, des flexuosités. Elles se jettent tantôt dans la jugulaire interne, tantôt dans la jugulaire externe, excepté la veine frontale, qui se rend constamment dans la veine faciale.

III. Veines intrapariétales.

La *circulation veineuse intrapariétale* du crâne comprend les veines petites méningées et méningées moyennes, ainsi que les veines des os ou veines diploïques. 1º Les *méningées* sont au nombre de deux pour chaque artère, elles suivent le même trajet et se jettent dans la maxillaire interne. 2o Les *veines diploïques* sont des canaux veineux situés dans l'épaisseur des os.

IV. Veines de la face.

Les veines de la face correspondent aux artères maxillaire interne, carotide interne, carotide externe. Nous y comprendrons aussi la veine ophthalmique.

Les *veines superficielles* de la face sont nombreuses et volumineuses ; elles s'anast. fréquemment entre elles. La principale est la *veine faciale*, qui se dirige du milieu du front vers la jugulaire externe. Dans la région du front, elle s'appelle *frontale* ou *préparate* ; elle est impaire et médiane et se termine à une arcade veineuse qui occupe la racine du nez, arcade donnant naissance à la *veine angulaire* qui descend vers l'aile du nez où elle prend le nom de *faciale* proprement dite. Elle passe entre les muscles zygomatiques, arrive au-devant du masséter, croise la face externe du corps du maxillaire, en avant de l'artère faciale, et va se jeter dans l'une des jugulaires, interne ou externe. Elle s'anast. à son origine avec les veines temporales et avec plusieurs branches de la veine ophthalmique. Elle reçoit les veines du nez, du canal nasal, du sac lacrymal, ainsi que la veine buccale.

Les *veines profondes* sont situées dans les cavités de la face : fosses nasales, bouche, pharynx, fosse ptérygoïde et cavité orbitaire. La plupart de ces veines correspondent aux artères de ces cavités, et vont se jeter dans la veine maxillaire interne, qui suit le trajet de l'artère.

La *veine maxillaire interne* traverse la fosse zygomatique en suivant l'artère, et vient se réunir à la temporale superf. au niveau du col du condyle, pour former l'origine de la jugulaire externe.

La *veine ophthalmique*, située dans la cavité orbitaire, reçoit les veines de même nom que les branches artérielles. Ces veines communiquent largement en avant avec la veine faciale, et le tronc se jette en arrière dans le sinus caverneux.

C. *Veines du cou.*

Les principales veines du cou sont les *jugulaires* antérieure, postérieure, interne et externe, et les *troncs veineux brachio-céphaliques.*

I. Veines jugulaires.

La *jugulaire antérieure* est impaire et médiane, quelquefois double; elle vient de la peau et des muscles sous-hyoïdiens et sus-hyoïdiens, elle se dirige en bas vers le bord ant. du sterno-mastoïdien et se jette dans la veine sous-clavière. La *jugulaire postérieure* appartient au système des veines rachidiennes. Elle prend naissance au niveau de l'atlas et de l'occipital, et se jette dans les troncs veineux brachio-céphaliques.

La *jugulaire externe* naît de la maxillaire interne et de la temporale superficielle, reçoit quelquefois dans son trajet la linguale, la faciale et la pharyngienne inférieure, et va se jeter dans la sous-clavière, en arrière de la clavicule. Située dans la glande parotide, et plus bas entre le peaucier et le sterno-mastoïdien, elle se jette dans la sous-clavière.

La *jugulaire interne* est la plus profonde des jugulaires. La droite est souvent plus volumineuse que la gauche à cause du volume plus grand du sinus latéral droit qu'elle reçoit. Cette veine commence au trou déchiré post. par une dilatation connue sous le nom de *golfe de la jugulaire*. Elle se porte directement en bas, et vient se réunir à la veine sous-clavière, pour former le tronc veineux brachio-céphalique. Dans son trajet, elle est située en dehors de la carotide interne, et plus bas, en dehors de la carotide primitive. Elle reçoit, non-seulement tous les sinus de la dure-mère, mais encore assez souvent les diverses veines qui viennent de l'extérieur du crâne et de la face et qui se jettent ordinairement dans la jugulaire externe.

II. Troncs veineux brachio-céphaliques.

Ces deux troncs veineux font suite à la jugulaire interne et à la sous-clavière de chaque côté. Ils se réunissent pour former la veine cave supérieure.

Le *tronc veineux brachio-céphalique droit* se dirige en bas et en dedans : il a une longueur de 3 centimètres.

Rapports. — En arrière, tronc artériel brachio-céphalique, en avant, extrémité interne de la clavicule, et articul. sterno-claviculaire ; en bas, sommet du poumon ; en haut, couche musculaire de la région sous-hyoïdienne.

Le *tronc veineux brachio-céphalique gauche* est plus long et moins oblique que celui du côté droit ; il a de 5 à 6 cent. Il se dirige à droite, un peu en bas, et se réunit presque à angle droit avec celui du côté opposé.

Rapports. — En arrière, la partie sup. de la crosse de l'aorte et les trois troncs artériels auxquels celle-ci donne naissance ; en avant, la clavicule gauche, le sternum et les muscles qui s'insèrent à ces os.

D. *Veines du membre supérieur.*

Les veines du membre sup. sont *profondes et superficielles.*

I. Veines profondes.

Les *veines profondes* se comportent comme celles du membre inférieur, c'est-à-dire qu'elles ont le même trajet, la même direction, la même origine et la même terminaison que les artères ; elles sont aussi au nombre de deux pour chaque artère, et celle-ci est située au milieu. De même que pour le membre inférieur, les grosses artères, *axillaire* et *sous-clavière*, ne sont accompagnées que par une veine. Il y a donc à la main *deux arcades veineuses superficielles* et deux *arcades veineuses profondes ;* à l'avant-bras, deux *cubitales* et deux *radiales ;* au bras, deux *humérales ;* au creux de l'aisselle, une *axillaire ;* plus haut, une *sous-clavière.*

La *veine axillaire* est située en dedans de l'artère à la partie inf., et en avant à la partie sup. Ces deux vaisseaux sont accolés dans toute leur étendue.

La veine *sous-clavière* est située en avant de l'artère sous-

clavière : 1° en dedans des scalènes, les deux veines sous-clavières ont la même longueur ; 2° au niveau des scalènes, la
veine est située en avant du scalène antérieur qui la sépare de
l'artère sous-clavière ; 3° enfin, en dehors des scalènes, elle
est immédiatement en avant de l'artère.

Les sept branches de l'artère sous-clavière sont accompagnées par des veines de même nom. La plupart se rendent dans
les troncs veineux brachio-céphaliques. Ainsi la *mammaire
interne*, la *vertébrale*, la *scapulaire postérieure* et la *thyroïdienne inférieure* se jettent, dans la plupart des cas, dans le
tronc veineux brachio-céphalique.

La *veine vertébrale* correspond seulement à la portion cervicale de l'artère ; les veines correspondant à la portion intracrânienne de la vertébrale se jettent dans les sinus de la dure-
mère.

II. Veines superficielles.

Les *veines superficielles*, ou sous-cutanées, du membre supérieur, naissent des doigts par de petits rameaux sous-cu-
tanés, souvent d'une arcade veineuse située sur le dos de la
main. Parmi ces veines, deux ont reçu un nom : l'une parcourt le pouce, la *céphalique du pouce* ; l'autre suit le petit
doigt, la *salvatelle du petit doigt*. Ces deux veines se portent
vers l'avant-bras, l'une en dedans, l'autre en dehors, pour constituer, l'interne, la *cubitale*, et l'externe, la *radiale*. Une autre veine, intermédiaire, la *médiane*, prend naissance vers la
paume de la main, et se porte au pli du coude. Arrivée là, la
médiane se divise en 3 branches : une branche interne, *médiane basilique*, une branche externe, *médiane céphalique*, et
une *branche perforante* qui s'anastomose avec les branches
profondes.

Les veines *médiane basilique* et *médiane céphalique* suivent les deux branches du V que forme le biceps avec le long
supinateur et le rond pronateur, et s'anastomosent, l'interne
avec la cubitale, pour former la *basilique*, l'externe avec la
radiale pour former la *céphalique*. La médiane basilique est
plus apparente, parce qu'elle est, pour ainsi dire, située dans

l'épaisseur de la peau, mais elle affecte un rapport dangereux pour la saignée, car elle recouvre l'artère humérale, dont elle n'est séparée que par l'expansion aponévrotique du biceps. La médiane céphalique est croisée par les rameaux du nerf musculo-cutané, et la médiane basilique par les rameaux du brachial cutané interne.

La *veine céphalique* continue son trajet le long du bord externe du biceps, se porte dans l'interstice celluleux qui sépare le grand pectoral du deltoïde, et se jette à l'extrémité sup. de la veine axillaire, au-dessous de la clavicule.

La *veine basilique* est accompagnée par le nerf brachial cutané interne, elle parcourt la face interne du bras jusqu'à la partie moyenne, et traverse l'aponévrose brachiale à ce niveau avec le nerf. Elle se jette dans la veine axillaire au milieu du creux de l'aisselle.

E. *Veines du thorax*.

Ces veines comprennent les veines des parois thoraciques et les veines rachidiennes.

I. **Veines des parois thoraciques.**

Ces veines sont : en avant, les veines *mammaires internes*, au nombre de deux pour chaque artère, et se réunissant en un seul tronc avant de se jeter dans le tronc brachio-céphalique : sur les côtés, les *veines intercostales*, une pour chaque artère, qui, au niveau de la colonne vertébrale, se jettent dans les veines azygos. Dépourvues de valvules, elles sont situées dans la gouttière costale, au-dessus de l'artère qu'elles accompagnent, et dont elles suivent la direction.

II. **Veines rachidiennes et veines azygos.**

Les veines du rachis sont intrarachidiennes et extrarachidiennes.

Les veines *intrarachidiennes* sont situées à la face interne du canal rachidien, entre la dure-mère et les os.

Les veines *extrarachidiennes* forment autour de la colonne vertébrale, en avant et en arrière, un riche réseau veineux communiquant, en un grand nombre de points, avec les veines intrarachidiennes, surtout au niveau des trous de conjugaison.

Les troncs que forment les veines extrarachidiennes antérieures sont les suivants : la *veine sacrée latérale;* la veine *sacrée moyenne,* la veine *ilio-lombaire,* et la veine *lombaire ascendante,* situées au-dessous du diaphragme ; la *grande veine azygos,* la *petite veine azygos,* et les troncs droit et gauche des *veines intercostales supérieures,* au-dessus du diaphragme. Ces quatre derniers troncs sont formés presque complétement par les veines intercostales droites et gauches.

1º La *grande veine azygos* est située au-devant de la colonne vertébrale, et s'étend des premières vertèbres lombaires à la troisième vert. dorsale, au niveau de laquelle elle se jette dans la veine cave sup. (1) en décrivant une courbe dont la concavité ant. embrasse le pédicule du poumon droit (fig. 41,2). Elle traverse l'orifice aortique du diaphragme, puis elle est située dans le médiastin postérieur, au-devant de la colonne vertébrale et des artères intercostales droites, en arrière

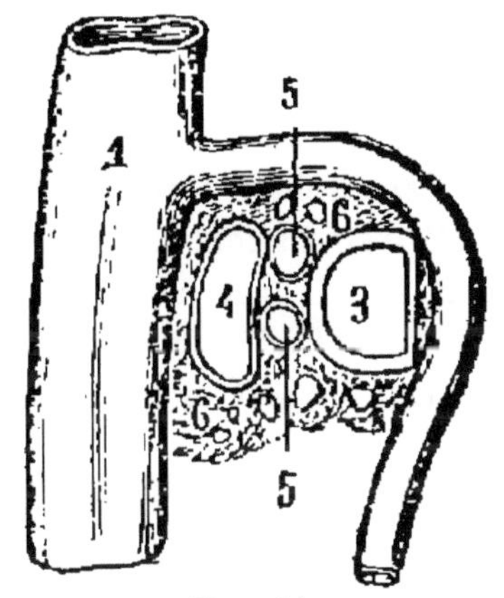

Fig. 41

de l'œsophage, à droite du canal thoracique et de l'aorte.

Elle est formée par les 7 ou 8 dernières veines intercostales.

A son origine, au niveau des vertèbres lombaires. elle s'anastomose avec la veine lombaire ascendante, et quelquefois directement par un petit rameau avec la veine cave inférieure.

2º La *petite veine azygos* est plus petite. Formée par la réunion des 4 ou 5 dernières veines interc. gauches, elle se jette dans la partie moyenne de la grande azygos. Elle reçoit souvent la première veine lombaire gauche, et communique aussi avec la veine lombaire ascendante.

3º *Le tronc droit des veines intercostales supérieures* est formé par les 3 ou 4 premières veines intercostales droites. Il descend au-devant de la tête des côtes et vient se jeter dans la grande veine azygos à son point de terminaison.

4º *Le tronc gauche des veines intercostales* est formé par 6 ou 7 veines intercostales supérieures. Il descend au-devant de la colonne vertébrale et va se jeter, tantôt dans la petite azygos, tantôt dans la grande azygos.

CHAPITRE SIXIÈME
Système capillaire.

Le système capillaire comprend l'ensemble des *vaisseaux capillaires* sanguins. Ces vaisseaux, intermédiaires aux artères et aux veines, forment par leurs anastomoses les *réseaux capillaires*. Ils sont microscopiques et paraissent, au premier abord, formés par une membrane transparente pourvue de noyaux longitudinaux de distance en distance.

Du côté des artères et des veines, au moment où le capillaire dépasse 0mm,015 de diamètre, on voit s'ajouter d'autres éléments à la paroi propre du capillaire qui devient artère ou veine.

Il y a des capillaires de différentes dimensions : les plus petits ont de 0mm,004 à 0mm,007 (rétine, nerfs, muscles); les plus gros ont de 0mm,012 à 0mm,015 (tissu osseux); ceux des glandes et du poumon ont de 0mm,010 à 0mm,012 (fig. 42, *réseau capillaire du poumon*).

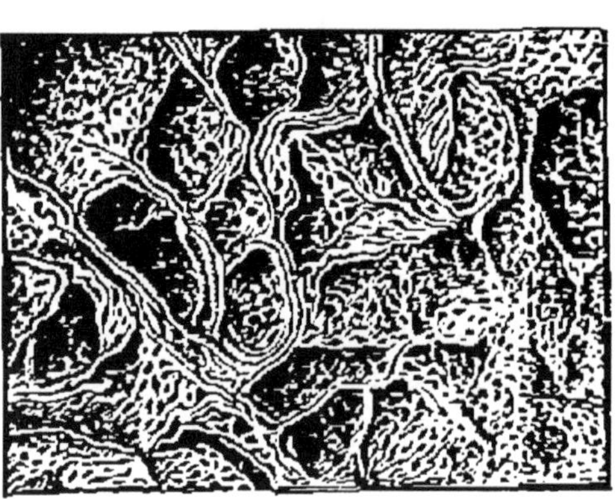

Fig. 42.

Structure. — Les parois de ces vaisseaux sont constituées uniquement par des cellules aplaties et réunies les unes aux autres par leurs bords, comme dans les membranes épithéliales. Les noyaux longitudinaux que l'on aperçoit sur les capillaires appartiennent à ces cellules. En injectant une solution de nitrate d'argent (1 : 1000) dans les capillaires, on constate la véritable structure des capillaires, parce qu'il se fait un dépôt noirâtre dans les interstices des cellules.

Usages. — Les capillaires ne sont pas contractiles, puisqu'ils n'ont pas de fibres musculaires, mais ils sont un peu dilatables à cause de l'élasticité de leur paroi. Leur paroi est perméable ; c'est à travers cette paroi que les parties liquides, nutritives du sang sortent pour fournir les éléments de nutrition aux éléments anatomiques des tissus. L'oxygène du sang passe, à travers la paroi des capillaires dans les éléments anatomiques ; Il en est de même de l'acide carbonique qui passe des tissus dans le sang. Lorsque les globules blancs, leucocytes, sortent des capillaires, *par diapédèse*, ils passent par les interstices linéaires qui séparent les cellules des parois des capillaires.

M. Robin admet 3 variétés de capillaires ; 1re variété, mesurant 0mm,007 à 0mm,030 (à une tunique); 2e variété, de 0mm,030 à 0mm,070 (à deux tuniques); 3e variété, de 0mm,070 à 0mm,140 (à trois tuniques) Ces derniers ne sont que des artères et des veines.

CHAPITRE SEPTIÈME
Système lymphatique.

Le système lymphatique comprend l'ensemble des vaisseaux et des ganglions lymphatiques.

1o *Vaisseaux lymphatiques en général.* — Ce sont des vaisseaux très-fins et très-nombreux, naissant dans l'épaisseur des tissus, suivant la direction des vaisseaux sanguins, traversant les ganglions et aboutissant à deux gros troncs lymphatiques, qui sont le *canal thoracique* et la *grande veine lymphatique*. Celle-ci reçoit les lymphatiques de la moitié droite de la tête, du cou et du thorax, et ceux du membre supérieur droit; le canal thoracique reçoit tous les autres.

Quelques tissus paraissent dépourvus de vaisseaux lymphatiques, le tissu osseux, le tissu nerveux, etc. Ces vaisseaux sont très-nombreux dans la peau, dans les muqueuses et dans le tissu conjonctif.

Ils sont en communication, à l'origine, avec les lacunes, les interstices, du tissu conjonctif. Les micrographes français n'admettent pas, comme quelques Allemands, que les lymphatiques s'ouvrent directement dans les séreuses par des *stomates*. Sappey croit que l'origine des lymphatiques se fait dans les capillaires sanguins par de petits vaisseaux, *capillicules*, qui prendraient aux capillaires le sérum dépourvu de globules.

Quoi qu'il en soit, les lymphatiques présentent à leur origine des dilatations sinueuses, irrégulières, assez larges, dites *canaux lymphatiques*, dilatations tapissées par une couche épithéliale très-mince, que décèlent les injections de nitrate d'argent (fig. 43. Cellules épithéliales des canaux lymphatiques). C'est de ces canaux que partent les vaisseaux lymphatiques qui s'anastomosent en formant les *réseaux lymphatiques* (fig. 44).

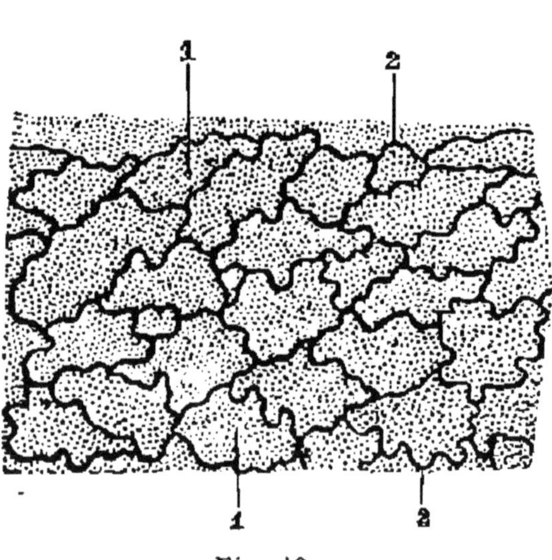

Fig 43.

Dans les membres, il y a des lymphatiques superficiels qui

accompagnent les veines superficielles et qui se rendent à des ganglions superficiels, et des lymphatiques profonds allant à des ganglions profonds.

Structure. — Les vaisseaux lymphatiques ont trois tuniques analogues à celles des artères : externe, celluleuse ; moyenne, musculaire et élastique ; interne, épithéliale et élastique. Ils sont pourvus de valvules ; celles-ci ressemblent à celles des veines, mais elles sont beaucoup plus nombreuses.

2° *Ganglions lymphatiques en général.* — Les ganglions, ou *glandes lymphatiques*, sont traversés par les lymphatiques. Le ganglion, dont le volume est variable, a une enveloppe fibreuse. A l'intérieur, on trouve de petites masses de tissu adénoïde reliées entre elles par des traînées de ce même tissu ; l'ensemble des masses et des traînées constitue la *substance propre.* Cette substance propre est reliée à l'enveloppe par des cloisons assez écartées les unes des autres. Ces cloisons limitent des aréoles entourant partout la substance propre, et bien limitées à l'extérieur par l'enveloppe du ganglion ; ce sont les *sinus lymphatiques.* Les *lymphatiques afférents* pénètrent dans l'enveloppe, et s'ouvrent directe-

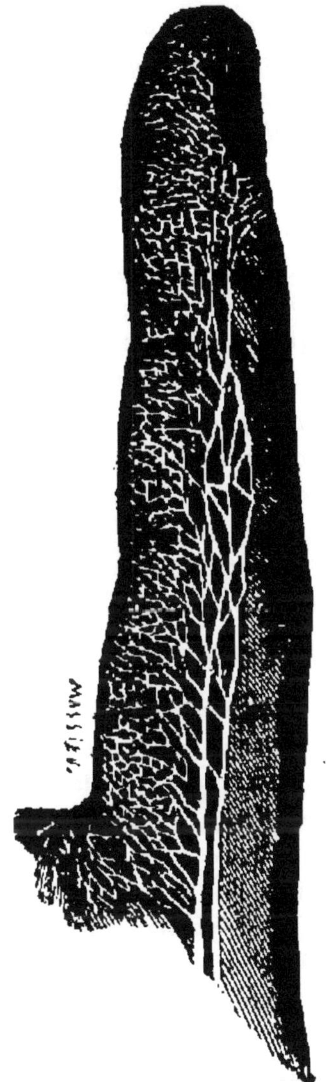

Fig. 44.

ment dans les aréoles pour y verser la lymphe. Ce liquide baigne le tissu adénoïde du ganglion, il y subit fort probablement une élaboration et il sort du ganglion par les vaisseaux *lymphatiques efférents*. La lymphe des lymphatiques efférents renferme toujours plus de leucocytes que celle des lymphatiques afférents.

1° Ganglions et vaisseaux du membre supérieur.

Ganglions axillaires. — Comme les lymphatiques, ils sont superficiels et profonds, séparés les uns des autres par l'aponévrose du creux de l'aisselle. Ils reçoivent tous les lymphatiques superficiels et profonds du membre supérieur, ceux du dos, de la nuque, de la peau du thorax et des mamelles.

Lymphatiques. — Ils naissent, en général, de la surface cutanée, principalement de la pulpe des doigts. Ils se dirigent vers le creux de l'aisselle : les uns, superficiels, rampent sous la peau, situés surtout à la face interne du membre, les autres, profonds, suivent le trajet des artères et portent le même nom : lymphatiques *radiaux, cubitaux*, etc. (fig. 44).

2° Ganglions et vaisseaux du membre inférieur.

Ganglions inguinaux. — Situés au pli de l'aine, ils sont superficiels et profonds. Les superficiels, au nombre de 8 à 13, sont situés dans le triangle de Scarpa au-devant de l'aponévrose ; ils communiquent, à travers les trous du fascia cribriformis, avec les ganglions profonds situés dans le canal crural. Ces derniers, au nombre de 2 à 4, reçoivent les vaisseaux lymphatiques profonds du membre inférieur. Les superficiels reçoivent des vaisseaux lymphatiques nombreux : ceux du membre abdominal, de la fesse, de la portion sous-ombilicale de la paroi abdominale, du scrotum, de la verge, de l'urèthre chez l'homme, de la vulve et des deux tiers antérieurs de la muqueuse vaginale chez la femme, enfin des régions périnéale et anale.

Lymphatiques superficiels. — Ils se rendent aux ganglions situés au sommet du triangle de Scarpa et dirigés verticalement; ceux des organes génitaux externes et de l'anus vont aux ganglions situés plus haut, et dont le grand diamètre est oblique comme l'arcade crurale.

Lymphatiques profonds. — Ils suivent le trajet des vaisseaux sanguins, et portent le même nom que les vaisseaux qu'ils accompagnent. Il existe dans le *creux poplité* 3 ou 4 ganglions lymphatiques, situés au niveau de l'embouchure de la veine saphène externe dans la poplitée.

3° **Vaisseaux et ganglions de la tête et du cou.**

Ganglions de la tête. — Ils occupent le sillon qui sépare la tête du cou. Les ganglions *sous-occipitaux* sont situés en arrière, au-dessous de l'occipital. Les ganglions *parotidiens* sont situés dans l'épaisseur de la glande parotide ou à sa surface externe. Les ganglions *sous-maxillaires* occupent la face interne du corps du maxillaire inférieur. Plusieurs sont situés à la face externe de la glande sous-maxillaire ; ils sont divisés en postérieurs et antérieurs. Il en existe aussi deux sur la ligne médiane, à égale distance de l'os hyoïde et de la symphyse du menton, *ganglions sus-hyoïdiens.*

Ganglions du cou. — Ces ganglions sont extrêmement nombreux et volumineux. Ils sont situés principalement autour de la veine jugulaire interne et de l'artère carotide primitive, le long desquelles ils forment un chapelet. On en trouve aussi vers les bords du sterno-mastoïdien.

— Les ganglions de la tête reçoivent les lymphatiques du cuir chevelu. Ceux de la partie postérieure se rendent dans les ganglions sous-occipitaux ; ceux des parties latérales et antérieure, dans les ganglions parotidiens. Ils reçoivent, en outre, tous les lymphatiques de la *face,* des *paupières,* du *nez,* des *lèvres,* des *gencives,* de la *voûte palatine* et des *joues,* qui se rendent surtout aux ganglions sous-maxillaires.

Les vaisseaux lymphatiques que les ganglions du cou reçoivent tirent leur origine du *pharynx,* du *larynx,* du *corps thyroïde* et de la *langue.*

4° Vaisseaux et ganglions du thorax.

Ganglions du thorax. — Ces ganglions sont disséminés sans ordre dans le médiastin. Les uns sont situés à la partie postérieure du sternum, les autres au-devant de la colonne vertébrale, quelques-uns sur le diaphragme, et la plupart autour de l'œsophage, de la trachée et des vaisseaux mammaires. On les trouve surtout extrêmement abondants au niveau de la bifurcation de la trachée et de la crosse de l'aorte. Ces ganglions tirent leur nom de l'organe autour duquel ils sont situés ; il existe, par conséquent, des ganglions *œsophagiens*, *bronchiques*, *cardiaques*, *diaphragmatiques*, etc.

Les vaisseaux lymphatiques qui se rendent dans les ganglions thoraciques sont ceux du *poumon*, du *cœur*, du *péricarde*, de l'*œsophage*, du *thymus*, du *diaphragme* et de la surface interne du thorax.

5° Vaisseaux et ganglions de l'abdomen.

Ganglions de l'abdomen. — Ils sont disséminés autour de l'artère aorte et de ses principales branches, autour des artères iliaques primitives, internes et externes.

Les vaisseaux lymphatiques qui s'y rendent tirent leur origine de la face profonde de la paroi abdominale et des viscères abdominaux et pelviens. Parmi ces viscères, on doit comprendre le *testicule*, dont les lymphatiques, bien différents de ceux des organes génitaux externes, parcourent toute l'étendue du cordon spermatique, et traversent le canal inguinal pour aller se jeter dans les ganglions situés au-devant des vertèbres lombaires.

Parmi les lymphatiques des viscères abdominaux, on en observe un groupe qui, en raison du liquide qu'ils charrient, et non point à cause de leur disposition anatomique, qui est la même, ont reçu le nom de *chylifères*.

Les *chylifères* sont donc simplement des vaisseaux lymphatiques portant du chyle, et les ganglions qu'ils traversent, appelés *mésentériques*, à cause de leur situation dans le mésentère, sont identiques aux autres ganglions.

6° **Canal thoracique.**

Le *canal thoracique* est un conduit flexueux, bosselé, s'étendant de la deuxième vertèbre lombaire à la partie inférieure du cou. Il croise la colonne vertébrale obliquement de bas en haut, de droite à gauche, et se termine dans la veine sous-clavière gauche à son point de réunion avec la jugulaire interne.

Le canal thoracique reçoit tous les lymphatiques qui ne se jettent pas dans la grande veine lymphatique; il reçoit, en outre, dans son trajet, les lymphatiques du thorax. A son origine, il reçoit cinq troncs lymphatiques principaux. Ces derniers sont le rendez-vous de tous les vaisseaux lymphatiques de l'abdomen et du membre inférieur, qui convergent après s'être anastomosés plusieurs fois entre eux et avoir traversé de nombreux ganglions lymphatiques. La partie supérieure du canal thoracique reçoit les lymphatiques du membre supérieur gauche et de la partie gauche du cou et de la tête.

7° **Grande veine lymphatique.**

La grande veine lymphatique a une longueur de 1 à 2 centimètres. Elle est formée par la convergence des lymphatiques qui viennent des parties latérales du côté droit du cou, du membre supérieur droit et des autres régions déjà nommées. Elle se jette dans la veine sous-clavière droite à son point de réunion avec la jugulaire interne.

CINQUIÈME PARTIE
NÉVROLOGIE

—

CHAPITRE PREMIER
Système nerveux de la vie animale.

On divise le système nerveux de la vie animale en deux parties : 1° les *centres nerveux*, ou axe cérébro-spinal : 2° les *nerfs*, ou système nerveux périphérique.

—

ARTICLE PREMIER
CENTRES NERVEUX.

Les centres nerveux sont formés de deux parties : 1° l'*encéphale* et ses enveloppes (*méninges crâniennes*). contenus dans la cavité crânienne ; 2° la *moelle épinière* et ses enveloppes (*méninges rachidiennes*), dans le canal rachidien.

§ 1. — *Méninges crâniennes.*

Étudiées de dehors en dedans, ces membranes sont : 1° la dure-mère ; 2° l'*arachnoïde* ; 3° la *pie-mère*.

I. Dure-mère crânienne.

Membrane fibreuse qui tapisse la surface interne de la cavité crânienne.

1° *Surface externe.* — En rapport avec les os. Son adhérence est intime : 1° au niveau des sutures : 2° au niveau de toutes les parties saillantes (apophyses clinoïdes, lame quadrilatère du sphénoïde, bord supérieur du rocher, bord postérieur des apophyses d'Ingrassias, etc.): 3° au niveau des trous dans lesquels elle se prolonge pour se continuer avec le périoste extracrânien.

2° *Surface interne.* — Lisse, polie et tapissée par le feuillet pariétal de l'arachnoïde. Elle présente des prolongements : faux du cerveau, tente et faux du cervelet, repli pituitaire.

Faux du cerveau. — Cloison verticale située entre les deux hémisphères cérébraux : 1° le *sommet* s'insère à l'apophyse crista-galli, à la crête frontale et dans le trou borgne ; 2° la *base* s'insère sur la tente du cervelet, elle loge le *sinus droit ;* 3° le *bord supérieur* contient le *sinus longitudinal sup.* ; 4° le *bord inférieur*, concave, situé au-dessus du corps calleux contient le *sinus longitudinal inférieur ;* 5° les *faces* sont en rapport avec la face interne des hémisphères cérébraux.

Tente du cervelet. — Cloison de la dure-mère située entre le cerveau et le cervelet. Sa *face supérieure*, convexe, supporte les lobes postérieurs du cerveau. Sa *face inférieure*, concave, recouvre le cervelet. La *petite circonférence* forme avec la gouttière basilaire un trou (*foramen ovale* de Pacchioni). La *grande circonférence* s'insère sur les gouttières latérales de l'occipital en arrière, et sur le bord supérieur du rocher en avant. Elle renferme les *sinus latéraux* et les *sinus pétreux supérieurs.*

Faux du cervelet. — Petite cloison verticale séparant les deux hémisphères du cervelet.

Repli pituitaire. — Cloison située au-dessus de la selle turcique et percée d'un trou au centre. Ce

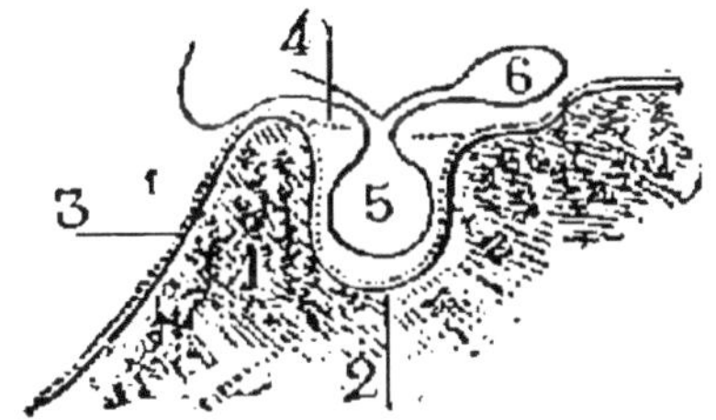

Fig. 45.

trou laisse passer la tige du corps pituitaire (fig. 45, coupe antéro-post. de ce repli (5) et du corps pituitaire).

II. Pie-mère cranienne.

Membrane cellulo-vasculaire qui recouvre immédiatement toute la surface de l'encéphale.

Le caractère principal de la pie-mère est de *s'enfoncer dans les anfractuosités, les trous et les dépressions, et de ne jamais passer comme un pont, à la manière de l'arachnoïde, sur une cavité ou un enfoncement quelconque.*

1o *Au niveau du cerveau,* elle tapisse les trois faces des hémisphères, s'enfonce dans les anfractuosités, et recouvre toutes les circonvolutions.

2o *Sur le cervelet,* la pie-mère tapisse la surface ; elle envoie entre les lamelles du cervelet une simple cloison.

3o *Sur la protubérance et le bulbe,* elle adhère intimement et s'épaissit au point de simuler une aponévrose, comme sur la moelle.

4o *A la base de l'encéphale,* elle se prolonge sur les nerfs crâniens pour former leur névrilème.

Structure. — Formée de deux éléments : 1o vaisseaux ; 2o tissu cellulaire. Les *vaisseaux* sont très-nombreux, car la pie-mère n'est en réalité qu'un lacis vasculaire. Le *tissu cellulaire,* lâche, sert à réunir les vaisseaux.

III. **Arachnoïde crânienne.**

1o **Feuillet pariétal.** — Il est uniquement formé par une couche d'*épithélium pavimenteux simple.*

2o **Feuillet viscéral.** — Il entoure l'encéphale : *au lieu de s'enfoncer dans les trous, dépressions et anfractuosités, à la manière de la pie-mère, il passe comme un pont à la surface de tous ces enfoncements.*

Au niveau du cervelet, l'arachnoïde tapisse les deux hémisphères et se jette sur le bulbe. Entre le bulbe et la face inférieure du cervelet, on trouve un espace, *confluent postérieur* du liquide céphalo-rachidien.

Au niveau de la protubérance et du bulbe, elle se continue d'un point à l'autre : mais dans l'espace correspondant à l'hexagone artériel de Willis, on voit l'arachnoïde former le *confluent inférieur* du liquide céphalo-rachidien.

3o Mode de communication des deux feuillets.
— Tout organe, tout filament : artère, veine, nerf, prolongement fibreux, qui du cerveau ou de la pie-mère se porte à la dure-mère ou à l'extérieur du crâne, traverse forcément l'arachnoïde. Au moment où il la traverse, il est enveloppé d'une *gaine* de cette séreuse. Elle ne se comporte pas différemment des autres séreuses.

4o Structure. — Elle est formée de deux couches : *couche superficielle*, épithélium pavimenteux simple ; *couche profonde*, tissu conjonctif.

IV. Liquide céphalo-rachidien.

Liquide transparent, très-limpide, situé au-dessous de l'arachnoïde, sur la pie-mère, et communiquant avec les ventricules. Il se prolonge dans le rachis et entoure la moelle épinière ; il sert à protéger les centres nerveux et à en diminuer le poids spécifique.

Le liquide céphalo-rachidien présente des oscillations isochrones aux pulsations des artères et aux mouvements respiratoires ; les premières coïncident avec l'arrivée du sang dans les artères cérébrales sous l'influence de la systole cardiaque ; les autres sont déterminées par la déplétion des veines cérébro-rachidiennes, au moment de l'inspiration, et par la réplétion qui succède et qui est produite par l'expiration. Ces oscillations, presque insensibles à l'état normal chez l'adulte, deviennent très-manifestes lorsqu'une portion de la paroi crânienne ou rachidienne est molle et membraneuse, comme on l'observe dans le spina bifida et au niveau des fontanelles.

V. Corpuscules de Pacchioni.

Ils sont situés au niveau de la scissure interhémisphérique, le long du sinus longitudinal supérieur. On en trouve quelques-uns à la scissure de Sylvius, et rarement à la surface externe des hémisphères.

Ils sont rares chez l'enfant, et augmentent de nombre et de volume avec l'âge. Ils se développent dans le feuillet viscéral de l'arachnoïde et se portent insensiblement jusque dans l'épaisseur des os du crâne en traversant la dure-mère.

Ce sont des végétations exubérantes des corpuscules du tissu conjonctif.

§ 2. — *Structure des centres nerveux.*

L'encéphale et la moelle épinière sont formés de substance blanche et de substance grise. La première forme la surface de la moelle et le centre de l'encéphale, tandis que la substance grise forme un axe gris au centre de la moelle et une écorce grise à la surface des circonvolutions du cerveau et des lames du cervelet.

Une substance conjonctive, *névroglie*, unit les éléments nerveux, cellules et fibres nerveuses, dans les deux substances ; des vaisseaux capillaires plus abondants dans la substance grise les parcourent dans tous les sens.

La *substance blanche* ne renferme qu'un seul élément nerveux, la fibre nerveuse, qui diffère de celle des nerfs en ce qu'elle est dépourvue de gaine de Schwann. Des fibres *intrinsèques* sont étendues entre les cellules des différentes régions des centres nerveux qu'elles unissent. Quelques-unes, *extrinsèques*, sont formées par les racines des nerfs qui viennent aboutir aux cellules de la substance grise.

La *substance grise*, intimement unie à la blanche, est formée presque uniquement par des cellules nerveuses, redevables de leur couleur grisâtre à des granulations pigmentaires qui entourent le noyau de la cellule. Le protoplasma de ces cellules dépourvues d'enveloppe, caractère qui les distingue des cellules nerveuses ganglionnaires, lesquelles ont une membrane enveloppante, offre des prolongements qui s'anastomosent avec ceux des cellules voisines pour former des *réseaux de cellules*. Quelques-uns de ces prolongements pénètrent dans les fibres nerveuses dont ils constituent les cylinder-axis. Les cellules sont dites *unipolaires, bipolaires, multipolaires*, selon qu'elles offrent un, deux ou plusieurs prolongements.

§ 3. — *Encéphale.*

L'encéphale comprend la partie des centres nerveux contenue dans le crâne. Il est composé du *cerveau*, du *cervelet* et de l'*isthme de l'encéphale*.

1° Cerveau *(conformation extérieure).*

Le cerveau est formé de deux parties symétriques, *hémisphères*, réunies par des organes impairs et médians.

1° Face supérieure. — Elle présente, sur la ligne médiane, la *scissure interhémisphérique*, et de chaque côté la face externe, convexe, des *hémisphères.*

La grande scissure reçoit la faux du cerveau ; elle est située au-dessus du corps calleux.

La face externe des hémisphères offre des circonvolutions et des anfractuosités.

2° Face inférieure ou base. — *a. Ligne médiane.* — D'avant en arrière, on y trouve :

1° L'extrémité antérieure de la *scissure interhémisphérique* : 2° un pont séreux étendu entre les deux hémisphères ; 3° la *racine grise* des nerfs optiques ; 4° le *chiasma* des nerfs optiques ; 5° un losange limité en avant par les deux bandelettes optiques, et en arrière par les deux pédoncules cérébraux. Dans ce losange, on trouve d'avant en arrière : le *tuber cinereum*, la *tige du corps pituitaire* et le *corps pituitaire*, les *tubercules mamillaires* et l'*espace interpédonculaire* ; 6° la coupe des pédoncules cérébraux ; 7° la *fente cérébrale de Bichat* ; 8° le *bourrelet du corps calleux* ; 9° la partie postérieure de la *scissure interhémisphérique.*

b. Parties latérales — On y trouve la *scissure de Sylvius* séparant le *lobe frontal* du *lobe sphéno-occipital.*

Partie antérieure de la scissure interhémisphérique. — Elle correspond à l'apophyse crista-galli.

Pont séreux. — Il est situé en arrière de l'apophyse crista-galli.

Racine grise des nerfs optiques. — Lamelle de substance grise, triangulaire, limitée en arrière par le chiasma, et de chaque côté par les pédoncules du corps calleux.

Chiasma des nerfs optiques. — Entre-croisement des nerfs optiques. Situé sur la gouttière optique, et formé par la réunion des deux bandelettes optiques.

Tuber cinereum. — Formé de substance grise, il occupe la moitié antérieure du losange situé entre les pédoncules cérébraux et le chiasma des nerfs optiques.

Tige pituitaire. — C'est un prolongement du tuber cinereum. Elle a une longueur de 5 à 6 millimètres ; elle est creusée d'une cavité communiquant avec le ventricule moyen.

Corps ou glande pituitaire. — Situé dans la selle turcique, il est fixé par le repli pituitaire. C'est un corps très-vasculaire, gros comme un pois.

Tubercules mamillaires. — Ce sont deux éminences blanches, juxtaposées, et formées, au centre, de substance grise ; leur écorce est formée par les piliers antérieurs du trigone cérébral.

Espace interpédonculaire ou *substance perforée postérieure.* — Percé de petits trous pour le passage de vaisseaux, il est limité en avant par les tubercules mamillaires, et de chaque côté par les pédoncules cérébraux.

Coupe des pédoncules cérébraux. — On voit un *trou* sur cette coupe, c'est la section de l'aqueduc de Sylvius ; de chaque côté on voit une tache noire, *locus niger,* formée par des cellules nerveuses situées entre les fibres des pédoncules cérébraux.

Fente cérébrale de Bichat. Cette fente, en forme de fer à cheval embrassant les pédoncules cérébraux, pénètre dans le cerveau ; la partie moyenne est située entre le bourrelet du corps calleux et les tubercules quadrijumeaux ; les parties latérales sont formées par l'ouverture du prolongement sphénoïdal du ventricule latéral.

Bourrelet du corps calleux. — Il est situé entre la fente cérébrale et la scissure interhémisphérique : c'est le bord postérieur du corps calleux.

Scissure de Sylvius. — Située entre les deux lobes, elle décrit une courbe à concavité postérieure. Elle est voilée par l'arachnoïde. L'artère cérébrale moyenne est située dans la scissure.

A l'extrémité interne on trouve la *substance perforée antérieure*, quadrilatère et criblée de trous qui laissent passer des vaisseaux. Les quatre côtés sont formés : le *postérieur* par la bandelette optique et le pédoncule du corps calleux ; l'*antérieur* par la racine blanche externe du nerf olfactif ; l'*interne* par le nerf optique, et l'*externe* par le lobe postérieur du cerveau.

A l'extrémité externe on trouve, très-profondément et en écartant les deux lèvres de la scissure, un petit groupe de trois ou quatre circonvolutions, qui présente une certaine analogie avec une griffe : c'est l'*insula de Reil*, ou *lobule du corps strié*.

Lobe frontal. — Il forme le tiers antérieur de l'hémisphère cérébral, et constitue la lèvre supérieure de la scissure de Sylvius.

Lobe sphéno-occipital. — Son *extrémité ant.* forme la lèvre inf. de la scissure de *Sylvius ;* son *extr. post.* est en rapport avec l'occipital. Son *bord interne*, concave, forme la lèvre inférieure des parties latérales de la fente de Bichat.

2° Cerveau (*conformation intérieure*).

L'intérieur du cerveau présente des cavités séparées par des cloisons. Les cavités s'appellent *ventricules ;* l'une est médiane et inférieure : c'est le *ventricule moyen* ou troisième ventricule ; les deux autres sont situées sur les côtés : ce sont les *ventricules latéraux*.

Une cloison horizontale sépare le premier des deux autres : *trigone cérébral ;* une cloison verticale sépare les deux ventricules latéraux : *septum lucidum*. Toutes ces cavités sont recouvertes par une voûte immense : le *corps calleux*. Étudions l'intérieur du cerveau de haut en bas.

I. Corps calleux.

C'est une lame de substance blanche servant de commissure entre les deux hémisphères, et formant une voûte complète aux deux ventricules latéraux.

Face supérieure. — On trouve sur la ligne médiane deux saillies longitudinales qu'on appelle *nerfs de Lancisi*, ou *tractus longitudinaux.* De chaque côté on voit des lignes formées par les fibres transversales du corps calleux, *tractus transversaux.*

Face inférieure. — Elle forme la voûte des ventricules latéraux ; elle est lisse et unie. Sur la ligne médiane elle donne insertion au *septum lucidum*, et à sa partie postérieure elle se confond avec le trigone cérébral.

Bords. — Vus du côté de la face supérieure, ils se confondent avec les hémisphères. Vus par leur face inférieure, ces bords présentent trois prolongements ou cornes ; la *corne frontale*, la *corne occipitale*, et la *corne sphénoïdale.*

Extrémité antérieure. — Elle forme le *genou* du corps calleux. Cette extrémité décrit une courbe et se porte en bas et en arrière, en s'amincissant pour former le *bec* du corps calleux. Le genou limite en avant les ventricules latéraux.

Extrémité postérieure ou bourrelet. — Il forme un bord libre, épais ; il est situé au-dessus des tubercules quadrijumeaux et il forme le milieu de la lèvre supérieure de la fente cérébrale de Bichat.

II. Septum lucidum *(cloison transparente).*

Lamelle de substance nerveuse, mince, située verticalement entre les deux ventricules latéraux d'une part, le corps calleux et le trigone cérébral d'autre part.

Les deux *faces* forment la paroi interne des ventricules latéraux. Le *bord supérieur* s'insère sur le corps calleux. Le *bord inférieur* est confondu avec le trigone. Le *bord antérieur* se confond avec le genou et le bec du corps calleux. Au centre de cette cloison, on trouve une petite cavité, *cinquième ventricule.*

III. **Trigone cérébral** (*voûte à trois piliers*).

Cloison horizontale, formée de substance blanche, et séparant le ventricule moyen des ventricules latéraux. Le trigone est

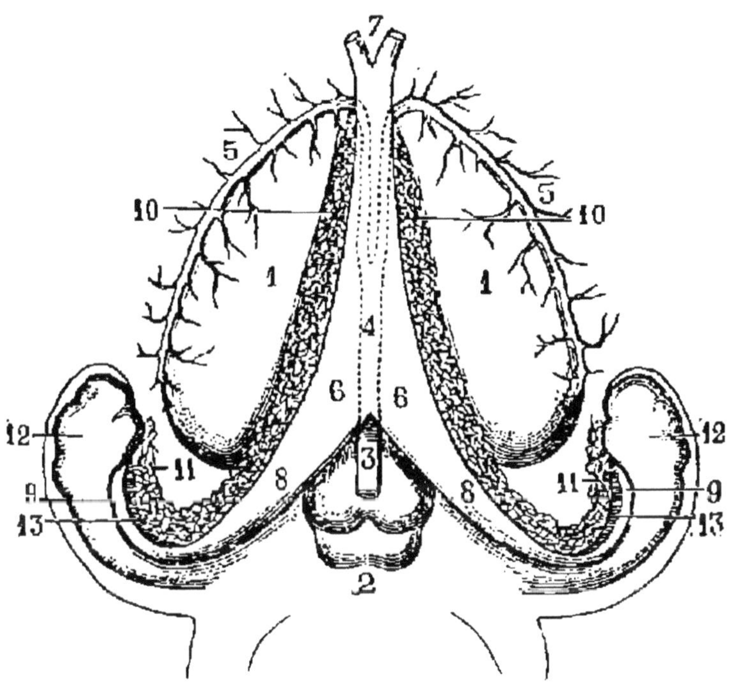

Fig. 46. — *Trigone cérébral* (face supérieure).

1, 1. Couches optiques. — 2. Tubercules quadrijumeaux. — 3. Veine de Galien. — 4. La même veine passant au-dessous du trigone. — 5, 5. Veine du corps strié. — 6, 6. Trigone. — 7. Piliers antérieurs du trigone. — 8, 8. Piliers postérieurs formant le corps bordé 9, 9. — 10, 10. Plexus choroïdes. — 11, 11. Continuité de ces plexus avec la pie-mère. — 12, 12. Corne d'Ammon. — 13, 13. Corps godronné.

triangulaire, il décrit une courbe à concavité inférieure. Il a une face supérieure, une face inférieure, trois bords et trois angles.

Face supérieure. — Elle présente, sur la ligne médiane et en avant, l'insertion du septum lucidum ; en arrière, l'insertion du corps calleux. Sur les parties latérales, elle concourt à former la paroi inférieure des ventricules latéraux.

Face inférieure. — Elle est en rapport avec la toile choroïdienne, qui la sépare du ventricule moyen.

Bords latéraux. — Ils se dirigent en arrière et en dehors ; ils sont minces et s'appliquent sur les bords de la toile choroïdienne.

Bord postérieur. — Il se confond avec le corps calleux. Les fibres transversales du corps calleux et les fibres obliques du trigone affectent une disposition qui leur a fait donner le nom de *lyre.*

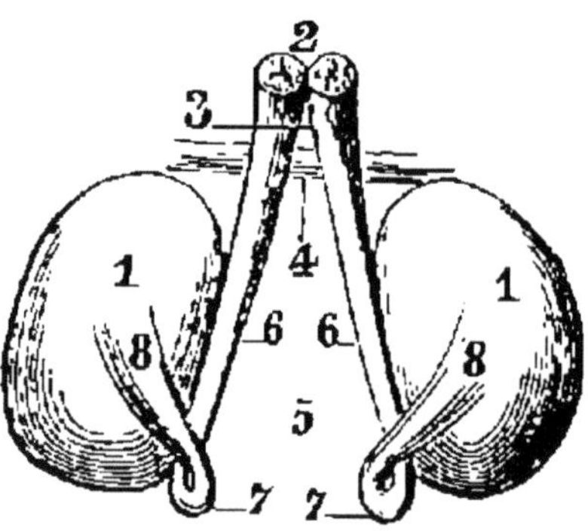

Fig. 47.

Angle antérieur. — Cet angle s'incline en avant et en bas, et décrit une courbe à concavité postérieure, qui concourt à limiter en avant le ventricule moyen. Il se bifurque, et ses branches de bifurcation, *piliers antérieurs* (fig. 47, 2), se séparent à angle aigu, se jettent dans la couche optique du côté correspondant (fig. 47, 6), et vont former l'écorce blanche des tubercules mamillaires (fig. 47, 7). Les deux piliers, en s'écartant, s'appliquent à la face postérieure d'un cordon blanc appelé *commissure blanche antérieure,* et forment avec cette commissure un triangle, *vulve* (fig. 47, 3). Chaque pilier forme avec l'extrémité antérieure de la couche optique correspondante un orifice qui fait communiquer le ventricule moyen avec le ventricule latéral : *trou de Monro* (fig. 49, 5).

Angles postérieurs. — Ces angles se portent en dehors et en arrière et se bifurquent : l'une des branches borde le bord interne de la corne d'Ammon, sous le nom de *corps bordé* ou *corps bordant* ; l'autre se confond avec l'écorce de la corne d'Ammon.

Structure. — Le trigone est formé de deux bandelettes adossées sur la ligne médiane : aussi l'a-t-on appelé *bandelette bigéminée.*

IV. **Ventricules latéraux.**

Ils sont situés entre le corps calleux qui les recouvre et les noyaux centraux du cerveau (corps striés et couches optiques) situés au-dessous. Le septum lucidum sépare les deux ventr.

Les ventricules latéraux envoient deux prolongements, l'un postérieur, *prolongement occipital*, l'autre inférieur qui embrasse la couche optique, *prolongement sphénoïdal.* Voyons d'abord les ventricules, ensuite les prolongements.

1º Chaque ventricule latéral offre une paroi sup., une paroi inf., un bord int., un bord ext., une extrémité ant. et une extrémité post.

La *paroi sup.* est formée par le corps calleux.

La *paroi inf.* est formée par plusieurs organes qui sont, en allant d'avant en arrière : le corps strié, le sillon intermédiaire à ce corps et à la couche optique, les plexus choroïdes (voy. plus loin), et la face sup. du trigone cérébral (ces deux organes recouvrent la plus grande partie de la couche optique qu'on aperçoit un peu entre les plexus choroides et le sillon intermédiaire).

Le *bord int.*, large en avant où il constitue une véritable face, est formé par le septum lucidum dans la portion large, et par la fusion du trigone et du corps calleux dans la portion étroite.

Le *bord ext.* résulte de la réunion des bords latéraux du corps calleux avec la face externe du corps strié.

L'*extrémité ant.* descend un peu au-devant du corps strié et se termine en cul-de-sac. Elle est formée par la concavité du genou du corps calleux.

L'*extrémité post.* se continue avec les deux prolongements.

2º *Prolongement occipital.* — Encore appelé *cavité digitale*, *cavité ancyroïde*, ce prolongement assez étroit, se porte en arrière en décrivant une courbe à concavité interne. On voit sur la moitié antérieure de sa paroi interne une saillie blanche, formée par le fond d'une anfractuosité de la surface du cerveau qui fait hernie dans la cavité. Cette saillie est l'*ergot de Morand*.

Le prolongement occipital se termine en cul-de-sac : il ne continue pas directement en arrière le ventricule latéral, il occupe un plan un peu inférieur.

3° *Prolongement sphénoïdal*. — Il commence en arrière de la couche optique. Il a la même direction que les plexus choroïdes et les piliers postérieurs du trigone. Ce prolongement se porte, en décrivant une courbe à concavité interne et antérieure, au-dessous de la couche optique et du pédoncule cérébral qui la supporte, et s'ouvre ensuite à la surface du cerveau où il constitue les parties latérales de la fente cérébrale de Bichat. On comprend que ce prolongement offre une paroi sup., une paroi inf., un bord ext., un bord int. et deux extrémités.

La *paroi sup.* est formée par la face inférieure du pédoncule cérébral et de la couche optique. On y trouve les racines blanches du nerf optique et les corps genouillés.

La *paroi inf.* est séparée de la précédente par la pie-mère qui pénètre par les parties latérales de la fente de Bichat pour former les plexus choroïdes. Sur cette paroi on trouve les plexus choroïdes ; au-dessous de ces plexus, 3 organes : la corne d'Ammon, le corps bordé et le corps godronné.— La *corne d'Ammon*, ou *pied d'hippocampe*, est une saillie volumineuse, blanche, située près du bord ext. du prolongement sphénoïdal et décrivant une courbe à concavité interne. L'extrémité antérieure de la corne d'Ammon est volumineuse et présente quelques échancrures en dehors, ce qui lui a fait donner le nom de pied d'hippocampe. La corne d'Ammon, comme l'ergot de Morand, est formée par la saillie du fond d'une anfractuosité.— Le *corps bordé* est une petite bandelette blanche située sur le bord interne de la corne d'Ammon et s'effilant insensiblement pour se terminer en pointe à l'extrémité de la corne d'Ammon. Le corps bordé est le prolongement du pilier postérieur du trigone cérébral ; il adhère à la corne d'Ammon et il recouvre le corps godronné par son bord interne concave et libre.—*Le corps godronné* n'est visible que lorsqu'on a soulevé le bord interne du corps bordé. Le corps godronné est gris, c'est une trainée de substance grise offrant des bosselures et située dans le sillon qui limite la face inférieure du corps bordé. Il décrit, par conséquent, la même courbe que le corps bordé.

Le *bord ext.* est situé le long du bord externe de la corne d'Ammon; il unit les parois sup. et inf. du prolongement sphénoïdal.

Le *bord int.* est une fente. Il constitue les parties latérales de la fente de Bichat. Sa lèvre sup. est formée par le pédoncule cérébral et la couche optique. Sa lèvre inf. correspond au corps bordé et au corps godronné.

Le ventricule latéral s'ouvre donc à l'extérieur du cerveau, sur les côtés de la fente de Bichat, dans le confluent inférieur du liquide céphalo-rachidien. La pie-mère pénètre par cette ouverture pour former les plexus choroïdes. Les deux lèvres de cette ouverture paraissent adhérentes parce qu'elles reçoivent un grand nombre de vaisseaux de la pie-mère.

Passons aux organes qui forment la paroi inf. du ventricule latéral.

1° Corps strié. — C'est un renflement considérable du cerveau formant la partie antérieure de la paroi inf. du ventricule latéral. Sa couleur rougeâtre tranche sur les parties voisines. Il a la forme d'une virgule dont la grosse extrémité descend légèrement et dont la petite extrémité se perd sur la face externe de la couche optique. En avant, les deux corps striés ne sont séparés que par le septum lucidum.

On appelle *noyau caudé* ou *noyau intraventriculaire,* toute la portion du corps strié visible dans le ventricule latéral.

Si on gratte cette portion, qui a une épaisseur d'un centimètre environ, on voit des faisceaux de fibres blanches formant un plan sous-jacent au noyau caudé. Ce plan de fibres constitue la *capsule interne* (Burdach).

Si l'on enlève ce plan de fibres blanches avec la lame d'un

couteau, on trouve une autre masse de substance grise appelée *noyau lenticulaire* ou *noyau extraventriculaire*.

Au-dessous du noyau lenticulaire, on voit une couche de fibres blanches qui lui forment une sorte de cupule. Ces fibres blanches constituent la *capsule externe*.

Au-dessous et en dehors de la capsule externe on trouve l'*insula de Reil*, déjà décrite dans le fond de la scissure de Sylvius.

Entre la capsule externe et la substance de l'insula, on voit, sur une coupe verticale, une mince trainée de substance grise, assez peu apparente, à laquelle on donne le nom d'*avant-mur*.

Structure du corps strié. — Le corps strié est un véritable ganglion, c'est un amas de cellules nerveuses en connexion avec plusieurs ordres de fibres. 1o Des fibres s'étendent des cellules de la couche optique à celles du corps strié. 2o Des fibres s'étendent des cellules du corps strié à celles de la substance grise des circonvolutions ; ces fibres, mêlées à celles qui prolongent la capsule interne, concourent à la formation de la *couronne rayonnante de Reil*. 3o La capsule interne, prolongement des fibres du pédoncule cérébral, est formée principalement : par des fibres étendues de la face inférieure de la couche optique à la substance grise des circonvolutions, par des fibres étendues des cellules du noyau caudé aux circonvolutions, et par des fibres analogues allant des cellules du noyau lenticulaire aux circonvolutions,

La commissure blanche se perd par ses deux extrémités dans l'épaisseur du corps strié.

La *couronne rayonnante de Reil* commence à la face externe du corps strié et s'irradie dans les circonvolutions, en haut, en bas, en arrière, en avant, et en dehors. Le pied de la couronne correspond au bord externe de la capsule interne.

2o Couche optique. — C'est un renflement ovoïde, du volume d'un œuf de pigeon, situé en arrière du corps strié, de chaque côté du ventricule moyen, au-dessus des pédoncules cérébraux et au-dessous du ventricule latéral. La couche optique est dirigée obliquement d'avant en arrière et de dedans en de-

hors. Elle offre une extrémité ant., une extrémité post. et quatre faces : sup.,
inf., int. et ext.
(fig. 48, 1, 1).

Extrémité ant.
— Elle forme, avec
les piliers anté-
rieurs du trigone
(fig. 49, 3), le
trou de Monro
(Fg. 49, 5) ; elle
est surmontée du
côté de la cavité
ventriculaire par
une saillie blan-
che, tubercule an-
térieur de la cou-
che optique, qui
donne naissance
à l'une des origines du pilier antérieur du trigone.

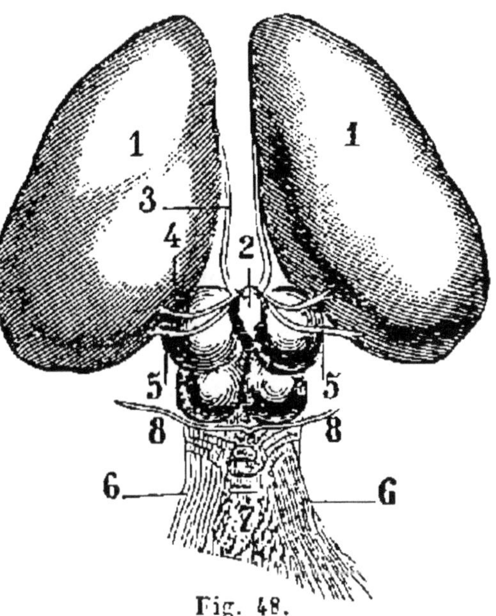

Fig. 48.

Extrémité post. —
Séparée de celle du
côté opposé par les
tubercules quadriju-
meaux, elle est em-
brassée par les plexus
choroïdes des ventri-
cules latéraux et le
pilier postérieur du
trigone.

Face sup. — Cette
face fait partie du
ventricule latér.; elle
est recouverte par
les plexus choroïdes et le trigone : elle est séparée de la

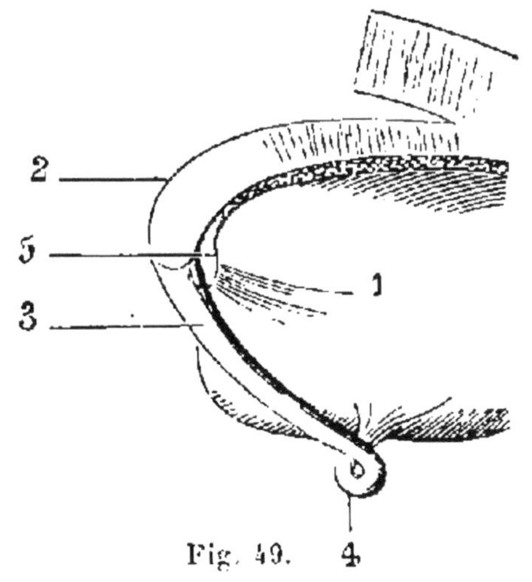

Fig. 49.

face interne par le pédoncule antérieur de la glande pinéale.

Face inf. — Dans sa moitié antérieure, elle repose sur le pédoncule cérébral, dont elle est un renflement. Sur sa moitié postérieure, elle déborde le pédoncule. Elle concourt à former la fente de Bichat, et elle offre les deux corps genouillés d'où naissent les racines blanches du nerf optique.

Face int. — En avant, elle forme la paroi du 3e ventricule ; en arrière, elle est en rapport avec les tubercules quadrijumeaux.

Face ext. — Elle se confond avec le corps strié.

Structure. — La couche optique, comme le corps strié, est un énorme ganglion nerveux dont les cellules sont en connexion avec un grand nombre de fibres. Les cellules de la couche optique reçoivent une grande partie des fibres du pédoncule cérébral, une partie des fibres de la capsule interne venues des circonvolutions, une partie des fibres des piliers antérieurs du trigone cérébral, les fibres des pédoncules de la glande pinéale, celles de la commissure blanche postérieure, etc.

3o Plexus choroïdes des ventricules latéraux. — Ce sont deux trainées rougeâtres faisant suite à la pie-mère, et situées de chaque côté du trigone, dont elles suivent les bords latéraux d'une extrémité à l'autre.

Ils sont situés sur la couche optique dont ils embrassent l'extrémité post., en s'enfonçant dans le prolongement sphénoïdal du ventricule latéral. Par leur bord interne, les plexus choroïdes se continuent avec les bords de la toile choroïdienne. Leur extrémité antérieure passe par les trous de Monro et se continue avec le sommet de la toile choroïdienne. Leur extrémité postérieure se continue avec la pie-mère au niveau de l'ouverture du prolongement sphénoïdal du ventricule latéral.

4o Sillon intermédiaire. — Ce sillon sépare superficiellement la couche optique du corps strié, il commence au trou de Monro et se termine à l'ext. post. de la couche optique. On trouve dans ce sillon la lame cornée, la veine du corps strié et le tænia semi-circularis.

Lame cornée. — C'est une petite lamelle formée par un repli de la membrane qui tapisse le ventricule, et étendue d'une extrémité à l'autre du sillon intermédiaire.

Veine du corps strié. — Veine qui parcourt d'arrière en avant le sillon intermédiaire, et vient former la principale origine des veines de Galien, en passant par le trou de Monro.

Tœnia semi-circularis. — Faisceau de fibres longitudinales qui se porte d'une extrémité à l'autre du sillon intermédiaire, et qui embrasse les fibres venues de la couche optique ; il est situé au-dessous de la veine du corps strié.

V. Toile choroïdienne.

C'est une membrane cellulo-vasculaire, de forme triangulaire, formée par la pie-mère et située à la partie supérieure du ventricule moyen, au-dessous du trigone, qu'elle double.

Base. — Elle correspond à la partie moyenne de la fente cérébrale de Bichat, au-dessous du bourrelet du corps calleux ; elle contient dans son épaisseur la glande pinéale. A ce niveau, elle se continue avec la pie-mère.

Sommet. — Il se bifurque pour se continuer avec les plexus choroïdes des ventricules latéraux, au niveau des trous de Monro.

Bords. — Situés sous les bords du trigone, ils se continuent avec les plexus choroïdes des ventricules latéraux.

Deux veines sont contenues dans la toile choroïdienne : *veines de Galien.* Elles forment, au-dessous du bourrelet du corps calleux, un tronc qui se jette dans le sinus droit.

VI. Glande pinéale.

Petit organe en forme de cône dont le sommet est dirigé en arrière et en haut. Elle est située entre les deux feuillets de la toile choroïdienne, au niveau de la partie moyenne de la fente de Bichat.

De chaque côté de la base de la glande pinéale partent trois pédoncules : antérieur, moyen, postérieur.

VII. **Troisième ventricule** (*ventricule moyen*).

Cavité très-étroite située sur la ligne médiane, au-dessous du trigone et de la toile choroïdienne, entre les deux couches optiques.

Cette cavité, linéaire, a la forme d'un entonnoir aplati sur les côtés ; elle offre un *sommet*, une *base*, deux *faces* et deux *bords*.

Base. — Formée par la toile choroïdienne et le trigone.

Sommet. — Formé par la cavité de la tige du corps pituitaire.

Parois. — Elles sont semblables, puisque la cavité est symétrique ; elles sont formées par la couche optique.

Bord postérieur. — Il est oblique de haut en bas et d'arrière en avant ; on y trouve la *glande pinéale* avec ses pédoncules moyens, la *commissure blanche postérieure*, l'*anus* (orifice antérieur de l'aqueduc de Sylvius), l'*espace interpédonculaire*, les *tubercules mamillaires* et le *tuber cinereum*, parties qui ont déjà été décrites à la face inférieure du cerveau. Le bord postérieur et la moitié inférieure des parois du ventricule moyen sont recouverts par un amas de substance grise connu depuis Cruveilhier sous le nom de *substance grise intraventriculaire*.

La *commissure postérieure* est un petit cordon de substance blanche qui unit les couches optiques. Elle est située au-dessus de l'anus, au-dessous de la glande pinéale.

Bord antérieur. — Il est très-irrégulier, et formé de haut en bas par des parties déjà connues. On y trouve de haut en bas : l'extrémité antérieure du trigone qui se bifurque, la *vulve*, la partie moyenne de la *commissure blanche antérieure* du cerveau, et au-dessous, la *racine grise des nerfs optiques*, le *chiasma* et le *tuber cinereum*.

La *cavité* du troisième ventricule est traversée par la *commissure grise*, ou commissure molle du cerveau.

Cette cavité, située au centre du cerveau, communique avec

les ventricules latéraux par les trous de Monro, et avec le
4ᵉ ventricule par l'aqueduc de Sylvius.

VIII. Membrane ventriculaire.

On donne ce nom, ou celui d'*épendyme*, à la couche épithéliale qui tapisse la surface interne de tous les ventricules, les
parois de l'aqueduc de Sylvius, et se prolonge dans le canal de
la moelle.

IX. Circonvolutions cérébrales.

Ce sont les saillies sinueuses qui recouvrent la surface du
cerveau ; elles sont séparées par des sillons, *scissures* ou *anfractuosités*. L'étude des circonv. offre de l'intérêt depuis

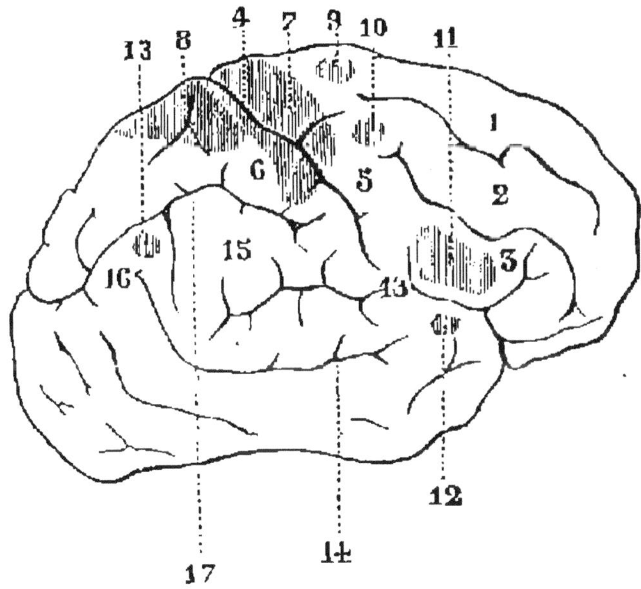

Fig. 50.

qu'on y a décrit des *régions motrices*, ou *centres moteurs*, qui
président aux mouv. de certains muscles du corps (fig. 50).

Les circ. sont ainsi divisées : 1ᵒ *Circ. frontales* (fig. 50,
1, 2, 3, 5), limitées en arrière par la scissure de Rolando

(fig. 50, 4). 2° *Circ. pariétales* formant deux lobules, le *lobule pariétal sup.* (6) situé entre la scissure de Rolando et la *scissure interpariétale* (17), et le *lobule pariétal inf.* ou *lobule du pli courbe* (15) situé entre la scissure interpariétale et le prolongement externe de la scissure de Sylvius (18). Le *pli courbe* (16) appartient au lobule pariétal inférieur. 3° *Circ. occipitales,* situées en arrière du pli courbe. 4° *Circ. temporales,* situées au-dessous de la scissure de Sylvius et se prolongeant sur la face inf. de l'hémisphère cérébral.

Les régions motrices sont toutes groupées autour de la *scissure de Rolando* (fig. 50, 4), qui sépare les circonv. frontales des circonv. pariétales. Cette scissure, oblique en bas et en avant, est située entre les circonv. *frontale ascendante* (5) et *pariétale ascendante* (6). Sur le cuir chevelu, une ligne étendue d'un point situé à 5 centim. en arrière du sommet de la tête à un autre point situé à 3 centim. au-dessus et en avant du conduit auditif externe correspond à la scissure de Rolando. C'est sur le trajet de cette ligne qu'on doit appliquer le trépan dans les lésions des centres moteurs qui réclament cette opération.

La circonv. frontale ascendante, ou 4° circ. frontale, est le siége d'une *région motrice* présidant aux *mouvements du membre supérieur* (fig. 50, 7); elle occupe le tiers sup. de cette circonv. et empiète un peu par sa partie inf. sur la circonv. pariétale ascendante, et par sa partie sup. sur le lobule paracentral.

La circonv. parietale ascendante est le siége de la *région motrice* présidant aux *mouvements du membre inférieur;* elle siége à la partie sup. de la circ. par. ascendante et se continue en arrière sur le lobule pariétal supérieur (fig. 50, 8).

On voit en avant de la circ. front. asc. trois circonv. qui en partent et qui se portent en avant, ce sont les trois premières circ. frontales. 1° La 1re forme le bord sup. de l'hémisphère. A 2 centim. en avant de son point de fusion avec la circ. front. asc., on trouve la *région motrice* pour les *mouvements de rotation de la tête et du cou* (fig. 50, 9). 2° Au point de réunion de la 2e circ. front. avec la circ. front. asc. on trouve la *région motrice* pour les *mouvements des muscles inférieurs de la face* (fig. 50, 10). 3º La 3e circ. frontale est située au bord externe du cerveau, c'est la circ. de Broca ; à sa partie postérieure, mais à *gauche seulement*, on trouve la *région motrice* servant aux *mouvements du langage articulé*. La lésion de ce point, qui se confond avec la circ. frontale ascend., produit l'aphasie (fig. 50, 11).

Plus en arrière, sur la partie postérieure du lobule pariétal inf., près du point appelé le *pli courbe*, on a signalé une *région motrice* assez limitée présidant à *quelques mouvements du globe oculaire* (fig. 50, 13). Un centre moteur présidant aux mouvements de l'oreille chez les animaux se trouve à l'extrémité ant. des circonv. temporales (fig. 50, 12).

La découverte de ces *centres moteurs*, déjà soupçonnés, a été faite en 1870 par Hitzig. Ils ont été étudiés par Hitzig et Ferrier en 1873. Leur étude a été complétée ensuite par plusieurs savants. De nombreuses observations, qui semblent prou-

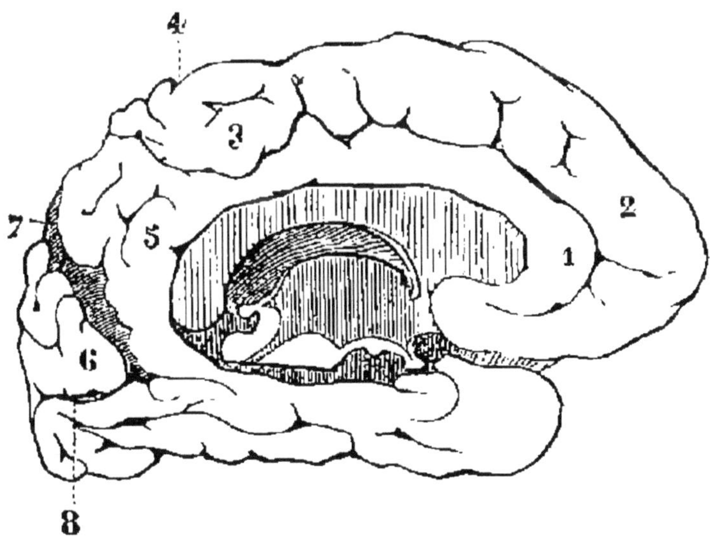

Fig. 51.

ver l'existence de ces régions motrices, ont été publiées par

MM. Broca, Charcot, Lucas-Championnière, Marvaud, Proust et Terrillon, Maurice Raynaud, etc.

Les circ. précédentes s'observent en partie à la face int. de l'hémisphère (fig. 51). On y voit en 2 la face int. de la 1re circ. frontale. Au-dessous est la *circonvolution du corps calleux* (1). Le *lobule paracentral* (3) est formé par l'anastomose des deux circonvolutions pariétale ascendante et frontale ascendante ; il limite l'extrémité interne de la scissure de Rolando (4). Le lobule *quadrilatère* de Foville (5) est une dépendance du lobule pariétal sup. ; c'est le *præcunéus* de Burdach. Le *cunéus*, ou *coin* (6), appartient aux circ. occipitales ; il est séparé du lobule quadrilatère par la *scissure perpendiculaire interne* (7), et limité en bas par la *scissure des hippocampes* (8).

3o Cervelet.

Le cervelet est situé entre la tente du cervelet et l'occipital.

Face sup. — La face sup. est convexe. La portion médiane et saillante du cervelet est le *vermis superior* ou *éminence vermiculaire supérieure*. Cette face supérieure est recouverte par la tente du cervelet.

Face inf. — La face inf. présente un pont arachnoïdien qui limite le *confluent postérieur* du liquide céphalo-rachidien situé entre le cervelet et le bulbe. Elle offre sur la ligne médiane une scissure et de chaque côté les *hémisphères cérébelleux*.

Au fond de la scissure on voit une saillie antéro-postérieure, *vermis inferior* ou *éminence vermiculaire inférieure*.

L'extrémité antérieure du vermis inferior est libre et constitue la luette. De chaque côté de la luette, qui plonge dans la cavité du quatrième ventricule, part un petit repli qui se porte en dehors vers le lobule du nerf vague ; ce repli porte le nom de *valvule de Tarin*.

Surface. — A la surface du cervelet, on trouve des sillons, des lames et des lamelles.

A la face inférieure, on trouve un lobule très-saillant sur les côtés du bulbe : c'est le lobule du bulbe rachidien ou *tonsille ;*

en avant, on trouve le lobule du nerf vague, ou pneumogastrique, beaucoup plus petit que le précédent, et situé immédiatement au-dessous du pédoncule cérébelleux moyen.

Conformation intérieure. — La substance blanche renferme le *corps rhomboïdal* ou *olive cérébelleuse*. Elle envoie des prolongements dans la substance grise ; l'ensemble de ces prolongements ramifiés constitue l'*arbre de vie* du cervelet, que l'on voit sur une coupe antéro-postérieure et verticale.

La substance blanche se prolonge à l'extérieur pour former les *pédoncules cérébelleux*.

Le pédoncule cérébelleux supérieur se porte au-dessous des tubercules quadrijumeaux ; le moyen se confond avec la protubérance, et l'inférieur se dirige vers le bulbe.

4° Isthme de l'encéphale.

On donne ce nom à l'ensemble des parties situées entre le cerveau, la moelle et le cervelet.

On distingue deux parties dans l'isthme de l'encéphale, et la séparation de ces parties est indiquée sur les côtés par un sillon antéro-postérieur situé entre le pédoncule cérébelleux moyen et le ruban de Reil. Au-dessus de ce sillon, nous décrivons un plan supérieur formé par plusieurs organes ; au-dessous, nous trouvons d'autres organes formant le plan inférieur.

1° *Plan supérieur.* — Les parties formant le plan supérieur sont, d'avant en arrière : 1° les *tubercules quadrijumeaux ;* 2° la *valvule de Vieussens ;* 3° les *pédoncules cérébelleux supérieurs ;* 4° le *ruban de Reil.* (Voy. fig. 52.)

Ce plan est séparé de l'inférieur par l'aqueduc de Sylvius et le quatrième ventricule. Il est en rapport, en haut, avec le bourrelet des corps calleux, la base de la toile choroïdienne, la veine de Galien et la fente de Bichat ; plus en arrière, il est recouvert par les lamelles les plus supérieures du cervelet qui cachent les pédoncules cérébelleux supérieurs et la valvule de Vieussens.

2° *Plan inférieur.* — Le plan inférieur de l'isthme de l'encéphale est formé par la moelle allongée. La moelle allongée se compose des parties suivantes, en procédant de bas en haut : 1° le *bulbe* ; 2° la *protubérance* ; 3° les *pédoncules cérébelleux moyens* ; 4° les *pédoncules cérébraux*.

I. Tubercules quadrijumeaux (fig. 52, 1, 2).

Au nombre de quatre, situés entre les couches optiques, en arrière du ventricule moyen, en avant des lames supérieures

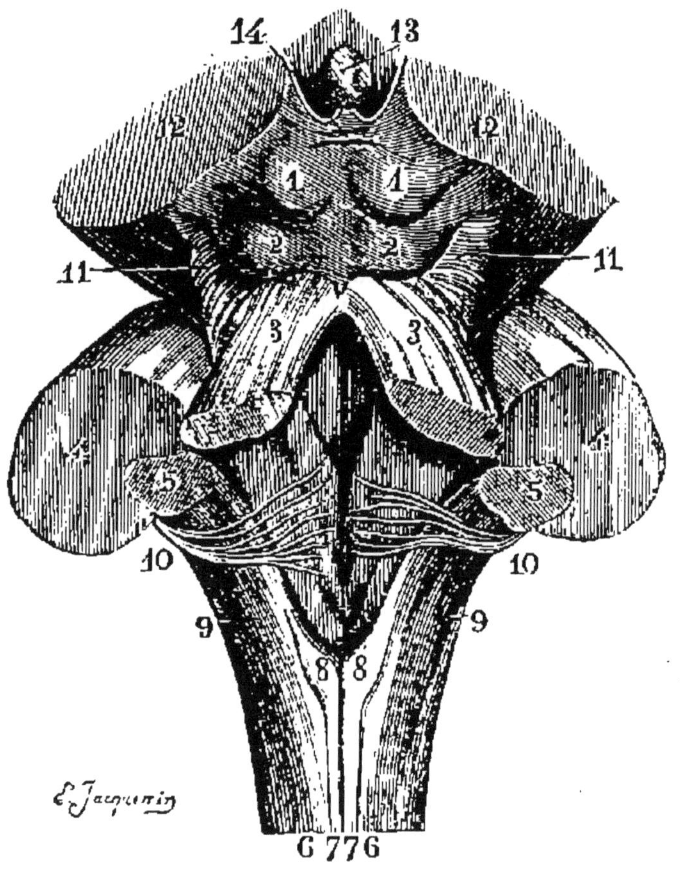

Fig. 52.

du cervelet, ces tubercules sont désignés sous le nom de tubercules quadrijumeaux antérieurs ou *nates*, de tubercules quadrijumeaux postérieurs ou *testes*. Chacun d'eux donne en dehors un faisceau de fibres nerveuses qui va aux corps genouillés. Les tubercules quadrijumeaux constituent l'origine réelle des nerfs optiques.

II. Valvule de Vieussens.

Membrane nerveuse concourant à former la voûte du quatrième ventricule et recouvrant la luette. Elle est située au-dessous des lamelles supérieures du cervelet, et se confond avec les pédoncules cérébelleux supérieurs de chaque côté, et avec les tubercules quadrijumeaux en arrière.

III. Pédoncules cérébelleux supérieurs (fig. 52, 3).

Cordons blancs étendus de la partie antérieure du cervelet aux tubercules quadrijumeaux, sous lesquels ils passent pour aller concourir à la formation des pédoncules cérébraux.

IV. Ruban de Reil (fig. 52, 11).

C'est un triangle de substance nerveuse situé sur les côtés du plan supérieur. Son bord inférieur correspond au sillon qui sépare les deux plans de l'isthme. Son bord postérieur embrasse les pédoncules cérébelleux supérieurs. Son bord antérieur correspond aux tubercules quadrijumeaux postérieurs.

V. Bulbe rachidien.

Le bulbe rachidien représente l'extrémité supérieure renflée de la moelle. Il a la forme d'un cône à base supérieure ; il est dirigé obliquement de haut en bas et d'avant en arrière, comme la gouttière basilaire. Sa longueur est de 3 centimètres.

Base. — Elle est limitée en avant par le bord inférieur de la protubérance ; en arrière, elle se confond avec la face postérieure de la protubérance.

Sommet. — C'est le *collet* du bulbe situé au-dessous de l'entre-croisement des pyramides.

Face antérieure. — Sur la ligne médiane et de haut en bas, on trouve : 1° une dépression ou *trou borgne de Vicq d'A-*

zyr ; 2º le *sillon médian antérieur ;* 3º l'*entre-croisement des pyramides.*

De chaque côté de la ligne médiane : 1º la *pyramide antérieure,* plus large en haut ; la pyramide donne naissance, par sa portion supérieure renflée, à la 6e paire ; 2º en dehors de la pyramide, un sillon intermédiaire à cette saillie et à l'olive, pour l'insertion de la 12e paire ; 3º en dehors de ce sillon, une saillie ovale : *olive* ou *corps olivaire ;* au-dessous de l'olive on voit une tache grise ou *tubercule cendré de Rolando ;* au-dessus, une dépression, *fossette sus-olivaire,* se continuant en arrière avec la fossette latérale du bulbe.

Face postérieure (fig. 52). — Elle n'a pas le même aspect dans sa moitié supérieure et dans sa moitié inférieure. Dans celle-ci, elle présente, comme la face postérieure de la moelle, le sillon médian postérieur ; de chaque côté, le faisceau postérieur intermédiaire ; en dehors de celui-ci, le sillon postérieur intermédiaire ; plus en dehors, le cordon postérieur. Dans sa moitié supérieure, on voit disparaître le sillon médian par l'écartement des parties qui constituent la portion inférieure de ce sillon. Cette moitié supérieure concourt à former le plancher du quatrième ventricule. Elle présente sur la ligne médiane un sillon, *calamus scriptorius :* sur les parties latérales, une couche de substance grise tapissant le plancher du quatrième ventricule, et des fibres nerveuses blanches dirigées transversalement, *barbes du calamus scriptorius* (fig. 52, 10). Ces fibres sont formées par les racines postérieures du nerf auditif.

De chaque côté de cette portion grise, on voit deux renflements se terminer sur les côtés du quatrième ventricule : ce sont les *renflements mamelonnés* du bulbe ou *pyramides postérieures* (fig. 52, 8). En dehors de ce renflement est la continuation du faisceau postérieur de la moelle, qui se dirige en dehors et en haut ; à ce niveau, ce faisceau postérieur s'appelle *corps restiforme* (fig. 52, 9). Celui-ci se divise en haut en deux faisceaux : l'un semble se diriger vers le cervelet, et concourt à la formation du *pédoncule cérébelleux inférieur ;* l'autre, vers le plancher du quatrième ventricule, pour se porter à la protubérance et au cerveau.

Faces latérales. — D'avant en arrière, cette face présente ; 1o l'olive ; 2o en arrière de l'olive, un sillon ; 3o plus en arrière, un faisceau de 1 millim. de large seulement : c'est le *faisceau latéral* du bulbe ; 4o plus en arrière, un sillon : c'est le *sillon latéral* du bulbe, qui fait suite au sillon collatéral postérieur de la moelle ; 5o plus en arrière, le *corps restiforme*. Au-dessus du faisceau latéral, on trouve la *fossette latérale* du bulbe, qui se continue avec la fossette sus-olivaire et donne naissance aux nerfs *facial* et *auditif*. Le faisceau latéral donne naissance à la 11e paire, et le sillon latéral à la 9e et à la 10e paire.

VI. Protubérance annulaire, ou pont de Varole.

Face ant. — Convexe, elle offre des fibres transversales qui viennent des pédoncules cérébelleux moyens, et les racines de la 5e paire.

Face post. — Elle fait partie du quatrième ventricule, qui la sépare de la valvule de Vieussens et des pédoncules cérébelleux supérieurs.

Face inf. — Elle se continue avec le bulbe.

Face sup. — Elle se confond avec les deux pédoncules cérébraux.

Faces latérales. — Elles sont fictives, et se trouvent au niveau d'un plan qui passerait par l'origine du trijumeau, entre la protubérance et le pédoncule cérébelleux moyen.

Structure. — La protubérance est formée, d'avant en arrière, par des couches transversales et verticales superposées et entremêlées de cellules nerveuses ; il existe ainsi cinq ou six plans superposés de fibres transversales et verticales.

VII. Pédoncules cérébelleux moyens.

Ce sont deux prolongements qui font suite à la protubérance et se portent de chaque côté dans les hémisphères cérébelleux.

ils se dirigent en dehors et en arrière. Au niveau de leur bord inférieur, on trouve le lobule du nerf vague.

VIII. **Pédoncules cérébraux.**

Prolongements blancs étendus de la protubérance à la couche optique ; ils sont cylindriques en arrière, aplatis de haut en bas à la partie antérieure, au moment où ils se confondent avec la couche optique. Ils sont obliques en avant et en dehors ; ils interceptent un espace angulaire, *espace interpédonculaire.* Ils offrent une *extrémité postérieure* en continuité avec la protubérance, une *extrémité antérieure*, avec les couches optique.

IX. **Quatrième ventricule.**

Le ventricule du cervelet, cavité losangique, intermediaire au cervelet, au bulbe et à la protubérance, offre une paroi ant. ou plancher, une paroi post. ou voûte, quatre bords et quatre angles.

Paroi ant., plancher (fig. 52). — Elle est formée dans sa moitié inférieure par le bulbe, dans sa moitié sup. par la protubérance. Elle offre sur la ligne médiane un sillon, *calamus scriptorius ;* plus bas, un petit espace, ou *ventricule d'Arantius,* dans lequel se trouve le bec du calamus scriptorius.

Le plancher du 4ᵉ ventricule est recouvert d'une couche de substance grise dans laquelle la plupart des nerfs crâniens prennent leur *origine réelle* (tous, excepté l'optique et l'olfactif). Les cellules d'où naissent les nerfs sont groupées en petites masses appelées *noyaux* des nerfs. Ceux-ci se portent, pour la plupart, en avant où ils émergent (*origine apparente*). Seules, les racines postérieures de l'auditif sont visibles, elles se portent en dehors en formant un faisceau ; ce sont les *barbes du calamus scriptorius* (fig. 52 et 53).

Paroi post. — Elle est formée, dans sa moitié supérieure, par la *valvule de Vieussens* au milieu, et les *pédoncules cérébelleux supérieurs* de chaque côté ; dans sa moitié inférieure, par la *luette* au milieu, et les *valvules de Tarin* sur les côtés.

Bords sup. — Formés par la réunion des pédoncules cérébelleux supérieurs et du plancher du 4e ventricule

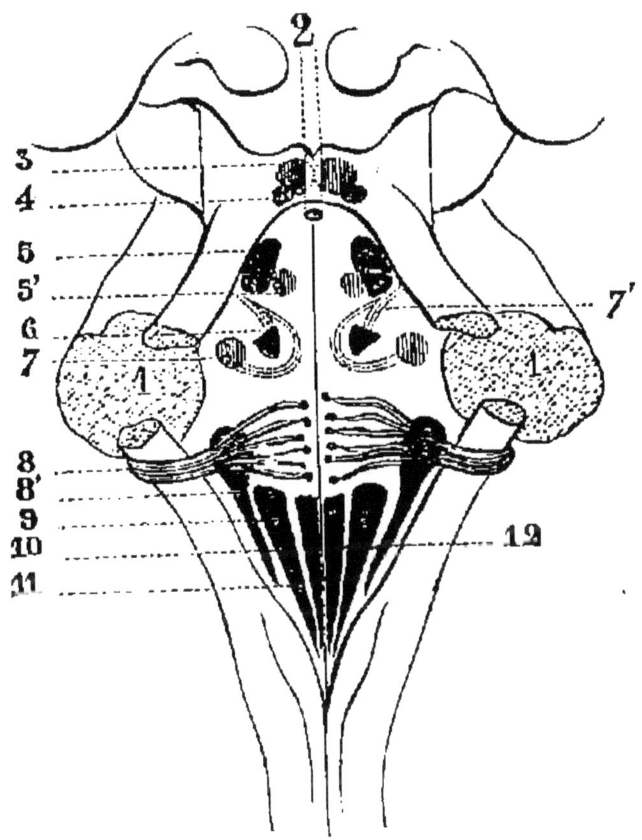

Fig. 53.

Bords inf. — Ce sont deux lames fibreuses qui se portent du
cervelet sur les côtés du bulbe.

Angles. — Le *sup.* présente l'orifice postérieur de l'*aqueduc
de Sylvius*, canal de 2 millim. de diamètre et de 3 centim. de
longueur, situé sur la ligne médiane, au-dessous des tubercules
quadrijumeaux, faisant communiquer le 3e ventricule avec le 4e.

L'*inf.* est une ouverture, *trou de Magendie*, à travers laquelle le liquide céphalo-rachidien communique avec les cavités des ventricules.

Les *angles latéraux* correspondent à la réunion des trois pédoncules cérébelleux.

§ 3. — *Moelle épinière.*

La moelle épinière est cylindrique, un peu aplatie d'avant en arrière à la partie supérieure et à la partie inférieure ; elle présente au niveau des dernières vertèbres cervicales un renflement qui correspond à l'origine des nerfs du membre supérieur, *renflement cervical*, et au niveau des dernières vertèbres dorsales, un second renflement qui correspond à l'origine des nerfs du membre inférieur, *renflement lombaire.*

Les *limites* de la moelle sont : en haut, le collet du bulbe ; en bas, la première vertèbre lombaire.

1° Conformation extérieure. — Considérée au point de vue de sa conformation, la moelle présente à étudier : une extrémité supérieure, une extrémité inférieure, une face antérieure, une face postérieure et deux faces latérales.

Extrémité sup. — Elle se termine au-dessous de l'entre-croisement des pyramides, au niveau du collet du bulbe.

Extrémité inf. — La moelle se termine en pointe effilée, *filum terminale*, situé dans le ligament coccygien qui va se fixer à la base du coccyx.

Face antérieure. — Elle présente, sur la ligne médiane, le *sillon médian antérieur,* et au fond de ce sillon la *commissur blanche* ou *antérieure.* De chaque côté de ce sillon, un faisceau blanc, *cordon antérieur,* limité en dehors par l'insertion des racines antérieures des nerfs rachidiens.

Face postérieure. — On y voit le *sillon médian postérieur ;* au fond de ce sillon, la *commissure grise ou postérieure ;* de chaque côté, un faisceau blanc, le *cordon postérieure.* Dans la région cervicale, ce cordon se bifurque : la branche externe continue son trajet ascendant, sous le nom de cordon poslérieur, jusqu'au bulbe où il prend celui de *corps restiforme,* tandis que la branche interne, sous le nom de *cordon intermédiaire postérieur,* se porte vers le bulbe, où elle constitue le renflement mamelonné ou *pyramide postérieure.* Cette face est limitée de chaque côté par l'insertion des racines postérieures des nerfs rachidiens, au niveau desquelles on trouve le *sillon collatéral postérieur.*

Faces latérales. — Elles sont comprises entre le sillon collatéral postérieur et le cordon antérieur. La portion de moelle comprise entre ces deux sillons forme le *cordon latéral,* correspondant à l'espace qui sépare les racines antérieures des racines postérieures des nerfs rachidiens.

2° Structure. — Une section transversale de la moelle montre que la partie centrale est formée de substance grise, et la partie périphérique de substance blanche.

Sur cette section on voit que la moelle est formée de deux moitiés séparées par les sillons médians et réunies par deux lignes situées au fond de ces sillons : la ligne antérieure, blanche, constitue la *commissure blanche,* située au fond du sillon médian antérieur ; la ligne postérieure, placée au fond du sillon postérieur, forme la *commissure grise.*

Substance grise. — Au milieu de la commissure grise, au voisinage de la blanche, on voit un orifice très-petit, rarement visible à l'œil nu : c'est la coupe du *canal de l'épendyme.*

La substance grise présente deux moitiés sy-

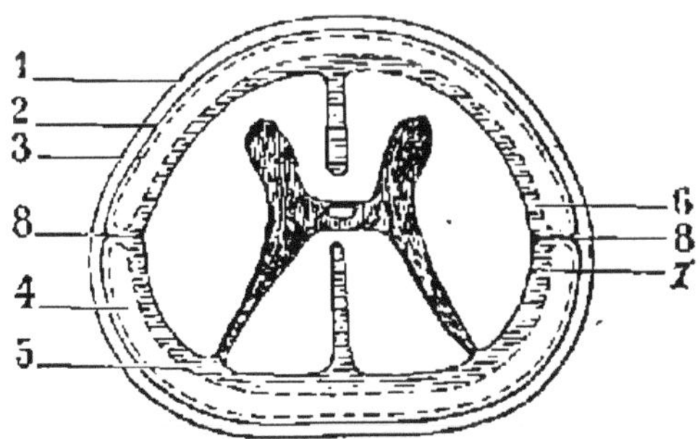

Fig. 54.

métriques, en forme de croissant à concavité externe, réunies sur la ligne médiane par la commissure grise. L'extrémité antérieure du croissant est renflée et n'arrive pas jusqu'à la surface de la moelle ; on l'appelle *corne antérieure*. L'extrémité postérieure, effilée, *corne postérieure*, se termine au niveau du sillon collatéral post.

Substance blanche. — La section transversale de la moelle montre la coupe des cordons séparés par les sillons. Le *cordon postérieur* est nettement limité par la corne postérieure et les racines sensitives des nerfs en dehors, et par le sillon médian postérieur en dedans. L'*antérieur* et le *latéral* sont séparés par les racines motrices des nerfs. Cette ligne de démarcation est tellement irrégulière, que la plupart des auteurs réunissent ces deux parties sous le nom de *cordon antéro-latéral*.

§ 4. — *Méninges rachidiennes.*

Elles font suite aux méninges crâniennes et sont constituées, de dehors en dedans, par la dure-mère, l'arachnoïde et la pie-mère.

I. **Dure-mère rachidienne** (fig. 54, 2).

Face externe. — Elle est un peu adhérente par des prolongements fibreux aux faces antérieure et postérieure du canal rachidien.

Face interne. — Elle est tapissée par le feuillet pariétal de l'arachnoïde.

II. **Pie-mère rachidienne** (fig. 54, 7).

Membrane fibro-vasculaire qui revêt la moelle. Elle se continue avec la pie-mère crânienne. C'est elle qui donne à la moelle sa consistance. Elle présente deux surfaces : interne et externe.

Face interne. — Elle envoie : 1° un prolongement double dans le sillon médian antérieur de la moelle ; 2° un prolongement simple dans le sillon médian postérieur ; 3° une foule de prolongements entre les divers faisceaux de fibres nerveuses qui constituent les cordons de la moelle.

Face externe. — Elle présente : 1° en avant et en arrière, de petits prolongements qui vont à la face interne de la dure-mère : 2° en bas, un prolongement qui fait suite à la queue de la moelle : c'est un ligament très-fin et arrondi, qui va à la base du coccyx, *ligament coccygien ;* 3° sur les côtés, des prolongements qui constituent le névrilème des nerfs rachidiens et le *ligament dentelé*, ligament étendu de haut en bas sur les parties latérales de la moelle épinière, s'implantant par un bord non interrompu sur la pie-mère, et par un bord festonné sur la dure-mère. Chaque dent de ce ligament correspond à un pédicule de vertèbre.

III. **Arachnoïde rachidienne** (fig. 54, 3, 5).

Comme celle du crâne, elle a deux feuillets : un pariétal, tapissant la dure-mère et réduit à sa couche épithéliale, et un feuillet viscéral qui tapisse la pie-mère, dont il est séparé par le liquide céphalo-rachidien (fig. 54, 6). Le feuillet viscéral a la même disposition et la même structure qu'au niveau de l'encéphale.

ARTICLE DEUXIÈME

NERFS

1° *Des nerfs en général.*

Les nerfs sont des faisceaux plus ou moins considérables de fibres nerveuses, étendus des centres nerveux aux divers organes. Ils ont une enveloppe celluleuse, *névrilème*, de la face interne de laquelle se détachent des cloisons minces, séparant des groupes de fibres, ou faisceaux nerveux. Ces faisceaux renferment un certain nombre de *faisceaux primitifs*, constitués eux-mêmes par l'accolement de fibres nerveuses et entourés d'une pellicule mince, *périnèvre.*

Chaque fibre nerveuse est formée : 1° d'un filament central, homogène, étendu des cellules des centres nerveux aux extrémités des nerfs, *cylinder-axis ;* 2° d'une substance blanche, un peu grasse, *myéline*, entourant le cylinder-axis, commençant à se montrer sur ce filament au moment où il quitte la substance grise pour pénétrer dans la blanche, et disparaissant au niveau de la terminaison des fibres nerveuses ; 3° d'une enveloppe mince, transparente, pourvue de noyaux, *gaîne de Schwann*, prenant naissance à la surface même des centres nerveux et accompagnant les fibres nerveuses jusqu'à leur terminaison.

2° *Des nerfs en particulier.*

§ 1. — *Nerfs crâniens.*

Ces nerfs, au nombre de douze et disposés par paires, sont les suivants :

1re paire. — *Olfactif.* Sensoriel ; muqueuse pituitaire.

2e. — *Optique.* Sensoriel ; globe oculaire, rétine.

3e. — *Moteur oculaire commun.* Moteur : 1° tous les muscles de l'orbite, excepté le droit externe et le grand oblique, 2° muscle ciliaire et iris.

4e. — *Pathétique.* Moteur ; muscle grand oblique de l'œil.

5e. — *Trijumeau.* Mixte ; peau et muqueuses de la face, moitié antérieure du cuir chevelu, glandes contenues dans la tête, muscles masticateurs.

6e. — *Moteur oculaire externe.* Moteur ; muscle droit externe de l'œil.

7e. — *Facial.* Moteur ; muscles peauciers du crâne, de la face et du cou.

8e. — *Auditif.* Sensoriel ; oreille interne.

9e. — *Glosso-pharyngien.* Mixte ; tiers postérieur de la muqueuse linguale, muscles du pharynx.

10e. — *Pneumogastrique.* Mixte ; pharynx, larynx, poumon, cœur, œsophage, estomac, foie et plexus solaire.

11e. — *Spinal.* Moteur ; muscles du larynx et du pharynx, sterno-mastoïdien et trapèze.

12e. — *Grand hypoglosse.* Moteur ; muscles de la langue, sous-hyoïdiens et génio-hyoïdien.

I. **Olfactif** (nerf sensoriel).

Origine. — Naît en avant de l'espace perforé antérieur par trois racines : deux blanches et une grise.

La racine blanche interne naît en avant et en dedans de l'espace perforé ; la racine blanche externe, plus longue, en avant et en dehors du même espace. La grise naît au-dessus des deux autres ; elle est formée par la substance grise des circonvolutions.

Trajet. — Il se dirige en avant et s'applique sur la lame criblée de l'ethmoïde, où il forme le *bulbe* du nerf olfactif.

Branches. — Elles naissent de la face inférieure du bulbe, traversent la lame criblée, et se distribuent à la muqueuse des fosses nasales, donnant des *rameaux internes* qui s'épanouissent dans la muqueuse de la moitié supérieure de la cloison, et des *rameaux externes* qui, formant un réseau, se distribuent à la muqueuse de la moitié supérieure de la paroi externe des fosses nasales, jusqu'au cornet moyen.

II. **Optique** (nerf sensoriel).

Origine. — Trois racines : deux blanches et une grise.

Les deux *racines blanches* naissent des deux corps genouillés. Ces deux racines se réunissent, forment la bandelette optique, contournent le pédoncule cérébral correspondant, et convergent vers la ligne médiane. Là, elles se réunissent au-devant du *tuber cinereum* et constituent le chiasma des nerfs optiques. Les corps genouillés reçoivent deux faisceaux de fibres des tubercules quadrijumeaux, qui sont l'origine réelle des nerfs optiques.

La *racine grise* est une lamelle triangulaire située au-dessus du chiasma, au-dessous du ventricule moyen.

Trajet. — Les deux racines blanches réunies constituent la *bandelette optique.* Cette bandelette adhère en haut à la face inférieure du pédoncule cérébral : elle est située dans les parties latérales de la fente de Bichat.

Le *chiasma* repose sur la gouttière optique.

Le *nerf optique*, né du chiasma, traverse le trou optique. Il est pourvu d'un névrilème très-épais. Il reçoit, en outre, dans l'orbite, une expansion de la capsule de Ténon (gaine externe du nerf optique. Voy. *Œil*).

III. **Moteur oculaire commun** (nerf moteur).

Origine. — Dix à douze filaments à la face interne des pédoncules cérébraux. Ces filaments traversent la protubérance et se portent à un groupe de cellules situé sous l'orifice post. de l'aqueduc de Sylvius, *noyau d'origine réelle* de la 3e paire (fig. 53, 3).

Trajet. — Ce nerf se porte en avant et en dehors; il est situé dans la paroi ext. du sinus caverneux, au-dessus du moteur oculaire ext., en dedans du pathétique et de l'ophthalmique. Il traverse la fente sphénoïdale, et se termine aux muscles de l'orbite, excepté au grand oblique et au droit externe.

Il s'anastomose au niveau du sinus caverneux avec *l'ophthalmique* et le *grand sympathique*.

Branches. — Dans l'orbite il se divise en deux branches : la *supérieure* va au releveur de la paupière supérieure et au droit supérieur ; l'*inférieure* se rend au droit interne, au droit inférieur et au petit oblique.

Le rameau du petit oblique fournit dans son trajet la *racine courte* ou *motrice* du ganglion ophthalmique.

IV. **Pathétique** (nerf moteur).

Origine. — Ce nerf prend naissance vers le sommet de la valvule de Vieussens. Ses fibres se croisent et se rendent, comme celles de la 3e paire, au groupe de cellules situé au-dessous de l'orifice post. de l'aqueduc de Sylvius, par conséquent au même *noyau d'origine réelle* que la 3e paire (fig. 53, 4).

Trajet. — Il contourne la protubérance, passe au-dessous des pédoncules cérébraux, et s'engage dans la paroi externe du sinus caverneux, au-dessus de l'ophthalmique, en dehors du moteur oculaire externe.

Il traverse la fente sphénoïdale et se porte au muscle grand oblique.

Il s'anastomose, comme le précédent, au niveau du sinus caverneux, avec l'*ophthalmique* et le *grand sympathique*.

V. **Moteur oculaire externe** (nerf moteur). (6e paire.)

Origine. — Il prend naissance à la base du bulbe, sur la pyramide antérieure. Ses fibres traversent la protubérance et se rendent à un groupe de cellules nerveuses, *noyau d'origine réelle* de la 6e paire, situé de chaque côté du calamus scriptorius, à 5 ou 6 millim. de l'aqueduc de Sylvius (fig. 53, 4).

Trajet. — Ce nerf se porte en dehors et en avant ; il traverse la cavité du sinus caverneux sur le côté externe de l'artère carotide interne, entouré de sang de tous côtés, au-dessous du moteur oculaire commun, en dedans du pathétique et de l'ophthalmique, qu'il croise. Il pénètre dans l'orbite et se distribue seulement au droit externe de l'œil.

Au niveau du sinus caverneux, il s'anastomose, comme les deux précédents, avec l'*ophthalmique* et le *grand sympathique.*

VI. **Trijumeau** (nerf mixte). (5e paire.)

Origine. — Il naît sur les côtés de la face antérieure de la protubérance par 2 racines adossées : l'une petite et motrice, l'autre grosse et sensitive. L'*origine réelle* comprend 2 noyaux d'origine : l'un très-petit et arrondi, situé de chaque côté du calamus scriptorius entre les noyaux des 4e et 6e paires, pour la racine motrice ; l'autre beaucoup plus gros, pour la racine sensitive, en dehors du précédent et de forme irrégulière (fig. 53, 5, 6').

De là, le trijumeau se dirige au sommet du rocher, où il présente le *ganglion de Gasser*, uniquement formé par la racine sensitive.

Branches. — Le ganglion de Gasser donne naissance à 3 branches : ophthalmique, maxillaire supérieur et maxillaire inférieur. De plus, il s'anastomose avec plusieurs filaments du grand sympathique.

A. Ophthalmique. — Né de la partie la plus interne du ganglion de Gasser, l'ophthalmique se porte dans la paroi externe du sinus caverneux, s'anastomose avec le grand sympathique et les trois nerfs moteurs de l'orbite, et se divise en 3 branches terminales : *nasal, frontal, lacrymal.*

1o *Nasal.* — Arrivé au trou orbitaire interne antérieur, il se divise en deux rameaux : nasal externe et nasal interne.

Le *nasal externe* suit le même trajet que le tronc et sort de l'orbite au niveau de la partie interne de l'arcade orbitaire, pour se distribuer à la peau de la région intersourcilière et de la racine du nez, à la partie interne de la conjonctive, à la caroncule lacrymale et à la muqueuse du sac lacrymal et du canal nasal.

Le *nasal interne* traverse le trou orbit. int. ant., passe sur la lame criblée de l'ethmoïde, traverse la fente ethmoïdale et arrive dans les fosses nasales, où il se divise en deux filaments : l'un pour la paroi externe des fosses nasales, l'autre pour la cloison.

Le nasal fournit avant sa bifurcation : 1o la *racine longue,* ou *sensitive,* du ganglion ophthalmique, et un ou deux *nerfs ciliaires* qui vont à l'œil sans traverser le ganglion ophthalmique.

2o *Frontal.* — Il se divise dans l'orbite en frontal interne et frontal externe.

Le *frontal externe, nerf sus-orbitaire,* sort par le trou sus-orbitaire, et donne des filets supérieurs ou *frontaux* pour la peau du front, et des filets inférieurs ou *palpébraux* pour la peau et la muqueuse de la paupière supérieure.

Le *frontal interne* passe entre le trou sus-orbitaire et la poulie du grand oblique, et se divise comme le précédent.

3o *Lacrymal.* — Il se porte à la partie externe de la cavité orbitaire, vers la glande lacrymale.

Ganglion ophthalmique. — Petit renflement nerveux situé sur le côté externe du nerf optique.

Il reçoit trois racines : la *motrice,* grosse et courte, vient du moteur oculaire commun ; la *sensitive* vient du nasal ; la *végé-*

tative est un rameau du grand sympathique venu du plexus caverneux.

Les branches efferentes du ganglion sont les *nerfs ciliaires*, qui traversent la sclérotique, se placent entre la sclérotique et la choroïde, et se distribuent au muscle ciliaire, à l'iris, à la conjonctive et à la cornée.

B. Maxillaire supérieur. — Né de la partie moyenne du ganglion de Gasser, ce nerf traverse le trou grand rond, pénètre dans le canal sous-orbitaire et se termine au trou sous-orbitaire, en fournissant un pinceau de ramifications nerveuses, *nerfs sous-orbitaires*, à la peau et à la muqueuse de la joue, du nez et de la lèvre supérieure.

Dans son trajet, il fournit 4 branches collatérales :

1º Le *rameau orbitaire*, petit rameau nerveux qui pénètre dans l'orbite à travers la fente sphéno-maxillaire et s'anastomose avec le nerf lacrymal, dont il partage la distribution;

2º Des racines sensitives au ganglion sphéno-palatin ;

3º Les *nerfs dentaires postérieurs*, qui se portent immédiatement sur le bord postérieur de l'os maxillaire supérieur, pénètrent dans les orifices qu'on y observe et se distribuent aux molaires, à l'os, aux gencives et à la muqueuse du sinus maxillaire ;

4º Le *nerf dentaire antérieur*, qui naît à l'intérieur du canal sous-orbitaire, et se dirige verticalement en bas vers la canine et les incisives, auxquelles il se distribue. Il parcourt le canal dentaire antérieur dans l'épaisseur de l'os, au-devant du sinus maxillaire.

Ganglion sphéno-palatin ou de Meckel. — Situé dans la fosse ptérygo-maxillaire, contre le trou sphéno-palatin, ce ganglion a 3 racines: la *motrice* vient du facial, sous le nom de grand nerf pétreux superficiel. (Voy. *Facial.*) La *sensitive* vient de deux sources : du glosso-pharyngien sous le nom de pétreux profond interne, et du maxillaire supérieur. La *végétative* est fournie par un rameau du grand sympathique qui se détache du plexus carotidien, *filet carotidien du nerf vidien.*

3 *branches efférentes* partent du ganglion de Meckel : nerfs ptérygo-palatin, sphéno-palatin et palatins.

Le *ptérygo-palatin*, ou *pharyngien*, passe par le trou ptérygo-palatin et se termine dans la muqueuse qui avoisine la trompe d'Eustache.

Le *sphéno-palatin* traverse le trou de même nom et fournit deux rameaux : l'un *externe* pour la paroi externe des fosses nasales, l'autre *interne* pour la cloison. Ce dernier se porte vers le conduit palatin antérieur, qu'il traverse, et se termine à la muqueuse de la voûte palatine, immédiatement en arrière des incisives.

Les *palatins*, au nombre de trois, descendent dans le canal palatin postérieur. Ils se distribuent à la muqueuse des deux faces du voile du palais et aux muscles palato-staphylin et péristaphylin interne.

C. Maxillaire inférieur. — Né de la partie inférieure du ganglion de Gasser, ce nerf est formé par la racine motrice du trijumeau et une partie de la sensitive. Il sort du crâne par le trou ovale et fournit aussitôt 7 branches :

1° Le *buccal*, qui se porte en avant et en bas dans la muqueuse et la peau de la joue. Il fournit le nerf *temporal profond antérieur*.

2° Le *temporal profond moyen*, qui se porte dans la partie moyenne du muscle temporal, en glissant le long des parois osseuses.

3° Le *massétérin*, qui se porte à la face profonde du masséter, en passant dans l'échancrure sigmoïde du maxillaire inférieur ; il donne dans son trajet le nerf *temporal profond postérieur*.

4° Le *ptérygoïdien interne*, qui se rend directement au muscle de ce nom.

5° L'*auriculo-temporal*, contenu d'abord dans l'épaisseur de la glande parotide. Il contourne le col du condyle et monte vers la fosse temporale, pour se terminer dans la peau de cette région.

Il donne dans son trajet sous-cutané deux *branches anasto-*

motiques considérables au nerf facial, des rameaux auriculaires au pavillon de l'oreille, et des *filets articulaires* à l'articulation temporo-maxillaire. Il donne, en outre, la racine sensitive du ganglion otique.

6° *Nerf dentaire inférieur.* — Ce nerf est situé dans le canal dentaire, qu'il parcourt jusqu'au trou mentonnier. Il se termine en donnant le nerf mentonnier et le nerf incisif.

Le *nerf mentonnier* sort par le trou mentonnier et se distribue à la peau et à la muqueuse de la lèvre inférieure. Le *nerf incisif* se rend aux incisives et à la canine du côté correspondant.

Le nerf dentaire inférieur fournit des ramifications pour les dents, le tissu osseux, le périoste, les gencives. Avant de pénétrer dans le canal dentaire, il donne le *nerf myloïdien*, qui suit le sillon myloïdien sur la face interne du maxillaire et se termine au muscle mylo-hyoïdien et au ventre antérieur du digastrique.

7° *Nerf lingual.* — Il est situé d'abord en dedans de la branche de la mâchoire, et se termine à la muqueuse de la langue.

Il se distribue aux deux tiers antérieurs de la muqueuse de la face dorsale de la langue.

Ce nerf reçoit, après son origine, l'anastomose de la corde du tympan.

Le *ganglion sous-maxillaire*, annexé au nerf lingual, est situé contre la glande sous-maxillaire, au-dessous du nerf lingual. — Sa *racine sensitive* vient du nerf lingual, sa *racine motrice* vient de la corde du tympan qui abandonne un filet au ganglion, et sa *racine végétative* vient des filets du grand sympathique qui entourent l'artère faciale. Ce ganglion donne des branches qui se portent : les unes à la partie terminale du nerf lingual, les autres dans les parois du canal de Wharton, qui passe au-dessous de ce nerf, et d'autres enfin à la glande sous-maxillaire.

Ganglion otique. — Petit ganglion situé au-dessous du trou ovale ; il a trois racines : la *motrice* est formée par le petit pétreux superficiel ; la *sensitive*, par le pétreux profond externe ;

la *végétative*, par le grand sympathique qui entoure l'artère méningée moyenne.

Deux branches partent de ce ganglion : l'une va au muscle interne du marteau et à la muqueuse de la caisse du tympan ; l'autre, au péristaphylin externe.

VII. — **Facial** (nerf moteur).

Origine. — Dans la fossette latérale du bulbe par deux racines : l'une supérieure, grosse ou motrice ; l'autre inférieure, petite ou sensitive, *nerf intermédiaire de Wrisberg*. Les fibres de la grosse racine, d'après les recherches récentes de M. Mathias Duval, se portent vers le calamus scriptorius, contournent le noyau de la 6ᵉ paire sur lequel elles prennent quelques origines (fig. 53, 7'), et se portent en dehors et en haut vers un noyau situé dans l'épaisseur du bulbe (fig. 53, 7). Telle est l'*origine réelle* de la 7ᵉ paire.

Trajet. — Il est situé dans le conduit auditif interne, au-dessus du nerf auditif qui lui forme une gouttière à concavité supérieure (fig. 55, 3). Puis il parcourt l'aqueduc de Fallope où il présente trois portions :

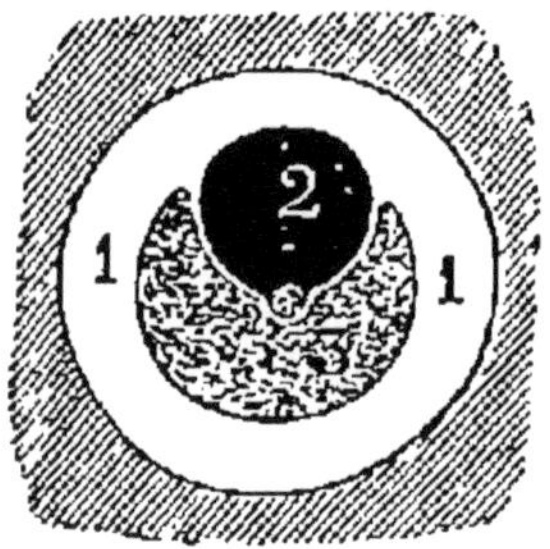

Fig. 55. Coupe du facial, de l'auditif et du nerf intermédiaire dans le conduit auditif int.

La 1ʳᵉ, étendue de l'origine de l'aqueduc à l'hiatus de Fallope, a une longueur de 5 millim. ; la 2ᵉ, horizontale, est de 12 millimètres, et la 3ᵉ, verticale, a une longueur égale. Le nerf facial sort du crâne par le trou stylo-mastoïdien et traverse aussitôt la glande parotide.

Au niveau du premier coude qu'il forme en arrière de l'hiatus de Fallope, on trouve le *ganglion géniculé*. Ce ganglion reçoit le nerf intermédiaire de Wrisberg par son angle postérieur, tandis qu'il donne naissance au grand pétreux superficiel par son sommet, et au petit pétreux superficiel par son angle antérieur.

Dans la parotide, le nerf facial est dirigé obliquement en bas et en avant ; ses branches se montrent entre le prolongement antérieur de cette glande et la face externe du masséter.

Branches terminales. — La branche supérieure, ou *temporo-faciale*, reçoit, au niveau de la glande parotide, une anastomose considérable de l'auriculo-temporal, se dirige en haut et en avant, et forme avec la branche inférieure le plexus sous-parotidien. De ce plexus partent des branches *temporales* pour les muscles auriculaires antérieurs ; des branches *frontales* pour le sourcilier et le frontal ; des branches *orbitaires* pour le muscle orbiculaire des paupières et le pyramidal, des branches *sous-orbitaires* ou *nasales* pour les muscles grand et petit zygomatiques, élévateur commun de l'aile du nez et de la lèvre supérieure, élévateur propre de la lèvre supérieure, canin, transverse du nez, et des branches *buccales supérieures* pour le buccinateur, l'orbiculaire des lèvres et le muscle myrtiforme.

La branche inférieure, ou *cervico-faciale*, se dirige en bas et en avant, reçoit une anastomose assez considérable du nerf auriculaire, branche du plexus cervical, et se divise en plusieurs espèces de branches : des branches *buccales* inférieures, pour la partie inférieure du buccinateur et de l'orbiculaire des lèvres ; des branches *mentonnières*, pour les muscles de la houppe du menton, triangulaire des lèvres et carré du menton ; et des branches *cervicales* qui se distribuent à la face profonde du muscle peaucier du cou.

Branches collatérales. — Dix : les 5 premières naissent dans l'aqueduc de Fallope, les 5 autres naissent au-dessous du trou stylo-mastoïdien.

1° Le *grand pétreux superficiel*, venu du sommet du ganglion géniculé, traverse l'hiatus de Fallope, puis le trou déchiré antérieur, où il se réunit à un rameau du grand sympathique venu du plexus carotidien, pour former avec lui le *nerf vidien*. Il se termine dans le ganglion sphéno-palatin.

2° Le *petit pétreux superficiel* part du ganglion géniculé, sort aussi par l'hiatus de Fallope, passe ensuite dans un petit trou spécial, non constant, à côté du trou oval, et se jette dans le ganglion otique.

3º Le *nerf du muscle de l'étrier* est un petit rameau qui naît du facial dans la portion descendante de l'aqueduc de Fallope, et traverse immédiatement la paroi de la pyramide pour se jeter dans le muscle de l'étrier.

4º L'*anastomose du pneumogastrique* est formée par un petit rameau nerveux qui naît du facial, et s'accole à un autre rameau venu du pneumogastrique pour former le *nerf de la fosse jugulaire*.

5º La *corde du tympan* part du facial un peu avant sa sortie de l'aqueduc de Fallope et traverse un conduit particulier pour se placer à la face interne de la membrane du tympan. A ce niveau, elle décrit une courbe à concavité inférieure, et sort de la cavité du tympan par un conduit parallèle à la scissure de Glaser. La corde du tympan se jette aussitôt dans le lingual.

6º L'*anastomose du glosso-pharyngien* est un petit rameau qui se jette, au-dessous du ganglion d'Andersch, dans le glosso-pharyngien.

7º Le *rameau du digastrique* se détache du tronc du facial immédiatement au-dessous du trou stylo-mastoïdien, et se jette dans le ventre postérieur du digastrique.

8º Le *rameau du stylo-hyoïdien* se comporte de même et se jette dans le muscle de même nom.

9º Le *rameau du stylo-glosse et du glosso-staphylin* prend naissance à peu près au même niveau, et se porte en avant dans les muscles de même nom.

10º Le nerf *auriculaire postérieur* se détache du facial au-dessous du trou stylo-mastoïdien et se porte en arrière, en croisant la face externe de l'apophyse mastoïde. Puis il se divise en plusieurs rameaux dans le muscle occipital et dans les muscles auriculaires postérieur et supérieur.

VIII. Auditif ou acoustique (nerf sensoriel).

Origine. — Il vient du bulbe par deux faisceaux de racines. Le *faisceau antérieur* naît de la fossette latérale entre le facial et le glosso-pharyngien. Le *faisceau postérieur* vient du plancher du quatrième ventricule, où ses divisions constituent les barbes du calamus scriptorius. La racine post. prend son *origine réelle* sur les cellules du plancher du 4e ventricule (fig. 53, 8). La racine antérieure se porte en arrière vers son noyau d'origine réelle, noyau allongé, renflé à la partie sup., et siégeant sur le plancher du 4e ventricule, en dehors du noyau des 9e, 10e et 11e paire (fig. 53, 8').

Il se porte dans le conduit auditif, et se divise en plusieurs rameaux qui pénètrent dans l'oreille interne pour s'y terminer. (Voyez *Oreille.*)

IX. **Glosso-pharyngien** (nerf mixte).

Origine. — Le glosso-pharyngien naît du sillon latéral du bulbe, entre l'auditif et le pneumogastrique. Ses fibres se portent à la partie supérieure d'une colonne de cellules située entre la colonne de la 12e paire et celle de la 8e. Telle est son *origine réelle* (fig. 53, 9).

Trajet. — Il se porte vers la base de la langue en décrivant une courbe à concavité antérieure.

Il traverse le trou déchiré postérieur à sa partie la plus interne, dans un petit conduit spécial. Au sortir du trou, il présente le *ganglion pétreux* ou *ganglion d'Andersch.*

Le ganglion d'Andersch est situé sur le bord postérieur du rocher, dans une dépression, en arrière de l'origine du canal carotidien.

Il passe entre l'artère carotide interne et la veine jugulaire interne. Puis il s'applique sur les côtés du constricteur supérieur du pharynx, sur la face externe de l'amygdale, et plus loin sous la muqueuse buccale, pour se terminer dans la muqueuse du tiers postérieur de la face dorsale de la langue.

Branches. — Ces branches, au nombre de neuf, naissent sur le trajet du nerf.

1° *Le rameau de Jacobson* part du ganglion d'Andersch et pénètre dans la caisse du tympan. Il se divise sur le promontoire en six filets, dont trois anastomotiques et trois muqueux.

Les filets anastomotiques se portent en avant : le *carotico-tympanique* traverse la paroi postérieure du canal carotidien et se jette sur le grand sympathique ; les deux autres traversent deux petits orifices au niveau de l'hiatus de Fallope et se jettent, l'un dans le grand nerf pétreux superficiel du facial, sous le nom de *pétreux profond interne*, l'autre dans le petit pétreux superficiel, sous le nom de *pétreux profond externe*.

Les filets muqueux se portent : l'un en avant dans la muqueuse de la trompe d'Eustache, les deux autres en arrière dans la muqueuse de la caisse du tympan, au niveau de la fenêtre ovale et de la fenêtre ronde.

2º *L'anastomose du pneumogastrique* unit ces deux nerfs au niveau du trou déchiré postérieur.

3º L'*anastomose du grand sympathique* est constituée aussi par un rameau très-grêle, qui naît au-dessus du ganglion d'Andersch.

4º L'*anastomose du facial* a été décrite. (Voy. *Facial*)

5º *Les rameaux des muscles digastrique et stylo-hyoïdien* naissent du glosso-pharyngien immédiatement au-dessous de la base du crâne, et vont s'anastomoser à la surface de ces muscles avec les rameaux que leur envoie le nerf facial.

6º Le *rameau du stylo-glosse* est un petit rameau nerveux qui va s'accoler à celui que le nerf facial envoie à ce muscle.

7º Les *rameaux carotidiens*, 3 ou 4, descendent vers la bifurcation de la carotide primitive, pour former avec le grand sympathique et la 10ᵉ paire le *plexus intercarotidien*.

8º Les *rameaux pharyngiens*, 2 ou 3, se mélangent sur les côtés du pharynx à ceux des 10ᵉ et 11ᵉ paires et du grand sympathique, pour constituer le *plexus pharyngien*.

9º Les *rameaux tonsillaires* sont des branches assez déliées que le glosso-pharyngien abandonne à l'amygdale en passant sur sa face externe. Ces filets se distribuent à la muqueuse de l'amygdale et des piliers du voile du palais.

X. **Pneumogastrique** (nerf mixte).

Origine. — Sillon latéral du bulbe, au-dessous du glosso-pharyngien. Ses fibres se portent vers la partie moyenne de la colonne de cellules située en dehors de celle de la 12e paire ; voilà son *origine réelle* (fig. 53, 10).

1o **Portion crânienne.** — Dans le crâne, il est situé entre le glosso-pharyngien et le spinal.

2o **Portion cervicale.** — Dans le cou, il a une direction verticale et présente deux renflements ou ganglions. Le supérieur, *ganglion jugulaire*, est situé immédiatement au-dessous du trou; il est peu apparent. L'inférieur. *ganglion plexiforme*, est situé immédiatement au-dessous du précédent. Il a 3 cent. de longueur.

Le pneumogastrique est situé en dehors et en arrière de l'artère carotide interne et de la carotide primitive, en dedans de la veine jugulaire interne.

Avant de pénétrer dans le thorax, le pneumogastrique droit passe entre l'artère et la veine sous-clavières, parallèlement au phrénique. Celui du côté gauche continue son trajet primitif le long de la carotide primitive, pour passer sur le côté gauche de la crosse de l'aorte.

Dans le cou, il fournit plusieurs rameaux : les *rameaux pharyngiens*, le *nerf laryngé supérieur*, le *nerf laryngé inférieur* et quelques *rameaux cardiaques*.

Rameaux pharyngiens. — Ces rameaux, au nombre de deux, trois ou quatre, nés du ganglion plexiforme, se portent immédiatement sur les côtés du pharynx, où ils concourent à former le plexus pharyngien ; avec des rameaux du glosso-pharyngien, du spinal et du grand sympathique.

Nerf laryngé supérieur. — Né de la partie inférieure du même ganglion, ce nerf se porte en bas et en avant, traverse la membrane thyro-hyoïdienne, au-dessous du muscle thyro-hyoïdien, et se répand par de nombreux filaments dans la muqueuse de la partie du larynx située au-dessus de la glotte. Quelques-uns se portent à la muqueuse de la langue, immédiatement en avant de l'épiglotte.

Avant d'arriver à la membrane thyro-hyoïdienne, il fournit un petit rameau, *nerf laryngé externe*, qui se porte au musc. crico-thyroïdien et à la muq. de la port. sous-glottique du larynx.

Nerf laryngé inférieur ou récurrent. — Cette branche, destinée aux musc. du larynx, diffère à droite et à gauche (fig. 56).

Le *récurrent droit* vient du pneumogastrique, au moment où celui-ci croise l'artère sous-clavière (fig. 56, 4). Il embrasse cette artère en décrivant une courbe à concavité supérieure ; puis il se dirige en haut et en dedans, vers l'œsophage. Il se place ensuite sur le côté droit de l'œsophage, un peu en arrière de la trachée, passe au-dessous du constricteur inférieur du pharynx et se divise, sur les côtés du larynx, en plusieurs filaments destinés à tous les muscles du larynx, excepté au crico-thyroïdien.

Le *récurrent gauche* vient du pneumogastrique, au niveau de la crosse de l'aorte (fig. 56, 6) ; il embrasse la concavité de la crosse, en décrivant une courbe à concavité supérieure, et remonte dans une direction verticale, en s'appliquant sur le côté gauche de l'œsophage, qu'il accompagne jusqu'au larynx, où il se termine de la même manière que le récurrent droit. (Fig. 56. Pneumogastriques, récurrents et bronches vus en arrière.)

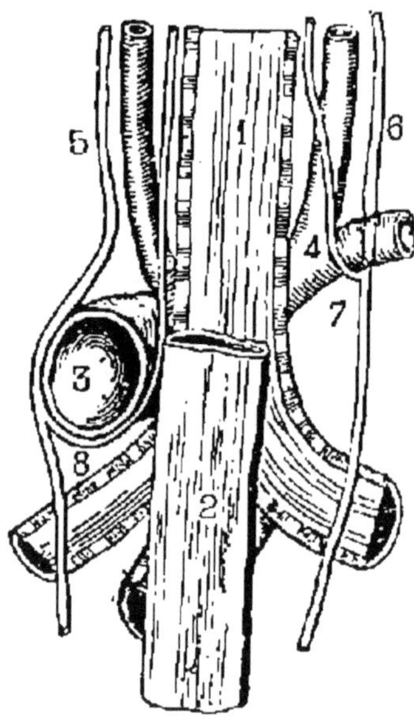

Fig. 56.

Rameaux cardiaques. — Ces filets, au nombre de 2 ou 3, naissent du pneumogastrique à différentes hauteurs, se diri-

gent en bas et en dedans, et pénètrent dans le thorax pour se
jeter dans le plexus cardiaque.

3⁰ Portion thoracique. — Dans le thorax, le pneumogastrique gauche descend ver-
ticalement et s'applique à la
face interne du poumon, dont
il est séparé par la plèvre
médiastine.

Dans ce trajet, il est d'abord
parallèle aux artères carotide
primitive et sous-clavièregau-
ches, puis il croise perpendiculairement la face gauche de
la crosse de l'aorte et la face
post. de la bronche gauche
(fig. 57, 8), pour s'appliquer
ensuite sur le côté gauche de
l'œsophage jusqu'au diaphragme (fig. 57, 2).

Celui du côté droit, après
avoir croisé la direction de
l'artère sous-clavière droite,
se porte en arrière et en

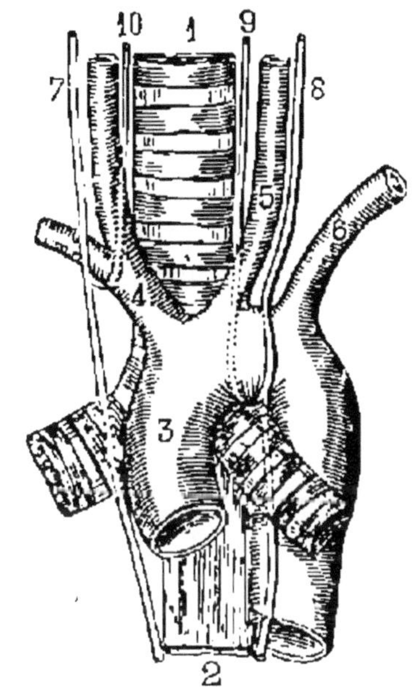

Fig. 57.

dedans vers l'œsophage, dont il parcourt le bord droit jusqu'au
diaphragme. Il passe en arrière de la bronche droite (fig. 57, 7).

Dans son trajet thoracique, il fournit des rameaux *cardiaques, pulmonaires* et *œsophagiens.*

Les *rameaux cardiaques*, au nombre de 2 ou 3, se réunissent aux rameaux cardiaques venus de la portion cervicale.
Tous ces rameaux se dirigent vers les gros vaisseaux du cœur,
et s'anastomosent à la base de cet organe avec des rameaux cardiaques du grand sympathique, pour former le *plexus cardiaque*, dont les ramifications se portent dans l'épaisseur du cœur.

Les *rameaux pulmonaires* naissent au niveau du point où
les pneumogastriques croisent la face postérieure des bronches.

Ces rameaux, nombreux, se portent vers la bifurcation de la trachée avec des rameaux pulmonaires du grand sympathique, pour constituer le *plexus pulmonaire*, dont les ramifications suivent les divisions bronchiques dans l'épaisseur du poumon.

Les rameaux œsophagiens sont formés par de nombreux faisceaux dissociés des pneumogastriques, qui se réunissent autour de l'œsophage avec quelques rameaux du grand sympathique. L'ensemble de ces rameaux constitue le *plexus œsophagien*.

5° Portion abdominale. — Arrivés au diaphragme, les pneumogastriques pénétrent dans la cavité abdominale par l'orifice œsophagien. Celui du côté droit est situé en arrière du cardia, tandis que celui du côté gauche est situé en avant.

Le premier se jette en grande partie dans le *plexus solaire* et à la face postérieure de l'estomac.

Celui du côté gauche se ramifie immédiatement sur toute la face antérieure de l'estomac, à laquelle il se distribue. Ses ramifications terminales se rendent dans le *foie*, en suivant l'interstice de l'épiploo n *gastro hépatique*.

Anastomoses. — Le *facial* reçoit un filet du pneumogastrique en même temps qu'il lui en envoie un autre. Celui qui vient du pneumogastrique, connu sous le nom de *rameau auriculaire*, se porte en haut et traverse le rocher pour se diviser en trois filaments : l'un qui se rend à la membrane du tympan, un second qui se perd dans la peau tapissant le fond du conduit auditif externe, et un troisième qui traverse l'aqueduc de Fallope pour se jeter dans le tronc du facial.

Le *glosso-pharyngien* envoie un petit filament au ganglion jugulaire du pneumogastrique, au moment où il traverse le trou déchiré postérieur.

Le *spinal* donne au pneumogastrique une anastomose considérable. Il lui abandonne en totalité sa branche interne, qui s'applique à la face externe du ganglion plexiforme et se continue en bas le long du nerf pneumogastrique.

Le *grand sympathique* s'anastomose avec le ganglion plexiforme par le ganglion cervical supérieur.

Les *nerfs cervicaux* s'anastomosent avec le ganglion plexiforme par quelques ramifications des deux premières paires cervicales.

XI. **Spinal** (Nerf moteur).

Origine. — Ce nerf, moteur, prend naissance sur le faisceau latéral du bulbe et sur le faisceau latéral de la moelle par un grand nombre de racines, *bulbaires* et *médullaires.*

Les médullaires prennent leur *origine réelle* sur les cornes antérieures de la substance grise de la moelle ; les bulbaires naissent de la partie inférieure de la colonne grise des nerfs mixtes, entre les noyaux de la 12e et de la 8e paire (fig. 53, 11).

Trajet. — Dans le canal rachidien, les racines du spinal sont situées entre les racines antérieures et les postérieures des premiers nerfs cervicaux.

Dans le trou déchiré, il est contenu dans la même gaine que le pneumogastrique, en avant de la veine jugulaire interne, en arrière du g'osso-pharyngien.

A sa sortie du trou déchiré, le spinal se bifurque aussitôt en branche interne et branche externe.

La *branche interne* se jette sur le ganglion plexiforme du pneumogastrique, descend le long de ce nerf et s'en détache pour constituer les nerfs *pharyngien, laryngé externe* et *récurrent.*

La *branche externe* se porte en dehors et en bas, au-dessous de la glande parotide, traverse le sterno-cléido-mastoïdien, dans l'épaisseur duquel elle fournit de nombreux filaments, et se dirige ensuite en dehors et en bas, en croisant la région sus-claviculaire, pour se terminer à la face profonde du trapèze.

XII. **Grand hypoglosse** (Nerf moteur).

Origine. — Il prend naissance sur la face antérieure du bulbe, dans le sillon séparant la pyramide de l'olive. Son *origine réelle* siège dans une colonne de cellules située de chaque côté du calamus scriptorius, en dedans de la colonne des nerfs mixtes (fig. 53, 12).

Trajet. — Au sortir du trou condylien antérieur, il se dirige en bas et en avant, en décrivant une courbe à concavité supérieure.

Il passe en arrière des trois nerfs qui sortent par le trou déchiré postérieur et de la carotide interne, il décrit autour d'eux une courbe à concavité interne Il se porte ensuite parallèlement aux muscles styliens, recouvert par le stylo-hyoïdien et le digastrique, au-dessus de la grande corne de l'os hyoïde, dont il est séparé par un intervalle de 5 à 6 mill.

Sur la face externe de l'hyo-glosse, il s'anastomose avec le lingual. A ce niveau, il est recouvert par le mylo-hyoïdien ; il fournit un filet au muscle thyro-hyoïdien, et plus loin au génio-hyoïdien. Puis il se termine dans les muscles de la langue.

Branches. — Il en fournit 3 : 1° La *branche descendante* se sépare du tronc au moment où ce nerf quitte les vaisseaux du cou.

Elle se porte jusqu'à la partie moyenne du cou, où elle s'anastomose avec la branche descendante interne du plexus cervical, pour former avec elle *l'anse nerveuse* du grand hypoglosse, située au-devant de la carotide primitive.

De cette anse partent de nombreuses ramifications, *plexus sous-hyoïdien,* qui se termine dans les muscles sterno-thyroïdien, sterno-hyoïdien et omoplat hyoïdien.

2° Le *rameau du thyro-hyoïdien* se porte en bas et en avant dans ce muscle.

3° Le *rameau du génio-hyoïdien* se jette dans le muscle de même nom.

§ 2. — Nerfs rachidiens (31 paires).

On les divise en : *cerviraux,* 8 paires ; *dorsaux,* 12 ; *lombaires,* 5 ; *sacrés,* 6.

Origine. — Ces nerfs prennent naissance sur la moelle épinière par des racines antérieures, motrices, et des racines postérieures, sensitives.

Les *racines antérieures* naissent sur la face antérieure du cordon antérieur de la moelle, d'une manière irrégulière.

Les *racines postérieures* s'insèrent entre le cordon antéro-latéral et le cordon postérieur. Elles naissent très-régulièrement sur une ligne qui constitue le sillon collatéral postérieur.

Les racines des nerfs rachidiens forment pour chaque tronc des faisceaux triangulaires dont le sommet correspond au trou de conjugaison correspondant.

Le faisceau des racines postérieures présente sur son trajet un *ganglion*, et ce n'est qu'après avoir traversé ce ganglion que les racines postérieures se confondent avec les racines antérieures, pour former un tronc mixte.

Le *tronc* n'a que quelques millimètres de longueur. Au dehors des trous de conjugaison, il se divise en deux branches : branche postérieure et branche antérieure.

1° Branches postérieures. — Les branches postérieures se détachent des troncs, au moment où ceux-ci sortent des trous de conjugaison. Elles se dirigent en arrière et se terminent dans les muscles de la nuque et du dos, de même qu'à la peau de ces mêmes régions, de l'épaule et de la partie postérieure du cuir chevelu.

La deuxième, très-volumineuse (fig. 58, 8), connue sous le nom de *nerf occipital d'Arnold*, ou *branche occipitale interne* de Cruveilhier, sort du trou de conjugaison qui sépare l'atlas de l'axis, et se porte en haut vers la face profonde du grand complexus (fig. 58, 4), qu'elle traverse. Elle perfore ensuite l'extrémité supérieure du trapèze, et se ramifie en un grand nombre de filaments sensitifs, qui se perdent dans la moitié postérieure du cuir chevelu. Dans son trajet, cette branche fournit des rameaux aux muscles grand complexus, petit complexus, splénius, trapèze et transversaire épineux.

Les branches postérieures des 6 derniers cervicaux et celle du 1er nerf dorsal constituent les *branches cervicales*.

Celles-ci donnent, à leur origine, des rameaux aux muscles

grand complexus, transversaires épineux et transversaire du cou, et des rameaux cutanés à la peau de la nuque.

Les 7 branches suivantes, *branches thoraciques*, sont for-

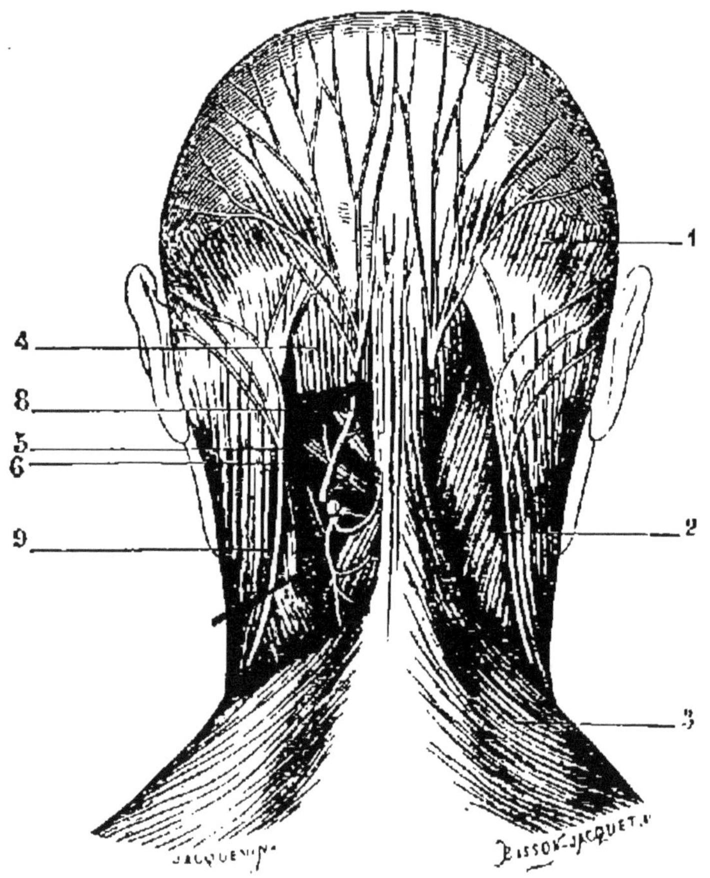

Fig. 58.

mées par les branches postérieures des 8 premiers nerfs dor-saux, excepté le premier. Ces branches se divisent en 2 ra-meaux: 1° un rameau musculaire situé entre les muscles long dorsal et sacro-lombaire, auxquels il se distribue; 2° un rameau cutané.

Toutes les autres branches postérieures, au nombre de 15,

comprenant les 4 dernières dorsales, les 5 lombaires et les 6 sacrées, sont les *branches abdomino-pelviennes*. Ces branches, après leur origine, se portent en arrière et donnent des filets aux muscles de la masse commune et à la peau de la région lombaire.

Les branches postérieures des nerfs sacrés sont très-courtes et se perdent dans les muscles de la masse commune et dans la peau de la région sacro coccygienne.

2° Branches antérieures. — Les branches antérieures se dirigent en avant et en dehors ; les unes se portent isolément vers les parties auxquelles elles se distribuent, comme les nerfs dorsaux ; les autres se groupent et s'anastomosent pour former des plexus.

On voit deux plexus à la partie supérieure de la moelle, et deux à la partie inférieure : 1° *plexus cervical* ; 2° *plexus brachial* ; 3° *plexus lombaire* ; 4° *plexus sacré*.

I. Plexus cervical.

On donne ce nom aux anastomoses réunies des branches antérieures des quatre premiers nerfs cervicaux.

Constitution du plexus. — Lorsque le tronc du nerf cervical a franchi la gouttière supérieure de l'apophyse transverse de la vertèbre sous-jacente, la branche antérieure se porte en avant et donne beaucoup de rameaux qui s'anastomosent avec les branches supérieures et inférieures des nerfs voisins en formant des arcades nerveuses. Ces arcades constituent le *plexus cervical*, d'où partent quinze branches, cinq superficielles et dix profondes.

A. *Plexus cervical superficiel.*

Il est formé par les cinq branches superficielles, toutes *cutanées :* auriculaire, mastoïdienne, cervicale transverse, sus-claviculaire, sus-acromiale. Elles se dégagent au niveau du bord post. du sterno-mastoïdien et se placent entre ce muscle et le peaucier.

1° *Branche auriculaire.* — Ce rameau nerveux monte vers l'oreille en croisant obliquement le sterno-mastoïdien. Il traverse les couches superficielles de la parotide, abandonne quelques filets à cette glande et se termine à la peau de l'oreille.

2° *Branche mastoïdienne.* — Elle monte vers l'apophyse mastoïde, en suivant le bord postérieur du sterno-mastoïdien et se distribue à la peau de la région mastoïdienne.

3° *Branche cervicale transverse.* — Elle se porte transversalement vers la partie antérieure du cou, et fournit des rameaux supérieurs et des rameaux inférieurs qui se perdent dans la peau du cou, depuis le menton jusqu'à la région sternale.

4° *Branche sus-claviculaire.* — Cette branche, souvent multiple, se porte en bas et en dedans, à la peau qui recouvre la partie interne de la clavicule.

5° *Branche sus-acromiale.* — Souvent multiple, elle se dirige vers la partie antérieure de l'épaule, pour se distribuer à la peau qui recouvre la partie antérieure du deltoïde et la partie externe de la clavicule.

B. *Plexus cervical profond.*

Il est formé par les dix branches profondes, toutes *musculaires.* Elles portent toutes, moins une, le nom des muscles auxquels elles se distribuent.

Deux sont *internes* et vont aux muscles *grand droit antérieur* et *long du cou;* quatre *externes* se rendent aux muscles *sterno-mastoïdien, trapèze, angulaire* et *rhomboïde;* deux ascendantes, aux muscles *petit droit antérieur* et *droit latéral;* deux *descendantes* sont le *phrénique* et la *branche descendante interne.*

Nerf phrénique ou *diaphragmatique.* — Il naît par plusieurs filets des 4e et 5e paires cervicales, souvent aussi de la 3e.

Il est situé sur la face antérieure du scalène antérieur, et pénètre dans le thorax, en dedans de la première côte. Il s'intinue entre la plèvre et le péricarde, et arrive jusqu'au diaphragme.

Au niveau de la première côte, le nerf phrénique *s'anastomose* avec le nerf du muscle sous-clavier et avec le grand sympathique. Plus bas, il donne des rameaux au péricarde. A sa terminaison, ce nerf se jette dans l'épaisseur du diaphragme.

Branche descendante interne. — Elle se porte obliquement en bas, vers le milieu de la carotide primitive, pour former avec la branche descendante de l'hypoglose une anse nerveuse qui embrasse la carotide primitive et la veine jugulaire interne.

II. Plexus brachial.

Le plexus brachial est formé par les anastomoses des branches antérieures des quatre derniers nerfs cervicaux et du premier nerf dorsal.

Rapports. — On lui considère une portion sus-claviculaire, une claviculaire, et une sous-claviculaire.

1º Au-dessus de la clavicule, il est situé d'abord entre les deux scalènes; plus loin, il recouvre le premier espace intercostal et la partie supérieure du muscle grand dentelé, il est recouvert par l'aponévrose cervicale, l'omoplat-hyoïdien, le peaucier, le sterno-mastoïdien et la peau. 2º Au niveau de la clavicule, il est séparé de cet os par le muscle et les vaisseaux sous-claviers. 3º Au-dessous de la clavicule, il est situé en arrière du petit pectoral et du grand pectoral.

Le plexus brachial fournit 12 branches collatérales et 6 terminales. Les collatérales se portent toutes, moins la dernière, dans les muscles qui entourent le creux axillaire, et portent le nom des muscles.

A. *Branches collatérales.*

Les 3 *antérieures* sont les nerfs du *sous-clavier*, du *petit pectoral* et du *grand pectoral.*

Les 7 *postérieures* sont : le nerf *sus-scapulaire* qui passe dans l'échancrure coracoïdienne et se porte aux muscles sus-épineux et sous-épineux, les nerfs *supérieur* et *inférieur* du *souss-capulaire*, ceux du *grand rond*, du *grand dorsal*, de *l'angulaire* et du *rhomboïde*. Ces deux derniers viennent quelquefois du plexus cervical.

Les 2 *inférieurs* sont le nerf du *grand dentelé* et le nerf *accessoire du brachial cutané interne*.

Ce dernier perfore l'aponévrose brachiale à sa partie supérieure et devient sous-cutané jusqu'au niveau du coude, où il s'anastomose avec le brachial cutané interne.

B. *Branches terminales*.

1° *Nerf brachial cutané interne*. — Il accompagne la veine basilique. Au tiers supérieur du bras, il perfore l'aponévrose brachiale et devient sous-cutané. Au niveau de l'épitrochlée, il se bifurque.

La *branche antérieure* se divise en plusieurs rameaux, qui se distribuent à la peau de la moitié interne et antérieure de l'avant-bras, jusqu'au niveau du carpe.

La *branche postérieure* passe en arrière de l'épitrochlée et se distribue à la peau de la moitié int. et post. de l'avant-bras.

2° *Nerf musculo-cutané*. — Il prend naissance avec la racine externe du nerf médian. Il traverse le muscle coraco-brachial, se place ensuite entre le brachial antérieur et le biceps, arrive sur le côté externe du tendon de ce muscle, où il perfore l'aponévrose pour devenir sous-cutané. A ce niveau, il se divise en plusieurs rameaux qui se distribuent à la peau de la moitié externe des deux faces de l'avant-bras.

Il fournit des rameaux moteurs aux muscles coraco-brachial, biceps et brachial antérieur.

3° *Nerf axillaire ou circonflexe*. — Il croise le bord inférieur du sous-scapulaire, décrit une courbe en arrière du col chirurgical de l'humérus, et se divise en un grand nombre de branches pour le deltoïde et l'articulation scapulo-humérale.

Il fournit un petit rameau au muscle petit rond et un rameau cutané qui se termine à la peau qui recouvre la partie postérieure de ce muscle.

4° *Nerf médian.* — Le nerf médian naît par deux racines entre lesquelles passe l'artère axillaire. — Au bras, il accompagne l'artère humérale. Il est situé en dehors d'elle à sa partie supérieure, en avant à la partie moyenne, et en dedans à sa partie inférieure. A l'avant-bras, il passe avec l'artère humérale en arrière de l'expansion aponévrotique du biceps, en dedans du tendon de ce muscle, puis il est situé entre les deux fléchisseurs communs. — A la main, il traverse la gouttière du carpe, en avant du tendon du fléchisseur propre du pouce; puis il fournit ses branches terminales.

Branches. — Il donne des rameaux aux muscles rond pronateur, grand palmaire, petit palmaire, fléchisseur commun superficiel des doigts, fléchisseur propre du pouce, moitié externe du fléchisseur commun profond des doigts et carré pronateur.

Avant d'arriver au poignet, il fournit un petit rameau, le *palmaire cutané*, qui perfore la partie inférieure de l'aponévrose antibrachiale, pour venir se perdre dans la peau du milieu de la paume de la main.

A la main, il fournit plusieurs branches : 1° une aux trois muscles de l'éminence thénar; 2° les *nerfs collatéraux palmaires* du pouce, de l'index, du médius et l'externe de l'annulaire.

5° *Nerf cubital.* — Il naît par un tronc commun avec la racine interne du médian.

Au bras, il se porte verticalement en bas, dans la gaîne du triceps, sans fournir de rameaux.

A l'avant-bras, il passe en arrière de l'épitrochlée, au-dessous du pont tendineux que lui forment les insertions supérieures du cubital antérieur; il est situé ensuite à la face profonde de ce muscle. Vers le milieu de l'avant-bras, il rencontre l'artère cubitale, se place à son côté interne, et se bifurque bientôt à quelques centimètres au-dessus de la tête du cubitus, en branche *palmaire* et branche *dorsale*.

a. La *branche palmaire* accompagne l'artère cubitale, passe en arrière du ligament annulaire antérieur du carpe, traverse ensuite ce ligament, et se divise en deux rameaux, l'un *profond*, l'autre *superficiel*.

Dans son trajet antibrachial, le nerf cubital anime le muscle cubital antérieur et la moitié interne du fléchisseur profond.

Le rameau *profond*, ou *musculaire*, traverse l'éminence hypothénar et se place au-devant de l'extrémité supérieure des interosseux, où il décrit une courbe à concavité supérieure. Cette branche donne les nerfs des muscles de l'éminence hypothénar, des deux derniers lombricaux, des interosseux et de l'adducteur du pouce.

Le rameau *superficiel*, ou *cutané*, descend verticalement le long de la partie externe de l'éminence hypothénar et fournit les *nerfs collatéraux palmaires* du petit doigt et l'interne de l'annulaire.

b. La *branche dorsale* se porte en arrière et en bas. Elle passe derrière la tête du cubitus, et fournit plus bas les *nerfs collatéraux dorsaux* de l'auriculaire et de l'annulaire, et l'interne du médius (fig. 59, 2).

6o *Nerf radial.* — Le radial naît d'un tronc commun avec l'axillaire. Il est situé dans la gouttière de torsion de l'humérus, dans l'épaisseur du triceps.

A la partie externe du bras, il passe en avant, dans l'interstice celluleux qui sépare le brachial antérieur du long supinateur; puis il se divise, au niveau de l'épicondyle, en deux branches : l'une profonde, ou *musculaire*; l'autre superficielle, ou *cutanée.*

Branches. — Il fournit des rameaux au triceps et à l'anconé. Il fournit aussi plusieurs *rameaux cutanés* qui se distribuent à la peau des parties postérieure et externe du bras. Avant sa bifurcation, il donne des rameaux au long supinateur et au premier radial externe.

La *branche profonde* traverse la partie supérieure du court supinateur, en contournant l'extrémité sup. du radius, et se termine dans les huit muscles de cette région, ainsi que dans le court supinateur et le second radial externe.

La *branche superficielle* passe entre les radiaux, devient

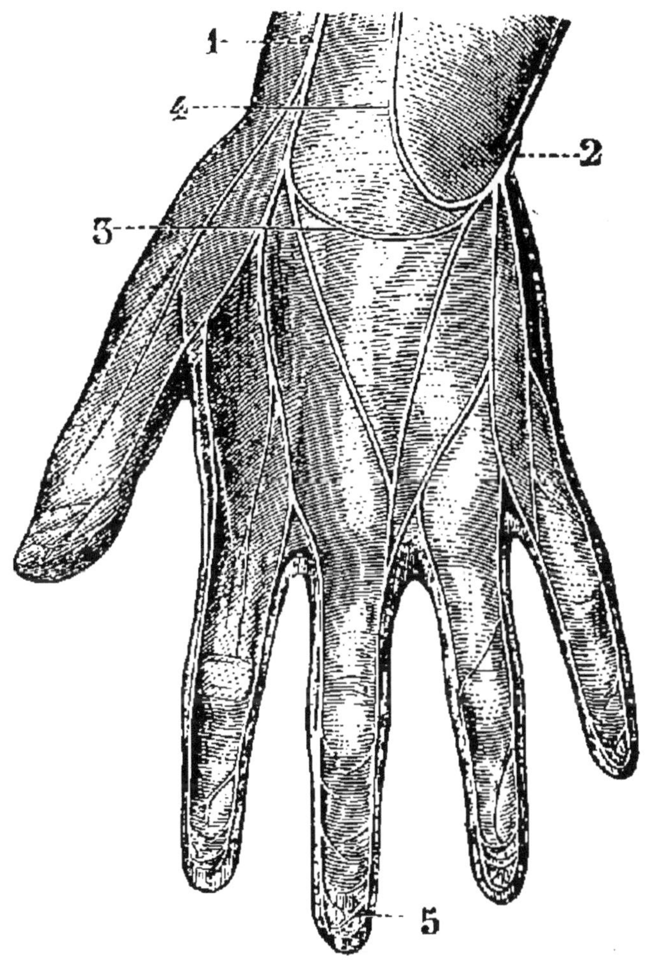

Fig. 59. Nerfs dorsaux de la main.

sous-cutanée à quelques centimètres au-dessus de l'articulation du carpe, et fournit les *nerfs collatéraux dorsaux* du pouce, de l'index et l'externe du médius (fig. 59, 1).

III. Nerfs intercostaux.

Les nerfs intercostaux sont les branches antérieures des nerfs dorsaux. Il y en a 12 de chaque côté.

Le nerf intercostal est situé dans l'espace intercostal, entre le feuillet pariétal de la plèvre et le muscle intercostal externe. Plus loin, il est situé entre les deux muscles intercostaux, dans la gouttière de la côte, au-dessous des vaisseaux intercostaux. Vers la partie moyenne de l'espace intercostal, le nerf abandonne la côte et se place à égale distance des deux os.

Ce nerf fournit des rameaux aux muscles intercostaux et des branches cutanées.

Le *rameau perforant latéral* traverse la partie moyenne de l'espace, arrive sous la peau, et se divise en filaments cutanés qui vont horizontalement en avant et en arrière.

Le *rameau perforant antérieur* traverse la partie la plus antérieure de l'espace intercostal et se porte au-dessous de la peau, pour se diviser en rameaux cutanés internes, externes, supérieurs et inférieurs.

IV. Plexus lombaire.

Le plexus lombaire est formé par les anastomoses des branches antérieures des nerfs lombaires. Ce plexus est situé dans l'épaisseur du psoas, à la surface duquel on voit sortir toutes les branches. Il fournit 4 branches collatérales et 3 terminales.

A. *Branches collatérales.*

1º *Nerf grand abdomino-génital.* — Ce nerf passe entre le carré des lombes et le rein, et chemine dans l'épaisseur des muscles de la paroi abdominale jusqu'à l'épine iliaque antérieure et supérieure, où il se divise en deux rameaux.

Le *rameau abdominal* se dirige vers la ligne blanche, et se distribue aux muscles et à la peau de la paroi abdominale.

Le *rameau génital* se porte dans le canal inguinal, sort du canal par l'orifice cutané, et se distribue à la peau du pubis et du scrotum chez l'homme, de la grande lèvre chez la femme.

2º *Nerf petit abdomino-génital.* — Il suit la même direction. Il se jette souvent dans le grand abdomino-génital, avec lequel il confond ses fibres et do. ' il partage la terminaison. Quelquefois il s'anastomose avec le précédent et se comporte ensuite comme lui.

3º *Nerf fémoro-cutané.* — Il se dirige vers l'échancrure qui sépare les deux épines iliaques antérieures ; il passe, en s'aplatissant, au-dessous de l'arcade crurale, et se divise ensuite en deux rameaux.

Le *rameau fémoral* se distribue à la peau de la cuisse jusqu'au genou. Le *rameau fessier* se porte en arrière dans la peau de la moitié antérieure de la fesse.

4º *Nerf génito-crural.* — Il se divise en deux rameaux qui se séparent à angle aigu le long de l'artère iliaque externe.

Le *rameau génital* pénètre dans l'orifice profond du canal inguinal et sort par l'orifice cutané, pour se distribuer à la peau du pubis et du scrotum chez l'homme, et de la grande lèvre chez la femme.

Le *rameau crural* pénètre avec l'artère iliaque dans l'anneau crural, dans le canal crural, et se divise en rameaux très-déliés qui traversent le fascia cribriformis pour se perdre dans la peau de la partie sup. de la cuisse.

B. *Branches terminales.*

1º *Nerf lombo-sacré.* — Formé par la réunion d'une partie du 4º nerf lombaire et du 5º nerf lombaire, il se jette dans le plexus sacré.

2º *Nerf obturateur.* — Il se porte vers le trou obturateur, qu'il traverse avec les vaisseaux obturateurs. Il est situé ensuite en arrière du premier adducteur.

Ses rameaux vont à l'obturateur externe, aux trois adducteurs de la cuisse, au droit interne et à la peau de la partie supérieure et interne du genou.

3º *Nerf crural.* — Né par trois racines qui viennent des 2º, 3º et 4º nerfs lombaires, il est situé entre le psoas et l'iliaque, au-dessous du fascia iliaca, jusqu'au niveau de l'arcade crurale. A 2 centimètres au-dessous de l'arcade, après avoir fourni les rameaux des muscles psoas et iliaque, il traverse l'aponévrose iliaque et donne quatre branches *terminales*.

Des branches terminales, deux sont situées en avant et deux en arrière. Les deux antérieures sont musculo-cutanées ; l'externe est le *nerf musculo-cutané externe*, ou grand musculo-cutané ; l'interne est le *nerf musculo-cutané interne*, ou petit-musculo-cutané. Des deux branches postérieures, l'une est externe et musculaire, *nerf du triceps ;* l'autre interne et cutanée, *nerf saphène interne*.

Nerf musculo-cutané externe. — Les rameaux *musculaires* se jettent dans l'extrémité supérieure du couturier.

Les *cutanés* sont au nombre de trois. Ils traversent l'aponévrose fémorale et le bord interne du couturier à différentes hauteurs pour se rendre à la peau, et portent le nom de *perforants externe*, *moyen* et *interne*. Les trois perforants se distribuent à la peau de la partie inférieure de la cuisse jusqu'au genou.

Après son origine, le perforant interne fournit un petit rameau, *nerf accessoire du saphène interne*, qui accompagne le saphène interne jusqu'à l'anneau du 3e adducteur.

Nerf musculo-cutané interne. — Ce nerf se porte en dedans et se divise en plusieurs rameaux, qui croisent presque perpendiculairement la direction des vaisseaux fémoraux et se perdent, les uns dans le pectiné et le premier adducteur, les autres dans la peau de la partie supérieure et interne de la cuisse.

Nerf du triceps. — Il se porte en bas et se divise immédiatement en trois rameaux, pour le droit antérieur, le vaste interne et le vaste externe.

Nerf saphène interne. — Il se porte vers l'artère fémorale, qu'il accompagne et qu'il croise de dehors en dedans sur la face antérieure.

Il perfore l'anneau du 3e adducteur, se place en arrière du couturier et se divise aussitôt en deux branches, une branchrotulienne et une branche jambière. La *branche rotulienne* traverse l'aponévrose et se termine à la partie interne du genou. La *branche jambière* traverse l'aponévrose et accompagne la veine saphène interne le long de la face interne de la jambe, du bord antérieur de la malléole interne et du bord interne du pied jusqu'à la partie interne du gros orteil.

V. Plexus sacré.

Le plexus sacré est formé par la réunion du nerf lombo-sacré, des branches antérieures des trois premiers nerfs sacrés et d'une partie de celle du 4e.

Ce plexus a la forme d'un triangle dont la base correspond aux trous sacrés antérieurs et le sommet à la grande échancrure sciatique. Du plexus se détachent 10 branches collatérales et 1 terminale.

Parmi les 10 branches collatérales, il y en a 5 *intrapelviennes* et 5 *extrapelviennes.*

A. *Branches collatérales intrapelviennes.*

Ces branches sont : le nerf de l'*obturateur interne* et le nerf du *releveur de l'anus* pour les muscles de même nom, le *nerf hémorrhoïdal* ou *anal*, pour le sphincter externe et la peau de l'anus, des *branches viscérales* qui se jettent dans le plexus hypogastrique, et le *nerf honteux interne.*

Nerf honteux interne. — Ce nerf passe, comme l'artère honteuse interne, derrière l'épine sciatique ; puis il rentre dans le bassin par la petite échancrure, et s'applique à la face interne de la tubérosité de l'ischion, où il se divise en deux branches.

La *branche inférieure*, appelée aussi *périnéale*, descend en arrière du muscle transverse du périnée, et se porte en avant. Elle donne quelques filets nerveux au sphincter externe de l'anus et à la peau de l'angle qui sépare la cuisse du périnée, puis elle se divise en rameau superficiel ou cutané, et en rameau profond ou musculaire.

Le rameau *cutané* se ramifie dans la peau du périnée, des bourses et de la face inférieure du pénis.

Le rameau *musculaire* parcourt le triangle ischio-bulbaire, et se termine dans le tissu spongieux et la muqueuse du bulbe, après avoir fourni des rameaux aux muscles bulbo-caverneux, ischio-caverneux et transverse.

La *branche supérieure*, appelée aussi nerf *dorsal du pénis*, monte le long des branches ascendante de l'ischion et descendante du pubis, traverse le ligament suspenseur de la verge, et se place dans le sillon que présentent les corps caverneux à leur face supérieure.

Chez la femme, la *branche périnéale* se termine à la grande lèvre, tandis que la branche supérieure, ou *clitoridienne*, se jette dans le clitoris.

B. *Branches collatérales extrapelviennes.*

Ces branches sont : le *nerf fessier supérieur*, qui passe par la grande échancrure sciatique et se termine dans le petit fessier, le moyen fessier et le tenseur du fascia lata ; le nerf du *pyramidal*, celui du *jumeau supérieur*, celui du *jumeau inférieur* et du *carré crural* réunis (ces 3 derniers se portent en bas et en dehors), enfin le *petit sciatique* ou *fessier inférieur*.

Ce dernier descend le long de la face post. de la cuisse, au-dessous de l'aponévrose, et fournit, en dedans et en dehors, des rameaux cutanés jusqu'au creux poplité, où il se termine. Il fournit des rameaux au muscle grand fessier et un *rameau génital* qui se porte dans l'angle qui sépare le périnée de la cuisse, et se termine au scrotum chez l'homme et à la grande lèvre chez la femme.

C. *Branche terminale* (Grand nerf sciatique).

Tronc du grand sciatique. — Ce nerf est la seule branche terminale du plexus sacré. Il se porte en bas et en dehors, entre l'ischion et le grand trochanter, puis verticalement en bas jusqu'à la partie supérieure du creux poplité, où il se bifurque en *sciatique poplité interne* et *sciatique poplité externe*.

Rapports. — Le grand sciatique est en rapport avec le bord inférieur du pyramidal et le grand fessier qui le recouvrent ; avec les muscles jumeaux, obturateur interne et carré crural, situés au-dessous de lui ; plus bas, il est situé entre le grand adducteur et la longue portion du biceps.

Avant sa division, il fournit des rameaux aux muscles demi-tendineux, demi-membraneux, biceps et grand adducteur.

Nerf sciatique poplité interne. — Ce nerf continue la direction du tronc principal ; il est situé à la partie postérieure et externe de la veine poplitée, qu'il accompagne jusqu'à l'anneau du soléaire, où il prend le nom de *tibial postérieur.*

Il affecte les mêmes rapports que les vaisseaux.

Dans son trajet, il fournit : 1º un rameau articulaire pour la synoviale ; 2º plusieurs rameaux aux muscles poplité, jumeaux, soléaire et plantaire grêle ; 3º un rameau cutané, le saphène externe.

Le *nerf saphène externe* descend verticalement entre les deux jumeaux. Il accompagne la veine saphène externe, et il reçoit souvent le nerf accessoire du saphène externe ; il passe au-dessous de la malléole externe, et suit le bord externe du pied jusqu'au dernier orteil, où il se termine en formant le nerf *collatéral dorsal externe du petit orteil,* et quelquefois aussi les deux collatéraux dorsaux du dernier espace interdigital.

Tibial postérieur. — Ce nerf se porte verticalement en bas avec l'artère tibiale postérieure, qu'il accompagne. Il donne des rameaux aux muscles jambier postérieur, fléchisseur propre du gros orteil et fléchisseur commun des orteils. Il fournit, avant de se terminer, un *rameau cutané calcanéen* qui se jette dans la peau du talon. Il se divise ensuite à la face interne du calcanéum en plantaire interne et plantaire externe.

Plantaire interne. — Le nerf plantaire interne se porte entre la région interne et la région moyenne de la plante du pied, et donne des rameaux à l'adducteur et au court fléchisseur du gros orteil, ainsi qu'aux deux lombricaux internes.

Après avoir fourni ces rameaux moteurs, il se divise en quatre rameaux cutanés qui forment les *nerfs collatéraux plan-*

taires des trois premiers orteils et le *collatéral interne* du quatrième.

La distribution de ce nerf à la plante du pied représente exactement celle du nerf médian à la paume de la main.

Plantaire externe. — Il passe entre le court fléchisseur plantaire et l'accessoire et décrit une courbe à concavité postérieure située au-dessous des interosseux et des métatarsiens.

Dans son trajet, il abandonne des rameaux au court fléchisseur plantaire, à l'accessoire, à l'abducteur et au court fléchisseur du petit orteil, aux abducteurs oblique et transverse du gros orteil, ainsi qu'aux 3e et 4e lombricaux. Il se termine dans les muscles interosseux.

Au commencement de sa courbe, il fournit un rameau superficiel qui se porte en avant et donne les *nerfs collatéraux plantaires externe* et *interne* du 5e orteil, et le *collatéral externe* du quatrième.

Il se termine comme le cubital à la paume de la main.

Nerf sciatique poplité externe. — Ce nerf se dirige en dehors et en bas, en suivant le tendon du biceps, jusqu'à la tête du péroné, au-dessous de laquelle il contourne l'os, pour se porter en avant et se bif. en musculo-cutané et tibial antérieur.

Dans son trajet, il fournit 4 branches collatérales : 2 branches *musculaires* pour l'extrémité sup. du jambier antérieur, 1 branche *cutanée péronière* qui se distribue à la peau de la face externe de la jambe, et l'*accessoire du saphène externe,* ou *saphène péronier,* qui se porte en bas et se jette dans le saphène externe ; puis le sciatique poplité externe se bifurque en nerf musculo-cutané et en nerf tibial antérieur.

Nerf musculo-cutané. — Il naît au-devant du péroné, descend dans l'épaisseur du long péronier latéral, passe ensuite entre les deux muscles péroniers, et traverse l'aponévrose jambière vers le tiers inférieur de la jambe, pour devenir sous-cutané. Il passe au-devant de l'articulation tibio-tarsienne, et fournit les *nerfs collatéraux dorsaux* des 3 premiers orteils et le *collatéral interne* du 4e. Il anime les deux péroniers latéraux.

Tibial antérieur. — Il traverse l'extrémité supérieure de l'extenseur commun des orteils et partage ensuite la direction et les rapports de l'artère tibiale ant.

A la jambe, il anime les muscles jambier antérieur, extenseur propre du gros orteil, extenseur commun des orteils et péronier antérieur. Arrivé au cou-de-pied, il passe en arrière du tendon de l'extenseur propre du gros orteil avec les vaisseaux tibiaux antérieurs, puis il se termine sur le dos du pied en 2 branches.

La *branche terminale externe* se porte dans le muscle pédieux (*nerf pédieux*). L'*interne* se porte directement en avant et forme les deux *nerfs collatéraux dorsaux profonds* du 1er espace interdigital, qui s'anastomosent avec les collatéraux superficiels, fournis par le musculo-cutané.

VI. Branches antérieures des derniers nerfs sacrés.

La branche antérieure de la 4e *paire sacrée* se divise en trois faisceaux : l'un se jette dans le plexus hypogastrique, un autre va au plexus sacré, un 3e se dirige en arrière et se perd dans la peau de la région coccygienne.

La branche ant. de la 5e *paire sacrée* sort du trou situé entre le sacrum et le coccyx ; il envoie un rameau ascendant à la 4e paire et un descendant à la 6e.

La branche antérieure de la 6e *paire sacrée* sort par le même trou et se divise en deux rameaux qui traversent le muscle ischio-coccygien, pour se distribuer à ce muscle et à la peau de la région coccygienne.

CHAPITRE SECOND

Nerf grand sympathique (Système nerveux de la vie organique).

Ce nerf est situé sur les côtés de la colonne vertébrale ; il s'étend de la tête au coccyx.

Division. — On le divise en 4 portions : *cervicale, thoracique, abdominale* et *pelvienne.* Il offre à étudier : 1º son tronc ; 2º ses racines ; 3º ses branches.

A. *Tronc du grand sympathique.*

Le tronc de ce nerf forme de chaque côté de la colonne vertébrale un cordon ayant de distance en distance des renflements ou ganglions nerveux.

Rapports. — 1º Au cou, il est situé au-devant des muscles prévertébraux, en arrière de la veine jugulaire interne.

2º Dans le thorax, il est situé de chaque côté de la colonne vertébrale, au-devant de la tête des côtes, contre lesquelles il est appliqué par la plèvre pariétale. Il passe au-devant des nerfs et des vaisseaux intercostaux.

3º Dans l'abdomen, il est situé en avant de la colonne vertébrale, sur le bord antérieur du psoas, de chaque côté de l'aorte et de la veine cave inférieure, au-dessous du péritoine.

4º Dans le bassin, ce nerf est situé au-devant du sacrum. Il croise la face antérieure du plexus sacré.

Ses ganglions sont, en général, en nombre égal à celui des nerfs rachidiens. On en compte 6 sacrés, 5 lombaires, 12 dorsaux. Mais à la région cervicale, les ganglions se confondent pour n'en former que deux ou trois plus volumineux, *ganglions cervicaux.*

Le *ganglion cervical supérieur* correspond à la base du

crâne. Il est situé de chaque côté du pharynx, en avant du muscle petit droit antérieur, en dehors du pneumogastrique. Ce ganglion présente une longueur de 3 à 4 centimètres.

Le *ganglion cervical moyen*, quand il existe, est situé à égale distance des ganglions supérieur et inférieur, et présente un petit volume.

Le *ganglion cervical inférieur* a la forme d'un croissant. Il est situé au niveau du col de la première côte, qu'il embrasse par sa concavité.

B. *Racines du grand sympathique.*

Les *racines*, ou *portion afférente*, sont les filets nerveux que les nerfs crâniens et rachidiens donnent à ce nerf. On voit, en effet, à la sortie des trous de la base du crâne et des trous de conjugaison, presque tous les nerfs envoyer un ou deux filaments aux ganglions du grand sympathique. On n'est pas bien fixé encore sur la question de savoir si ces filaments vont du grand sympathique aux nerfs de la vie animale, ou bien s'ils vont de ces derniers au grand sympathique. Il est certain que les *racines crâniennes* vont du grand sympathique aux nerfs crâniens. Nous les décrirons avec les branches.

Les *racines rachidiennes* viennent des nerfs rachidiens. En dehors des trous de conjugaison, ils donnent deux petits rameaux, qui se portent aux deux ganglions du grand sympathique les plus voisins. A la région cervicale, la fusion des ganglions entraîne une modification dans la disposition des racines.

Les 3 ou 4 premiers nerfs cervicaux envoient chacun une ou deux racines qui se jettent dans le ganglion cervical supérieur, tandis que le ganglion cervical inférieur reçoit les racines des deux ou trois derniers. Lorsque le ganglion cervical moyen existe, il reçoit les racines des deux autres nerfs du milieu de la région.

C. *Branches du grand sympathique.*

Les *branches*, ou *portion efférente*, naissent des ganglions de ce nerf et se portent dans diverses directions. Les unes pénètrent dans le crâne pour former les racines crâniennes du grand sympathique ; d'autres se portent sur les artères du cou, et de là dans la tête, en se ramifiant comme ces vaisseaux ; les autres se perdent dans les viscères thoraciques, abdominaux et pelviens, en formant au niveau des viscères auxquels ils se distribuent, et au niveau des artères qui leur servent de support, des plexus nerveux dont les uns sont pairs et les autres impairs.

1° Branches de la portion cervicale. — *a.* Le *ganglion cervical inférieur* fournit : 1° un rameau supérieur ou nerf vertébral ; 2° des rameaux externes ou artériels qui accompagnent l'artère sous-clavière ; 3° des rameaux internes ou viscéraux qui se réunissent aux nerfs cardiaques. Le *nerf vertébral* se porte dans le trou vertébral qui existe dans les apophyses transverses des dernières cervicales. Il accompagne l'artère vertébrale et donne, en passant à côté des nerfs cervicaux inférieurs, un filet à chacun des trois derniers. Après avoir fourni ces filets, le nerf vertébral arrive dans le crâne avec l'artère vertébrale, accompagne le tronc basilaire, et va s'anastomoser à la surface des artères cérébrales avec le nerf vertébral du côté opposé.

b. Le *ganglion cervical moyen* envoie des rameaux sur l'artère thyroïdienne supérieure, *plexus thyroïdien inférieur*, et fournit le *nerf cardiaque moyen*.

c. Le *ganglion cervical supérieur* fournit des rameaux supérieurs ou *intracrâniens*, postérieurs ou *musculaires*, antérieurs ou *carotidiens*, et internes ou *viscéraux*.

1° *Rameaux intracrâniens.* — L'un, *rameau crânien postérieur*, se porte en haut, vers le trou déchiré postérieur, et s'anastomose, à ce niveau, avec trois nerfs crâniens : le glosso-pharyngien, le pneumogastrique et le grand hypoglosse.

Le *rameau crânien antérieur* pénètre dans le crâne avec l'artère carotide interne. Il accompagne l'artère dans le sinus caverneux, et constitue, à ce niveau, le *plexus caverneux*.

Il se termine à la surface des artères que fournit la carotide interne. Les rameaux nerveux sont les *nerfs vaso-moteurs de l'intérieur du crâne, du globe oculaire et de toutes les parties molles de l'orbite.*

2° *Rameaux musculaires.* — Ils se jettent dans les muscles long du cou et grand droit antérieur.

3° *Rameaux carotidiens.* — Ces rameaux accompagnent les branches de la carotide externe. Ils viennent de la partie antérieure du ganglion et se portent vers la bifurcation de la carotide primitive, où ils se mélangent aux filets venus des 9e et 10e paires pour former le *plexus intercarotidien.*

Ce plexus envoie ses branches à la surface de la carotide externe, dont elles suivent toutes les ramifications. Ces branches forment, autour des ramifications artérielles, autant de plexus qui portent le même nom que les artères : *plexus thyroïdien supérieur, lingual, facial, auriculaire postérieur, occipital, pharyngien inférieur, temporal superficiel, maxillaire interne.*

L'ensemble de tous ces rameaux extracrâniens constitue des *nerfs vaso-moteurs de la face, des muqueuses des cavités de la face et des parties profondes extracrâniennes.*

4° *Rameaux viscéraux.* — Ils se portent en dedans et en bas, entre les muscles prévertébraux et l'artère carotide primitive. Ce sont : 1° les *nerfs pharyngiens,* qui se mélangent à ceux des 9e, 10e et 11e paires pour former le *plexus pharyngien ;* 2° les *filets cardiaques,* qui forment par leur réunion le *nerf cardiaque supérieur ;* 3° les *nerfs laryngiens, œsophagiens* et *thyroïdiens,* peu nombreux et peu volumineux, qui se portent en arrière et en dedans de la carotide primitive, où ils reçoivent des filets du nerf laryngé supérieur.

2° Branches de la portion thoracique. — Ces branches se distribuent à l'œsophage, à la trachée, aux bronches, aux poumons et au cœur.

Les *nerfs œsophagiens* naissent à diverses hauteurs et se

perdent dans les tuniques de l'œsophage. Les *nerfs trachéens bronchiques* et *pulmonaires* viennent des ganglions supérieurs de la portion thoracique et des nerfs cardiaques. La plupart se mélangent au plexus pulmonaire du pneumogastrique (voy. *Pneumogastrique*). Les *nerfs du cœur* ou *cardiaques* constituent le *plexus cardiaque*. Ce plexus est formé par une douzaine environ de nerfs venus du pneumogastrique et du grand sympathique. Ils viennent presque tous de la région cervicale, et sont ordinairement au nombre de six de chaque côté.

Les *nerfs splanchniques* naissent des ganglions thoraciques. Le *grand splanchnique* est formé par l'anastomose de filets venus des 6ᵉ, 7ᵉ, 8ᵉ et 9ᵉ ganglions. Il se porte verticalement en bas et traverse le pilier correspondant du diaphragme pour se jeter dans le ganglion semi-lunaire. Le *petit splanchnique* formé par les filets venus des 10ᵉ, 11ᵉ et 12ᵉ ganglions se porte aussi en bas et traverse le pilier correspondant du diaphragme entre le grand splanchnique qui est en dedans et le grand sympathique qui se trouve en dehors ; puis il se divise en trois portions qui se jettent dans le plexus solaire, dans le plexus rénal et dans le grand splanchnique.

3º Branches de la portion abdominale. — Ces branches s'enroulent autour du tronc cœliaque pour constituer le *plexus solaire*, et autour de la portion inférieure de l'aorte abdominale, où elles forment le *plexus lombo-aortique,* d'où naît le *plexus mésentérique inférieur.*

Plexus solaire. — Plexus nerveux formé par les branches du grand sympathique et par le nerf pneumogastrique droit. Des ganglions nerveux, les nerfs splanchniques et des ramifications du nerf phrénique complètent ce plexus.

Le plexus solaire représente un centre d'où partent, comme autant de rayons, une foule de faisceaux nerveux qui suivent la direction, le trajet, les divisions et la terminaison des nombreuses branches artérielles situées dans cette région. Le plexus solaire n'existe pas seulement autour du tronc cœliaque, mais encore autour de l'aorte, jusqu'au-dessous des artères rénales.

Il suffit de connaître les artères et les divisions artérielles de cette région pour connaître ces plexus secondaires, qui non-seulement présentent la direction, le trajet, les rapports et la terminaison des artères qu'ils accompagnent, mais encore portent le nom de ces artères. Il existe par conséquent (voy. *Branches de l'aorte abdominale*) :

1° Des plexus nerveux qui partent du plexus solaire et accompagnent les artères pariétales : *plexus diaphragmatique inférieur*.

2° Des plexus nerveux qui partent aussi du plexus solaire et accompagnent les artères viscérales.

Ceux-ci sont très-nombreux ; on peut les diviser en *principaux*, qui se placent sur les artères viscérales, et en *secondaires*, qui accompagnent les divisions de ces artères. Ce sont : les plexus hépatique, splénique, coronaire stomachique, mésentérique supérieur, surrénal, rénal et spermatique, pour les principaux.

Du *plexus lombo-aortique* naît un seul plexus, le *mésentérique inférieur*, qui suit l'artère de même nom jusqu'à sa terminaison dans le rectum.

4° Branches de la portion pelvienne. — Ces branches émanent de la partie antérieure des ganglions sacrés, et se portent de chaque côté du rectum. Elles se réunissent à des rameaux venus du plexus sacré, à la terminaison du plexus mésentérique inférieur et à la terminaison du plexus lombo-aortique, qui se bifurque comme le précédent pour se porter de chaque côté du rectum.

L'ensemble de ces nombreux rameaux nerveux constitue le *plexus hypogastrique*, qui diffère de tous ceux que nous avons rencontrés jusqu'ici, en ce qu'il contient en même temps des nerfs de la vie animale et des nerfs de la vie organique, par conséquent des nerfs volontaires et des nerfs involontaires. Ces nerfs forment un enchevêtrement qu'il est impossible de démêler, et l'on ne peut pas avec le scalpel les suivre au delà du plexus.

Le *plexus hypogastrique* est situé, chez l'homme, de chaque côté du rectum et de la vessie, au-dessous du péritoine ; chez la femme, de chaque côté de la vessie, du vagin, du col de l'utérus et du rectum. De ce plexus partent des rameaux nombreux qui se portent aux viscères contenus dans la cavité pelvienne. Ces rameaux portent le nom de *plexus*. Nous avons, dar conséquent, comme branches du plexus hypogastrique : le *plexus hémorrhoïdal moyen*, le *plexus vésical*, le *plexus prostatique*, le *plexus vaginal* et le *plexus utérin*.

SIXIÈME PARTIE
SPLANCHNOLOGIE

—

CHAPITRE PREMIER
Appareil de la respiration.

—

ARTICLE PREMIER
LARYNX.

Le larynx est un petit appareil qui sert à la phonation et qui fait partie des voies aériennes.

Il est situé en avant du pharynx, qui y prend de solides insertion, entre les carotides droites et gauches. Il est séparé de la colonne vertébrale par la paroi postérieure du pharynx, et de la peau par les muscles sous-hyoïdiens. La *pomme d'Adam* est une saillie formée par le cartilage thyroïde, et située à 15 millim. au-dessous de l'os hyoïde.

En bas, le larynx se continue avec la trachée ; en haut, il est fixé à l'os hyoïde et à la base de la langue.

Conformation intérieure. — La cavité du larynx présente, vers le milieu, un point rétréci, la *glotte*. Au-dessus se trouve le *vestibule de la glotte* ou *portion sus-glottique* de la cavité ; au-dessous on voit la *portion sous-glottique*.

Glotte. — La glotte est l'espace compris entre les deux cordes vocales inférieures. Elle a la forme d'une fente antéro-post., mais lorsque les cordes vocales s'écartent pendant la phonation, elle offre une forme triangulaire à base postérieure (fig. 60).

Dimensions. — Chez l'homme, le diamètre antéro-post. est

de 20 à 24 millim., chez la femme il n'est que de 16 à 18. La base du triangle varie, selon le degré d'ouverture, depuis 2 millimètres jusqu'à 15 chez l'homme et 20 chez la femme.

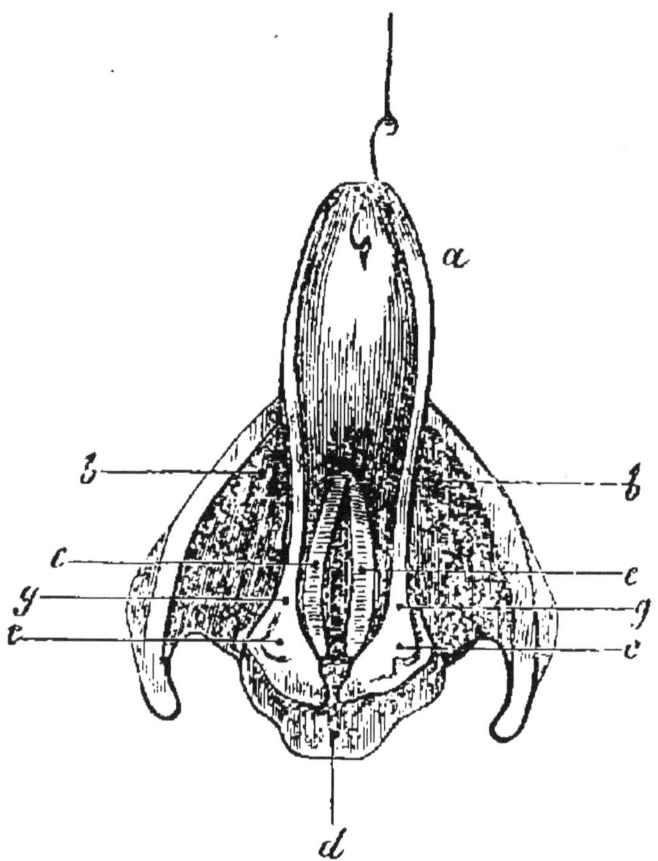

Fig. 60.

Division. — La glotte n'occupe pas seulement l'interstice des cordes vocales, mais aussi l'interstice qui sépare les deux cartilages aryténoïdes, d'où la division de la glotte en deux parties : la glotte *interligamenteuse* ou *glotte vocale*, et la glotte *intercartilagineuse* ou *glotte respiratoire* (fig. 61, 3, coupe horizontale du larynx et du pharynx 6, au niveau de la glotte).

Cordes vocales. — On en distingue deux sup., droite et
gauche, et deux inf., droite et gauche (fig. 62, coupe des 4 cordes vocales). On les appelle encore *rubans vocaux*.

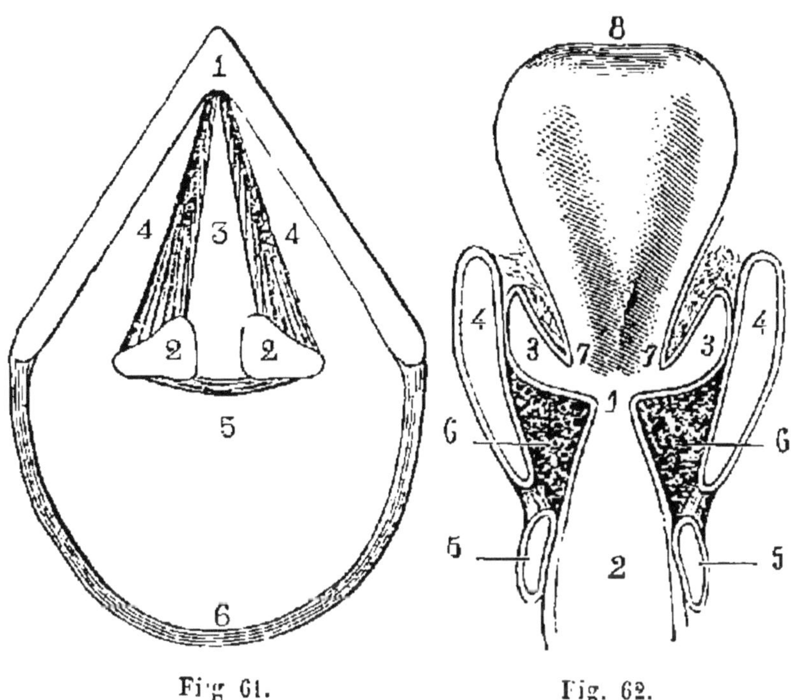

Fig. 61.   Fig. 62.

Les *cordes vocales supérieures* s'insèrent par leur extrémité
antérieure à l'angle rentrant du cartilage thyroïde, à 3 millimètres au-dessus des inférieures. Leur extrémité postérieure
se fixe dans une dépression de la face antérieure de l'aryténoïde. Leur bord libre, inférieur, forme le bord supérieur de
l'orifice du ventricule du larynx (fig. 62, 7, 7).

Les *cordes vocales inférieures* sont plus rapprochées de la
ligne médiane. Leur extrémité ant. s'insère au-dessous des supérieures, dans l'angle rentrant du cartilage thyroïde, sur un
tubercule cartilagineux commun à la corde droite et à la corde
gauche. Leur extrémité post. s'insère à l'apophyse int. ou ant.
du cartilage aryténoïde. La corde vocale inférieure est en rap-

port par sa face externe avec le muscle thyro-aryténoïdien (fig. 62,.6, 6).

Les cordes vocales sont deux replis de la muqueuse recouvrant la surface d'un ligament, *ligament des cordes vocales*.

Ventricules. — De chaque côté de la glotte, entre les cordes vocales sup. et inf. du même côté, on trouve le *ventricule* du larynx, ou ventricule de Morgagni. Il se prolonge en haut entre la face postérieure du cartilage thyroïde et la corde vocale supérieure (fig. 62, 3, 3).

Structure.

Le larynx est composé : 1º d'un squelette cartilagineux; 2º d'articulations; 3º d'une couche fibreuse élastique; 4º de muscles; 5º d'une muqueuse; 6º de vaisseaux et de nerfs.

1º Cartilages. — Il y en a 6, 3 pairs, 3 impairs. Les cartilages impairs sont : l'*épiglotte*, le *thyroïde* et le *cricoïde*. Les cartilages pairs sont : les *aryténoïdes*, les cartilages *corniculés de Santorini* et les cartilages de *Wrisberg*.

Épiglotte. — Fibro-cartilage situé en avant de l'orifice supérieur du larynx. Son *sommet* s'insère dans l'angle rentrant du cartilage thyroïde, au-dessus des cordes vocales supérieures. Sa *base* est libre. Sa *face antérieure*, concave de haut en bas, convexe transversalement, est en rapport avec la base de la langue. Sa *face postérieure* est concave transversalement et convexe de haut en bas. Ses *bords* donnent insertion aux replis aryténo-épiglottiques.

Cartilage thyroïde. — On peut le comparer à un livre demi-ouvert, dont l'ouverture regarderait en arrière.

La *face antérieure* présente sur la ligne médiane la saillie connue sous le nom de *pomme d'Adam*. De chaque côté cette face s'incline en arrière et présente une corde fibreuse oblique, qui donne insertion par sa lèvre inférieure au muscle sternothyroïdien et par sa lèvre supérieure au thyro-hyoïdien.

La *face postérieure* du thyroïde présente sur la ligne médiane un angle rentrant, dans lequel s'insèrent, de haut en ias : le sommet de l'épiglotte, les cordes vocales supérieures, es cordes vocales inférieures, le muscle thyro-aryténoidien. .es parties latérales de cette face sont en rapport avec les ventricules du larynx.

Le *bord supérieur* donne insertion à la membrane thyro-iyoïdienne. Le *bord inférieur* donne attache à la membrane crico-thyroïdienne. Les *bords postérieurs*, ou *latéraux*, regardent la colonne vertébrale. Ils se terminent par deux prolongements : le prolongement supérieur, *grande corne* du cartilage thyroïde, s'articule avec la grande corne de l'os hyoïde ; l'inférieur, ou *petite corne*, s'articule avec les faces latérales du cartilage cricoïde.

Cartilage cricoïde. — Situé au-dessous du précédent, il forme la partie inférieure du larynx. Il a la forme d'un anneau.

La *surface intérieure* se continue avec celle de la trachée. — La *surface extérieure* présente : 1° en avant, une crête de chaque côté de laquelle s'insère le muscle crico-thyroïdien ; 2° en arrière, une crête de chaque côté de laquelle s'insère le muscle crico-aryténoïdien postérieur ; 3° sur les côtés, une surface articulaire plane pour les petites cornes du cartilage thyroïde. — Le *bord sup.* est incliné de haut en bas et d'arrière en avant. Il donne insertion en avant à la membrane crico-thyroïdienne, et sur les côtés au muscle crico-aryténoïdien latéral. A la partie postérieure de ce bord se trouvent deux surfaces articulaires pour les cartilages aryténoïdes. — Le *bord inf.* s'articule avec le 1er anneau trachéen.

Cartilages aryténoïdes (fig. 63, face post. des aryt. et du cric.). — Les deux aryténoïdes, situés à la partie postérieure du bord supérieur du cricoïde, limitent en arrière l'orifice supérieur du larynx. C'est sur ces cartilages que s'insèrent les quatre cordes vocales.

L'aryténoïde a la forme d'une pyramide triangulaire dont le sommet s'incline vers la ligne médiane. On lui décrit une base, un sommet, trois faces et trois bords.

La *base*, concave, s'articule avec le bord supérieur du cricoïde ; une portion de cette base fait saillie dans la cavité du larynx, *apophyse interne* ou *antérieure*, tandis que l'autre portion fait saillie en dehors, *apophyse externe* ou *postérieure*.

Sur l'apophyse interne s'insère la corde vocale inférieure, tandis que l'apophyse postérieure donne attache aux muscles crico-aryténoïdien postérieur et crico-aryténoïdien latéral. L'apophyse antérieure est plus rapprochée de la ligne médiane que l'apophyse postérieure. — Le *sommet* est surmonté par le cartilage de Santorini. — La *face postérieure* donne insertion au muscle ary-aryténoïdien. — La *face interne* est recouverte par la muqueuse laryngée. — La *face antérieure* présente une dépression sur laquelle s'insère la corde vocale supérieure.

Parmi tous les mouvements des aryténoïdes, il en est un très-important : c'est un mouvement de bascule, dans lequel l'une des apophyses de la base du cartilage se porte en sens inverse de l'autre ; lorsque l'apophyse externe du cartilage se porte en bas, l'interne se porte en haut ; lorsqu'elle se porte en dedans, l'interne se porte en dehors.

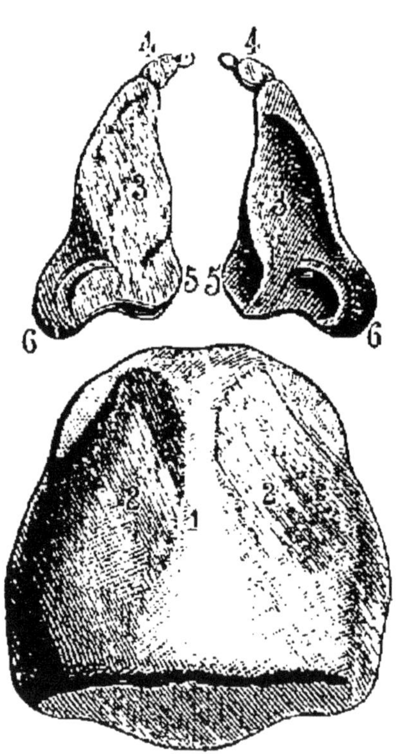

Fig. 63.

Cartilages corniculés de Santorini. — Ce sont deux petits noyaux cartilagineux de la grosseur d'un grain de millet, articulés avec le sommet du cartilage aryténoïde et souvent soudés avec ce cartilage.

Cartilages de Wrisberg. — Ces cartilages ne sont pas constants. Lorsqu'ils existent, ils sont représentés par deux noyaux situés dans l'épaisseur des replis aryténo-épiglottiques, au milieu de leur bord libre.

2° Articulations. — Les diverses pièces cartilagineuses qui constituent le larynx sont mobiles et articulées entre elles.

Le thyroïde et le cricoïde s'articulent sur la ligne médiane et sur les parties latérales. 1° *Sur la ligne médiane*, on trouve une membrane fibreuse élastique, qui s'étend du bord supérieur du cricoïde au bord inférieur du thyroïde, *membrane crico-thyroïdienne*. 2° *Sur les faces latérales*, les petites cornes du thyroïde s'articulent avec les facettes articulaires latérales du cricoïde, pour former une arthrodie.

Entre l'aryténoïde et le cricoïde, on trouve une capsule fibreuse très-lâche, qui permet aux aryténoïdes des mouvements extrêmement étendus.

3° Couche fibreuse élastique. — La cavité du larynx est tapissée par une membrane jaunâtre, formée de tissu fibreux et de tissu élastique. Cette membrane est située entre les cartilages et la muqueuse. Elle unit les bords de l'épiglotte aux aryténoïdes pour former les *replis aryténo-épiglottiques* (fig. 60, *g*, *g*), situés de chaque côté de l'ouverture du larynx.

4° Muscles. — Les muscles intrinsèques du larynx sont au nombre de neuf, dont un impair et quatre pairs. Le muscle impair est situé en arrière : c'est l'ary-aryténoïdien. Les muscles pairs sont ainsi disposés : en avant, le crico-thyroïdien ; en arrière, le crico-aryténoïdien postérieur ; sur les côtés, le crico-aryténoïdien latéral et le thyro-aryténoïdien.

a. Ary-aryténoïdien (fig. 64, 5, 5). — *Insertions*. Il s'insère sur la face postérieure et sur le bord externe des aryténoïdes. Les fibres superficielles constituent l'*aryténoïdien oblique*, les profondes superficielles l'*aryténoïdien transverse*. — *Action*. Ce muscle, rapprochant l'un de l'autre les deux aryténoïdes, est constricteur de la glotte.

b. Crico-thyroïdien. — *Insertions*. Il prend son *point*

fixe sur la face antérieure du cricoïde, à côté de la crête médiane. Il s'insère par son *point mobile* à la petite corne, au

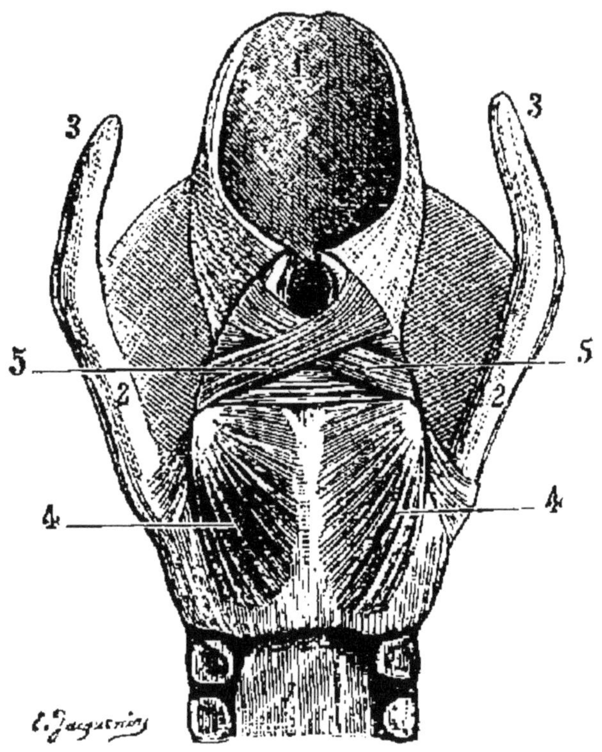

Fig. 64.

bord inférieur et un peu à la face postérieure du thyroïde. — *Action*. Tenseur des cordes vocales, et par conséquent un peu constricteur de la glotte.

c. *Crico-aryténoïdien postérieur* (fig. 64, 4, 4). — *Insertions*. Il prend son *point fixe*, dans une grande étendue, sur la face postérieure du cricoïde, de chaque côté de la crête médiane. De là ses fibres se portent en dehors, et s'insèrent à l'apophyse externe de l'aryténoïde, *point mobile*. — *Action*. Ce muscle est le seul dilatateur de la glotte. C'est un des principaux muscles inspirateurs. Il porte l'apophyse ext. de l'aryténoide en dedans (fig 65, 1, 1) et l'apoph. interne en dehors (fig. 66).

d. Crico-aryténoïdien latéral. — Insertions. Par son *point fixe*, il s'insère sur les parties latérales du bord supérieur du cricoïde et sur les bords de la membrane crico-thyroïdienne. De là ses fibres se portent en haut et en arrière pour s'insérer, par un seul faisceau, à l'apophyse externe de l'aryténoïde, *point mobile. — Action.* Il rapproche les cordes vocales ; il est donc constricteur de la glotte (fig. 67, 1, 1).

e. Thyro-aryténoïdien. — Insertions. Il prend son point *d'insertion fixe* dans l'angle rentrant du thyroïde, au-dessus des fibres du muscle précédent.

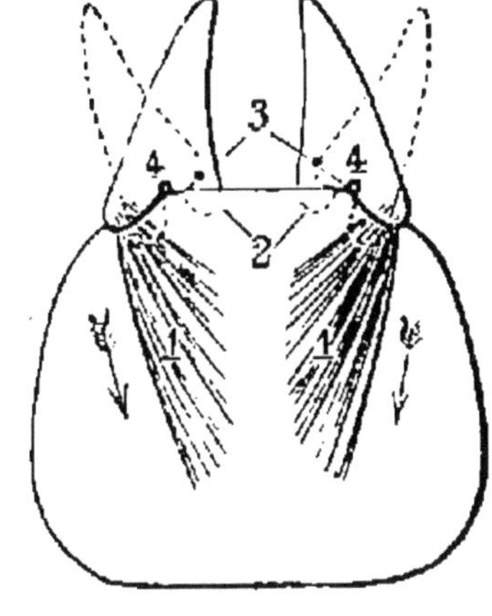

Fig. 65.

De là il se porte en arrière, et se fixe au bord externe de l'aryténoïde, au-dessus du crico-aryténoïdien latéral. — Même *action* que le précédent.

5° Muqueuse. — La muqueuse du larynx se continue en bas avec celle de la trachée, et en haut avec les muqueuses buccale et pharyngienne. En se portant de l'épiglotte

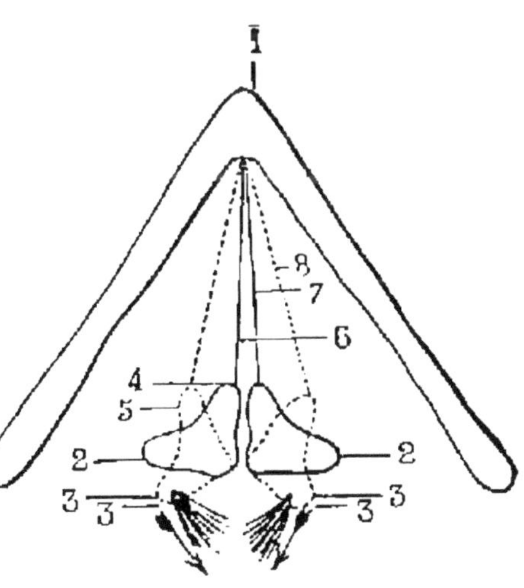

Fig. 66.

à la langue, elle forme les replis glosso-épiglottiques. Elle se réfléchit sur le muscle ary-aryténoïdien, de sorte que la face ant. de ce muscle est recouverte par la muqueuse du larynx et la face post. par la muqueuse du pharynx. Sur les côtés, la muqueuse recouvre les deux faces des replis aryténo-épiglottiques.

L'*épithélium* est un *épithélium cylindrique stratifié à cils vibratiles*, excepté sur la face postérieure de l'épiglotte, au sommet des cartilages aryténoïdes et au bord libre des cordes vocales inférieures (partout où il y a rapprochement, contact), où il est *pavimenteux*.

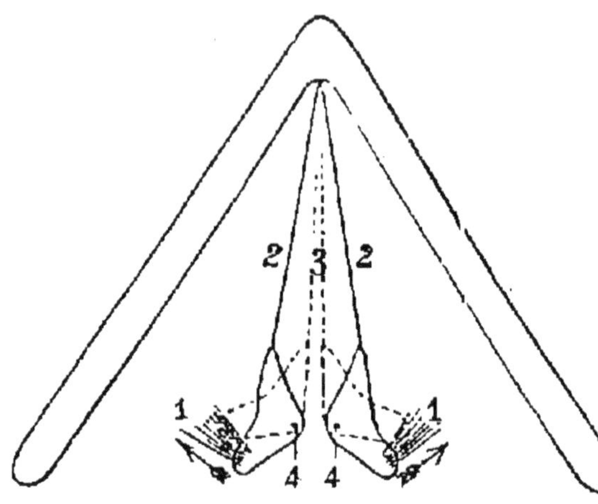

Fig. 67.

Le derme est formé de fibres de tissu conjonctif et d'éléments élastiques ; il s'amincit considérablement vers la glotte, au point de disparaitre sur les cordes vocales.

Le *tissu conjonctif sous-muqueux* est très-lâche à la partie supérieure du larynx où il est accessible aux infiltrations.

Des *glandes en grappe* sont contenues dans la muqueuse. Celles qui siégent dans l'épiglotte sont dites *glandes épiglottiques* ; les *glandes aryténoïdiennes*, ou *glandes en L*, occupent la face antérieure des cartilages aryténoïdes ; les *glandes ventriculaires* sont situées dans la muqueuse des ventricules.

La muqueuse laryngée sécrète un liquide qui lubrifie la surface interne du larynx.

6° **Vaisseaux et nerfs.** — Il y a 3 *artéres laryngées* : *supérieure* et *inférieure* fournies par la thyroïdienne supérieure, et *laryngée postérieure*, branche de la pharyngienne inf.

Les *nerfs* viennent du pneumogastrique et du spinal sous les noms de laryngé supérieur et de laryngé inférieur. Le *laryngé supérieur* se rend à la muqueuse du larynx et envoie un filet moteur, *laryngé externe,* au muscle crico-thyroïdien. Le *laryngé inférieur,* ou *récurrent,* se porte à tous les autres muscles.

——

ARTICLE DEUXIÈME
TRACHÉE-ARTÈRE.

La *trachée-artère* est un conduit béant, étendu du larynx aux bronches et offrant à l'étude une *portion cervicale* et une *portion thoracique.*

Ses extrémités correspondent à la 6e vertèbre cervicale et à la 3e dorsale.

Dirigée verticalement et inclinée un peu à droite à son extrémité inférieure, la trachée est arrondie et rude dans ses trois quarts antérieurs, aplatie et molle dans son quart postérieure ; la partie dure est la *portion cartilagineuse,* la partie molle constitue la *portion membraneuse.*

Rapports. — 1o *Portion cervicale de la trachée.* — *En avant,* on trouve l'isthme du corps thyroïde, le plexus veineux thyroïdien et l'artère thyroidienne de Neubaüer, quand elle existe ; plus superficiellement, les muscles sterno-thyroïdiens, les sterno-hyoïdiens, et l'aponévrose cervicale qui réunit ces muscles. — *En arrière,* l'œsophage qui déborde un peu la trachée du côté gauche. — *Sur les côtés,* les lobes du corps thyroide, et l'artère carotide primitive. Le nerf récurrent du côté gauche est situé dans l'angle qui sépare la trachée de l'œsophage, tandis que celui du côté droit se cache derrière la partie droite de la trachée.

2o *Portion thoracique.* — *En avant* et de haut en bas, elle est en rapport avec la terminaison du tronc veineux brachio-céphalique gauche et avec le tronc artériel brachio-céphalique. — *En arrière,* avec l'œsophage qui déborde la trachée à gauche. — *Sur les côtés,* à droite, avec la plèvre médiastine et le poumon droit : à gauche, avec la crosse de l'aorte et le nerf récurrent gauche.

Structure. — 1º *Portion cartilagineuse.* — Elle est formée par une série d'anneaux cartilagineux incomplets, séparés par des anneaux membraneux. Ces anneaux représentent les trois quarts antérieurs d'un anneau complet. Il y en a 16. Le dernier a une disposition spéciale : son bord inférieur se porte en bas et en arrière en forme d'éperon (fig. 68, 1) : de sorte que son bord supérieur forme le dernier anneau de la trachée, tandis que ses bords latéraux constituent le premier des bronches.

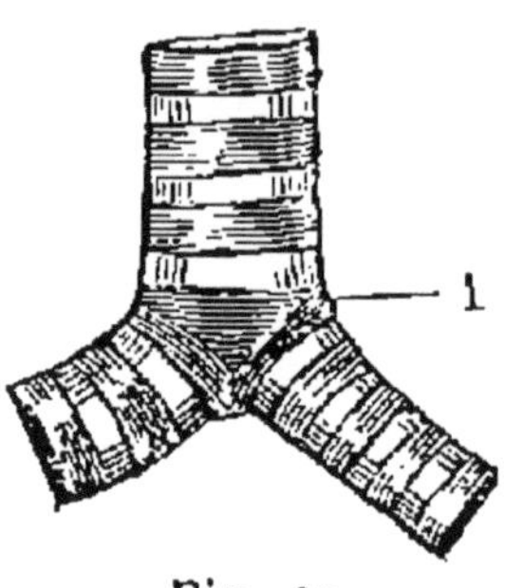

Fig. 68.

2º *Portion membraneuse.* — Cette partie, dépourvue de cartilage, est formée d'arrière en avant : 1º par une couche fibreuse élastique mince, se continuant sur ses bords avec les bords de la portion cartilagineuse ; 2º par une couche de fibres musculaires lisses, transversales et insérées aux extrémités des anneaux de la trachée ; 3º enfin par quelques faisceaux longitudinaux

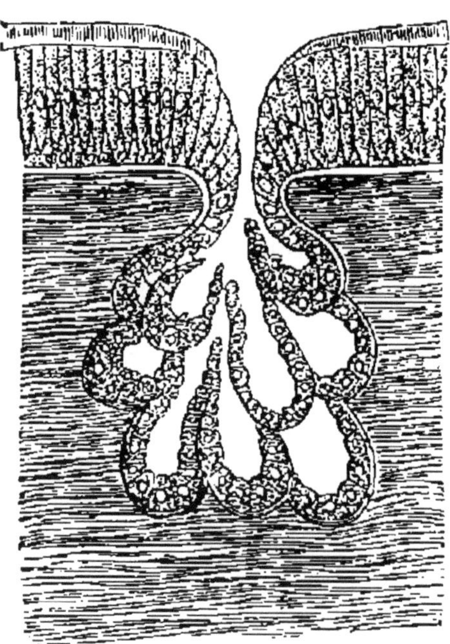

Fig. 69.

élastiques soulevant la muqueuse, et situés entre la couche musculaire et la muqueuse.

La *muqueuse* est pourvue d'un *épithélium cylindrique stra-*

tifié d cils vibratiles. Le *derme*, composé de fibres de tissu conjonctif et de fibres élastiques, renferme de petites *glandes en grappe* (fig. 69) plus nombreuses dans la portion membraneuse.

—

ARTICLE TROISIÈME

BRONCHES.

Les bronches sont deux tubes étendus de la bifurcation de la trachée au hile du poumon. Elles sont obliques en bas et en dehors. La bronche gauche est plus oblique que l'autre.

La longueur de la bronche gauche est de 5 à 6 centim., celle du côté droit n'est que de 2 à 3 centim. La bronche droite est plus large que la gauche.

Comme la trachée, les bronches sont cylindriques en avant et aplaties en arrière.

1° *Rapports communs aux deux bronches.* — Les bronches affectent des rapports avec les organes qui forment avec elles le pédicule du poumon : artère et veines pulmonaires, artère et veine bronchiques; ganglions lymphatiques, nerfs, tissu cellulaire, plèvre. — L'*artère pulmonaire* est située en avant, puis au-dessus de la bronche correspondante. — Les *veines pulmonaires*, au nombre de deux pour chaque poumon, passent aussi au-devant de la bronche correspondante, pour se porter dans l'oreillette gauche. — L'*artère* et la *veine bronchiques* suivent la face postérieure de la bronche correspondante. — Les *lymphatiques* du poumon suivent la surface externe des bronches et se jettent dans les ganglions bronchiques. — Les *nerfs*, venus du pneumogastrique et du grand sympathique, entourent les bronches. De plus, le tronc du pneumogastrique croise de haut en bas la face postérieure de la bronche correspondante.

Tous les organes qui constituent le pédicule du poumon sont réunis entre eux par du tissu cellulaire, et entourés par une gaine de la plèvre.

2º *Rapports particuliers à chaque bronche.* — La *veine cave supérieure* croise de haut en bas la face antérieure de la bronche droite. La *grande veine azygos* se jette dans la veine cave sup. après avoir contourné les parties post. et sup. de la bronche droite.

Deux organes sont aussi en rapport avec la bronche gauche : la *crosse de l'aorte*, qui croise d'avant en arrière sa face supérieure, et l'*œsophage*, qui la croise de haut en bas.

Leur *structure* est la même que celle de la trachée.

ARTICLE QUATRIÈME

POUMONS.

Organes spongieux, élastiques, servant à la respiration.

Couleur. — 1º *Chez le fœtus*, le poumon est d'un rouge brun. — 2º *Chez le nouveau-né*, sous l'influence de l'air et du sang pénétrant dans le poumon, cet organe prend une couleur rouge vif, qu'il conserve pendant quelque temps. — 3º *Chez l'enfant*, le poumon prend une teinte rosée qui diminue à mesure qu'il avance en âge. — 4º *Chez l'adulte*, le poumon devient d'un gris cendré. Cependant, au niveau du bord postérieur, cet organe est presque toujours coloré en rose ou en rouge vineux. — 5º *Chez le vieillard*, une matière noire existe à la surface du poumon. Cette matière, qui se montre déjà chez l'adulte sous forme de pointillé et de lignes, augmente avec l'âge, de sorte que les poumons des vieillards ont une couleur presque noire. Cette matière n'est autre chose que du charbon transporté dans les voies respiratoires et pénétrant de proche en proche, à travers le tissu pulmonaire, jusqu'à la surface du poumon qu'il colore.

Poids absolu. — Le poids normal des deux poumons réunis est de 1,000 grammes à 1,200 grammes chez l'adulte. Chez l'enfant qui n'a pas respiré, les poumons pèsent environ 60 à 65 grammes, poids qui équivaut à la 50ᵐᵉ partie du poids du corps.

Chez l'enfant qui a respiré, le sang, arrivant aux poumons par l'artère pulmonaire, augmente le poids de ces organes ; porté à 94 grammes, il égale la 34me partie du poids du corps.

Poids spécifique. — Les poumons surnagent à la surface de l'eau. Il existe une différence de poids spécifique entre les poumons d'un nouveau-né qui n'a pas respiré et ceux d'un enfant qui a respiré. Chez le premier, les poumons, peu volumineux, durs, d'un rouge foncé, n'ont jamais reçu d'air, ils s'enfoncent dans l'eau.

Propriétés du tissu pulmonaire. — On comprend sous cette dénomination la consistance, l'élasticité, la cohésion, la résistance et la crépitation des poumons. — 1° Le tissu du poumon est mou et *spongieux.* — 2° *L'élasticité* est la principale des propriétés du tissu pulmonaire. Elle joue un grand rôle dans une foule de phénomènes physiologiques et pathologiques. Pour la démontrer, il suffit d'insuffler fortement un poumon et de le livrer ensuite à lui-même. On le voit se réduire à son volume primitif par la seule élasticité de son tissu, qui, en revenant sur lui-même, chasse l'air contenu dans l'organe. L'expiration se fait par l'élasticité du poumon. — 3° Le tissu pulmonaire est doué d'une grande *cohésion.* Il se déchire difficilement lorsqu'il est sain, même sous l'influence d'efforts considérables. — 4° Il présente une grande *résistance* à l'insufflation. — 5° Lorsqu'on presse entre deux doigts le tissu pulmonaire, on éprouve la sensation d'une *crépitation* particulière qui est déterminée par le passage brusque de l'air d'une vésicule dans les vésicules voisines, à travers des espaces plus ou moins comprimés, pendant qu'on exerce la pression des doigts sur le tissu du poumon.

Forme, régions et rapports. — Les poumons présentent la forme d'un cône aplati sur les côtés. Ils ont une face interne, une face externe, un bord antérieur, un bord postérieur, une base et un sommet. — 1° *Face interne.* On y trouve le *hile* qui donne attache au pédicule pulmonaire. Il est situé à égale distance du sommet et de la base, un peu plus près du bord postérieur que du bord antérieur. Il a 3 centimètres de hauteur sur 2 de largeur. La face interne du poumon est en rapport, dans toute son étendue, avec le médiastin. — 2° *Face externe.* La face externe, convexe et lisse, présente les *scissures interlobaires,* qui divisent l'organe en plusieurs portions ou *lobes.* Sur le poumon gauche il existe une seule scissure, oblique en bas et en avant, qui le divise en deux lobes. Sur le poumon droit il existe deux scissures, ayant la même direction et formant les trois lobes du poumon droit. La face externe du poumon est en rapport, par l'intermédiaire de la plèvre, avec la face int. des côtes et des muscles intercostaux int. — 3° *Bord antérieur.* Ce bord, mince, est en rapport avec les cartilages costaux, les bords du sternum et les vaisseaux mammaires internes. Il recouvre en partie le cœur. — 4° *Bord postérieur.* Beaucoup plus long que l'antérieur, ce bord s'étend de la 1re côte à la 11me. Il est très-épais et logé dans la concavité que présente le thorax de chaque côté de la colonne vertébrale. Il est en rapport, par l'intermédiaire de la plèvre, et de dedans en dehors, avec la face latérale de la colonne vertébrale, le nerf grand sympathique, les vaisseaux et nerfs intercostaux, la face interne du muscle intercostal externe et la face interne des côtes. — 5° *Base.* La base du poumon est très-large et moulée sur la convexité du diaphragme. Oblique de haut en bas et d'avant en arrière, elle est bordée par une languette du poumon qui s'insinue dans le cul-de-sac circulaire que forment par leur réunion le diaphragme et la face interne des côtes. — 6° *Sommet.* Il s'élève au-dessus de l'orifice supérieur du thorax, qu'il déborde d'une hauteur qui varie avec les sujets. Il est situé en arrière de la clavicule. Le bord de la première côte imprime ordinairement sur le poumon un sillon circulaire.

Structure des poumons.

Nous avons à étudier : 1° les ramifications bronchiques ; 2° le tissu propre du poumon ; 3° les vaisseaux et les nerfs ; 4° le tissu cellulaire du poumon ; 5° le feuillet séreux qui le recouvre ; nous verrons plus loin ce feuillet en décrivant la plèvre.

1º Ramifications bronchiques. — En pénétrant dans le hile, la bronche gauche se divise en deux branches qui pénètrent dans les deux lobes, tandis que la bronche droite se divise en trois pour les trois lobes du poumon droit. Chaque division bronchique s'enfonce dans le lobe correspondant et se subdivise irrégulièrement. Les parois des divisions bronchiques sont formées des mêmes éléments que les bronches et la trachée, seulement ces éléments ont une disposition différente.

On trouve dans leur structure : 1º des cartilages : 2º des fibres musculaires de la vie organique ; 3º des fibres élastiques ; 4º une muqueuse, 5º des vaisseaux et des nerfs, que nous étudierons avec ceux du poumon.

Les *cartilages* existent sur toute l'étendue des divisions bronchiques, jusqu'à ce qu'elles présentent un demi-millimètre de diamètre. Les cartilages, au lieu de former des anneaux incomplets, comme à la trachée et aux bronches, forment ici des segments d'anneaux plus longs que larges, dentelés à leurs extrémités pour s'engrener avec les dentelures des segments du même anneau.

Les *fibres musculaires* des divisions bronchiques forment une couche circulaire d'une épaisseur de quelques dixièmes de millimètre. Ces fibres constituent les *muscles de Reissessen.*

Une *membrane fibreuse élastique,* existant dans ces canaux, fait suite à celle de la trachée et des bronches ; elle forme des tubes complets, dans l'épaisseur desquels paraissent contenus les segments cartilagineux dont nous avons parlé plus haut, elle se continue aux extrémités des divisions bronchiques avec les canalicules respirateurs.

Les divisions bronchiques sont tapissées par une *membrane muqueuse* semblable à celle de la trachée et des bronches ; elle se continue jusqu'aux dernières ramifications. Elle est très-adhérente aux couches sous-jacentes.

2º Tissu propre du poumon. — Ce tissu est surtout formé d'éléments élastiques. Il est constitué par la réunion d'une foule de petits canaux, *canalicules pulmonaires ou respirateurs,* s'insérant par l'une de leurs extrémités sur les dernières divisions bronchiques, et se ramifiant à l'autre extrémité pour se porter à de petits renflements creux qui constituent les *lobules pulmonaires.*

Les lobules pulmonaires représentent les acini d'une glande en grappe, les canalicules respirateurs les canaux sécréteurs, tandis que les divisions bronchiques, les bronches et la trachée représentent les canaux excréteurs.

Canalicules pulmonaires ou *respirateurs.* — Petits canaux étendus des dernières ramifications bronchiques aux lobules pulmonaires. Le lobule n'est donc point placé à l'extrémité des bronches, il en est séparé par les canalicules, qui ne peuvent être considérés comme des ramifications bronchiques, attendu que leur paroi et celle des lobules sont formées par un tissu identique, bien différent de celui qui constitue la paroi de la bronche. L'ensemble des canalicules et des lobules constitue le *parenchyme pulmonaire.*

La paroi des canalicules est formée de fibres élastiques, de

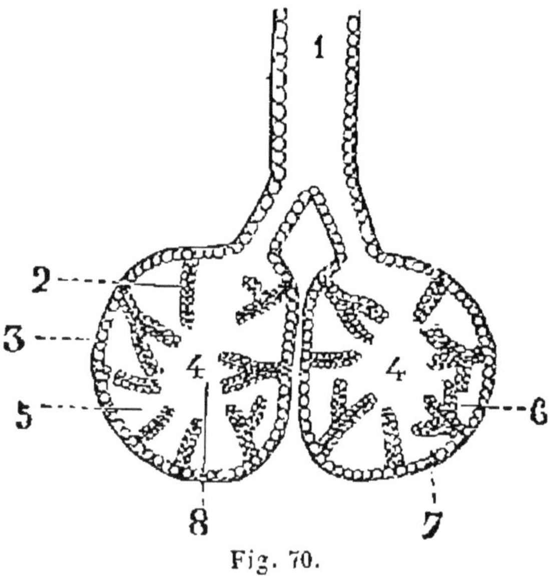

Fig. 70.

vaisseaux capillaires, et de fibres de tissu conjonctif. Ils sont tapissés par une couche d'*épithélium pavimenteux simple*(fig. 70, schéma de deux lobules et d'un canalicule respirateur), qui recouvre immédiatement le réseau capillaire qui tapisse la face interne du canalicule. De même que le lobule, le canalicule respirateur *ne possède pas une muqueuse* séparable de sa paroi.

Chaque canalicule respirateur se continue d'un côté avec les dernières ramifications bronchiques, tandis qu'*il se subdivise de l'autre côté en plusieurs rameaux* qui vont se terminer chacun à un lobule du poumon.

Lobules pulmonaires. — Ce sont de petits renflements de quelques millimètres à 1 centimètre d'épaisseur, creusés, sur leur face interne, de cavités communiquant avec les canalicules respirateurs. Ces renflements sont séparés les uns des autres par des cloisons de tissu conjonctif et situés aux extrémités des canalicules respirateurs, comme les lobules des glandes en grappe aux extrémités des conduits sécréteurs (fig. 71, lobules préparés par corrosion). Les lobules sont polyédriques et se compriment réciproquement en formant des polygones à trois, quatre, cinq ou six côtés. Les petites cavités situées à la face interne des lobules constituent les *vésicules* ou *cellules pulmonaires.* Les lobules ont la même structure que les canalicules.

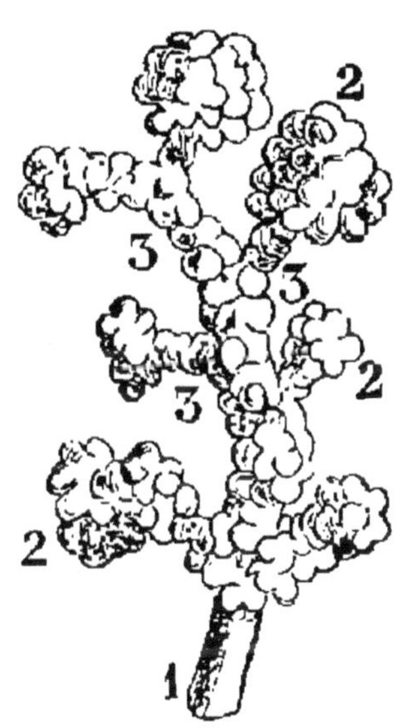

Fig. 71.

3° Vaisseaux et nerfs du poumon. — C'est le long des ramifications bronchiques que cheminent les vaisseaux et les nerfs. — 1° *L'artère pulmonaire,* arrivée au hile, suit les ramifications bronchiques. Elle se subdivise comme les conduits aériens, dont elle suit les ramifications jusqu'aux dernières divisions. Là, elle forme un réseau autour des lobules et traverse la paroi des canalicules respirateurs et des lobules, pour former à leur surface interne un riche réseau capillaire situé immédiatement au-dessous de l'épithélium pavimenteux qui tapisse la face interne des lobules et des canalicules. — 2º Les *veines pulmonaires,* nées du réseau capillaire, sortent des lobules par différents points de leur paroi, et forment dans chaque poumon deux troncs qui se jettent dans l'oreillette gauche. — 3º *L'artère bronchique* accompagne les divisions bronchiques jusqu'à ses dernières divisions. Dans tout son trajet, cette artère se distribue aux éléments des divisions bronchiques, et principalement à la membrane muqueuse, aux ganglions lymphatiques et aux parois des vaisseaux pulmonaires. — 4º La *veine bronchique* se dirige vers le hile du poumon, en suivant les divisions bronchiques. La veine bronchique droite se jette fréquemment dans la grande veine azygos; celle du côté gauche se jette le plus souvent dans la petite veine azygos. — 5º Les *lymphatiques* sont très-nombreux ; les profonds, qui accompagnent les divisions bronchiques, et les superficiels, qui rampent sous la plèvre, se jettent dans les *ganglions bronchiques,* situés au niveau du hile, autour des premières ramifications bronchiques. Ces ganglions ont une couleur noire, due à l'absorption du charbon pulmonaire. — 6º Les *nerfs* du poumon viennent du pneumogastrique et du grand sympathique, qui forment, au niveau de la bifurcation de la trachée, le plexus pulmonaire. Les nerfs de ce plexus se jettent autour de la bronche, qu'ils enlacent de leurs ramifications jusqu'aux dernières divisions bronchiques.

4º Tissu cellulaire du poumon. — On le trouve autour des divisions bronchiques depuis le hile du poumon jusqu'aux dernières divisions. Il s'insinue entre les lobules, où il forme de très-minces cloisons.

ARTICLE CINQUIÈME

PLÈVRES.

Membranes séreuses situées dans la cavité thoracique, indépendantes l'une de l'autre, et destinées à faciliter le glissement des poumons dans cette cavité. Les deux plèvres sont séparées par la cloison nommée médiastin.

Chaque plèvre représente un sac sans ouverture, qui recouvre le poumon et se réfléchit sur le pédicule pulmonaire, auquel il forme une gaîne, pour tapisser ensuite la surface interne de la cavité qui contient le poumon. Cette membrane est partout continue et présente deux surfaces : l'une superficielle, qui limite la cavité de la plèvre ; l'autre profonde, qui adhère au poumon, au diaphragme, aux côtes, etc.

La plèvre a un feuillet *viscéral*, appliqué sur le poumon, et un feuillet *pariétal*, qui revêt les parois de la cavité.

1º Feuillet viscéral. — Il recouvre le poumon dans toute son étendue. Il est transparent et adhère intimement au tissu de l'organe.

2º Feuillet pariétal. — Il recouvre la face interne des côtes, le médiastin et le diaphragme, et comme il est partout continu à lui-même, il forme deux culs de-sac : l'un *supérieur* qui représente une espèce de chapeau au sommet du poumon, l'autre *inférieur* qui entoure la circonférence de la base du poumon, et qui est situé entre la face supérieure du diaphragme et les dernières côtes. La plèvre pariétale présente un aspect et des rapports différents dans les divers points de son étendue ; elle diffère sur les côtes, sur le diaphragme et sur le médiastin, où elle prend les noms de *plèvre costale*, *plèvre diaphragmatique* et *plèvre médiastine*.

La *plèvre costale* est doublée d'un feuillet aponévrotique qui la sépare des côtes. Elle est en rapport avec les côtes et les intercostaux internes.

La *plèvre diaphragmatique* tapisse la face supérieure du diaphragme, auquel elle adhère intimement.

La *plèvre médiastine* tapisse le médiastin et forme la paroi interne de la cavité qui contient le poumon.

Le *cul-de-sac supérieur de la plèvre* est en rapport avec les vaisseaux sous-claviers, qui décrivent une courbe au-dessus du sommet du poumon.

22

Le *cul-de-sac inférieur de la plèvre* correspond, en avant, à l'extrémité antérieure de la septième côte, et en arrière, au bord supérieur de la douzième.

Le *ligament du poumon* est un repli de la plèvre étendu du pédicule pulmonaire à la face supérieure du diaphragme.

—

ARTICLE SIXIÈME

CORPS THYROÏDE.

Glande vasculaire sanguine, située dans le cou, au-devant de la trachée-artère.

La partie moyenne rétrécie, *isthme*, réunit les deux parties latérales ou *lobes*; ceux-ci se prolongent en haut et en bas pour former les *cornes*.

Rapports. — D'une couleur rouge terne, d'une consistance un peu ferme, cette glande est recouverte, au niveau de l'isthme, par les deux muscles sterno-thyroïdiens. Elle recouvre les premiers anneaux (4 ou 5) de la trachée, et souvent le cartilage cricoïde. Les lobes, situés de chaque côté de la trachée, recouvrent la carotide primitive et la jugulaire interne. Ils sont recouverts par les muscles sterno-thyroïdiens, sterno-hyoïdiens, omoplat-hyoïdiens, et sur les côtés par le sterno-cléido-mastoïdien.

Du bord supérieur de l'isthme se détache un petit prolongement, *pyramide de Lalouette*, qui se porte vers l'os hyoïde, quelquefois plus haut.

Structure. — Le corps thyroïde est formé d'une enveloppe fibreuse, de vésicules closes, de vaisseaux et de nerfs. — 1° L'*enveloppe* est composée de nombreux faisceaux de fibres de tissu conjonctif entre-croisés, entre lesquels on trouve quelques fibres élastiques fines. Elle envoie dans l'épaisseur du corps thyroïde des prolongements peu considérables. — 2° Les *vésicules closes* sont nombreuses; elles sont contiguës, mais peu serrées. Ces vésicules ont un diamètre qui varie de 0mm1 à

1 millimètre. Elles se réunissent par groupes de vingt à trente pour constituer un *lobule polyédrique*, séparé des lobules voisins par les cloisons celluleuses. — 3° Les *vaisseaux* rampent entre les lobules et viennent à la surface de la vésicule, où ils se divisent brusquement en capillaires très-fins qui entourent la vésicule d'un riche réseau.

—

ARTICLE SEPTIÈME

THYMUS.

Glande vasculaire sanguine, située à la partie supérieure du médiastin antérieur, derrière le sternum.

Il se montre sur l'embryon vers le troisième mois et augmente de volume jusqu'à la fin de la deuxième année ; ensuite il s'atrophie peu à peu jusqu'à l'âge de dix à douze ans, époque à laquelle on ne trouve à sa place qu'un peu de tissu cellulo-adipeux.

Le thymus recouvre le péricarde et les gros vaisseaux situés à la base du cœur.

Il se prolonge supérieurement jusqu'au corps thyroïde, avec lequel il est toujours continu. Il est divisé en deux lobes allongés et séparés, à la partie supérieure, par la trachée.

—

ARTICLE HUITIÈME

MÉDIASTIN.

Le médiastin est l'espace qui sépare les deux plèvres, ou mieux la cloison qui sépare les deux cavités pleurales.

Le médiastin est limité en avant par le sternum, en arrière par la colonne vertébrale, en bas par le diaphragme, et en haut par le cou avec lequel il communique. Latéralement, il est tapissé par la plèvre médiastine.

Il y a un médiastin antérieur et un postérieur. Les deux médiastins sont séparés par la trachée et le pédicule pulmonaire.

Le médiastin antérieur est situé en arrière du sternum ; il est rétréci à la base du cœur, ce qui l'a fait comparer à un sablier. Il renferme, à sa partie inférieure, le cœur et le péricarde, et à sa partie supérieure, les gros vaisseaux veineux artériels situés en arrière de la base du sternum.

Le médiastin postérieur est limité en arrière par la colonne vertébrale, en avant par la trachée et plus bas par le péricarde, latéralement par les plèvres médiastines et les poumons. On y trouve les artères intercostales du côté droit et l'aorte descendante, les veines azygos, l'œsophage, la portion des pneumogastriques située au-dessous des bronches, et le canal thoracique.

CHAPITRE DEUXIÈME
Appareil de la digestion.

—

ARTICLE PREMIER
TUBE DIGESTIF

Le tube digestif comprend la *bouche*, le *pharynx*, l'*œsophage*, l'*estomac*, l'*intestin grêle* et *le gros intestin*.

I. — Bouche.

On appelle *vestibule* de la bouche la cavité limitée en avant par les lèvres et les joues, et en arrière par les arcades dentaires.

La *cavité buccale* a six parois : ant., post., latérales, sup. et inf.

La paroi ant. est formée par les lèvres. La paroi post. est remplacée par l'isthme du gosier. Les joues forment les parois latérales. La paroi sup. est formée par le palais, la paroi inf. par le plancher de la bouche et par la langue qui seront étudiés ailleurs. Nous étudierons d'abord les parois, et ensuite la muqueuse buccale.

A. — Lèvres.

Quatre couches distinctes constituent les lèvres. On y trouve, en outre du tissu cellulaire, des vaisseaux et des nerfs. D'avant en arrière, ces couches sont : couches cutanée, musculaire, glanduleuse et muqueuse.

La *peau* donne insertion aux fibres de la couche musculaire sous-jacente. — La *couche musculaire* se compose de 19 muscles. Ces muscles (voy. *Myologie*) appartiennent tous à la face, et prennent pour la plupart leur point d'insertion fixe sur les surfaces osseuses qui avoisinent la bouche, tandis que leur extrémité vient s'insérer à la face profonde du derme de la peau. Au moment de leur insertion à la lèvre, ils s'insinuent entre la peau et la face antérieure de l'orbiculaire des lèvres, qui occupe le bord libre des lèvres. — La *couche glanduleuse* sépare les muscles de la *couche muqueuse*.

Les *artères* des lèvres sont les *labiales* ou *coronaires*. — Les *lymphatiques* sont nombreux. Ceux de la lèvre supérieure se jettent dans les ganglions sous-maxillaires postérieurs. Ceux de la lèvre inférieure forment trois groupes : un groupe médian, qui descend verticalement vers deux ganglions situés sous la peau du milieu de la région hyoïdienne, et deux groupes latéraux, qui se portent en arrière pour se jeter dans les ganglions sous-maxillaires antérieurs. — Les *nerfs* viennent du facial et du trijumeau. Le premier anime les muscles, le trijumeau donne la sensibilité.

B. — Isthme du gosier.

Cet orifice est limité en bas par la base de la langue, en haut par la luette et le bord libre du voile du palais, et sur les côtés par les piliers antérieurs de ce voile.

C. — Joues.

La *joue* est étendue verticalement de l'arcade zygomatique au bord inférieur de la mâchoire. Elle est limitée en avant par le sillon naso-génien et le sillon naso-labial, tandis qu'en arrière elle se prolonge jusqu'au bord postérieur de la branche du maxillaire inférieur.

On y trouve quatre couches : la peau, l'aponévrose, les muscles et la muqueuse.

La *peau* ne présente ici aucun caractère important. Le tissu sous-cutané est chargé de graisse, et il s'accumule surtout dans l'angle rentrant qui sépare le bord antérieur du masséter de la face externe du buccinateur pour former la *boule graisseuse* de Bichat. — L'*aponévrose* est formée par les aponévroses du buccinateur et du masséter. — Les *muscles* sont constitués par le buccinateur et par le masséter en arrière (voy. *Myologie*). — La *muqueuse* est immédiatement appliquée sur le buccinateur.

Les *glandes* forment un petit groupe sur la face externe du buccinateur, au niveau du point où le canal de Sténon traverse ce muscle (*parotide accessoire*).

Les *artères* sont fournies par la faciale, la temporale superficielle et la maxillaire interne. — Les *veines* accompagnent les artères. — Les *lymphatiques* se jettent dans les ganglions parotidiens et sous-maxillaires postérieurs. — Les *nerfs* viennent du facial, qui anime le muscle buccinateur, et du trijumeau, qui donne la sensibilité à la peau et à la muqueuse, et le mouvement au masséter.

D. — **Palais.**

La paroi supérieure comprend la *voûte palatine*, ou portion dure du palais, et le *voile du palais*, ou portion molle. — La *voûte palatine* est formée par les os maxillaires et palatins recouverts par une muqueuse.

Le *voile du palais*, portion molle du palais, est situé en arrière de la voûte palatine, entre l'arrière-cavité des fosses nasales et la bouche. Il offre deux faces et quatre bords.

La *face inf.* ou *buccale* se continue avec la voûte palatine ; la *face sup.* fait suite au plancher des fosses nasales. — Les *bords latéraux* du voile du palais sont adhérents ; ils se confondent avec les tissus voisins. — Le *bord ant.* s'insère sur le bord postérieur de la voûte palatine. — Le *bord post.* est libre : on y trouve la *luette* et les *piliers* du voile du palais.

La *luette* est un petit appendice qui a de 1 centimètre à 1 centim. et demi de longueur. — Les *piliers*, au nombre de quatre, partent de la base de la luette et se dirigent à droite et à gauche. Les deux piliers du même côté s'écartent en s'éloignant du voile du palais et limitent une cavité, *fosse amygdalienne*, qui renferme l'amygdale. *Le pilier antérieur* descend au-devant de l'amygdale et se porte à la base de la langue en limitant l'isthme du gosier. Il contient dans son épaisseur le muscle glosso-staphylin. Le *pilier postérieur* descend en arrière de l'amygdale et se perd sur les parois latérales du pharynx. Il renferme le muscle pharyngo-staphylin.

Structure. — Le voile du palais contient des muscles, des vaisseaux, des nerfs, des glandes, et une membrane muqueuse.

1º *Muscles.* — Il y en a douze, six de chaque côté de la ligne médiane : glosso-staphylin, pharyngo-staphylin, péristaphylin interne, péristaphylin externe, palato-staphylin et occipito-staphylin.

Glosso-staphylin. — Situé dans le pilier antérieur, il *s'insère* en haut à la face inférieure de l'aponévrose du voile du palais. De là il se dirige en bas et en avant, dans l'épaisseur du pilier antérieur, pour se terminer à la langue dont il concourt à former les fibres longitudinales superficielles. Il est *constricteur* de l'isthme du gosier.

Pharyngo-staphylin. — Situé dans le pilier postérieur, il *s'insère*, en haut, à la face inférieure du voile du palais par un faisceau principal, au cartilage de l'orifice de la trompe d'Eustache et à la face supérieure de l'aponévrose du voile du palais par deux petits faisceaux.

Ces trois faisceaux convergent, pour former le pilier postérieur, et se portent sur les parties latérales de la face interne du pharynx, où les fibres s'étalent à la face interne de l'aponévrose pharyngienne. Les fibres les plus internes arrivent sur la ligne médiane et s'insèrent sur l'aponévrose du pharynx, en s'entre-croisant avec celles du côté opposé; les moyennes se portent sur l'aponévrose, tandis que les plus externes se portent en avant et s'insèrent au bord post. du cartilage thyroïde.

Péristaphylin interne. — Il *s'insère* au sommet du rocher et à la partie inférieure de la portion cartilagineuse de la trompe d'Eustache (point fixe).

Il se porte en bas et en dedans pour s'insérer à la face supérieure de l'aponévrose du voile du palais, en se confondant avec celui du côté opposé. La direction et les insertions de ce muscle montrent d'une façon évidente qu'il est *élévateur* du voile du palais.

Péristaphylin externe. — Il *s'insère* en haut dans la fossette scaphoïde de l'apophyse ptérygoïde, et par quelques fibres à la portion cartilagineuse de la trompe d'Eustache. Il se porte verticalement en bas, en suivant l'aile interne de l'apophyse ptérygoïde. Il se réfléchit à angle droit sur le crochet de l'aile interne de l'apophyse ptérygoïde, dont il est séparé par une petite synoviale ; puis il devient transversal et s'épanouit sur la face inférieure de l'aponévrose du voile du palais, en se confondant avec celui du côté opposé. Ce muscle est *tenseur* du voile du palais.

Palato-staphylin. — Petit muscle presque confondu avec celui du côté opposé. Il *s'insère* en avant à l'épine nasale postérieure, et en arrière à la face profonde de la muqueuse qui recouvre la luette. Il est situé entre la muqueuse nasale et l'aponévrose du voile du palais. Il est *élévateur de la luette.*

Occipito-staphylin. — Sappey donne ce nom à quelques fibres du constricteur sup. du pharynx, qui s'insèrent à l'aponévrose du voile du palais.

2° *Vaisseaux et nerfs.* — Les *artères* sont la *palatine supérieure* et la *palatine inférieure.* — Les *veines* accompagnent les artères. — Les *lymphatiques* se jettent dans les ganglions situés entre les muscles styliens et sur les côtés du larynx. — Les *nerfs,* indépendamment du *grand sympathique* qui se distribue au voile du palais avec les artères, sont moteurs et sensitifs. *a.* Les *nerfs moteurs* viennent du trijumeau, du facial et du spinal. Le *trijumeau* anime le péristaphylin externe. Le *facial* anime les muscles péristaphylin interne et

palato-staphylin, auxquels il envoie le grand nerf pétreux superficiel, et le glosso-staphylin par un rameau commun à ce
muscle et au stylo-glosse. Le *spinal* se rend au pharyngo-staphylin et à l'occipito-staphylin. *b*. Les *nerfs sensitifs* viennent
du trijumeau par les nerfs palatins, du glosso-pharyngien et
du pneumogastrique par leurs rameaux pharyngiens.

3o *Glandes*. — Les glandes de la face supérieure sont analogues à celles de la pituitaire, tandis que celles de la face inférieure ressemblent aux glandes de la cavité buccale.

E. — Muqueuse buccale.

La muqueuse buccale s'appelle *palatine* sur le palais, *linguale* sur la langue, *labiale* sur les lèvres, *génienne* sur les
joues, et *gencives* au niveau du bord alvéolaire du maxillaire.

Les muqueuses *palatine* et *gingivale* sont des fibro-mu-
queuses. Elles
sont intime-
ment confon-
dues avec le
périoste sous-
jacent, et ce-
lui-ci se dé-
tache facile-
ment de la
surface osseu-
se, excepté au
niveau des su-
tures de la
voûte palatine
où il adhère.

Structure.
— *L'épithé-
lium* de la
langue est un
épithélium

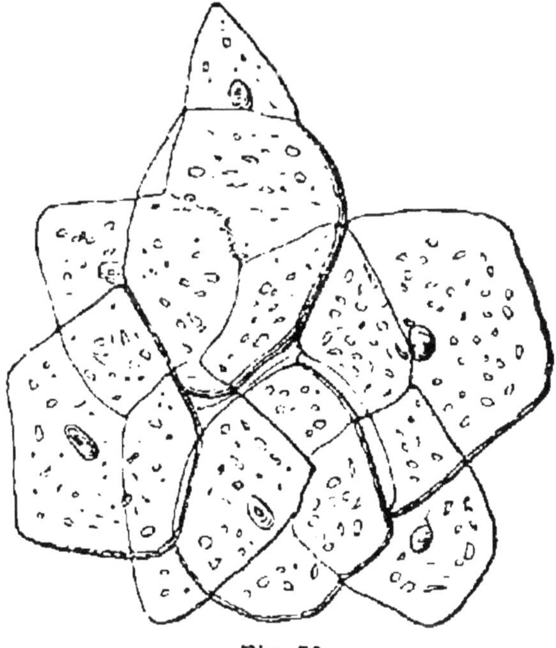

Fig. 72.

pavimenteux stratifié (fig. 72) dont les cellules ont la plus

grande analogie avec celles du corps muqueux de l'épiderme.
— Le *derme*, très-épais à la voûte palatine, sur la face dorsale
de la langue, très-mince, au contraire, sur la face inférieure
de la langue, sur le plancher de la bouche, sur les joues et les
lèvres, est formé de fibres de tissu conjonctif et de fibres élastiques.

Les glandes sont des *glandes en grappe* sécrétant un mucus qui se mélange à la salive (fig. 73). Elles prennent le nom des parties où elles existent.

Elle est couverte d'une quantité innombrable de *papilles*, plus développées au niveau de la langue. On en distingue quatre groupes : les *papilles caliciformes*, *fongiformes*, *corolliformes*, *hémisphériques*.

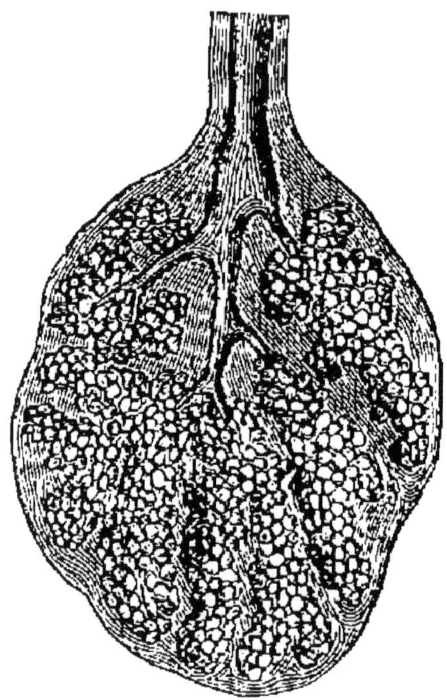

Fig. 73.

Les papilles *hémisphériques* sont les plus simples ; c'est un petit prolongement
du derme ne contenant point de nerfs, mais des vaisseaux.
Ces papilles sont répandues dans la bouche, ce sont les seules
qui existent à la face inférieure de la langue, au plancher de
la bouche, au voile du palais, aux lèvres et aux joues. On
pourrait considérer les papilles plus développées comme une
agglomération de papilles hémisphériques sous des aspects
différents.

Les papilles *corolliformes* siégent à la face dorsale de la
langue, en avant du V lingual. Elles sont extrêmement nom-

breuses ; elles forment des lignes régulières, séparées par des intervalles qui partent du sillon médian de la langue et qui se dirigent obliquement en avant et en dehors. Ces papilles sont découpées, au niveau de leur extrémité libre, à la manière d'une corolle. Chaque prolongement est muni d'un long appendice épithélial. Elles sont formées de tissu conjonctif et de fibres élastiques nombreuses.

Les papilles *fongiformes*, plus volumineuses et moins nombreuses, apparaissent sous forme de petites élevures rougeâtres au milieu de papilles corolliformes. On ne les trouve que sur les deux tiers antérieurs de la face dorsale de la langue, sur les bords et à la pointe ; il y en a de 150 à 200. Elles ont la forme d'un champignon. Elles sont constituées par une élevure du derme, surmontée dans tous les points de papilles hémisphériques. Elles renferment moins de fibres élastiques que les précédentes.

Les papilles *caliciformes*, au nombre de dix à douze, sont disposées sur deux lignes obliquement dirigées d'avant en arrière, de dehors en dedans. Ces deux lignes se réunissent à angle aigu au niveau du *trou borgne*, ou *foramen cæcum*. Ce trou, qui n'est autre chose que la dépression centrale d'une de ces papilles, constitue le sommet du V lingual, dont les branches sont formées par les autres papilles caliciformes. Les papilles caliciformes sont constituées par une grosse papille centrale, analogue aux papilles fongiformes, et par un bourrelet circulaire qui l'entoure.

II. — Pharynx.

Le pharynx, intermédiaire à la bouche et à l'œsophage, est situé au-devant de la colonne vertébrale et fixé à l'apophyse basilaire de l'occipital.

Il s'étend de l'apophyse basilaire à la 6ᵉ vertèbre cervicale.

Il a la forme d'une gouttière (fig. 74, coupe du pharynx à l'os hyoïde), dont la face convexe est en rapport avec la colonne vertébrale ; la face concave est en rapport avec les fosses nasales, le voile du palais, l'isthme du gosier, la base de la langue et le larynx. Les bords du pharynx sont fixés sur différents points qui seront indiqués avec la structure.

Cette gouttière se rétrécit vers la partie inférieure et présente 7 ouvertures : celles des fosses nasales, de la bouche, du larynx, de l'œsophage et des trompes d'Eustache.

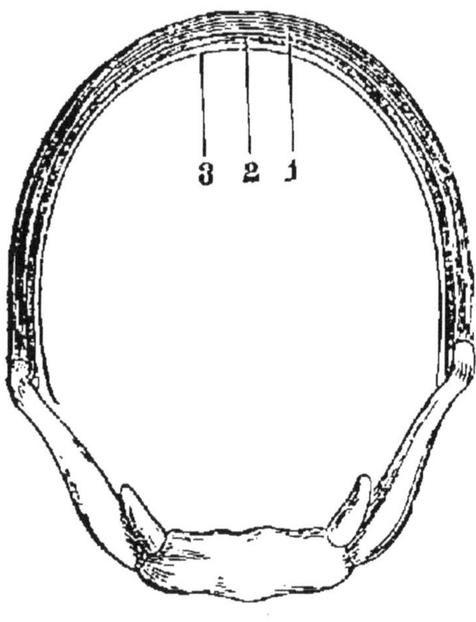

Fig. 74.

La longueur du pharynx est de 14 centimètres. Son diamètre transversal, au niveau du tiers sup. (*portion nasale*), est de 4 centim.; au tiers moyen (*portion buccale*), il est de 5, et au tiers inf. (*portion laryngée*), il atteint à peine 2 cent.

Rapports. — 1° En arrière, avec l'aponévrose prévertébrale, les muscles prévertébraux et les vertèbres. Il est séparé de l'aponévrose par le tissu cellulaire *rétro-pharyngien*.

2° *Sur les côtés*, le pharynx est en rapport avec la carotide primitive et ses deux branches de bifurcation. La carotide interne accompagne le pharynx jusqu'à la base du crâne. La carotide externe, appliquée sur le pharynx à son origine, de même que l'origine de la linguale, de la faciale et de la choroïdienne supérieure, se porte dans l'épaisseur de la glande parotide.

3° *En avant*, le pharynx est largement ouvert et présente sa concavité. Les organes situés en avant lui forment une paroi antérieure. On y trouve de haut en bas : l'orifice postérieur des fosses nasales, la face supérieure du voile du palais, la luette, l'isthme du gosier, la portion verticale de la face dorsale de la langue, l'orifice supérieur du larynx, et enfin la face postérieure du larynx.

Structure. — Ce conduit est composé de trois tuniques : muqueuse, fibreuse, musculeuse ; de vaisseaux et de nerfs.

1º *Couche muqueuse.* — La muqueuse se continue sans ligne de démarcation sensible avec les muqueuses voisines.

L'épithélium est *pavimenteux stratifié* dans les portions buccale et pharyngienne, tandis que dans la portion nasale il est *cylindrique stratifié à cils vibratiles*, comme dans des fosses nasales.

Des *glandes* en grappe sont disséminées au-dessous de la muqueuse.

2º *Couche fibreuse.* — La couche fibreuse, *aponévrose pharyngienne*, occupe toute l'étendue du pharynx. C'est elle qui lui donne sa forme, c'est par elle qu'il prend ses insertions, c'est sur elle que les fibres musculaires se fixent en partie.

Elle est située entre la muqueuse et les muscles du pharynx. Son extrémité supérieure se fixe à la base du crâne, sur l'apophyse basilaire de l'occipital par une petite languette médiane, *aponévrose céphalo-pharyngienne*, et sur les côtés, au sommet du rocher, par une autre languette fibreuse analogue, *aponévrose pétro-pharyngienne*.

Les bords de l'aponévrose pharyngienne sont irréguliers. Ils s'insèrent de haut en bas sur l'apophyse ptérygoïde et l'aponévrose buccinato-pharyngienne ; plus bas, sur l'os hyoïde, la membrane thyro-hyoïdienne, plus bas encore sur les cartilages thyroïde et cricoïde.

3º *Couche musculeuse* (fig. 75). — Cette couche est formée par un ensemble de muscles appliqués sur la face externe de l'aponévrose pharyngienne. Il y en a cinq : les constricteurs supérieur, moyen et inférieur, le stylo-pharyngien et le pharyngo-staphylin.

a. *Constricteur supérieur* (fig. 75, 1). — Muscle quadrilatère, aplati, dont les fibres, parallèles, se dirigent horizontalement. Son insertion *fixe* se fait sur la partie inférieure de l'aile interne de l'apophyse ptérygoïde, sur l'aponévrose du voile du palais, sur l'aponévrose buc-cinato-pharyngienne et sur la partie postérieure de la ligne mylo-hyoïdienne. Son insertion *mobile* se fait en arrière, sur la ligne médiane, à l'aponévrose pharyngienne. Quelques fibres s'entre-croisent en partie avec celles du constricteur du côté opposé.

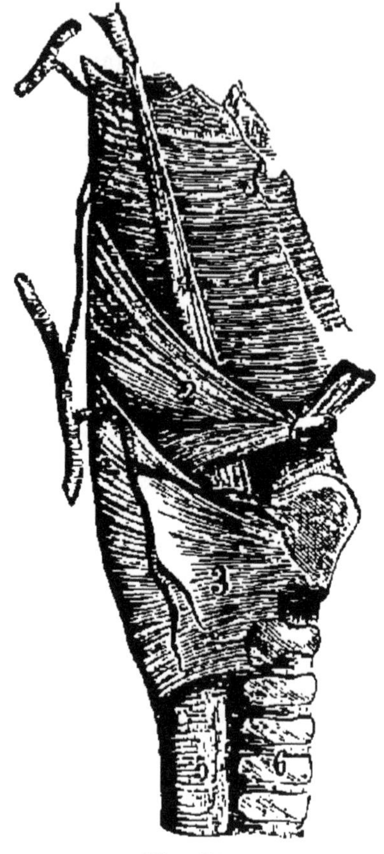

Fig. 75.

b. Constricteur moyen (fig. 75, 2). — Muscle triangulaire, aplati. Il s'insère en avant aux petites et aux grandes cornes de l'os hyoïde. De là ses fibres se portent en arrière, en divergeant. Les supérieures se portent en haut et en dedans, et recouvrent le constricteur supérieur ; les inférieures se portent en bas et en dedans, tandis que les moyennes sont transversales. Ces fibres, ainsi dirigées, arrivent sur la ligne médiane, s'insèrent en partie sur l'aponévrose du pharynx, et s'entre-croisent en partie avec celles du constricteur moyen du côté opposé.

c. Constricteur inférieur (fig. 75, 3). — Il s'insère par son point *fixe* : 1° sur le bord postérieur du cartilage thyroïde et sur la portion triangulaire de la face externe de ce cartilage, située en arrière de la corde fibreuse ; 2° par un autre faisceau sur les parties latérales du cartilage cricoïde. Les fibres se portent en arrière, les inférieures horizontalement, les supérieures en haut et en dedans. Arrivées vers la ligne médiane, elles s'insèrent sur l'aponévrose et s'entre-croisent en partie avec celles du côté opposé

d. Stylo-pharyngien. — Il s'insère à la partie supérieure de l'apophyse styloïde. De là il se porte en bas, en dedans et en avant, pour s'insérer en s'épanouissant sur le bord postérieur du cartilage thyroïde.

Appliqué d'abord sur la face externe du constricteur supérieur, il passe entre le constricteur moyen et l'aponévrose pharyngienne, sur laquelle il s'épanouit.

e. Pharyngo-staphylin. — (Voy. *Voile du palais.*)

Vaisseaux et nerfs du pharynx. — *L'artère pharyngienne inférieure,* branche de la carotide externe, et l'*artère pharyngienne supérieure,* de la maxillaire interne, se distribuent au pharynx. — Les *veines* suivent le trajet des artères. — Les *lymphatiques* se jettent dans un ganglion situé au-dessous de la base du crâne, et dans les ganglions carotidiens. — Les *nerfs* viennent du plexus pharyngien.

III. — Œsophage.

L'œsophage, étendu du pharynx à l'estomac, est situé dans le médiastin postérieur.

Ce conduit, fermé en dehors du moment de la déglutition, est aplati en haut et cylindrique en bas. Il s'étend de la 6° vertèbre cervicale à la 11° dorsale.

A son origine, il déborde de quelques millimètres le côté gauche de la trachée. Plus bas, dans le thorax, il se porte un peu à droite jusqu'à la 4° vertèbre dorsale. Là, il s'incline de nouveau à gauche jusqu'à sa partie inférieure.

Sa *longueur* moyenne est de 22 à 25 cent. Son diamètre, lorsque ce conduit est insufflé, est de 22 à 26 mill. Le point le plus étroit, 22 mill., correspond à la 4° vertèbre dorsale.

Rapports. — 1° *Portion cervicale.* — Elle mesure 4 cent. Elle est en rapport : en avant, avec la trachée ; en arrière, avec la colonne vertébrale, et sur les côtés avec l'artère carotide primitive, le nerf récurrent, les lobes du corps thyroïde et l'artère thyroïdienne inférieure.

Le nerf récurrent droit est situé à droite de l'œsophage, derrière la trachée, tandis que celui du côté gauche est situé sur la face antérieure de l'œsophage, au niveau de l'angle rentrant qu'il forme avec la trachée.

2° *Portion thoracique.* — En avant et de haut en bas, il est en rapport avec la face postérieure de la trachée, l'origine de la bronche gauche et le péricarde, qui le sépare du cœur. En arrière, avec la colonne vertébrale, dont il est séparé par le canal thoracique, la veine azygos, les artères intercostales du côté droit, et à la partie inférieure, par l'aorte. A droite, il est séparé du poumon droit par la plèvre médiastine. A gauche, il est séparé du poumon gauche par la plèvre médiastine, mais à la partie supérieure, il est en rapport avec la crosse de l'aorte et l'origine de l'artère carotide primitive. Les deux nerfs pneumogastriques l'enlacent de leurs ramifications.

3° *Portion abdominale.* — Elle traverse l'orifice œsophagien du diaphragme au-devant de l'aorte. Elle a 1 ou 2 cent. de longueur et elle est recouverte en partie par le péritoine; à droite, elle est en rapport avec le lobe de Spigel.

Structure.—On y trouve trois tuniques superposées : muqueuse, celluleuse, musculeuse, des vaisseaux et des nerfs.

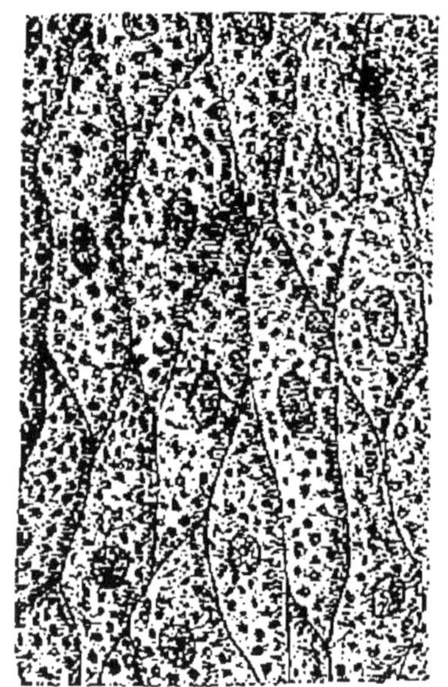

Fig. 76.

1° *Tunique muqueuse.* — La muqueuse a un *épithélium pavimenteux stratifié* (fig. 76, épithélium de l'œsophage); son *derme* est formé de fibres de tissu conjonctif t de fibres élastiques ; de nombreuses *glandes* en grappe existent à sa face profonde (fig. 77, glandes de l'œsophage).

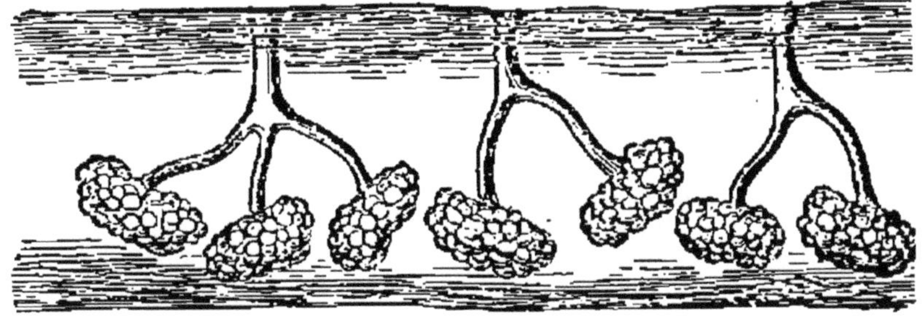

Fig. 77.

2º *Tunique celluleuse.* — Elle forme le tissu sous-muqueux et donne attache aux fibres musculaires.

3º *Tunique musculeuse.* — Les fibres *circulaires* forment des anneaux plus ou moins complets. Les fibres *longitudinales*, plus superficielles, occupent toute la longueur de l'œsophage et se continuent sur l'estomac. Elles sont *striées* dans le tiers supérieur, *lisses* dans les deux tiers inférieurs.

4º *Vaisseaux et nerfs.* — Les *artères* viennent de plusieurs sources. Les *œsophagiennes supérieures* viennent de la thyroïdienne inférieure ; les *moyennes*, de l'aorte thoracique, et les *inférieures*, de la diaphragmatique inférieure ou de l'artère coronaire stomachique. — Les *veines* suivent le trajet des artères. — Les *lymphatiques* se jettent dans les ganglions qui entourent l'œsophage. — Les *nerfs* viennent du pneumogastrique et du grand sympathique.

IV. — Estomac.

L'estomac occupe la région épigastrique et les hypochondres, le gauche surtout.

Régions et rapports. — 1º *Face antérieure.* — Elle est en rapport avec le diaphragme qui la sépare des fausses côtes du côté gauche, avec le foie, et la partie supérieure de la paroi abdominale.

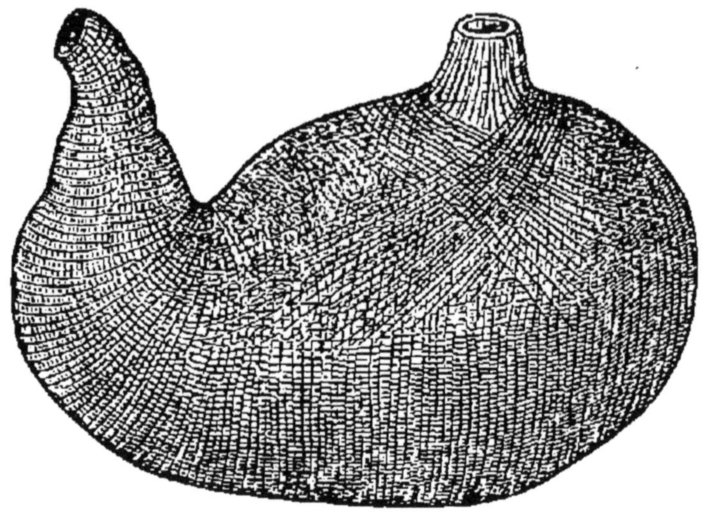

Fig. 78.

2° *Face postérieure* (fig. 78). — Elle repose sur le mésocôlon transverse et sur le côlon transverse. Elle est, en outre, en rapport avec le pancréas, la troisième portion du duodénum, les vaisseaux mésentériques supérieurs, les vaisseaux spléniques.

3° *Bord supérieur*. — Le bord supérieur, ou *petite courbure*, s'étend du cardia au pylore. Il est en rapport avec le lobe de Spigel, le tronc cœliaque et le plexus solaire.

4° *Bord inférieur*. — Appelé aussi *grande courbure*, il donne insertion au grand épiploon. Il est situé contre la paroi abdominale, au-dessus du côlon transverse.

5° *Grosse tubérosité*. — C'est le renflement situé à gauche de l'estomac. Elle répond à toute la portion d'estomac comprise en dehors de l'insertion du cardia. Elle est en rapport, en avant, avec le diaphragme, qui la sépare des fausses côtes ; en arrière, avec la queue du pancréas, l'extrémité supérieure du rein gauche, la capsule surrénale gauche et les vaisseaux spléniques. La grosse tubérosité repose sur l'extrémité gauche de l'arc du côlon. Elle est en rapport par sa partie gauche avec la face interne de la rate, qui s'applique contre l'estomac.

6° *Petite tubérosité.* — C'est le renflement situé à droite de l'estomac, au voisinage du pylore. Sa cavité est *l'antre du pylore.* Elle est en rapport, en avant, avec la paroi abdominale ; en arrière, avec la tête du pancréas et la troisième portion du duodénum ; en bas, avec l'extrémité droite de l'arc du côlon.

7° *Cardia.* — Le cardia, ou orifice œsophagien, est situé au-dessous et en arrière du foie. Il est en rapport en arrière avec les piliers du diaphragme. Il est entouré par le péritoine.

8° *Pylore* (fig. 79, coupe du pylore). — C'est l'orifice droit de l'estomac, l'orifice duodénal. Il regarde en haut, à droite et en arrière. Il est situé en avant de la tête du pancréas et de l'artère hépatique, en arrière de la paroi abdominale, au-dessus du côlon transverse. — *Valvule pylorique* (fig. 79, 7 7). — Cette valvule annulaire est percée, au centre, d'un trou ovalaire admettant à peine l'extrémité du petit doigt (fig. 79, 6). Vue du côté de l'estomac, elle paraît peu saillant et dépasse à peine la surface interne de l'estomac, vue du côté du duodénum, elle présente une large surface. Cette différence d'aspect tient à ce que les fibres du sphincter pylo-

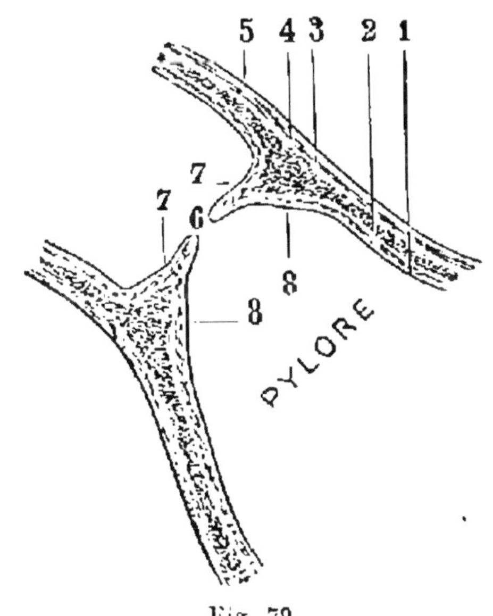

Fig. 79.

rique cessent brusquement à ce niveau, et présentent du côté du duodénum une surface taillée à pic.

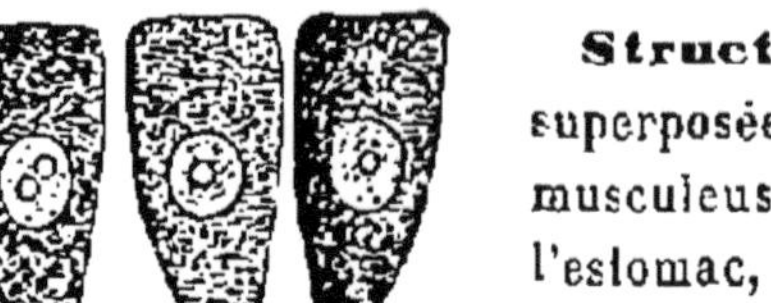

Fig. 80.

Structure. — Quatre tuniques superposées, muqueuse, celluleuse, musculeuse et séreuse, constituent l'estomac, avec des vaisseaux et des nerfs.

1° *Couche muqueuse.* — Son épaisseur est de 1 millimètre. L'épithélium est un *épithélium cylindrique simple* (fig. 80). Le *derme* est constitué par des faisceaux de fibres de tissu conjonctif et quelques fibres élastiques. Des fibres musculaires lisses sont disséminées entre ces éléments ; profondément, elles forment une couche musculaire régulière.

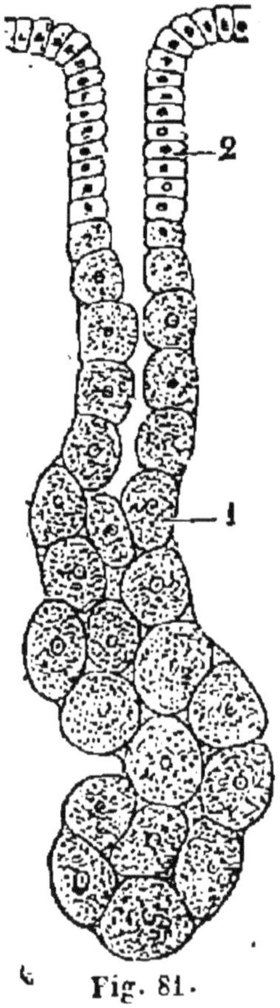

Les *glandes*, *follicules gastriques* (fig. 81), sont nombreuses. Elles présentent 1 millimètre de longueur, et 100 μ de largeur.

Elles sont tapissées par un *épithélium glandulaire* (fig. 81), qui remplit le fond du follicule. Tout près de l'orifice de la glande, ces cellules son remplacées par des cellules cylindriques (fig. 81, 2).

2° *Couche celluleuse.* — C'est le tissu sous-muqueux, qui sert d'insertion aux fibres musculaires de l'estomac.

3° *Couche musculeuse.* — Les fibres musculaires de l'estomac sont de trois espèces. — Les *fibres circulaires* se trouvent dans toute l'étendue de l'estomac, depuis le cardia jusqu'au pylore. Au niveau du pylore, elles se multiplient et consti-

Fig. 81.

tuent une couche musculaire considérable qui joue le rôle d'un vrai muscle sphincter (sphincter pylorique). — Les *longitudinales* ne forment pas un plan régulier. Elles sont plus superficielles que les deux autres. On les rencontre à la petite courbure et aux deux extrémités de l'estomac. A la petite courbure, ces *fibres* établissent la continuité entre celles de l'œsophage et celles du duodénum. Elles constituent un faisceau assez considérable, *cravate de Suisse*. A l'extrémité gauche de l'estomac, sur le renflement de la grosse tubérosité, on voit une sorte d'éventail dont les irradiations partent du cardia : c'est une partie des fibres longitudinales œsophagiennes qui se terminent à ce niveau. Sur la petite tubérosité, on observe une disposition analogue, quoique plus irrégulière, due à l'insertion des fibres qui viennent du duodénum. — Les *fibres obliques*, ou *en anse*, forment le plan le plus profond. Elles présentent une partie moyenne qui embrasse la grosse tubérosité de l'estomac, et deux extrémités qui viennent se fixer sur les deux faces de cet organe, à une distance plus ou moins considérable de la grande courbure.

4º *Couche séreuse*. — Formée par le péritoine. (Voy. *Péritoine*.)

5º *Vaisseaux et nerfs*. — Les *artères* occupent, toutes, les courbures de l'estomac. La *coronaire stomachique* longe la petite courbure avec la *pylorique*. La *gastro-épiploïque droite* et la *gastro-épiploïque gauche* sont situées sur la grande courbure. Les *vaisseaux courts* se rendent à la grosse tubérosité de l'estomac. — Les *veines* sont dépourvues de valvules et se jettent dans le système de la veine porte. — Les *lymphatiques* se rendent dans les ganglions situés au niveau des deux courbures de l'estomac. — Les *nerfs* viennent du pneumogastrique et du grand sympathique.

V. — Intestin grêle.

L'intestin grêle, intermédiaire à l'estomac et au gros intestin, a une longueur de 8 mètres.

A son origine, il décrit une courbe autour de la tête du pancréas, puis il forme les *circonvolutions intestinales*.

On divise l'intestin grêle en deux portions: 1º le *duodénum*; 2º l'*intestin grêle* proprement dit, qui se divise en jéjunum et iléon. Le *jéjunum* comprend les trois cinquièmes supérieurs, et l'*iléon* le reste.

L'intestin grêle plonge dans le bassin, il se porte dans les flancs, où il recouvre le côlon ascendant et le côlon descendant; il recouvre la colonne vertébrale, l'aorte et la veine cave inférieure. Il est situé au-dessous du côlon transverse et du mésocôlon transverse.

Duodénum. — Il est limité en haut par le pylore, en bas par les vaisseaux mésentériques supérieurs.

Direction et division. — Il offre trois portions : la 1re se porte en haut, à droite et en arrière, la 2e en bas, et la 3e horizontalement. Ces 3 portions embrassent la tête du pancréas.

La première portion, mobile, a 5 cent.; la deuxième, fixe, a de 6 à 7 cent. ; la 3e, fixe aussi, a de 7 à 8 cent.

Rapports. — 1re *portion.* — En avant, avec le foie et le col de la vésicule biliaire ; en arrière, avec le tronc de la veine porte, l'artère hépatique et la gastro-épiploïque droite. Le petit épiploon se prolonge à la partie supérieure de la première portion, et le grand épiploon à sa partie inférieure.

2e *portion.* — En avant, avec le coude droit du côlon ; en arrière, avec le hile du rein, le canal cholédoque, le canal pancréatique et la veine cave inférieure ; en dehors, avec le côlon ascendant ; en dedans, avec la tête du pancréas qui adhère intimement aux tuniques du duodénum. Le péritoine recouvre cette portion du duodénum et l'applique contre les parties profondes, de sorte que sa face postérieure est dépourvue de séreuse.

3e *portion.* — Cette portion est en rapport, en avant, avec le bord adhérent du mésocôlon transverse, dont les deux feuillets l'embrassent. Le feuillet supérieur la sépare de l'estomac; le feuillet inférieur, de l'intestin grêle. Au-devant de celte portion sont encore situés les vaisseaux mésentériques supérieurs. En arrière, elle est en rapport avec l'aorte, la veine cave inférieure et les piliers du diaphragme.

Structure de l'intestin grêle. — L'intestin grêle, comprenant le duodénum, est formé de quatre tuniques ainsi superposées, de dedans en dehors; muqueuse, celluleuse, musculeuse, séreuse. Des vaisseaux et des nerfs complètent cette structure.

1° *Couche muqueuse.* — C'est à sa surface que se fait presque uniquement l'absorption intestinale.

2° *Couche celluleuse.* — Formée uniquement de tissu cellulaire, cette couche est située entre la musculeuse, qui y prend des insertions, et la muqueuse.

3° *Couche musculeuse.* — Cette couche est formée par deux ordres de fibres : circulaires et longitudinales. Les premières forment un plan profond et régulièrement étendu du pylore au cœcum. Les fibres longitudinales, superposées aux autres, s'étendent du pylore au cœcum.

4° *Couche séreuse.* (Voy. *Péritoine.*)

La muqueuse est hérissée de *villosités* et de *valvules conniventes*, et criblée d'orifices glandulaires. Elle est formée de deux couches. L'épithélium est un *épithélium cylindrique simple* (fig. 82, 1), recouvert d'une mince cuticule dite *tunica*

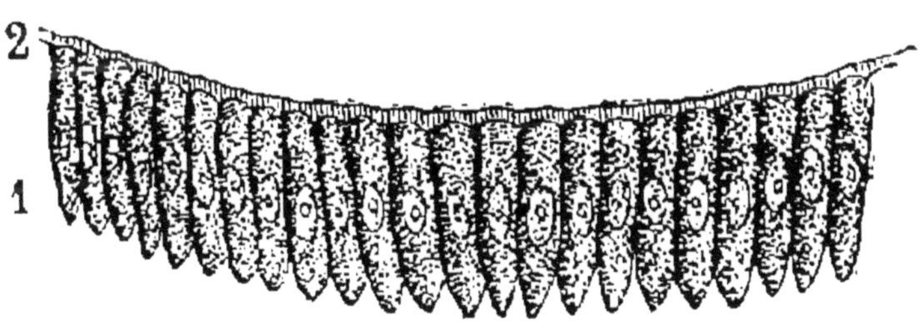

Fig. 82.

intima (fig. 82, 2). Le *derme* est formé de faisceaux de fibres de tissu conjonctif diversement entre-croisés. On y trouve quelques fibres musculaires lisses, plus abondantes à la face profonde de la muqueuse, et des fibres élastiques.

Villosités. — Les villosités sont de petites saillies, le plus souvent coniques, qui hérissent la surface de la muqueuse (fig. 83, villosités et follicules clos grossis). Elles ont une longueur moyenne de quelques dixièmes de millimètre.

La villosité est recouverte par l'épithélium cylindrique de la muqueuse. La partie centrale est une saillie du derme. La villosité, organe d'absorption, est très-vasculaire. Des artères nombreuses s'y rendent ; elles se ramifient dans son épaisseur et donnent naissance aux veines. Les lymphatiques des villosités ou chylifères naissent par une extrémité dilatée, en forme d'ampoule, au centre de la villosité.

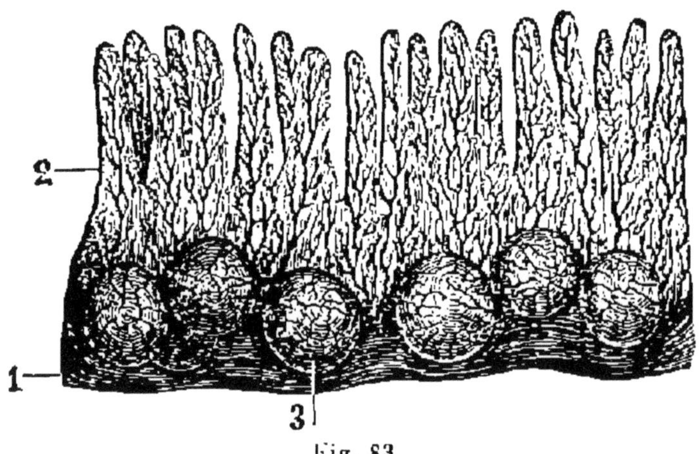

Fig. 83.

Valvules conniventes. — Les valvules conniventes sont des replis de la muqueuse siégeant sur toute l'étendue de la muqueuse intestinale, excepté dans la partie la plus inférieure de l'intestin et dans la première portion du duodénum. Elles sont très-abondantes dans la première partie de l'intestin grêle, surtout dans les deuxième et troisième portions du duodénum. Ces replis n'occupent pas toute la circonférence de l'intestin, mais une partie seulement, les deux tiers, les trois quarts. Leurs

extrémités se perdent insensiblement sur les parois de la muqueuse. Leur bord libre est toujours incliné du côté de l'anus.
Les valvules conniventes sont couvertes de villosités.

Glandes. — La muqueuse de l'intestin grêle contient les glandes de Lieberkühn, les glandes de Brunner et des follicules clos.

Les *glandes de Lieberkühn* forment une couche continue dans toute l'étendue de la muqueuse intestinale, à la surface des valvules conniventes et dans leurs intervalles. Ce sont des glandes en cœcum comme celles de l'estomac. Elles ont une paroi propre, mince et transparente, tapissée par une couche d'épithélium cylindrique (fig. 84, orifice d'une glande de Lieberkühn, 1, avec des cellules épithéliales de l'intestin, 3).

Les *glandes de Brunner* (fig. 85) occupent seulement le duodénum. Elles sont très-abondantes sur la première portion du duodénum, moins sur la deuxième, moins encore sur la troisième, où elles disparaissent complétement. Les unes ont le volume d'une tête d'épingle, d'autres sont grosses comme de petits pois et très-sensibles au toucher.

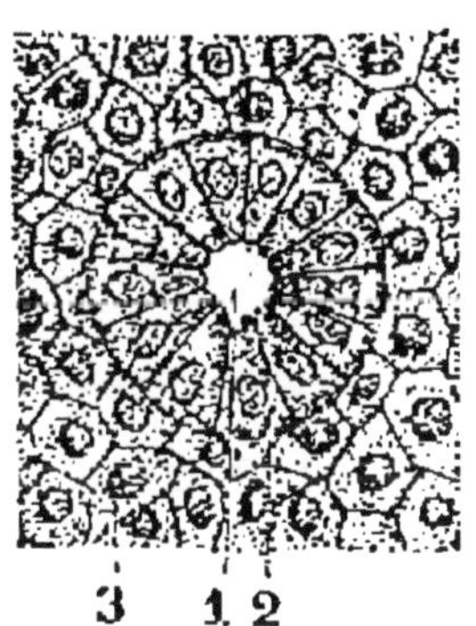

Fig. 84.

Les *follicules clos* existent partout. Ils sont profondément situés dans l'épaisseur de la muqueuse. Leur volume varie ; il en est de microscopiques, tandis que d'autres ont le volume de la tête d'une grosse épingle. Ils sont recouverts de villosités et de glandes en tube ou de Lieberkühn. Ces follicules sont formés de tissu lymphoïde. On leur donne encore le nom de *follicules clos solitaires.*

Les *glandes de Peyer* sont des groupes plus ou moins considérables de follicules clos situés dans la muqueuse de l'intestin grêle ; ces glandes, appelées aussi *plaques de Peyer*, sont en nombre variable de 35 à 40 ; elles sont disposés sur le bord convexe de l'intestin grêle, dans le cinquième inférieur de ce tube ; leur grand axe est dirigé longitudinalement. Leur forme est ovale. Elles ont de 2 à 10 cent. ; tantôt elles sont recouvertes par des replis muqueux, tantôt la muqueuse est régulièrement étalée à leur surface. On les appelle encore *follicules clos agminés*.

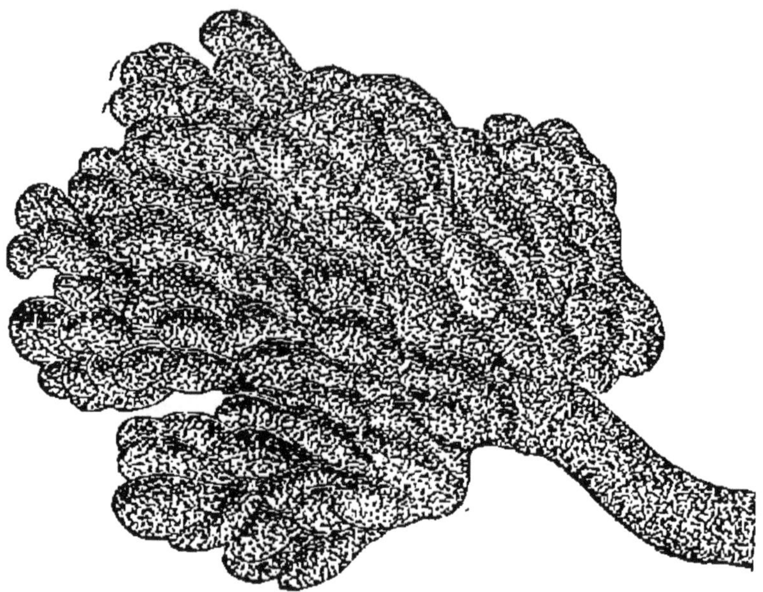

Fig. 85.

Vaisseaux et nerfs. — Les *artères* viennent de la mésentérique supérieure. Le duodénum reçoit en outre la pancréaticoduodénale, branche de la gastro-épiploïque droite. — Les *veines* constituent la grande mésaraïque, l'une des principales *racines* de la veine porte. — Les *lymphatiques*, ou *chylifères*, nés des villosités, forment des troncs qui suivent le trajet des vaisseaux mésentériques supérieurs, et se jettent dans les ganglions mésentériques. — Les *nerfs* viennent du plexus mésentérique supérieur.

VI. — Gros intestin.

Il s'étend de l'intestin grêle à l'anus.

Division. — Son origine, un peu renflée dans la fosse iliaque droite, constitue le *cæcum*. La portion suivante, jusqu'au foie, porte le nom de *côlon ascendant* ; viennent ensuite le *côlon transverse* et le *côlon descendant*. Au niveau de la fosse iliaque gauche, il constitue le *côlon iliaque* ou S iliaque, qui prend le nom de *rectum* dans le petit bassin.

Direction. — A partir de la fosse iliaque droite, le gros intestin décrit une grande courbe qui entoure l'intestin grêle.

Forme. — Il présente sur la plus grande partie de sa longueur trois dépressions longitudinales, entre lesquelles on voit une série très-nombreuse de saillies et de dépressions. Il a une longueur de 1ᵐ,65.

Cœcum et valvule iléo-cœcale. — Le *cæcum* est le cul-de-sac qui constitue l'origine du gros intestin. Il est limité par une ligne horizontale passant par la valvule iléo-cœcale.

Il présente vers son sommet, un prolongement ou *appendice iléo-cœcal* (fig. 86, 1). Il repose sur l'aponévrose iliaque, derrière la paroi abdominale. Il est peu susceptible de déplacement, aussi son augmentation de volume se fait-elle toujours sur place.

Rapports. — Il est en rapport, en bas, avec le muscle psoas-iliaque, en avant et en bas, avec l'angle rentrant que forment en se réunissant la fosse iliaque et la paroi abdominale ; en avant, avec cette même paroi.

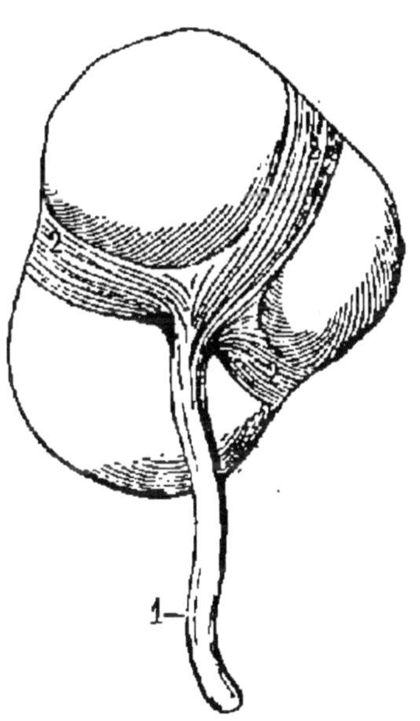

Fig. 86.

Lorsqu'il est peu volumineux, il est recouvert par les circonvolutions intestinales.

Quelquefois le péritoine forme un repli en arrière du cæcum, c'est le *mesocæcum.*

L'appendice iléo-cœcal est un petit cordon, vestige du pédicule de la vésicule ombilicale du fœtus.

La *valvule iléo-cœcale*, appelée encore *valvule de Bauhin, barrière des apothicaires*, est formée par deux replis membraneux limitant un orifice antéro-postérieur qui fait communiquer l'intestin grêle avec le gros intestin. Cette ouverture, en forme de boutonnière, est située sur la paroi interne du cœcum. La lèvre supérieure de la valvule déborde l'ouverture en bas, du côté du cœcum, de sorte qu'une pression venant à agir de l'intérieur du cœcum sur la lèvre supérieure, celle-ci s'applique sur l'inférieure et ferme l'ouverture. Tel est le mécanisme qui empêche les matières de remonter du cœcum dans l'intestin grêle.

Les lèvres de la valvule iléo-cœcale sont formées par une sorte d'invagination de l'intestin grêle dans le cœcum.

Côlon ascendant. — Le côlon ascendant est situé dans la région lombaire. Il est fixé par le péritoine qui passe au-devant du côlon, et qui, dans quelques cas, s'adosse à lui-même à la face postérieure du côlon, pour former le *mésocôlon ascendant*. Le côlon ascendant est en rapport, en avant et sur les côtés, avec les circonvolutions de l'intestin grêle ; en arrière, avec le carré des lombes et le rein droit.

Côlon transverse. — Le côlon transverse, ou *arc du côlon*, sépare les côlons ascendant et descendant. Il décrit une courbe à convexité antérieure, et suit le contour de la paroi abdominale entre les régions épigastrique et ombilicale.

Il est retenu à la colonne vertébrale par le *mésocôlon transverse*. Il est en rapport, en avant, avec la paroi abdominale ; en arrière, avec l'insertion du mésocôlon transverse ; en haut, avec la grande courbure de l'estomac ; en bas, avec les circonvolutions intestinales.

Côlon descendant. — Il est limité en haut par le coude qu'il forme avec le côlon transverse, et en bas par la crête iliaque. Il est en rapport en avant et sur les côtés avec les anses intestinales, en arrière avec le rein gauche et le carré des lombes. Le péritoine se comporte sur lui comme sur le côlon ascendant.

Côlon iliaque ou S iliaque. — Il occupe la fosse iliaque du côté gauche. A ce niveau, le gros intestin décrit deux grandes courbures en forme d'S, qui sont retenues à la fosse iliaque par un long repli du péritoine, *mésocôlon iliaque.*

Le côlon iliaque est limité par la crête iliaque en haut et la symphyse sacro-iliaque gauche en bas. Il repose sur l'aponévrose iliaque et le psoas-iliaque. Il est recouvert de tous côtés par les circonvolutions intestinales. Il croise les vaisseaux spermatiques et les vaisseaux iliaques du côté gauche.

Rectum. — Le rectum est étendu de la symphyse sacro-iliaque gauche à l'anus. Il a une longueur de 20 centimètres. — Il décrit dans son trajet une courbure concave en avant, moulée sur celle du sacrum, et une autre concave en arrière, embrassant le coccyx par sa concavité.

Rapports. — 1º *Portion supérieure ou péritonéale.* — Cette portion est en rapport, en avant, avec le péritoine qui la sépare de la vessie chez l'homme, de l'utérus et du vagin chez la femme. Le péritoine forme un cul-de-sac *recto-vésical* chez l'homme, *recto-vaginal* chez la femme. Sur les côtés, il est en rapport aussi avec le péritoine, qui remonte insensiblement jusqu'à la partie postérieure, où il s'adosse à lui-même pour former le *mésorectum.* En arrière, il est en rapport avec le sacrum et l'artère sacrée moyenne.

2º *Portion inférieure.* — *Chez l'homme,* elle est en rapport, en avant et de haut en bas, avec la vessie, les vésicules séminales et la prostate ; en arrière, avec le coccyx ; sur les côtés et de haut en bas, avec le tissu cellulaire sous-péritonéal et le muscle releveur de l'anus qui le sépare de la fosse ischio-rectale. La partie la plus inférieure est entourée par le sphincter externe de l'anus. (Voy. *Périnée.*)

Chez la femme, il est en rapport, en avant, avec le vagin, dans une grande partie de son étendue, *cloison recto-vaginale ;*

en arrière, avec le sacrum et le coccyx ; sur les côtés, avec le muscle releveur de l'anus.

Structure. — 4 couches : muqueuse, celluleuse, musculeuse, séreuse, des vaisseaux et des nerfs, constituent le gros intestin.

A. *Couche muqueuse.* — Formée d'une couche d'*épithélium simple* et d'un *derme* peu épais, comme celui de la muqueuse de l'intestin grêle. Les *glandes* sont les suivantes :

Les *follicules clos*, analogues à ceux de l'intestin grêle, sont plus abondants dans le côlon.

Les *glandes en tube* sont un peu plus volumineuses que celles de l'intestin grêle, mais elles ont la même forme.

Les *glandes utriculaires* sont des glandes en forme de follicules, s'ouvrant à la surface de la muqueuse par un orifice très-apparent.

B. *Couche celluleuse.* — Elle réunit la musculeuse à la muqueuse.

.C. *Couche musculeuse.* — Formée de deux ordres de fibres, les unes longitudinales et superficielles, les autres circulaires et profondes. Ces dernières forment une couche régulière dans toute l'étendue de l'intestin, si ce n'est au niveau du rectum. Les autres forment trois bandelettes, qui semblent prendre naissance au niveau de l'appendice vermiculaire du cæcum (fig. 86, 2, 2, 2).

D. *Couche séreuse.* — (Voy. *Péritoine.*)

E. *Vaisseaux et nerfs.* — Les *artères* viennent de plusieurs sources. La mésentérique sup. fournit les 3 côliques droites. La mésentérique inf. fournit les 3 côliques gauches.

Les *veines* se divisent en deux groupes : celles de la moitié droite se jettent dans la grande veine mésaraïque, tandis que celles de la moitié gauche vont dans la petite veine mésaraïque.

Les *lymphatiques* ont été peu étudiés.

Les *nerfs* viennent du plexus mésentérique supérieur et du plexus mésentérique inférieur.

ARTICLE SECOND

ANNEXES DU TUBE DIGESTIF.

Ces annexes sont les glandes salivaires, les amygdales, le foie, la rate et le pancréas.

I. — Glandes salivaires.

Les glandes salivaires, glandes en grappe composée, sont au nombre de trois de chaque côté de la ligne médiane : la *sublinguale*, la *sous-maxillaire* et la *parotide*.

Structure des glandes salivaires. — Elles ont la structure des glandes en grappe ; elles présentent seulement quelques caractères qui les distinguent. Leurs acini sont remarquables par le volume considérable de leurs culs-de-sac (fig. 87) ;

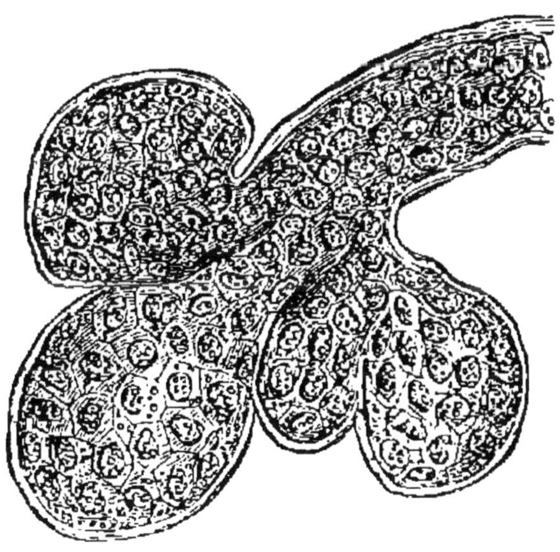

Fig. 7.

ils sont plus volumineux que le conduit sécréteur, étendu de l'acinus au canal excréteur. On y trouve un *épithélium pavimenteux simple*, quand la glande est à l'état de repos ; quand elle fonctionne, c'est un épithélium amorphe, homogène, qui subira une segmentation en cellules pendant le repos de la glande (fig. 87).

1o Glande sublinguale. — Située au-dessous de la langue, dans le plancher de la bouche, cette glande a le volume d'un haricot de grosseur ordinaire. Sa surface est bosselée.

Son grand axe est dirigé en arrière et en dehors.

Rapports. — Elle a une extrémité ant. et int., une extrémité post. et ext., une face int., une face ext., un bord sup. et un bord inf. — *L'extrémité ant.* est en contact avec celle du côté opposé, au-dessus des tendons des muscles génio-glosses. — *L'extrémité post.* paraît se continuer avec le prolongement antérieur de la glande sous-maxillaire. — La *face int.* est en rapport avec les muscles lingual inférieur et génio-glosse. Elle est croisée d'arrière en avant par le canal de Warthon, le nerf lingual et les veines linguales. — La *face ext.* est logée dans la fossette sublinguale du maxillaire inférieur. — Le *bord sup.* est sous-muqueux. — Le *bord inf.* est situé dans l'angle rentrant formé par la réunion du mylo-hyoïdien et du génio-hyoïdien.

Structure. — Cette glande est formée d'un petit groupe de glandes muqueuses très-rapprochées les unes des autres. Ces glandes sont séparables, et chacune d'elles possède un canal excréteur particulier.

Les *conduits excréteurs* sont au nombre de 5 ou 6; ils s'ouvrent sur la muqueuse buccale, au niveau du bord supérieur de la glande. On les appelle *conduits de Rivinus.*

La glande sublinguale reçoit ses *artères* de la sublinguale et de la sous-mentale. Les *veines* suivent les artères. Les *nerfs* viennent du lingual.

2o Glande sous-maxillaire. — Glande située dans la fossette sous-maxillaire du maxill. inf. Elle se moule dans l'angle que forme le muscle mylo-hyoïdien avec le maxillaire inférieur. Elle a, par conséquent, la forme d'un prisme triangulaire. Elle est moins volumineuse que la parotide, et beaucoup plus que la glande sublinguale.

Rapports. — Elle a 3 faces, 3 bords et 2 extrémités. — *Face ext.* Elle est en rapport avec l'os. Cette face est séparée de l'os par les ganglions sous-maxillaires et par le nerf myloïdien du dentaire inférieur. Vers son bord inférieur, elle est en rapport avec l'artère et la veine sous-mentales. — *Face int.* Elle est en rapport avec le muscle mylo-hyoïdien, avec l'hyoglosse et avec le nerf grand hypoglosse. — *Face inf.* Elle est en rapport avec l'aponévrose cervicale, le peaucier et la peau. — *Extrémité ant.* Elle est appliquée contre le ventre antérieur du digastrique. — *Extrémité post.* Elle est adossée à l'extrémité inférieure de la parotide, dont la sépare une cloison fibreuse Elle présente un sillon dans lequel est logée l'artère faciale.

Structure. — La glande sous-maxillaire est contenue dans un dédoublement de l'aponévrose cervicale superficielle. Elle reçoit des *artères* de la faciale et de la sous-mentale. Les *veines* se jettent dans la faciale et dans la sous-mentale. Les *nerfs* viennent du ganglion sous-maxillaire.

Le conduit excréteur, *conduit de Warthon*, naît de la face interne de la glande, et se porte en avant et en dedans vers le frein de la langue, à la partie inférieure duquel il s'ouvre en s'adossant à celui du côté opposé, au sommet d'une sorte de tubercule.

Ce canal est situé, immédiatement après son origine, entre le mylo-hyoïdien et le lingual inférieur ; plus loin, il est entre le génio-glosse et la face interne de la glande sublinguale. Avant sa terminaison, il est sous-muqueux.

3° **Glande parotide.** — La plus volumineuse de toutes les glandes salivaires, la glande parotide, occupe la région parotidienne Elle est très irrégulière.

A *Rapports de la surface de la parotide.* — 1° Avec le bord postérieur de la branche du maxillaire, avec le bord antérieur de l'apophyse mastoïde, avec le conduit auditif externe, avec l'apophyse styloïde et l'apophyse transverse de l'atlas. — 2° Une aponévrose entoure cette glande, elle manque dans le point où la glande correspond à l'interstice des ptérygoïdiens, au niveau du pharynx et au-dessous du conduit auditif externe. — 3° En arrière, elle est en rapport avec le muscle sterno-mastoïdien et le digastrique, avec les muscles et les ligaments qui constituent le *bouquet de Riolan*. En avant, avec les muscles ptérygoïdiens. — 4° L'artère carotide interne et la veine jugulaire interne se trouvent sur la face postérieure de la glande parotide. — 5° Plusieurs nerfs sont en rapport avec la face postérieure de la parotide : le glosso-pharyngien, le pneumogastrique, le spinal, le grand hypoglosse et le grand sympathique. — 6° Par l'intermédiaire de l'aponévrose, la glande parotide est en rapport avec la partie postérieure du peaucier, des rameaux du plexus cervical superficiel et la peau.

B. *Rapports intérieurs de la parotide.* — 1° L'*artère carotide externe* la traverse de bas en haut , cette artère donne naissance, dans son épaisseur même, aux auriculaires postérieure et antérieure, à la maxillaire interne et à la temporale superficielle. — 2° La *veine jugulaire externe* traverse aussi la glande. Elle est située en dehors de l'artère carotide externe, et reçoit les branches veineuses correspondant aux branches artérielles nées dans l'épaisseur de la glande. — 3° De nombreux *ganglions lymphatiques* se trouvent dans l'épaisseur de la glande. — 4° Le *nerf facial* et le *nerf auriculo-temporal* la traversent.

Structure. — De tous les lobules partent de petits conduits qui se réunissent entre eux, et qui forment un canal commun, le *conduit de Sténon*.

Ce conduit se dégage de la glande vers le tiers supérieur de son bord antérieur, et se porte, en avant et un peu en haut, à 2 centim. environ au-dessous de l'arcade zygomatique. Parvenu au bord antérieur du masséter, il s'incline en dedans et traverse le muscle buccinateur jusqu'à la muqueuse de la joue. Arrivé à la muqueuse, il la soulève dans une étendue de 1 1/2 à 2 centimètres, et s'ouvre par un orifice très-petit sur la face interne de la joue, au niveau du collet de la deuxième grosse molaire de la mâchoire supérieure.

On trouve souvent sur le trajet du conduit de Sténon, au niveau du point où il traverse le buccinateur, un petit lobe isolé, dont le conduit excréteur se jette dans celui de Sténon, la *parotide accessoire*.

Les *artères* de la parotide sont fournies par la carotide externe, l'auriculaire postérieure, la temporale superficielle. Les *veines* se jettent dans la jugulaire externe. Les *nerfs* viennent de l'auriculo-temporal et de la branche auriculaire du plexus cervical.

Les *lymphatiques* des glandes salivaires ne sont pas connus.

II. — Amygdale.

Située dans la fosse amygdalienne, entre le pilier antérieur et le pilier postérieur du voile du palais, l'amygdale est dirigée obliquement en bas et en arrière.

Rapports. — La *face interne* proémine dans le pharynx. Elle

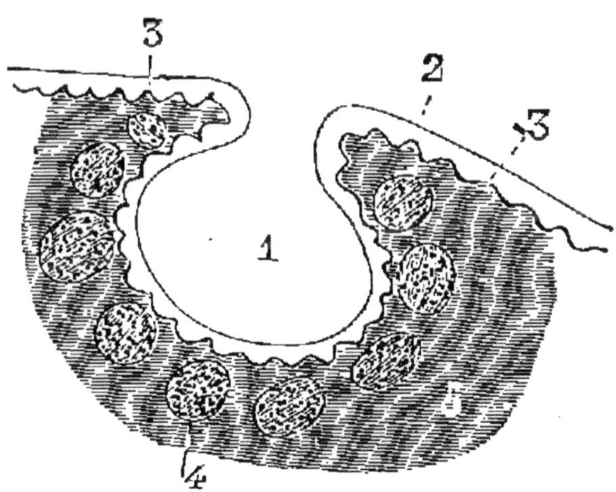

Fig. 88.

est convexe et présente de petits orifices qui conduisent dans les lacunes amygdaliennes. La *face externe*, adhérente, est en rapport avec l'aponévrose pharyngienne, qui la sépare de l'artère carotide interne. Le *bord antérieur*, appliqué contre le pilier antérieur du voile du palais à sa partie supérieure, en est séparé à sa partie inférieure par un angle dont l'ouverture regarde en bas. Le *bord postérieur* est parallèle au pilier postérieur. L'*extrémité supérieure* est située au point de réunion des deux piliers. L'*extrémité inférieure* répond aux parties latérales de la base de la langue.

Structure. — L'amygdale est recouverte par la muqueuse pharyngienne, qui se prolonge sur elle et tapisse les culs-de-sac connus sous le nom de *lacunes* de l'amygdale (fig. 88, 1).

Les nombreux follicules clos qu'on trouve dans l'amygdale sont situés à la face profonde de la muqueuse (fig. 88, 2), d'autres sont situés plus profondément encore.

Les *artères* de l'amygdale sont fournies par la pharyngienne inférieure, par la palatine supérieure, par la palatine inférieure et par la linguale. On ne connaît pas les *lymphatiques*. Les *ner* émanent du nerf glosso-pharyngien et du pneumogastrique.

III. — Foie.

Le foie est situé dans l'hypochondre droit et dans la région épigastrique. Il est d'un rouge brun. Cet organe, très-volumineux, ne dépasse pas à l'état normal le rebord des fausses côtes. Il présente chez l'adulte les dimensions suivantes : diamètre transversal, 28 centim. ; diamètre antéro-post., 20 centim. ; diamètre vertical, 6 centim. Son poids est de 1,451 grammes sur le cadavre, et de 1,937 grammes à l'état physiologique.

Régions et rapports du foie. — Le foie présente deux faces, deux bords et deux extrémités.

Face supérieure. — Convexe et lisse, elle est en rapport avec le diaphragme, qui la sépare des poumons et du cœur.

Face inférieure. — Elle présente trois sillons, deux saillies et quatre dépressions.

Les *sillons* sont situés sur le milieu de la face inférieure.

L'un, étendu du bord antérieur au bord postérieur, divise le foie en deux lobes, droit et gauche : c'est le sillon *antéro-postérieur, longitudinal*, ou de la *veine ombilicale*. Il contient la veine ombilicale, ou le cordon fibreux qui la remplace chez l'adulte. Le *sillon transverse*, ou *hile* du foie, est perpendiculaire au précédent ; il est plus rapproché du bord postérieur du foie que du bord antérieur. Ce sillon a 7 centimètres de longeur et une profondeur considérable : c'est par ce sillon que passent la plupart des organes qui pénètrent dans le foie ou qui en sortent. Le troisième sillon est appelé *sillon de la vésicule biliaire et de la veine cave inférieure*. Il est parallèle à celui de la veine ombilicale, et s'étend comme lui du bord antérieur au bord postérieur du foie. Le sillon transverse tombe perpendiculairement sur lui et le divise en deux parties, dont l'antérieure loge la vésicule biliaire, et la postérieure la veine cave inférieure.

Les *saillies* sont au nombre de deux. Elles sont situées entre ces sillons, et séparées l'une de l'autre par le sillon transverse. L'antérieure, *éminence porte antérieure* ou *lobe carré* du foie, est limitée par le sillon transverse en arrière, la vésicule biliaire à droite et le sillon antéro-postérieur à gauche. La postérieure, *éminence porte postérieure* ou *lobe de Spigel*, est tuée en arrière du sillon transverse, entre la partie postérieure du sillon longitudinal qui loge le canal veineux chez le fœtus, et le sillon de la veine cave inférieure.

Les *dépressions* se trouvent à droite et à gauche des sillons de la face inférieure. L'une, assez étendue, est située sur le lobe gauche : c'est la dépression *gastrique*. Les trois autres sont situées sur le lobe droit : l'antérieure est la dépression *colique*, la moyenne la dépresssion *rénale*, et la postérieure la dépression *surrénale*.

La grosse tubérosité de l'estomac répond au lobe gauche, le pylore et la première portion du duodénum correspondent aux environs du sillon transverse ; le coude droit du côlon est logé dans la dépression colique. L'extrémité gauche du foie recouvre un peu l'extrémité supérieure de la rate. Enfin le bord supérieur do pancréas, sans être en contact avec le foie, est peu éloigné de cette glande. La face inf. du foie est encore en rapport, à droite, avec le rein droit et la capsule surrénale droite.

Bord antérieur. — Il correspond au rebord des fausses côtes, qu'il dépasse rarement. Vers le côté gauche, il est en rapport avec la paroi abdominale au-dessous de l'appendice xiphoïde du sternum. On y trouve deux échancrures, sur les côtés du lobe carré du foie : l'une, droite, est en rapport avec le fond de la vésicule biliaire ; l'autre, gauche, assez profonde, indique l'extrémité antérieure du sillon antéro-postérieur.

Bord postérieur. — Très-épais, le bord postérieur présente une échancrure considérable près de son extrémité gauche, pour loger la colonne vertébrale. Ce bord est plus épais à droite qu'à gauche ; dans presque toute son étendue, surtout à droite, il est en rapport direct avec la face inférieure du diaphragme, sans intermédiaire de péritoine. Au niveau de la colonne vertébrale, il est en rapport avec l'œsophage, l'aorte, les piliers du diaphragme et la veine cave inférieure.

Extrémité droite. — Très-volumineuse, cette extrémité remplit l'hypochondre droit, elle est en rapport avec le diaphragme, qui la sépare des fausses côtes.

Extrémité gauche. — Elle est amincie et plus ou moins allongée, suivant les sujets. Chez l'adulte, le plus souvent, cette extrémité recouvre la grosse tubérosité de l'estomac.

Structure du foie. — Le foie est composé d'enveloppes, d'un tissu propre, de vaisseaux et de nerfs.

Enveloppes. — Le foie a deux enveloppes : le péritoine et la tunique propre. Le *péritoine* recouvre presque toute l'étendue du foie. (Voy. *Péritoine.*) La *membrane fibreuse* qui entoure le foie est très-adhérente à la séreuse et au tissu du foie. Au niveau du hile, elle se réfléchit dans l'intérieur du foie et forme un tube ramifié qui accompagne les organes, vaisseaux, nerfs, etc., qui passent par le hile, jusqu'au voisinage des lobules. Le tube et ses prolongements constituent la *capsule de Glisson.*

Tissu propre. — C'est la substance hépatique dans laquelle se ramifient les vaisseaux, et qui donne naissance aux conduits biliaires. Il est divisé en petites masses, de la grosseur de grains de millet, qu'on appelle *lobules.*

Chaque lobule est formé par un certain nombre de cellules polyédriques, de 10 à 20 μ, se comprimant réciproquement (fig. 89, 1).

Entre les lobules on voit les ramifications terminales de la veine porte, *veines interlobulaires,* d'où partent des vaisseaux capillaires, qui pénètrent dans le lobule et cheminent entre les cellules, qu'elles entourent d'un réseau.

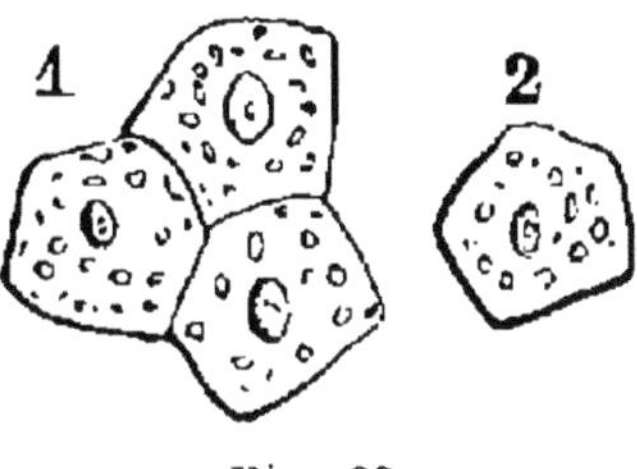

Fig 89.

Tous les capillaires convergent vers le centre du lobule, où ils se reconstituent pour former de petites veines qui sortent du centre du lobule, *veines intralobulaires.* Ces veines s'anastomosent et donnent naissance aux veines sus-hépatiques, qui se portent vers la veine cave inférieure.

Un autre réseau capillaire existe dans les lobules du foie. Ce réseau est formé par les *canalicules biliaires* qui cheminent entre les cellules hépatiques; ces canalicules convergent et s'anastomosent au sortir des lobules, de manière à donner naissance aux canaux biliaires.

Par conséquent, la bile et le sucre seraient produits par les mêmes cellules hépatiques.

Pour Robin, le foie serait composé de deux parties : 1º le *foie glycogéne,* constitué par les cellules hépatiques, formant le sucre et recevant le sang de la veine porte ; 2º le *foie biliaire,* constitué par les glandes en grappe échelonnées le long des voies biliaires, formant la bile et recevant le sang de l'artère hépatique.

Vaisseaux et nerfs. — Les vaisseaux et les nerfs du foie arrivent au hile et pénètrent dans la capsule de Glisson. Ils se ramifient dans l'épaisseur de la glande jusqu'aux lobules.

La *capsule de Glisson* forme aux vaisseaux (sauf les lymphatiques) et aux nerfs un tube qui se ramifie comme ces organes. Par sa surface externe, elle adhère aux lobules du foie.

L'artère hépatique pénètre dans la capsule de Glisson et diminue rapidement de volume. Elle fournit de nombreux rameaux aux parois de la veine porte, des canaux biliaires, de la capsule de Glisson elle-même, et se trouve presque épuisée au moment où elle atteint les lobules.

La *veine porte* amène au foie le sang de toute la portion sous-diaphragmatique du tube digestif et de ses annexes. Elle se ramifie à la manière de l'artère hépatique dans la capsule de Glisson, et se termine par des capillaires autour des cellules hépatiques.

Les *veines sus-hépatiques* naissent des capillaires de la veine porte par un petit tronc qui part du centre du lobule, *veine intralobulaire*. Elles se dirigent, en s'anastomosant, vers le bord postérieur du foie, où elles se jettent dans la veine cave inférieure. Ce sont les seuls vaisseaux du foie, avec les lymphatiques, qui ne soient pas contenus dans la capsule de Glisson.

La *veine ombilicale* n'a d'importance que chez le fœtus.

Les *vaisseaux lymphatiques* naissent autour des lobules par un réseau. Ils suivent ensuite la direction de la veine porte et de l'artère hépatique, mais en dehors de la capsule de Glisson. Ils passent par le hile du foie et se jettent dans les ganglions qui s'y trouvent.

Les *nerfs* viennent de plusieurs sources. Ce sont les ramifications terminales du pneumogastrique gauche, quelques branches du pneumogastrique droit et le plexus hépatique, émanation du plexus solaire, enfin quelques rameaux du phrénique droit.

Appareil biliaire. — L'appareil biliaire se compose des conduits biliaires, du canal hépatique, de la vésicule biliaire, du canal cystique et du canal cholédoque.

Conduits biliaires. — Les conduits biliaires naissent des canalicules biliaires, entre les cellules du foie, et se portent, en s'anastomosant et en suivant les ramifications de la veine porte, vers le hile du foie. Ils sont contenus dans la capsule de Glisson. A leur origine, ces tubes sécrètent. Un peu plus loin, leur structure change, et ils deviennent simplement conduits recteurs. Tous ces conduits convergent, au niveau du hile, pour former le canal hépatique.

Canal hépatique (fig. 90, A). — Étendu du hile du foie au canal cholédoque B, il a, au

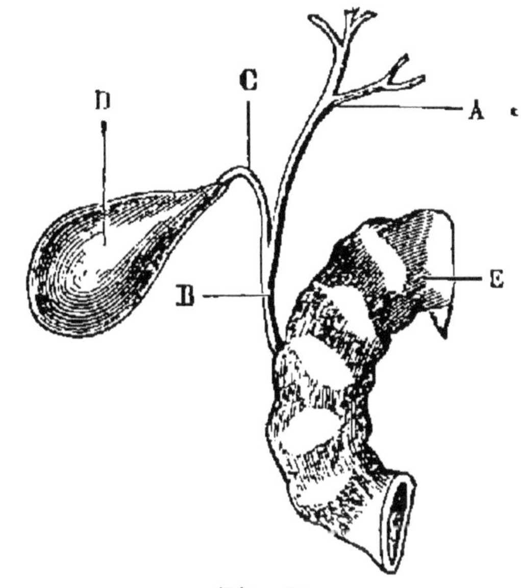

Fig. 90.

plus, 3 centimètres de longueur et 4 millimètres de diamètre. Il est situé en avant du tronc de la veine porte, puis il se réunit à angle aigu au canal cystique.

Vésicule biliaire (fig. 90, D). — Située à la face inférieure du foie, à droite du lobe carré, la vésicule biliaire est dirigée en bas, en avant et à droite. Le *fond*, débordant le foie, est en rapport avec la paroi abdominale. Le *corps* est en rapport en haut avec le foie, en bas avec le péritoine. Le *col* est situé au-devant du sillon transverse. Il repose sur la première portion du duodénum. Il est contourné en *S*.

La vésicule biliaire est formée de trois couches superposées.

La *tunique séreuse* existe seulement sur la moitié inférieure de la vésicule, qu'elle applique contre le foie.

La *tunique musculaire*, sous-jacente, présente des fibres longitudinales superficielles et des fibres circulaires profondes.

La *tunique muqueuse* a une couleur jaunâtre ; elle offre des saillies entre-croisées qui donnent à sa surface libre un aspect aréolaire. Elle est revêtue d'un épithélium cylindrique, et présente à sa face profonde des glandes identiques à celles des conduits biliaires.

Les *vaisseaux* viennent de l'artère cystique, les *nerfs* du plexus hépatique.

Canal cystique (fig. 90, C). — De même longueur et d'un calibre un peu moindre que le canal hépatique, il s'étend de la vésicule biliaire au canal cholédoque. Flexueux à son origine, il devient ensuite rectiligne et se réunit à angle aigu au canal hépatique.

Canal cholédoque (fig. 90, B). — Formé par la réunion des canaux cystique et hépatique, il se porte en bas, en arrière et un peu à gauche vers la partie postérieure et interne du duodénum. Il a une longueur de 7 à 8 centimètres. Il est situé, à son origine, en avant de la veine porte ; plus bas, il se creuse une gouttière sur la tête du pancréas, et s'accole au canal pancréatique avant de pénétrer dans le duodénum. Ces deux canaux, parallèles et accolés, s'engagent dans l'épaisseur du duodénum, soulèvent la muqueuse dans une étendue de 1 1/2 à 2 centimètres, et s'ouvrent, chacun par un orifice distinct, dans l'ampoule de Vater (fig. 91, 3).

L'ampoule de Vater est une saillie de la muqueuse (fig. 91, 4,5), du volume d'un gros pois, située à la partie moyenne et postérieure de la deuxième portion du duodénum. Elle est formée par plusieurs replis muqueux, à la partie supérieure desquels les canaux cholédoque et pancréatique versent leur contenu.

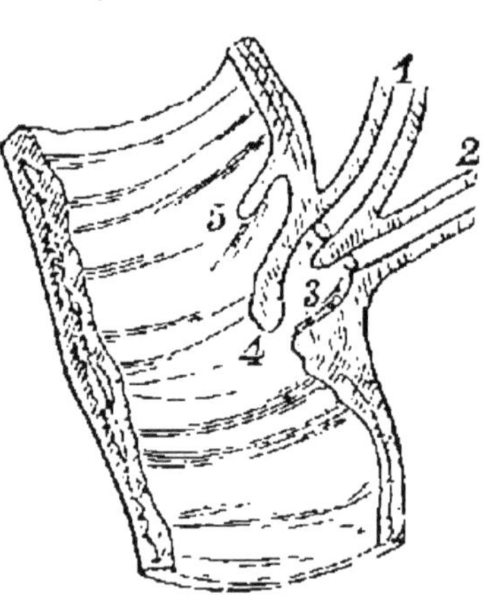

Fig. 91.

Structure. — Les canaux biliaires sont formés d'une couche musculaire à fibres longitudinales superficielles et à fibres circulaires profondes, et d'une muqueuse mince à épithélium cylindrique. Dans tout leur trajet, on trouve des glandes nombreuses, glandes en grappe, situées dans l'épaisseur de leur paroi, qu'elles dépassent quelquefois par leur fond. Ce sont ces glandes qui, d'après Robin, sécréteraient la bile.

IV. — Rate.

Glande vasculaire sanguine, située dans l'hypochondre gauche. *Couleur* lie de vin. *Forme* d'un croissant à concavité interne. *Consistance* peu considérable, son tissu se laisse facilement déchirer.

Rapports. — *Face externe.* — Convexe et unie, en rapport avec le diaphragme, qui la sépare des fausses côtes et de la base du poumon gauche.

Face interne. — Elle présente une série de trous disposés sur une ligne verticale, et qui constituent le hile de la rate. La portion de la face interne située en avant du hile, un peu plus grande que l'autre, est en rapport avec la grosse tubérosité de l'estomac. La partie postérieure de cette face est en rapport avec le pilier gauche du diaphragme et la queue du pancréas.

Bord antérieur. — En rapport avec le diaphragme et avec la paroi abdominale.

Bord postérieur. — En rapport avec la partie supérieure du rein gauche et la capsule surrénale gauche.

Extrémité supérieure. — Un peu plus grosse que l'autre, elle est en rapport avec le diaphragme et l'extrémité gauche du foie.

Extrémité inférieure. — En rapport avec le coude gauche du côlon transverse.

Structure. — La structure de la rate comprend deux membranes qui l'enveloppent, l'une séreuse, l'autre fibreuse, des vaisseaux et des nerfs, la boue splénique, et des follicules clos.

Membrane séreuse. — Formée par le péritoine, cette membrane est mince et très-adhérente. (Voy. *Péritoine*).

Membrane fibreuse. — La membrane fibreuse, ou *tunique propre* de la rate, est élastique et contractile, propriété due à la présence de nombreuses fibres musculaires lisses. Elle se réfléchit au niveau du hile, pour pénétrer dans la rate en formant la *capsule de Malpighi*, analogue à la capsule de Glisson. Des cloisons se détachent de la face interne de la tunique propre et de la surface externe de la capsule de Malpighi ; elles s'entre-croisent pour former une charpente fibreuse, creusée de cavités.

Ces cloisons, ou trabécules, sont formées de tissu conjonctif, comme les prolongements de la capsule de Malpighi sur les vaisseaux. Au moment où les artères deviennent très-ténues, le tissu conjonctif se transforme, il devient plus lâche et prend l'aspect du tissu conjonctif réticulé ; des cellules lymphatiques se montrent au milieu des fibres de ce tissu, qui se transforme insensiblement en *tissu lymphoïde*.

Les *follicules clos* ne sont autre chose que de petits organes sphériques, se montrant sur le trajet des artérioles et même sur les trabécules. Ce sont de petites masses de tissu lymphoïde. Le même tissu, le *tissu lymphoïde*, forme donc les trabécules, les enveloppes des vaisseaux et les follicules clos de la rate.

Vaisseaux. — L'*artère splénique* se ramifie dans l'épaisseur des trabécules et dans les follicules clos. Des capillaires artériels, le sang passe dans les cellules ou aréoles de la rate, véritables dilatations des extrémités des veines.

La *veine splénique*, dépourvue de valvules, accompagne l'artère. Il y a autant de branches veineuses qu'il y a de branches artérielles. A leur origine, ces veines naissent par des dilatations, des sinus, moulés sur les aréoles, véritables espaces criblés d'orifices par lesquels passe le sang de l'artère.

Boue splénique. — La *boue*, ou *pulpe splénique*, substance molle qui remplit les aréoles de la rate, renferme un nombre considérable de leucocytes, des globules rouges du sang normaux ou altérés par leur séjour dans les aréoles, et quelques cellules pâles, de nature indéterminée.

Les *nerfs* dé la rate viennent du plexus solaire. ils arrivent à cet organe en suivant le trajet de l'artère splénique, sous le nom de *plexus splénique.*

V. — Pancréas.

Glande en grappe composée, sécrétant le suc pancréatique et située au-devant de la colonne vertébrale, au niveau de la 2e vertèbre lombaire.

Cette glande, est aplatie d'avant en arrière et allongée transversalement.

Elle est peu mobile, ce qui est dû au duodénum, qui entoure complétement sa tête, et au péritoine qui applique le corps et la tête du pancréas contre la paroi postérieure de l'abdomen. La partie gauche est un peu mobile.

Ou le divise en tête, corps et queue.

Sa longueur est de 16 centim., sa hauteur de 4 et son épaisseur de 2.

Rapports. — *Face antérieure.* — Recouverte par le péritoine, elle est en rapport avec la 1re portion du duodénum et l'estomac, dont elle est séparée par l'arrière-cavité des épiploons.

Face postérieure. — *Au niveau de la tête,* elle est en rapport avec la veine porte et la veine cave inférieure ; *au niveau du corps,* avec l'aorte, l'origine de l'artère mésentérique supérieure, la veine splénique et l'origine de la veine porte. Ces rapports se font sans intermédiaire de péritoine.

Bord supérieur. — Creusé d'une gouttière qui loge l'artère splénique, il est en rapport avec le tronc cœliaque, le lobule de Spigel, le plexus solaire et une chaîne de ganglions lymphatiques.

Bord inférieur. — Il est en rapport avec la troisième portion du duodénum, les vaisseaux mésentériques supérieurs qui y déterminent une échancrure, et l'intestin grêle dont le sépare le mésocôlon transverse.

Extrémité droite — Appelée aussi *tête*, elle est embrassée par le duodénum, qui décrit autour d'elle une courbure en fer à cheval. Ce rapport est intime, car on trouve quelques grains glanduleux du pancréas entre les couches du duodénum.

Extrémité gauche. — Cette extrémité, *queue*, est ordinairement effilée. Elle est en rapport avec la face interne de la rate.

Structure. — Le pancréas se compose d'un tissu propre, de vaisseaux et de nerfs.

Tissu propre. — Le tissu propre, analogue à celui des glandes salivaires, est entouré d'une enveloppe cellulo-fibreuse qui envoie des prolongements entre les lobules. Ce tissu est formé de lobules d'où partent de petits conduits qui vont se rattacher au canal excréteur commun, comme les grains de raisin se rattachent à la grappe. Les acinis qui constituent les lobules par leur réunion, sont remarquables par leur volume; leurs culs-de-sac mesurent 50 μ.

Les *conduits sécréteurs* se jettent dans de plus gros conduits dont la structure change, et qui ont pour fonction de charrier le produit de la sécrétion. Ces *conduits excréteurs* se jettent dans un canal commun, qui parcourt la glande de la queue vers la tête : c'est le *canal pancréatique ou de Wirsung*. Ce conduit augmente de volume à mesure qu'il se rapproche du duodénum, il se jette dans la deuxième portion du duodénum, au niveau de l'ampoule de Vater. Au moment où il atteint le duodénum, il s'accole au canal cholédoque et soulève avec lui la tunique muqueuse de cet intestin. Un éperon sépare l'embouchure du canal de Wirsung de celle du canal cholédoque, dans l'ampoule de Vater.

Indépendamment du canal de Wirsung, on trouve souvent un *canal pancréatique accessoire*, petit conduit qui prend son origine dans la tête du pancréas, et qui communique à

son origine avec le conduit principal. Il s'ouvre dans le duodénum, à 2 centimètres au-dessus de l'ampoule de Vater.

Vaisseaux et nerfs. — Les *artères* sont fournies par la
splénique, par la pancréatico-duodénale et par quelques rameaux de la mésentérique supérieure. Les *veines* concourent
à la formation de la veine porte. Les *lymphatiques* se jettent
dans les nombreux ganglions qui avoisinent le pancréas. Les
nerfs viennent du plexus solaire.

CHAPITRE TROISIÈME

Appareil urinaire.

Cet appareil se compose 1º du *rein*, organe sécréteur ; 2º de
l'*uretère*, conduit vecteur ; 3º de la *vessie*, réservoir ou organe
de dépôt ; 4º de l'*uréthre*, conduit excréteur.

ARTICLE PREMIER

REINS.

Situés dans la région lombaire, les reins occupent l'espace
qui sépare le péritoine du muscle carré des lombes. Par leur
extrémité supérieure, ces organes sont plus rapprochés que
par l'inférieure.

Les dimensions du rein sont les suivantes : longueur, 0m12 ;
largeur, 0m07 ; épaisseur, 0m03. Son poids est de 171 grammes.

Rapports. — Le rein présente deux faces, deux bords,
deux extrémités.

Face antérieure. — Elle regarde en avant et un peu en dehors. Elle est recouverte par le péritoine et par le côlon ascendant à droite, par le côlon descendant à gauche.

Le rein droit est en outre en rapport, par sa face antérieure,
avec la deuxième portion du duodénum, et avec la face inférieure du foie dans sa moitié supérieure.

Le rein gauche est en rapport avec le bord postérieur de la rate et la queue du pancréas.

Face postérieure. — Elle est en rapport avec le carré des lombes, dont la sépare le feuillet antérieur de l'aponévrose du transverse de l'abdomen, avec le diaphragme et les nerfs abdomino-génitaux.

Bord interne. — Ce bord, concave, présente le *hile*, dans lequel pénètrent les vaisseaux et les nerfs.

Bord externe. — Le bord externe, convexe, correspond au bord externe du carré des lombes.

Extrémité supérieure. — Recouverte par la capsule surrénale, elle répond à la 12e vertèbre dorsale.

Extrémité inférieure. — Moins volumineuse, elle repose sur le carré des lombes, très-près de la crête iliaque.

Structure du rein. — Le rein a deux enveloppes, un tissu propre, des vaisseaux et des nerfs.

Enveloppe cellulo-graisseuse. — On l'appelle aussi *atmosphère graisseuse* du rein ; elle est formée de tissu cellulaire renfermant des pelotons adipeux.

Enveloppe fibreuse. — Encore appelée *tunique propre* du rein, c'est une membrane mince, composée de fibres de tissu conjonctif, et contenant quelques fibres élastiques. Elle sépare l'atmosphère graisseuse du tissu propre.

Tissu propre. — La surface du rein est formée de deux parties : l'une centrale, rouge, qui regarde le hile, est constituée par de petits cônes, à base périphérique, c'est la *substance médullaire ;* l'autre entoure la première et forme une couche superficielle de 3 à 6 millim., c'est la *substance corticale.* Ces deux substances sont uniquement formées de tubes.

La *substance médullaire* est formée de tubes disposés en gros faisceaux coniques, au nombre de huit à dix-huit, dont le sommet, ou *mamelon* (fig. 92, *b*), s'ouvre dans un calice, au niveau du hile, tandis que la base élargie regarde la périphérie du rein, sous la substance corticale. Ces gros faisceaux coniques sont appelés *pyramides de Malpighi.*

Entre les pyramides de Malpighi, des prolengements, venus de la substance corti-cale, constituent les *co-lonnes de Berlin.* Les pyramides de Malpighi sont composées de tubes ramifiés et divergeant du sommet vers la base de la pyramide (fig. 92).

La *substance corti-cale* offre les mêmes tubes, seulement ceux-ci sont flexueux au lieu d'être rectilignes.

Le tissu propre du rein renferme, indépendam-ment des tubes, un peu de tissu conjonctif et les *glomérules de Malpi-ghi.*

Les *tubes propres* du rein, *tubes uriniféres, tubuli,* ont une extrémité ouverte dans les cali-ces, où elle verse l'urine, et une autre extrémité vers la surface du rein où le tube prend nais-sance par une dilatation, *capsule de Müller.*

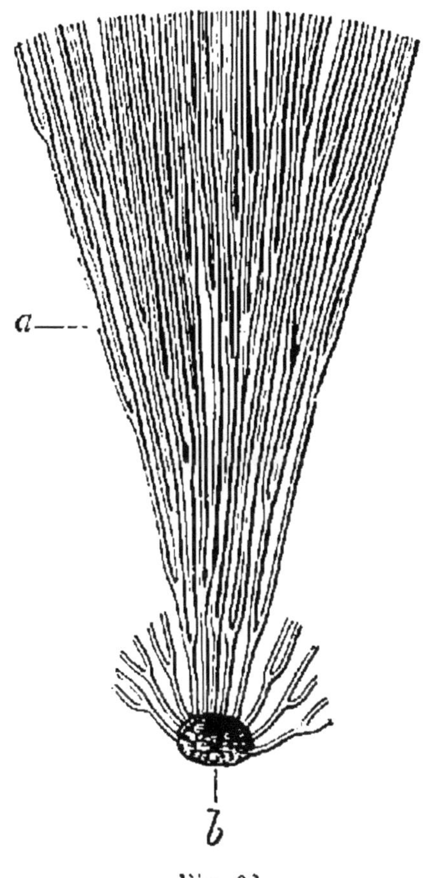

Fig. 92.

Partis du sommet de chaque mamelon par une vingtaine d'orifices, ils pénètrent dans la substance rénale en ligne droite, en se divisant en plusieurs branches ; arrivés à quelques milli-mètres de la surface du rein, ils s'infléchissent pour décrire un grand nombre de flexuosités qui s'enlacent et se mettent en rapport avec les capillaires du rein.

Les *anses de Henle* sont formées par les tubes urinifères; c'est la portion du tube située entre les tubes flexueux de la substance corticale et les tubes rectilignes de la substance médullaire. Ces anses, découvertes p.r Henle en 1862, pénétrent dans les pyramides de Malpighi et regardent le mamelon de la pyramide par leur convexité.

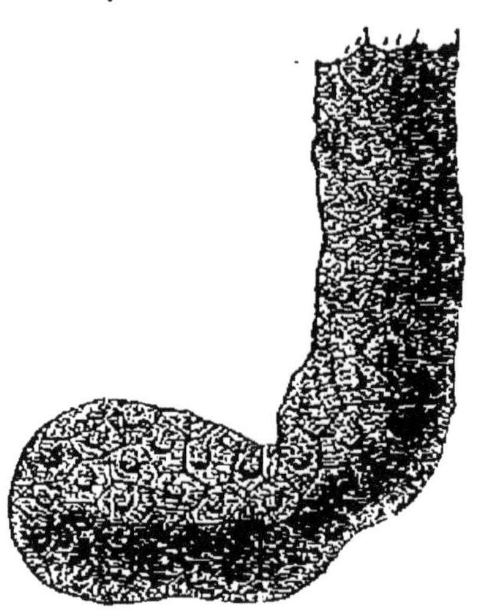

Fig. 93.

Les tubes urinifères sont constitués par une substance homogène, tapissée par un *épithélium cylindrique* dans les gros tubes qui se rapprochent du sommet des pyramides, *pavimenteux* dans les tubes tortueux (fig. 93). (Voyez, pour les détails, mon *Traité d'Histologie*.)

Les tubes du rein se réunissent en faisceaux autour desquels on trouve une trame intermédiaire de *tissu conjonctif*.

Vaisseaux. — Les branches de l'artère rénale pénètrent dans les prolongements décrits sous le nom de colonnes de Bertin. Arrivées à la base des pyramides, vers la substance corticale, ces branches artérielles se ramifient et s'anastomosent pour donner naissance à d'autres rameaux qui s'anastomosent entre eux. L'ensemble de ces anastomoses vasculaires forme entre les deux substances un riche réseau d'où partent des artérioles qui se dirigent perpendiculairement vers la surface du rein. Ces artérioles pénètrent dans la capsule de Müller, et forment, en se ramifiant en capillaires, un petit amas vasculaire arrondi, qui constitue le *glomérule de Malpighi*. L'artériole qui pénètre dans le glomérule est dite *artère afférente*. Une autre artériole, *artère efférente*, prend le sang du glomérule, traverse les parois de la capsule de Müller et se ramifie ensuite en capillaires d'où nait la *veine rénale*.

Les *lymphatiques* du rein sont difficiles à étudier, les superficiels surtout.

Les *nerfs* viennent du plexus rénal.

—

ARTICLE DEUXIÈME

CALICES, BASSINET, URETÈRE.

L'uretère porte l'urine dans la vessie.

Il est dilaté en haut ; cette dilatation s'appelle *bassinet*. C'est une poche membraneuse, se divisant en un certain nombre de petits tubes d'un cent. de longueur, qui viennent s'insérer chacun autour du sommet d'une pyramide de Malpighi. Ces tubes sont les *calices*. On voit quelquefois deux pyramides s'ouvrir dans le même calice. Le bassinet et les calices sont situés derrière l'artère rénale.

L'uretère a une *longueur* de 25 à 30 centimètres et un *diamètre* qui diminue de haut en bas ; 6 à 7 millim. en haut, 2 à 3 en bas. Il est *dirigé* en bas, et un peu en dedans.

Il est en *rapport*, dans sa portion abdominale, et en arrière, avec le muscle psoas ; en avant, avec le péritoine et les vaisseaux spermatiques.

Dans sa portion pelvienne, il est situé entre le rectum et la vessie, en avant des vésicules séminales et des canaux déférents chez l'homme.

Vers la vessie, il s'insinue entre les fibres musculaires de cet organe, puis il soulève la muqueuse dans une étendue de 1 centimètre 1/2 à 2 centimètres, pour s'ouvrir aux angles postérieurs du trigone vésical. Son ouverture est limitée par une ligne courbe que forme le bord de la muqueuse. Cette courbe est concave en avant et en dedans. La muqueuse soulevée forme à l'orifice de l'uretère une sorte de valvule qui concourt à empêcher le retour de l'urine vers le rein.

Structure. — Trois tuniques composent l'uretère, le bassinet et les calices. L'externe est *celluleuse ; la moyenne, musculaire,*

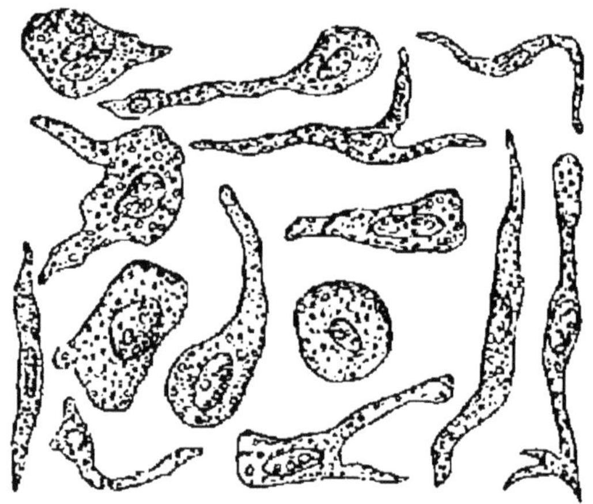

Fig. 94.

est formée de deux plans, longitudinal superficiel et circulaire profond ; l'interne, *muqueuse,* est mince et recouverte par un *épithélium mixte stratifié* (fig. 94).

ARTICLE TROISIÈME

VESSIE.

La vessie, réservoir de l'urine, est située dans le petit bassin. On décrit à la vessie quatre faces, un sommet et une base.

Face antérieure. — Dans l'état de vacuité elle est en rapport avec le pubis et la symphyse pubienne ; dans l'état de plénitude, la vessie s'applique contre la paroi abdominale en soulevant le péritoine de manière à affecter un rapport direct avec la paroi abdominale et à permettre l'introduction des instruments pendant les opérations. On appelle *cavité de Retzius* l'espace rempli de tissu cellulaire compris entre le pubis, la face ant. de la vessie et le péritoine.

Face postérieure. — Dans l'état de moyenne dilatation, cette face, plus convexe que l'antérieure, regarde en arrière et en haut. Cette face, recouverte par le péritoine, est en rapport avec le rectum chez l'homme, et les deux tiers supérieurs du corps de l'utérus chez la femme. Elle est séparée de ces organes par un cul-de-sac du péritoine, lequel est limité de chaque côté par des replis antéro-postérieurs, qu'on a improprement appelés *ligaments postérieurs de la vessie*.

Faces latérales. — Lorsque la vessie est distendue, elles sont en rapport avec le releveur de l'anus et le muscle obturateur interne, avec le canal déférent chez l'homme et avec les artères ombilicales oblitérées. Il existe, sur les côtés de la vessie, un cul-de-sac péritonéal qui ne descend pas jusqu'à la partie inférieure de cet organe, et qui est formé par le péritoine étendu de la fosse iliaque interne à la vessie.

Sommet. — Il regarde l'ombilic. Il reçoit trois cordons et trois replis péritonéaux. L'ouraque forme le cordon médian, et les artères ombilicales les cordons latéraux. Chaque cordon soulève un repli du péritoine.

Base. — La base de la vessie comprend deux portions : l'une inférieure, correspondant au trigone vésical, c'est la base proprement dite ; l'autre supérieure, ou *bas-fond* de la vessie. Le bas-fond forme une sorte de cul-de-sac peu prononcé en arrière du trigone.

La base de la vessie, étendue du cul-de-sac péritonéal au col de la vessie, est en rapport, *chez l'homme*, avec le rectum, dont elle est séparée par l'aponévrose prostato-péritonéale, avec les vésicules séminales et les canaux déférents. Par leur adossement, la vessie et le rectum forment la cloison recto-vésicale. *Chez la femme*, elle est en rapport avec la partie inférieure du corps de l'utérus, avec le col et avec la face antérieure du vagin (cloison vésico-vaginale). Les uretères sont aussi en rapport, par leur partie terminale, avec la base de la vessie.

La *surface intérieure* de la vessie présente, vers la partie inférieure, une surface triangulaire lisse, *trigone vésical*. C'est un triangle équilatéral présentant une ouverture à chacun des angles, l'orifice de l'urèthre à l'angle antérieur, et les uretères aux angles latéraux.

Structure de la vessie. — Trois tuniques, des vaisseaux et des nerfs forment la vessie . la tunique externe est séreuse, la moyenne musculeuse, et l'interne muqueuse.

Tunique séreuse. — Le péritoine recouvre le sommet, la face postérieure et les faces latérales de la vessie ; il passe ensuite sur les parties environnantes, en formant un cul-de-sac circulaire, plus prononcé en arrière.

Tunique musculeuse. — Les fibres musculaires constituent trois plans : le superficiel est formé de fibres *longitudinales*, le moyen de fibres *circulaires*, le profond est *plexiforme*.

Tunique muqueuse. — La muqueuse adhère aux fibres musculaires. Elle est recouverte d'un *épithélium mixte stratifié*. Les glandes de la vessie existent dans le trigone et au niveau du col.

Vaisseaux et nerfs. — La vessie reçoit de très-nombreuses *artères* vésicales, fournies par les artères du voisinage : hypogastrique, obturatrice, honteuse interne, ombilicale, hémorrhoïdale moyenne, utérine et vaginale. Les *veines* se jettent dans le plexus veineux vésico-prostatique, situé autour du col et de la prostate. Les *lymphatiques* ne sont pas connus. Les *nerfs* viennent du plexus hypogastrique.

Col de la vessie. — Le *col vésical* est la partie de la vessie qui précède l'urèthre. Il est pourvu d'un muscle, *sphincter vésical*. Ce sphincter, formé de fibres de la vie organique, comme celles du corps de la vessie, est situé, partie dans l'épaisseur de la prostate, partie au-dessus. Il est formé de fibres circulaires, et mesure 10 à 12 millimètres de largeur et 3 à 4 millimètres d'épaisseur. Ce muscle empêche l'urine de se porter au dehors et le sperme de pénétrer dans la vessie.

ARTICLE QUATRIÈME
CAPSULES SURRÉNALES.

Glandes vasculaires sanguines situées à l'extrémité supérieure du rein, qu'elles recouvrent par leur base.

Aplaties d'avant en arrière, leur *sommet* regarde en haut, en avant et en dedans. La *face antérieure* est en rapport, à droite avec le foie, à gauche avec la rate. La *face postérieure* repose sur la portion lombaire du diaphragme ; les *bords* sont convexes.

La surface des capsules surrénales paraît plissée ; on remarque, au niveau de la base, une scissure ou *hile* par laquelle sort la veine capsulaire.

Elles sont d'une couleur brun jaunâtre à l'extérieur, et d'une couleur brun foncé au centre.

Structure. — Une *enveloppe celluleuse* les entoure ; au-dessous de cette capsule se trouve leur parenchyme, composé lui-même d'une couche externe brun jaunâtre, c'est la *substance corticale,* et d'une couche interne brune, c'est la *substance médullaire.* La substance corticale est beaucoup plus ferme que la substance médullaire ; celle-ci s'altère avec la plus grande facilité. Aussi est-il commun d'y trouver une cavité centrale que quelques anatomistes ont considérée comme normale.

Les *artères* des capsules surrénales viennent de trois sources : la capsulaire supérieure vient de la diaphragmatique inférieure, l'inférieure naît de la rénale, et la moyenne du tronc même de l'aorte. La *veine capsulaire,* unique, se jette dans la veine cave inf. Les *lymphatiques* ne sont pas connus. Les *nerfs* viennent du plexus solaire.

CHAPITRE QUATRIÈME

Appareil génital de l'homme.

Nous étudierons : 1° le testicule, organe secréteur ; 2° l'épididyme et le canal déférent, conduit vecteur; 3° la vésicule séminale, réservoir du sperme ; 4° le canal éjaculateur et l'urèthre, conduits excréteurs.

—

ARTICLE PREMIER

TESTICULE.

Chaque testicule avec l'épididyme pèse en moyenne 21 grammes (longueur, 4c2 ; largeur, 2c5 ; hauteur, 3 cent.)

Le contenu demi-liquide et l'enveloppe fibreuse donnent au testicule une consistance comparable à celle du globe oculaire.

Le testicule a deux faces, deux bords et deux extrémités. — Les *faces* sont convexes. — Le *bord inférieur*, convexe et libre, regarde un peu en avant. — Le *bord supérieur*, concave, regarde un peu en arrière. Il est recouvert par l'épididyme, qui empiète sur la face externe. — Les *extrémités* sont arrondies.

Structure. — Le testicule est formé par la tunique albuginée, la pulpe, des vaisseaux et des nerfs.

Tunique albuginée. — On donne ce nom à une membrane fibreuse qui recouvre la pulpe du testicule. Elle a un millimètre d'épaisseur, excepté à la partie antérieure du bord supérieur. où elle présente un épaississement faisant saillie à l'intérieur de la glande, et connu sous le nom de *corps d'Highmore* ou *médiastin du testicule.*

Pulpe. — La *pulpe du testicule*, substance propre de l'organe, est molle et formée par l'agglomération d'une grande quantité

de tubes dits *canaux séminifères* ou *canalicules spermatiques*.
Ceux-ci forment de petites masses, ou *lobules*, séparées par les
cloisons provenant de la tunique albuginée. Chaque lobule a
la forme d'un cône dont le sommet est en rapport avec le corps
d'Highmore, tandis que la base regarde la surface interne de
la tunique albuginée.

Chaque lobule est formé par un tube enroulé sur lui-même
et terminé en cul-de-sac, ou cœcum, à son autre extrémité. Il
est quelquefois ramifié.

Chaque tube a une largeur de 100 µ. La paroi est résistante,
granuleuse, et présente des stries longitudinales et onduleuses.
Sa surface interne est tapissée par une épaisse couche de cellules épithéliales sphériques, souvent polyédriques et assez irrégulières.

L'aspect des canalicules spermatiques change dans les divers
points de son étendue. A leur origine, ils sont flexueux et
présentent de nombreuses ondulations. Arrivés près du corps
d'Highmore, où ils convergent, ces conduits deviennent à peu
près parallèles et prennent le nom de *canaux séminifères droits*.
Dans le corps d'Highmore, ces canaux, considérablement réduits
dans leur nombre, pénètrent la substance fibreuse de ce corps,
et s'envoient des anastomoses qui forment un réseau appelé
rete vasculosum testis. Ces canaux convergent, et, au moment
où ils abandonnent le bord supérieur du testicule pour se jeter
dans la tête de l'épididyme, ils sont au nombre de douze environ. Ces douze conduits constituent les *cônes efférents du
testicule*.

Vaisseaux et nerfs. — Les *artères* viennent de la spermatique et de la déférentielle. Les *veines* accompagnent les artères. Les *lymphatiques* se portent vers le bord supérieur de
l'organe, et se jettent dans les ganglions lombaires. Les *nerfs*
viennent du grand sympathique.

ARTICLE DEUXIÈME

ÉPIDIDYME, VAS ABERRANS, CORPS INNOMINÉ, CANAL DÉFÉRENT.

Épididyme. — Petit corps allongé, situé sur le bord supérieur du testicule, formé par un long tube replié sur lui-même, et dont les circonvolutions adhèrent entre elles au moyen d'un tissu cellulaire dense. Il a la même *longueur* que le testicule. Il est *situé* sur le bord supérieur de cet organe, dont il recouvre une petite portion de la face externe. Il présente une partie moyenne, le *corps*, une partie antérieure, la *tête*, et une partie postérieure, la *queue*.

La tête est intimement unie au testicule, au niveau du corps d'Highmore. C'est à ce niveau que les cônes efférents du testicule se réunissent pour former le canal de l'épididyme. La queue adhère fortement à la tunique albuginée, par l'intermédiaire d'un tissu très-dense. Quant au corps de l'épididyme, il peut être comparé à une anse de panier, au-dessous de laquelle la tunique vaginale se déprime en cul-de-sac.

Sa *face supérieure* est recouverte par le feuillet viscéral de la tunique vaginale. Sa *face inférieure* adhère à la tunique albuginée, excepté au niveau de la partie moyenne, où l'on trouve un cul-de-sac de la tunique vaginale. Son bord externe, aminci, est appliqué contre la face externe du testicule par la tunique vaginale. Son bord interne, plus épais, est en contact avec les vaisseaux testiculaires et avec l'origine du canal déférent.

Structure. — Ce canal, déroulé, a une longueur de 6 mètres. Son diamètre est de 350 μ. Vers la queue, le canal de l'épididyme s'élargit un peu.

A son origine, ce canal reçoit tous les vaisseaux efférents ; au niveau de la queue, il se dégage de ses flexuosités et prend le nom de *canal déférent*.

Vas aberrans. — C'est un petit diverticule de l'épididyme, de 2 à 3 centimètres de longueur, que l'on rencontre quelquefois vers la queue de cet organe. Il est terminé d'un côté en cul-de-sac, de l'autre il s'ouvre dans le canal de l'épididyme. Il manque quelquefois.

Corps innominé. — Organe situé entre l'épididyme et le canal déférent, et consistant en un nombre variable de corpuscules blanchâtres, aplatis, de 5 à 6 millimètres de diamètre. Chaque corpuscule est formé par un tube enroulé en forme de glomérule, et présente un diamètre de 100 à 200 µ. Ce tube est fermé à ses deux extrémités ; il renferme un liquide transparent. Sa paroi est formée par une membrane fibroïde tapissée d'épithélium.

Canal déférent. — Étendu de l'épididyme à la vésicule séminale, il présente 40 à 45 centimètres de *longueur*, sur 2 millimètres d'*épaisseur*.

Ses *parois* sont très-épaisses ; son calibre, très-petit, admet à peine une soie de sanglier.

La portion *testiculaire* présente une longueur de 3 centimètres environ. Faisant suite à la queue de l'épididyme, elle remonte le long de ce corps pour se mêler ensuite aux éléments du cordon. Dans cette première portion, le canal déférent présente des flexuosités régulières comme celles d'une natte de cheveux.

La portion suivante, ou *funiculaire*, est située dans l'épaisseur du cordon, en arrière des vaisseaux spermatiques.

La portion *inguinale*, qui lui fait suite, est située dans le canal inguinal, au-dessus de l'arcade crurale.

La portion *pelvienne* passe par l'orifice péritonéal du canal inguinal, croise la face supérieure du psoas et des vaisseaux iliaques externes, pour se porter ensuite sur les parties latérales de la vessie, puis sur la partie inférieure (fig. 95) jusqu'à la rencontre de la vésicule séminale. A la partie inférieure de la vessie, le canal déférent est situé entre la vessie et le rectum, dans le triangle qu'interceptent les deux vésicules séminales.

Structure. — Ce conduit est formé de trois couches. La plus importante, la moyenne, est *musculaire*. La couche externe est *celluleuse* et mince. La couche interne, ou *muqueuse*, est très-mince aussi et tapissée par un épithélium cylindrique. — Les *vaisseaux* viennent de l'artère déférentielle ; les *nerfs*, du plexus déférentiel.

ARTICLE TROISIÈME
VESICULES SÉMINALES (fig. 95, 3, 3).

Les deux vésicules séminales, petites poches allongées, sont situées entre le rectum et la vessie, en arrière de la prostate.

Dirigées en dedans, en avant et en bas, elles interceptent un espace triangulaire au niveau duquel le rectum et la vessie s'adossent.

Elles offrent une surface bosselée. Elles sont aplaties d'avant en arrière et présentent une extrémité postérieure, ou fond, une extrémité antérieure, ou sommet, deux faces et deux bords. Elles ont de 5 à 7 centimètres de longueur, 1 1/2 de largeur et 1/2 d'épaisseur.

Rapports. — La *face antérieure* est en rapport avec la vessie, la *face postérieure* avec le rectum, le *bord interne* avec le canal déférent du même côté, le *bord externe* avec les veines vésicales, du tissu cellulaire et musculaire. L'*extrémité postérieure* est entourée de tissu cellulo-graisseux et arrive quelquefois au contact du péritoine. L'extrémité antérieure se rapproche de celle du côté opposé, et pénètre dans la prostate. L'extrémité ant. de la vésicule séminale s'adosse au canal déférent pour se confondre avec lui, et donner naissance au canal éjaculateur.

Structure. — La vésicule séminale est un canal de 14 cent. de longueur sur 6 à 7 mill. de largeur. Le long de ce canal sont échelonnés des diverticules ou prolongements nombreux, irréguliers, dont la profondeur varie depuis 1 jusqu'à 6 centimètres. Ces prolongements, de même que le canal, sont pelotonnés sur eux-mêmes pour donner naissance à ces poches, réduites à une longueur de 5 à 7 centimètres. Le tissu qui les entoure sert à faire adhérer entre eux les diverticules et les replis du conduit principal.

Comme les canaux déférents, les vésicules séminales sont

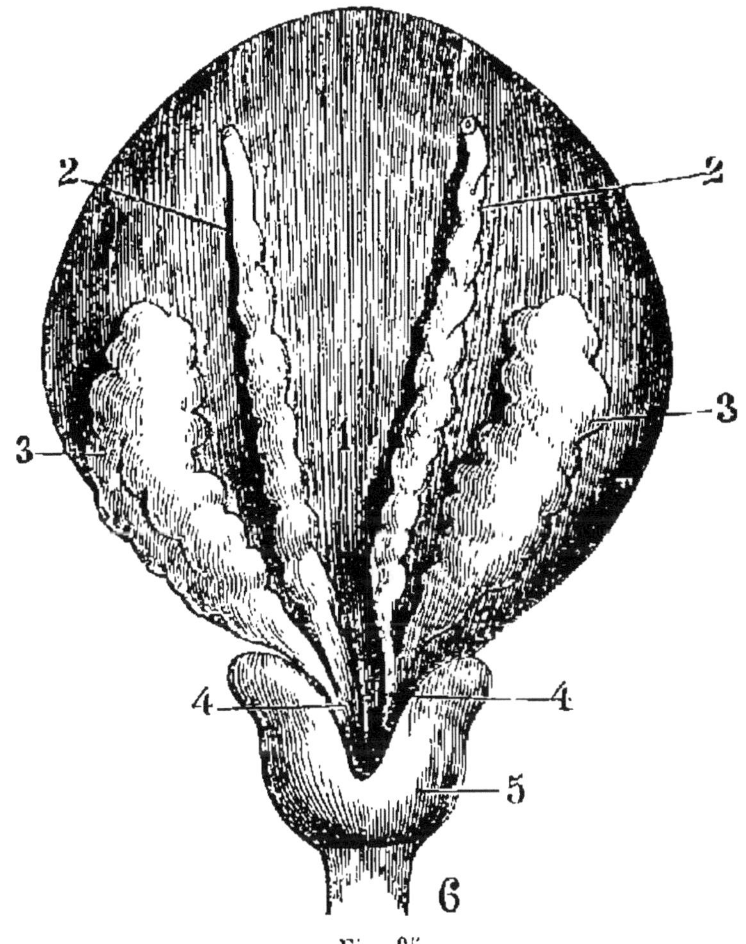

Fig. 95.

formées de trois couches : fibreuse, musculeuse et muqueuse. Les fibres musculaires sont plexiformes ; l'épithélium est *cylindrique*.

Les *artères* sont fournies par l'hémorrhoïdale moyenne ou la vésicale inférieure. Les *veines* vont dans le plexus vésico-prostatique. Les *lymphatiques* se jettent dans les ganglions pelviens. Les *nerfs* viennent du plexus hypogastrique.

—

ARTICLE QUATRIÈME

CONDUITS ÉJACULATEURS (fig. 95, 4, 4).

Ce sont deux conduits parallèles, situés au centre même de la prostate, et s'étendant du sommet des vésicules séminales à la portion prostatique du canal de l'urèthre.

Ces deux conduits, obliques en avant et en bas, ont une longueur de 2 cent. 1/2 à 3 cent. Ils sont adossés ; cependant, à leur extrémité postérieure, formée par la réunion du canal déférent et de la vésicule séminale, ils s'écartent de quelques millimètres, de même qu'à leur extrémité antérieure ils sont séparés par l'utricule prostatique et le sommet du veru-montanum, de chaque côté duquel ils s'ouvrent.

—

ARTICLE CINQUIÈME

ENVELOPPES DU TESTICULE.

Ces enveloppes, bourses, sont au nombre de six, de dehors en dedans : le scrotum, le dartos, la tunique celluleuse, la tunique musculaire, la tunique fibreuse et la tunique vaginale. Ces tuniques superposées forment au testicule une enveloppe commune peu épaisse. Elles sont unies entre elles par un tissu cellulaire lâche. Les deux superficielles sont communes aux deux testicules, les autres sont doubles.

Le *scrotum* est la peau des bourses.

Le *dartos* forme une enveloppe commune aux deux testicules. Sa face superficielle est adhérente au scrotum. Sa face profonde est séparée des enveloppes profondes par du tissu cellulograisseux.

Le dartos est un mélange de fibres élastiques. de fibres de tissu conjonctif et de fibres musculaires lisses. Au niveau de raphé médian, quelques fibres remontent pour former une cloison entre les deux testicules, *cloison des dartos.*

La *tunique celluleuse* est double. Elle se continue en haut avec l'aponévrose d'enveloppe du grand oblique de l'abdomen.

La *tunique musculaire,* appelée aussi *érythroïde,* est formée par les faisceaux musculaires du crémaster. Variable selon les individus sous le rapport de son épaisseur, elle est formée par des fibres musculaires striées qui se terminent à différentes hauteurs en s'insérant sur la tunique fibreuse.

La *tunique fibreuse,* commune au testicule et au cordon, présente une face interne tapissée par le feuillet pariétal de la tunique vaginale, et une face externe qui donne insertion aux fibres musculaires de la tunique érythroïde.

La *tunique vaginale,* membrane séreuse, présente deux feuillets. Le feuillet pariétal tapisse la face interne de la fibreuse ; le feuillet viscéral recouvre le testicule et la face supérieure de l'épididyme. Ces deux feuillets sont en communication. au niveau de la partie inférieure des vaisseaux spermatiques, au moyen d'une gaine séreuse qui se continue en haut avec le feuillet pariétal, et à la partie inférieure avec le feuillet viscéral.

ARTICLE SIXIÈME

CORDON SPERMATIQUE.

Le cordon est l'ensemble des organes qui se portent de l'anneau inguinal au testicule. Les uns constituent le cordon proprement dit ; ils pénètrent d'une part dans le testicule, d'autre part dans le canal inguinal ; les autres forment les enveloppes. Ils se confondent d'un côté avec les plans de la paroi abdominale, de l'autre côté, ils entourent le testicule.

Partie essentielle du cordon. — Elle est formée par le canal déférent (5), les artères spermatique (7) et déférentielle, les veines spermatiques, les lymphatiques du testicule et les nerfs.

Tous ces organes sont unis entre eux par un tissu cellulaire lâche (fig. 96, coupe du cordon).

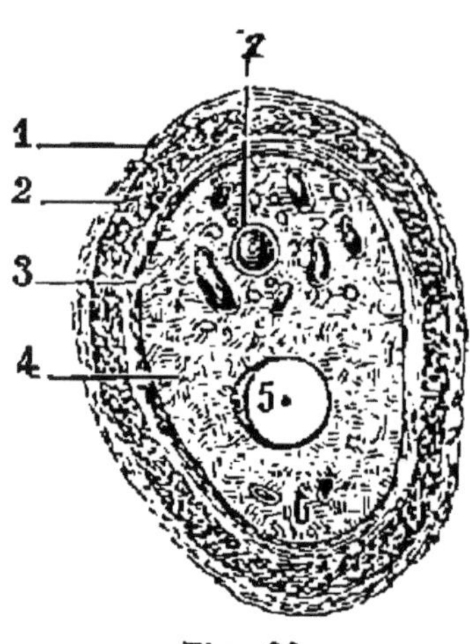

Fig. 96.

Enveloppes du cordon. — De dedans en dehors, ces enveloppes sont : la tunique fibreuse (3), la tunique musculaire (2), et la tunique celluleuse (1).

ARTICLE SEPTIÈME

PÉNIS.

Le pénis se compose : d'une partie centrale, l'urèthre et les corps caverneux; d'enveloppes, au nombre de quatre ; de vaisseaux et de nerfs.

Corps caverneux. — Les corps caverneux sont deux cylindres de tissu érectile destinés à donner à la verge la rigidité nécessaire pour la copulation.

Ces cylindres. adossés comme les canons d'un fusil double, présentent deux faces et deux extrémités.

La *face supérieure* est parcourue d'avant en arrière par un sillon médian. La *face inférieure* présente un sillon analogue, un peu plus profond, qui loge l'urèthre (fig. 97, 6). L'*extrémité antérieure* est arrondie, et forme une double tête. Au niveau de l'*extrémité postérieure*, les corps caverneux se séparent et vont s'insérer par deux prolongements amincis, *racines* des corps caverneux, sur la branche ascendante de l'ischion.

Rapports. — La face supérieure des corps caverneux est en rapport avec les vaisseaux dorsaux du pénis et le ligament suspenseur, qui s'insère au point de réunion des deux racines. La face inférieure est en rapport avec l'urèthre. L'extrémité antérieure est en rapport avec le gland, qui la coiffe. L'extrémité postérieure est en rapport, au niveau de la séparation des

deux racines, avec le canal de l'urèthre qui passe au-dessous
des corps caverneux.

Structure. — Les corps caverneux ont la structure de tous
les tissus érec-
tiles.

*Enveloppes du
pénis.* — Le pé-
nis a quatre tu-
niques : les trois
premières occu-
pent toute la
longueur de la
verge, et entrent
dans la compo-
sition du pré-
puce.

Ces quatre tu-
niques sont : cu-

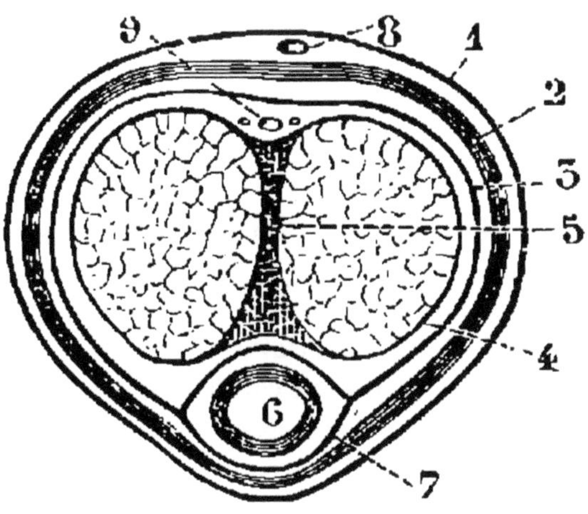

Fig. 97.

tanée, musculaire, celluleuse et élastique (fig. 97, 1, 2, 3).

L'*enveloppe musculaire*, située au-dessous de la peau, est
formée de fibres lisses, comme le darlos ; c'est le muscle *péri-
pénien* de Sappey. Ces fibres sont circulaires.

L'*enveloppe celluleuse* est une couche de tissu cellulaire lâche qui double la couche musculaire.

L'*enveloppe élastique*, la plus profonde, transparente, fait
suite aux fibres élastiques du ligament suspenseur du pénis, et
entoure complétement cet organe.

Le *prépuce* présente une surface externe ou cutanée, une
surface interne ou muqueuse, en rapport avec le gland, un
bord antérieur ou orifice préputial, et un bord postérieur qui
se continue sans ligne de démarcation avec les enveloppes de
la verge. L'orifice préputial est quelquefois rétréci au point de
ne pouvoir laisser passer le gland, *phimosis.* Vers la partie
inférieure, au-dessous du méat urinaire, le prépuce adhère au
gland au moyen du *frein* du pénis.

26

Le prépuce est formé des trois premières enveloppes du pénis repliées sur elles-mêmes et formant, par conséquent, six plans.

—

ARTICLE HUITIÈME

URÉTHRE ET PÉRINÉE CHEZ L'HOMME

§ 1. — *Uréthre.*

L'uréthre concourt à former la plus grande partie du pénis.

Forme et direction. — A l'extérieur, il paraît très-irrégulier. Du côté interne, c'est un canal à surface unie, quoique dilaté et rétréci en certains points.

L'uréthre décrit deux courbures lorsque la verge est à l'état de repos. La courbure postérieure est concave en haut et assez petite ; la courbure antérieure, concave en bas, disparaît lorsque la verge est à l'état d'activité.

La courbure postérieure de l'uréthre, étendue du col de la vessie à l'angle de l'uréthre, c'est-à-dire au point où la verge pendante est maintenue par le ligament suspenseur, est de 8 cent., et la ligne droite qui réunirait les deux extrémités de la courbe est de 7 cent. Cette ligne traverse la symphyse tout près de sa partie inférieure ; elle est oblique en arrière et en haut. L'extrémité antérieure de la courbe uréthrale est située 2 ou 3 centimètres plus bas que l'extrémité postérieure.

Division et dimensions. — On divise l'uréthre, d'après sa conformation extérieure, en 3 portions : *portion prostatique; portion membraneuse, portion spongieuse.*

La *longueur* de l'uréthre est en moyenne de 16 centimètres ; cette longueur varie depuis 14 centimètres jusqu'à 24.

La portion prostatique a, en moyenne, 2 cent. 1/2, la membraneuse, 1 cent. 1/2, et la spongieuse, 12 cent. Les deux premières portions et une partie de la troisième forment la courbure postérieure.

Conformation extérieure et rapports. — L'uréthre présente

à son extrémité postérieure un renflement glanduleux, la prostate. En avant de la prostate, ce canal s'amincit dans une étendue de 1 centimètre 1/2. Il présente ensuite un renflement sur sa face inférieure, et plus loin, à l'extrémité libre, un renflement sur sa face supérieure, le *bulbe* et le *gland*. Entre ces deux renflements, l'urèthre est volumineux, à cause de tissu spongieux qui en constitue les parois.

La *portion prostatique* est entourée par la prostate, si bien qu'on ne peut pas l'en séparer.

La prostate repose, par sa face inférieure, sur l'aponévrose périnéale moyenne ; elle est située entre les deux muscles releveurs de l'anus, dont elle est séparée par l'aponévrose pubiorectale. En arrière, elle est en rapport avec l'aponévrose prostato-péritonéale, qui la sépare du rectum ; en avant, elle est séparée de la symphyse pubienne par des veines.

La *portion membraneuse* est divisée, vers son milieu, en deux parties, par l'aponévrose périnéale moyenne qu'elle traverse. La partie qui se trouve placée entre la prostate et l'aponévrose, longue de quelques millimètres, est située dans la loge prostatique. La partie qui se trouve au-dessous de l'aponévrose périnéale moyenne est, en grande partie, recouverte par le bulbe.

La *portion spongieuse* est située dans le sillon inférieur des corps caverneux, qu'elle déborde en arrière et en avant, et où elle est maintenue par un dédoublement de la tunique élastique qui entoure le pénis. — Le *bulbe* est situé entre le bulbo-caverneux et l'aponévrose moyenne du périnée.— Le *gland* recouvre l'extrémité antérieure des corps caverneux.

Conformation intérieure. — L'urèthre, très-dilatable, peut admettre une sonde de 1 centimètre de diamètre.

D'avant en arrière, on trouve un premier point rétréci, le *méat urinaire*. En arrière de ce point est une dilatation correspondant au gland, *fosse naviculaire;* en arrière de cette dilatation, le canal se rétrécit de nouveau dans toute l'étendue de la portion spongieuse jusqu'au bulbe, où il se dilate pour former le *cul-de-sac du bulbe.* Immédiatement en arrière de ce cul-de-sac, on trouve un point plus étroit qui indique le commencement de la portion membraneuse ; ce point est le *collet du bulbe*. Enfin, plus en arrière, est la dilatation prostatique, qui précède l'orifice vésical.

Le *méat urinaire*, qui forme l'extrémité antérieure, est une fente verticale de 6 à 7 millimètres de longueur.

L'*orifice postérieur*, ou *vésical*, est toujours fermé par la tonicité du sphincter de la vessie.

A la paroi supérieure de la fosse naviculaire, on aperçoit très-fréquemment un repli valvulaire. Cette *valvule* présente un bord libre, tourné vers le méat urinaire.

Au niveau de la prostate, on trouve, sur la paroi inférieure de l'urèthre, une saillie antéro-postérieure blanchâtre, *verumontanum*. Cette saillie a, ordinairement, 1 millimètre d'épaisseur, 1 à 2 millimètres de hauteur, et 13 millimètres de longueur ; elle se perd insensiblement en avant, et donne naissance à plusieurs petits prolongements appelés *freins* du verumontanum.

Sur le point le plus culminant de cette saillie, on trouve un orifice qui conduit dans une dépression de 1 centimètre de profondeur connue sous le nom d'*utricule prostatique*. L'utricule est un cul-de-sac situé entre les deux conduits éjaculateurs, et dont on ne connaît pas les usages.

De chaque côté de l'orifice de l'utricule, on voit les orifices des conduits éjaculateurs.

On trouve encore, le long de la paroi supérieure du canal de l'urèthre, sur la portion spongieuse, plusieurs petits orifices qui regardent en avant. Ces orifices conduisent dans des cavités ou *lacunes de Morgagni*. Ces orifices ne sont autre chose que l'embouchure des canaux des glandes de Littre.

Structure. — Nous étudierons : 1° la couche muqueuse ; 2° la couche musculeuse ; 3° les tissus qui recouvrent la couche musculaire ; 4° les vaisseaux et les nerfs.

1° *Muqueuse.* — Très-adhérente à la couche musculaire, la muqueuse est formée de deux couches : la plus superficielle est constituée par plusieurs couches d'*épithélium cylindrique*, des éléments élastiques et du tissu conjonctif forment la plus profonde On y trouve aussi de nombreuses glandes muqueuses ayant la structure des glandes en grappe.

2º *Couche musculeuse.* — Elle est formée de fibres antéro-postérieures, régulières et uniformes dans les portions membraneuse et spongieuse, irrégulières dans la portion prostatique, où l'on voit la muqueuse se déprimer en plusieurs points. Ces fibres, irrégulièrement saillantes, constituent le veru montanum et ses freins.

3º *Tissus situés en dehors de la tunique musculeuse.* — Ces tissus sont celui de la prostate et le tissu spongieux de l'urèthre.

a. Prostate. Glande en grappe située autour de l'origine de l'urèthre. Son axe est oblique en avant et en bas. Ses dimensions sont les suivantes : diamètre transversal, 42 mill. ; diamètre antéro-post., 27 mill.

La prostate est traversée par plusieurs organes. Elle présente l'urèthre à sa partie antérieure. Elle est traversée en outre par les conduits éjaculateurs. On trouve encore dans son épaisseur, entre ces conduits, l'utricule prostatique.

La *face antérieure* de la prostate est séparée du pubis par un intervalle de 2 à 3 centim. ; elle est en rapport avec les ligaments antérieurs de la vessie et le plexus de Santorini. La *face postérieure* est séparée du rectum par l'aponévrose prostato-péritonéale. Elle repose, par sa *face inférieure*, sur la face supérieure de l'aponévrose périnéale moyenne. Les *faces latérales* sont en rapport avec la face interne du releveur de l'anus et l'aponévrose pubio-rectale.

Structure. Les *acini* forment des groupes, ou glandes distinctes, qui s'ouvrent isolément, de chaque côté du verumontanum, par autant d'orifices. La prostate ne serait qu'un assemblage de douze ou quinze glandules beaucoup plus petites. Les *canaux sécréteurs* ont une paroi propre qui fait suite au cul-de-sac. Les *conduits excréteurs* ont une paroi propre composée de fibres de tissu conjonctif et de fibres élastiques.

Les *artères* viennent des vésicales inférieures, des hémorrhoïdales moyennes et de la honteuse interne. Les *lymphatiques* de la prostate forment quatre troncs : deux inférieurs qui se jettent dans les ganglions pelviens, et deux supérieurs qui vont aux ganglions lombaires. Les *nerfs* viennent du plexus hypogastrique.

b. Tissu spongieux de l'urèthre. Autour du canal de l'urèthre, en avant de la portion membraneuse, on trouve une couche considérable de tissu spongieux. Il présente autour du canal une épaisseur de 2 à 3 millim., et deux renflements, le bulbe et le gland.

La structure du gland, du bulbe et des parois de la portion spongieuse offre la plus grande analogie avec celle des corps caverneux. Ils sont formés de tissu érectile, c'est-à-dire qu'ils sont limités superficiellement par une membrane fibreuse et élastique et qu'ils sont traversés par des trabécules musculaires et élastiques, limitant les aréoles du tissu érectile.

4° *Vaisseaux et nerfs.* — Les *artères* viennent de la honteuse interne. L'artère bulbeuse pénètre dans le bulbe d'arrière en avant, tandis que la dorsale de la verge arrive vers la base du gland en se ramifiant. Les ramifications entourent une partie de la base du gland et y pénètrent. Les *veines* se jettent, les unes dans le plexus de Santorini, les autres dans la honteuse interne, d'autres enfin se portent avec quelques veines scrotales dans la saphène interne. Les *lymphatiques* se rendent aux ganglions de l'aine. Les *nerfs* sont fournis par le honteux interne.

§ 2. — *Périnée.*

Le périnée comprend l'ensemble des parties molles qui ferment le détroit inférieur du bassin. Une ligne transversale, *bi-ischiatique*, étendue entre les deux ischions, divise le périnée en deux régions : la région périnéale antérieure, ou *périnée* proprement dit, et la région périnéale postérieure, ou *région anale*.

Du périnée proprement dit.

Le périnée, région périnéale antérieure, est limité en arrière par la ligne bi-ischiatique, en avant par la symphyse pubienne, et sur les côtés par la branche ascendante de l'ischion et la branche descendante du pubis.

De la peau vers le péritoine, on trouve dans cette région les *neuf* couches suivantes : peau ; tissu cellulaire sous-cutané ; aponévrose périnéale inférieure ; couche musculaire inférieure ; aponévrose périnéale moyenne ; couche musculaire supérieure ; aponévrose périnéale supérieure ; tissu cellulaire sous-péritonéal, et péritoine. Si l'on supprime, d'une part, la peau et le tissu cellulaire sous-cutané, dont la partie médiane un peu épaisse a été décrite par Velpeau sous le nom d'*aponévrose ano-scrotale*, d'autre part, le péritoine et le tissu cellulaire sous-péritonéal, il reste cinq couches dans le périnée, et ces couches sont alternativement des plans aponévrotiques et des plans musculaires. Nous décrirons, de bas en haut, l'aponévrose périnéale inférieure, la couche musculaire inférieure, l'aponévrose périnéale moyenne, la couche musculaire supérieure, et l'aponévrose périnéale profonde.

1° Aponévrose périnéale inférieure.— On l'appelle aussi superficielle. Elle est mince. Elle sépare le tissu cellulaire sous-cutané de la couche musculaire inférieure. Sur les côtés, elle s'insère aux branches descendante du pubis et ascendante de l'ischion ; en avant, elle se confond avec l'enveloppe de la verge, et en arrière elle se réfléchit sur le bord postérieur du muscle transverse, pour se continuer avec le feuillet inférieur de l'aponévrose moyenne.

2° Couche musculaire inférieure. — Cette couche est formée par trois muscles pairs : le transverse du périnée, l'ischio-caverneux et le bulbo-caverneux. Le *transverse* est étendu de la lèvre interne de la tubérosité de l'ischion à un tendon central commun aux deux transverses, aux bulbo-caverneux et au sphincter externe de l'anus. L'*ischio-caverneux* s'étend de l'ischion et de sa branche ascendante jusqu'aux racines des corps caverneux, sur lesquelles il s'insère, en même temps qu'il envoie quelques fibres jusqu'au ligament suspenseur de la verge. Le *bulbo-caverneux* entoure le bulbe de l'urèthre; il se confond, sur la ligne médiane, avec celui du côté opposé, pour former au bulbe une enveloppe musculaire qui s'insère en arrière sur le tendon central commun aux transverses, au sphincter et au bulbo-caverneux, et en avant à la surface du bulbe. Ces trois muscles réunis forment de chaque côté du bulbe le *triangle ischio-bulbaire*.

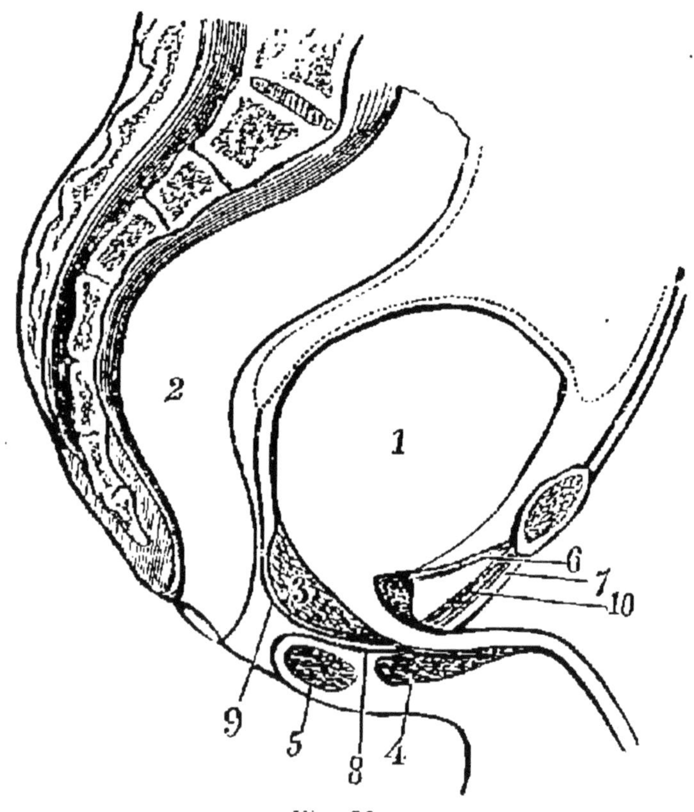

Fig. 93.

3° **Aponévrose périnéale moyenne** (fig. 93, 8). — Appelée encore *ligament de Carcassonne*, cette aponévrose présente une épaisseur considérable. Elle est formée de deux feuillets, et s'insère, en avant, sur la symphyse pubienne, et sur les côtés, aux branches ascendante de l'ischion et descendante du pubis. En arrière, elle se comporte ainsi : son feuillet inférieur, arrivé au niveau de la ligne bi-ischiatique, descend en arrière du muscle transverse, et se porte au-dessous de ce muscle pour se confondre avec l'aponévrose périnéale inférieure. Le feuillet supérieur se divise en trois portions : une médiane, deux latérales ; les portions latérales se comportent comme le feuillet inférieur, c'est-à-dire qu'elles se continuent avec l'aponévrose périnéale inférieure, tandis que la portion médiane remonte dans l'interstice qui sépare le rectum de la vessie, et s'insère au cul-de-sac recto-vésical. Cette portion ascendante de l'aponévrose constitue l'*aponévrose prostato-péritonéale*.

L'aponévrose périnéale moyenne est traversée par la portion membraneuse de l'urèthre, à 2 centimètres en arrière de la symphyse pubienne. Entre ses deux feuillets, on trouve le muscle de Guthrie, les glandes de Cooper, les artères honteuses internes et des veines nombreuses.

Le *muscle de Guthrie*, muscle rayonné, est formé par quelques fibres qui partent de la symphyse pubienne et de la branche descendante du pubis, et qui convergent vers l'urèthre, qu'elles dilatent par leur contraction.

Les *glandes de Cooper*, glandes en grappe, de la grosseur d'un petit pois, sont situées de chaque côté du bulbe, et donnent naissance à un conduit plus ou moins long, qui s'ouvre sur la paroi inférieure du canal de l'urèthre.

L'aponévrose périnéale moyenne est en rapport, en bas, avec le bulbe de l'urèthre et les muscles superficiels ; en haut, avec la prostate et le muscle de Wilson sur la ligne médiane, et avec le releveur de l'anus sur les côtés.

4° Couche musculaire supérieure. — Cette couche est formée par deux muscles : le muscle de Wilson et le releveur de l'anus.

Le *muscle de Wilson* est un faisceau musculaire irrégulier

qui s'insère par ses deux extrémités sur la symphyse pubienne, et dont la partie moyenne embrasse la première partie de la portion membraneuse de l'urèthre, située au-dessus de l'aponévrose moyenne.

Le *releveur de l'anus* est très-large. Il s'insère par son point fixe sur un cordon fibreux formé par un épaississement de l'aponévrose de l'obturateur interne et étendu du corps du pubis à l'épine sciatique. De ce point, les fibres se portent vers la partie inférieure du rectum ; les antérieures d'avant en arrière, les postérieures de haut en bas et de dehors en dedans, les moyennes obliquement. Elles se portent toutes sur le rectum, s'entre-croisent avec celles du sphincter externe, et s'insèrent ensuite à la face profonde de la peau (fig. 99, coupe du releveur

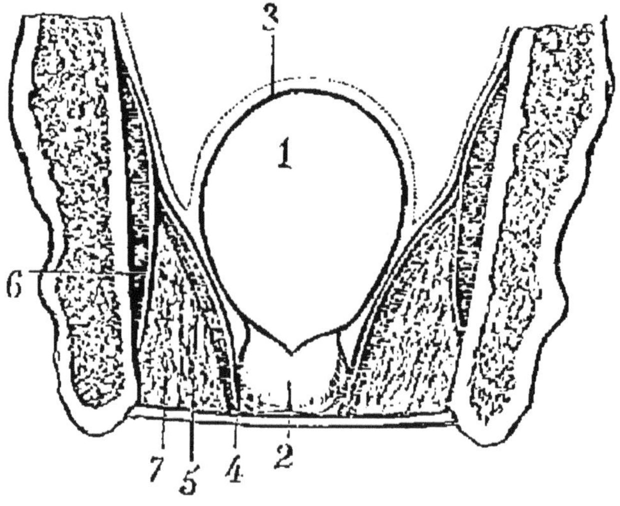

Fig. 99.

de l'anus au niveau de la prostate : 1, vessie ; 2, prostate ; 3, péritoine ; 4, aponévrose du releveur ; 5, releveur ; 6, obturateur interne ; 7, prolongement antérieur de la fosse ischio-rectale).

Le point fixe de ce muscle étant supérieur et externe, on conçoit qu'il dilate et qu'il soulève l'anus, lorsqu'il se contracte.

Sa face supérieure est recouverte par l'aponévrose périnéale supérieure et le péritoine. Sa face inférieure est séparée de l'aponévrose moyenne par une couche épaisse de tissu cellulaire, qui communique avec celui de la fosse ischio-rectale. Le bord postérieur de ce muscle se continue avec le bord antérieur de l'ischio-coccygien. Son bord interne est étendu du pubis au rectum ; il côtoie la prostate et le muscle de Wilson. Nous verrons bientôt qu'il est en rapport avec l'aponévrose pubio-rectale, ou latérale de la prostate.

5o Aponévrose périnéale supérieure. — Appelée aussi pelvienne, cette aponévrose, différente des autres, est formée par la réunion des aponévroses de tous les muscles intrapelviens, c'est-à-dire du pyramidal, de l'ischio-coccygien, de l'obturateur interne et du releveur de l'anus. Tous ces muscles sont recouverts d'une aponévrose qui se confond avec celle des muscles voisins. On conçoit que l'aponévrose périnéale supérieure, formée par la réunion de tous ces feuillets fibreux, présente les mêmes insertions que les muscles sur le pourtour du bassin.

Elle représente une sorte de coupe à concavité supérieure. Elle recouvre principalement la face supérieure du releveur de l'anus, et on la décrit encore sous le nom d'*aponévrose du releveur de l'anus*. Cette aponévrose n'existe pas sur la ligne médiane, dans l'espace qui sépare les deux releveurs de l'anus, le col de la vessie et la symphyse pubienne.

A ce niveau, en effet, on voit l'aponévrose du releveur se renverser de la face supérieure de ce muscle sur son bord interne, pour aller s'implanter sur l'aponévrose périnéale moyenne, en glissant entre le releveur de l'anus et la prostate, depuis le rectum jusqu'au pubis. C'est cette portion renversée de l'aponévrose périnéale supérieure qu'on appelle *aponévrose pubio-rectale* ou *latérale de la prostate*.

La prostate est donc entourée par des plans fibreux et osseux formés en avant par le pubis, en arrière par l'aponévrose prostato-péritonéale, en bas par l'aponévrose périnéale moyenne, et sur les côtés par l'aponévrose pubio-rectale. Mais en haut, l'aponévrose manque ; elle est remplacée par les ligaments antérieurs de la vessie, étendus du col de la vessie au pubis, et insérés par leurs bords sur l'aponévrose des releveurs de l'anus.

Région anale. Fosse ischio-rectale.

Cette région est formée au milieu par l'anus, et sur les côtés par une cavité, *fosse ischio-rectale* (fig. 100). La fosse ischio-rectale est située entre le rectum et l'ischion. Elle est remplie par du tissu cellulo-graisseux (fig. 100, 7), et traversée par les artères hémorrhoïdales inférieures et le nerf hémorrhoïdal.

L'*ouverture* de cette cavité est limitée par l'ischion, le sphincter de l'anus, le transverse et le grand fessier. Le *fond*

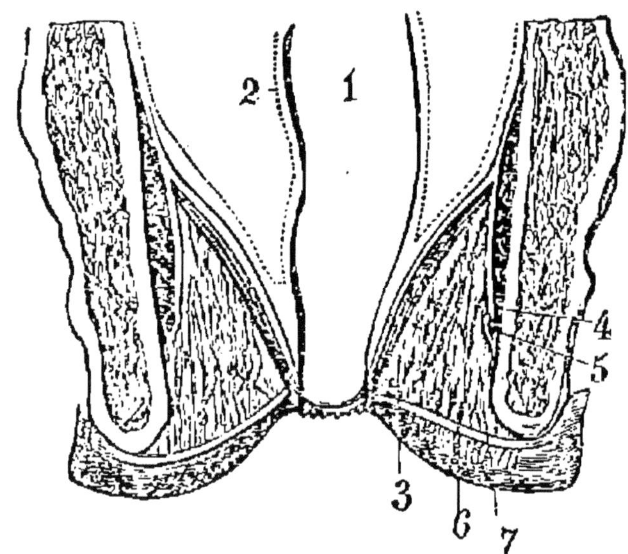

Fig. 100.

correspond à l'insertion du releveur de l'anus sur l'obturateur interne ; il est très-élevé. La *paroi interne* (fig. 100, 3), mobile et oblique, est formée par le releveur de l'anus. La *paroi externe* (fig. 100, 4), fixe et verticale, est constituée par l'ischion et l'obturateur interne. Sur la partie inférieure de cette paroi, on trouve l'artère honteuse interne (5). Le tissu cellulaire qui remplit cette fosse se prolonge en avant avec une couche de tissu cellulaire abondant, qui existe entre le releveur et l'aponévrose moyenne et se continue jusqu'au pubis.

L'épaisseur du releveur de l'anus sépare la fosse ischio-rectale de *l'espace pelvi-rectal supérieur*, décrit par Richet. Ce chirurgien désigne sous ce nom un petit espace triangulaire rempli et tissu cellulaire, et situé entre le rectum, le releveur de l'anus et le péritoine, au moment où cette séreuse se réfléchit du releveur de l'anus sur le rectum.

CHAPITRE CINQUIÈME
Appareil génital de la femme.

—

ARTICLE PREMIER
ORGANES GÉNITAUX EXTERNES.

L'ensemble de ces organes constitue la vulve ou le vestibule du vagin. On y trouve, sur la ligne médiane et de haut en bas, le pénil ou mont de Vénus, le clitoris, le vestibule de la vulve, le méat urinaire, l'orifice du vagin, la membrane hymen et la fosse naviculaire. Toutes ces parties médianes sont recouvertes et protégées de chaque côté par deux replis : l'un interne, muqueux, qui forme la petite lèvre ; l'autre externe, muqueux et cutané, qui constitue la grande lèvre.

Le *pénil* ou *mont de Vénus* est une saillie arrondie, située au-devant du pubis, et couverte de poils.

Le *clitoris* est un petit organe érectile, *situé* à la partie supérieure du vestibule de la vulve, à l'extrémité des petites lèvres A l'état d'érection, le clitoris proémine en avant, et se découvre en laissant le prépuce à sa base.

Sa *structure* est identique à celle des corps caverneux chez l'homme. Comme ces derniers, il a deux racines qui s'insèrent à la face interne de la branche ascendante de l'ischion.

Le *vestibule de la vulve* est une surface triangulaire, d'un étendue de 2 centimètres environ. Elle est limitée en haut par le clitoris, en bas par le méat urinaire, et de chaque côté par les petites lèvres.

Le *méat urinaire* est un orifice très-dilatable. Au-dessous de lui se trouve un tubercule muqueux, formé par l'extrémité antérieure de la colonne de la paroi antérieure du vagin.

L'*orifice du vagin* et l'*hymen* seront décrits avec le vagin.

La *fosse naviculaire* est une dépression située entre l'orifice vaginal et la fourchette de la vulve.

Les *petites lèvres*, ou *nymphes*, sont deux replis muqueux, minces, situés à la face interne des grandes lèvres.

Les *grandes lèvres* sont étendues du pénil à la fourchette de la vulve, et rapprochées de telle sorte qu'elles dérobent à la vue toutes les autres parties de la vulve.

Leur face externe, cutanée, est couverte de poils à la partie supérieure; leur face interne, muqueuse, est en contact avec celle du côté opposé; le bord libre est parallèle à celui du côté opposé, le bord adhérent est épais, l'extrémité supérieure se perd insensiblement sur les côtés du clitoris, au-dessous du pénil, et l'extrémité inférieure se réunit à celle du côté opposé en formant un repli à concavité supérieure. Ce repli constitue la *fourchette de la vulve*; il limite la partie inférieure de la fosse naviculaire.

Les *glandes vulvo-vaginales* sont des glandes en grappe composée. Au nombre de deux, elles ont le volume d'une amande d'abricot, et sont situées dans l'épaisseur de l'anneau vulvaire, de chaque côté de l'orifice du vagin, au tiers inférieur de la grande lèvre.

La glande vulvo-vaginale est située au milieu des fibres du constricteur du vagin.

Le canal excréteur, long de 10 à 15 millim., s'ouvre par un seul orifice à la partie antérieure de la membrane hymen, vers les parties latérales de cette membrane.

ARTICLE DEUXIÈME

ORGANES GÉNITAUX INTERNES.

Nous étudierons : 1º le vagin ; 2º l'utérus et ses annexes :
3º l'ovaire, la trompe et le ligament rond, contenus dans le ligament large .

§ 1. — *Vagin et urèthre.*

Le *vagin*, conduit membraneux, est dirigé de haut en bas et
d'arrière en avant. Il décrit une courbe à concavité ant. Il est
aplati d'avant en arrière. — Sa longueur est, en moyenne, de
9 cent. 1/2.

Ce conduit, élastique, peut s'allonger et s'élargir considérablement.

Extrémité antérieure. — L'extrémité ant., l'ouverture, est
entourée par l'*anneau vulvaire*. C'est la partie la plus étroite
et la moins dilatable du vagin.

L'*hymen* est un repli de la
muqueuse vaginale siégeant à
l'ouverture du conduit (fig. 101,
1). Il renferme quelques fibres
musculaires, du tissu conjonctif, et des vaisseaux et nerfs
qui expliquent l'hémorrhagie et
la douleur qui accompagnent
sa rupture.

La forme de l'hymen varie.
Le plus souvent il a la forme
d'un croissant concave en haut.
Il a quelquefois une forme
annulaire, et dans quelques cas
c'est une membrane complète,
imperforée. Les vestiges résul-

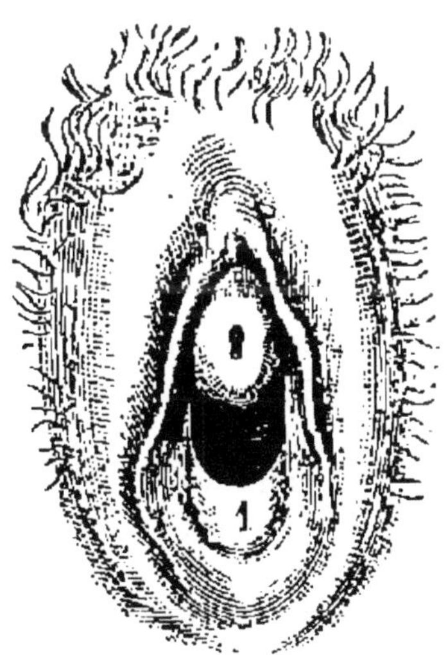

Fig. 101.

tant de la déchirure de l'hymen   se rétractent et forment les
caroncules myrtiformes.

Extrémité postérieure. — Elle s'insère autour du col de l'utérus en limitant, du côté de la cavité vaginale, un cul-de-sac circulaire qui entoure le col utérin. Ce *cul-de-sac vaginal* augmente de profondeur sur les côtés, et surtout en arrière.

Surface interne. — Dans toute son étendue, elle est rosée et parsemée d'un grand nombre de saillies dirigées transversalement et présentant quelquefois des sinuosités. Sur la ligne médiane, elles se réunissent à une saillie antéro-postérieure, d'autant plus accusée qu'on se rapproche davantage de l'entrée du vagin. Cette saillie médiane est plus marquée sur la paroi supérieure du vagin. Formées par un épaississement des saillies transversales, ces deux saillies médianes constituent la *colonne antérieure* et la *colonne postérieure* du vagin. La surface de la muqueuse est parsemée d'un grand nombre de papilles.

Surface externe. — *Rapports.* — La face ant. du vagin est en rapport avec la vessie et l'urèthre. Elle adhère fortement à la vessie par un tissu cellulaire dense, et plus encore à l'urèthre, qui est, pour ainsi dire, creuse dans l'épaisseur de cette paroi.

Sa face post. est en rapport, d'arrière en avant : 1º avec le péritoine, dans une étendue de 1 cent. 1/2 environ (fig. 102, 3); 2º avec la paroi antérieure du rectum, dans une étendue de 3 à 5 centimètres; 3º avec l'anneau vulvaire et les parties molles du périnée.

La *cloison vésico-vaginale* est plus solide que la *cloison recto-vaginale*, dont les parois sont unies par un tissu cellulaire un peu lâche.

Les bords du vagin sont en rapport, de haut en bas : 1º avec le ligament large; 2º avec le tissu cellulaire sous-péritonéal ; 3º avec l'aponévrose périnéale supérieure; 4º avec les muscles releveurs de l'anus ; 5º avec l'aponévrose périnéale moyenne.

Structure. — Le vagin offre trois tuniques superposées, le bulbe du vagin, les vaisseaux et les nerfs.

La *tunique externe* est fibreuse et mince. — La *tunique moyenne* est musculaire et très-épaisse; elle est formée superficiellement de fibres longitudinales, et profondément de fibres plexiformes. — La *tunique interne*, muqueuse, est fortement adhérente aux fibres musculaires. Elle est recouverte de papilles et dépourvue de glandes.

Le *bulbe du vagin* est un *organe érectile* situé au niveau de l'orifice vaginal, dont il occupe la moitié supérieure. Situé entre la muqueuse et le muscle constricteur du vagin, il a la forme d'une besace, reposant par sa partie moyenne amincie sur le méat urinaire, au-dessous du clitoris, et correspondant par ses deux extrémités, un peu volumineuses, aux extrémités du diamètre transversal de l'orifice vaginal.

L'*artère vaginale* vient de l'hypogastrique. Les *veines* suivent le trajet de l'artère. Les *lymphatiques* des 2/3 ant. se rendent dans les ganglions inguinaux internes, ceux de la partie profonde vont aux ganglions pelviens.

Urèthre. — Ce conduit, creusé dans l'épaisseur de la paroi antérieure du vagin, a une longueur de 3 cent. et une largeur de 7 millim. Ce canal est très-dilatable, au point de permettre l'introduction du doigt dans la vessie.

Il est formé de deux couches, l'une *musculaire* à fibres superficielles circulaires et à fibres profondes longitudinales, l'autre *muqueuse*.

§ 2. — *Utérus.*

L'utérus est situé dans le petit bassin, entre le rectum et la vessie.

Il est maintenu en position : 1º par les ligaments larges; 2º par les ligaments utéro-sacrés, qui le fixent aux parties latérales et inferieure du sacrum ; 3º par les ligaments ronds; 4º par son adhérence à la vessie ; 5º par son insertion à l'extrémité postérieure du vagin (fig. 102).

Son poids moyen est de 42 grammes.

Les trois *diamètres* de l'utérus sont, chez les *nullipares :* longueur, 62 mill. ; largeur, 40 mill.; épaisseur, 23 mill.

Chez les *multipares :* longueur, 68 mill. ; largeur, 43 mill : épaisseur, 26 mill.

Conformation extérieure et rapports. — L'utérus est aplati d'avant en arrière. Il offre deux faces, deux bords et un col.

La *face antérieure* est en rapport avec la vessie, dont elle est séparée par le cul-de-sac *vésico-utérin*. Ce cul-de-sac péritonéal recouvre seulement les deux tiers sup. de cette face (fig. 102, 2). Le tiers inf. est immédiatement en rapport avec la vessie.

La *face postérieure*, plus convexe, est complétement recouverte par le péritoine. Elle est séparée du rectum par le *cul-de-sac recto-vaginal*, ordinairement rempli par des anses intestinales.

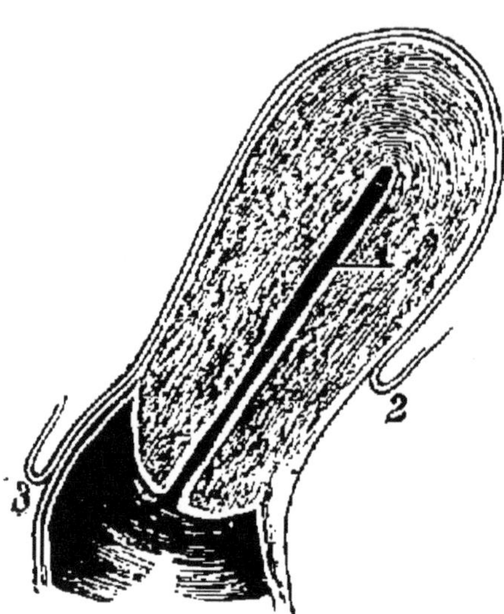

Fig. 102.

Les *bords* sont convexes en haut, et concaves en bas. A la partie sup. on trouve l'insertion de la trompe de Fallope, de l'ovaire et du ligament rond, et dans toute leur étendue l'insertion des ligaments larges (fig. 103).

Le *fond*, convexe, est recouvert par le péritoine. Il est situé à 2 cent. au-dessous du détroit sup. du bassin.

Le *col de l'utérus* est la partie inf. de cet organe. Il est divisé en deux portions par l'insertion du vagin, une portion sus-vaginale et une portion vaginale.

La *portion sus-vaginale* est en rapport, en avant avec la vessie, en arrière avec le péritoine, sur les côtés avec les ligaments larges et l'artère utérine.

La *portion vaginale*, ou *museau de tanche*, a la forme d'un cône à sommet inférieur percé d'une ouverture.

Conformation intérieure. — La *cavité utérine* (fig. 104), de forme triangulaire, est très-petite te très-resserrée entre

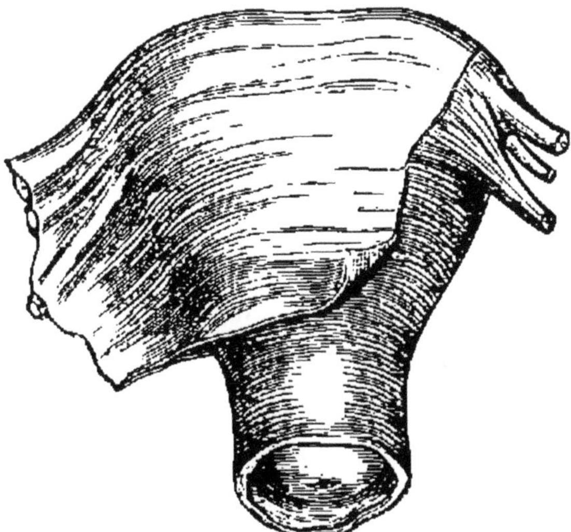

Fig. 103.

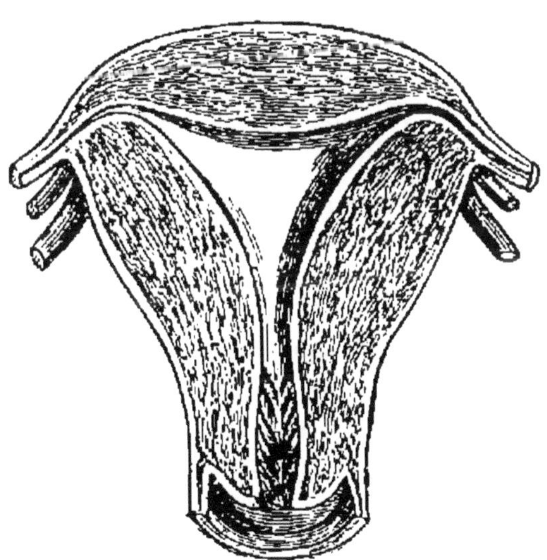

Fig. 104.

les deux parois de l'utérus, qui sont, pour ainsi dire, adossées

La cavité du col, *cavité cervicale*, est plus longue que celle du corps. Elle est fusiforme.

Sur les deux parois ant. et post. de cette cavité on trouve une saillie verticale avec des ramifications : ce sont les *arbres de vie* du col de l'utérus (fig. 104).

La cavité cervicale présente deux orifices : l'orifice externe se voit sur le museau de tanche, l'orifice interne est un rétrécissement intermédiaire au corps et au col.

Structure de l'utérus. — Trois couches superposées, des vaisseaux et des nerfs, forment l'utérus.

La *couche séreuse* recouvre le fond de l'utérus ainsi que les deux faces. Des parties latérales de l'utérus, le péritoine se porte sur les annexes et forme les deux feuillets du ligament large. (Voy. *Péritoine.*)

La *couche musculaire* est constituée par des fibres musculaires, formant plusieurs plans enchevêtrés.

La *muqueuse*, confondue avec les fibres musculaires, est recouverte d'*épithélium cylindrique simple à cils vibratiles* (fig. 105). Le derme est très-épais.

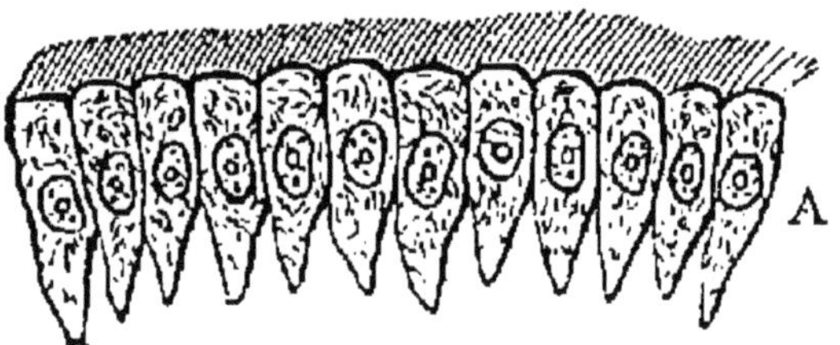

Fig. 105.

Les *artères* de l'utérus sont : l'utéro-ovarienne de l'aorte, l'utérine de l'hypogastrique, et une petite branche de l'épigastrique qui va à l'utérus et occupe le centre du ligament rond. (Voy. ces artères.) — Les *veines* suivent le trajet des artères. — Les *lymphatiques*, venus de la muqueuse et de la couche musculaire, suivent l'artère utérine pour se rendre aux ganglions pelviens latéraux, et l'artère utéro-ovarienne pour se jeter dans les ganglions lombaires. — Les *nerfs* viennent du grand sympathique.

§ 3. — *Ovaire.*

Les ovaires, organes sécréteurs des ovules, sont situés dans l'aileron postérieur du ligament large. Ils font saillie sur la face postérieure de ce ligament, du côté du rectum.

Ils sont fixés aux bords de l'utérus par le *ligament de l'ovaire*, cordon musculeux de 3 cent. de longueur.

Ces organes ont la forme et le volume d'une amande.

L'*extrémité interne* donne insertion au ligament de l'ovaire. — L'*extrémité externe*, libre, donne insertion à une des franges du pavillon de la trompe de Fallope. — La *face supérieure* et la *face inférieure* sont recouvertes par le péritoine, confondu avec le tissu de l'ovaire. — Le *bord postérieur*, libre, convexe, est recouvert aussi par le péritoine. — Le *bord antérieur*, rectiligne, regarde le centre du ligament large et reçoit par une fente, appelée *hile*, les vaisseaux et nerfs-ovariens.

Structure. — L'ovaire est formé d'un tissu propre, de vaisseaux et de nerfs.

Tissu propre de l'ovaire. — L'ovaire renferme deux substances d'aspect différent : la superficielle, blanche et ferme, contient les ovules, *portion ovigène ;* la profonde, rougeâtre, spongieuse, composée de vaisseaux, est la *portion vasculaire.*

1° *Portion ovigène.* — Elle renferme les ovules. Elle est composée d'éléments musculaires et de fibres de tissu conjonctif. On trouve dans cette couche les vésicules de de Graaf, dans lesquelles sont contenus les ovules. Ces vésicules siégent uniquement dans la portion ovigène ; on n'en trouve que rarement dans la portion vasculaire.

2° *Portion vasculaire.* — Cette portion, dite encore bulbeuse, est rougeâtre, un peu molle. Elle est formée de fibres musculaires, de tissu conjonctif, de vaisseaux et de nerfs.

Vaisseaux et nerfs. — Les *artères* de l'ovaire sont des branches de l'utéro-ovarienne qui passent dans le ligament large. — Les *veines* accompagnent les artères. — Les *lym-*

phatiques se jettent dans les ganglions lombaires. — Les *nerfs* sont fournis par le grand sympathique.

§ 4. — *Trompes de Fallope.*

Les trompes de Fallope sont deux conduits étendus de l'ovaire à l'utérus, et situés dans l'aileron supérieur du ligament large.

Leur direction est transversale. Elles deviennent sinueuses à mesure qu'elles se rapprochent de l'ovaire.

Leur longueur est de 12 cent. Elles admettent à peine une soie de sanglier vers l'orifice utérin et une sonde vers l'orifice ovarique.

Entourées par le péritoine, elles forment le bord libre de l'aileron supérieur. Leur extrémité interne s'insère aux angles de l'utérus. Leur extrémité externe, *pavillon* de la trompe, correspond à l'ovaire, auquel elle adhère par une frange du pavillon.

La *cavité* des trompes s'étend de la cavité utérine à la cavité péritonéale.

Le *pavillon* présente des franges analogues aux pétales de certaines corolles. Ces franges sont dentelées sur leurs bords. Celle des franges qui s'insère sur l'ovaire forme une gouttière qui conduit dans la cavité de la trompe. On observe quelquefois deux pavillons, et même trois, sur une même trompe.

Au niveau de l'orifice du pavillon, le péritoine se continue avec la muqueuse de la trompe, de sorte que la cavité péritonéale et la cavité utérine communiquent (seul exemple de la communication d'une séreuse et d'une muqueuse).

Structure. — Trois tuniques. — La *tunique externe* est formée par le péritoine. — La *tunique moyenne*, musculaire, est formée d'un plan superficiel de fibres longitudinales qui se continuent avec les fibres transversales de l'utérus, et d'un plan profond de fibres circulaires, propres à la trompe. — La *tunique muqueuse* présente des plis longitudinaux très-développés. Très-adhérente à la tunique musculaire, la muqueuse est re-

couverte d'un *épithélium cylindrique simple à cils vibratiles.*
— Les *vaisseaux* et *nerfs* sont les mêmes que ceux de l'ovaire.

§ 5. — *Ligaments ronds*

Les ligaments ronds sont deux cordons qui partent de la
partie latérale, supérieure et un peu antérieure de l'utérus, et
se portent dans le canal inguinal, qu'ils parcourent dans toute
son étendue. Après avoir traversé le canal inguinal, leurs
fibres s'insèrent sur la paroi inférieure de ce canal, sur l'épine
du pubis et à la face profonde de la peau du pubis.

CHAPITRE SIXIÈME
Mamelle.

La mamelle se compose : 1º de la peau ; 2º de tissu graisseux
qui forme une grande partie de son volume ; 3º de la glande
mammaire proprement dite ; 4º de vaisseaux et de nerfs.

Peau. — Le *mamelon* est formé, au centre, par les canaux
galactophores, qui le parcourent de la base au sommet. Autour

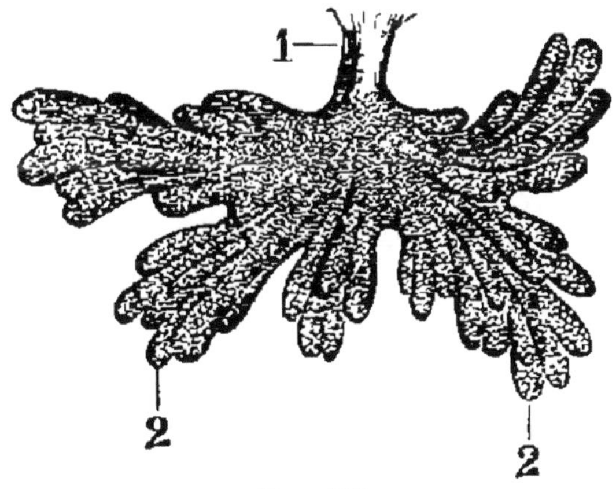

Fig. 106.

de ces canaux, on trouve un mélange de fibres musculaires de
la vie organique, de fibres de tissu conjonctif et de fibres élas-

tiques irrégulièrement distribuées. Sa surface est hérissée de papilles. Il contient de nombreuses glandes sébacées (fig. 106, glande sébacée du mamelon).

L'*auréole* repose immédiatement sur la glande mammaire, sans intermédiaire de tissu graisseux. L'épiderme renferme des cellules pigmentaires ; le derme est dépourvu de fibres musculaires et repose sur une couche musculaire, *muscle sous-auréolaire*, formé de fibres musculaires lisses concentriques au mamelon. L'auréole contient des glandes sébacées nombreuses.

Tissu graisseux. — Autour de l'auréole, il forme une couche épaisse qui sépare la glande mammaire de la peau. Il envoie des prolongements entre les lobules de la glande.

Glande mammaire. — La glande mammaire est une glande en grappe composée, située au-dessous du tissu graisseux et au-devant du grand pectoral. Elle est formée par un grand nombre de lobes. Les lobes sont entremêlés de tissu graisseux et de tissu fibreux.

Le tissu propre de la glande est formé par des acini présentant de quarante à cinquante culs-de-sac, tapissés par un *épithélium pavimenteux simple* Les acini donnent naissance aux canalicules sécréteurs, qui se réunissent en troncs pour former des conduits excréteurs plus volumineux, *canaux galactophores.*

Les canaux galactophores, partis des lobes de la glande mammaire, vont s'ouvrir, par autant d'orifices distincts, au sommet du mamelon. Les *sinus* des canaux galactophores sont des dilatations qu'on trouve sur le trajet des conduits.

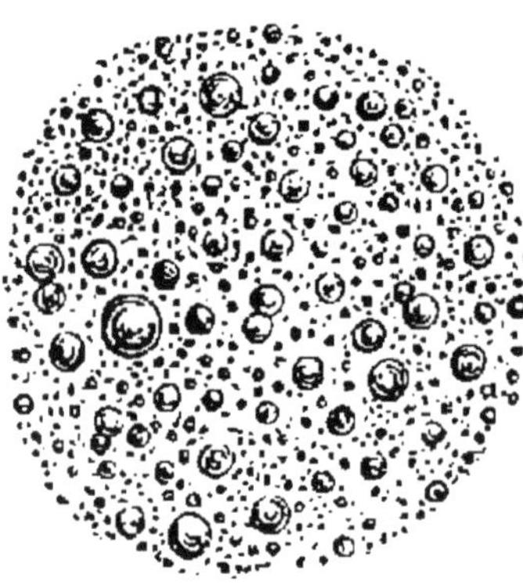

Fig. 107

Vaisseaux et nerfs. — Les *artères* de la mamelle viennent de la mammaire interne, de la mammaire externe et des intercostales. — Les *veines* accompagnent les artères. — Les *lymphatiques* se jettent dans les ganglions axillaires. — Le *lait* est un liquide tenant en suspension des *globules de lait* (fig. 107), corpuscules graisseux donnant au lait sa couleur blanche. — Les *nerfs* sont fournis par les intercostaux.

CHAPITRE SEPTIÈME
Péritoine.

Membrane séreuse tapissant les surfaces pariétale et viscérale de la cavité abdominale.

Le *feuillet pariétal*, partout continu, est plus épais que le viscéral. Il recouvre la paroi abdominale, les fosses iliaques, les parois du petit bassin et le diaphragme. Il est doublé par une couche de tissu cellulaire lâche qui permet la dissection de ce feuil'et.

Le *feuillet viscéral*, partout continu, recouvre les viscères, auxquels il adhère ; ce feuillet est mince et transparent.

Les *points de réunion* des deux feuillets sont des ligaments, des méso et des épiploons. Les *ligaments* sont des replis séreux, étendus du feuillet pariétal au feuillet viscéral qui recouvre des viscères autres que les intestins. Les *méso* sont des replis séreux étendus du feuillet pariétal au feuillet viscéral qui recouvre les intestins ; exemple : *mésocôlon, mésorectum, mésentère*. Lorsqu'un repli séreux se porte d'un viscère à un autre viscère, on le nomme *épiploon*.

Rapports de la portion sous-ombilicale.

De l'ombilic, le péritoine descend vers le bord antérieur du grand bassin. Sur la ligne médiane, il recouvre l'ouraque et les artères ombilicales oblitérées, qui la soulèvent légèrement, puis il atteint le sommet de la vessie. De chaque côté, il se porte jusqu'à l'arcade crurale, après avoir recouvert la face postérieure du canal inguinal et les vaisseaux épigastriques. Plus en dehors, il descend du muscle transverse sur le muscle iliaque, qu'il recouvre.

Dans le petit bassin, le péritoine se comporte différemment dans les deux sexes.

Chez l'homme, il recouvre la moitié supérieure de la vessie, autour de laquelle il forme un *cul-de-sac périvésical.* De là, il se réfléchit latéralement sur les parois du bassin, et en arrière sur le rectum, où il forme le *cul-de-sac recto-vésical* qui descend jusqu'à 2 cent. environ au-dessus de la prostate.

Chez la femme, il se réfléchit de la vessie sur l'utérus en formant le *cul-de-sac vésico-utérin,* qui recouvre les deux tiers supérieurs du corps de l'utérus. Puis il recouvre le fond de l'utérus et sa face postérieure ; il descend ensuite sur la paroi postérieure du vagin dans une étendue de 1 1/2 à 2 cent., pour former le *cul-de-sac recto-vaginal.* Il se réfléchit ensuite sur le rectum. Au niveau de l'utérus, le feuillet antérieur et le feuillet postérieur s'adossent vers les bords de cet organe et forment les ligaments larges, qui se portent sur les côtés du bassin, où les feuillets se séparent pour se porter, l'un en avant, l'autre en arrière.

. Dans les deux sexes, le péritoine, arrivé sur le rectum, contourne les faces latérales de cet organe pour s'adosser à lui-même entre la moitié supérieure du rectum et le sacrum, et constituer le *mésorectum.*

Au niveau de la fosse iliaque, le péritoine se réfléchit en arrière de l'arcade crurale et recouvre, de dedans en dehors, l'anneau crural et le septum crural, les vaisseaux iliaques externes, épigastriques et circonflexes iliaques ; il applique sur la fosse iliaque les vaisseaux spermatiques, il remonte en haut et en arrière, puis il se comporte différemment à droite et à gauche. A droite, tantôt il passe au-devant du cœcum, qu'il applique contre le fascia iliaca, tantôt il le contourne et s'adosse à lui-même au-dessous du cœcum, pour constituer le *méso-cœcum.* A gauche, il recouvre le côlon iliaque, et s'adosse ensuite à lui-même pour former le *mésocôlon iliaque,* dont l'extrémité droite se continue avec l'extrémité supérieure du mésorectum.

Au-dessus des fosses iliaques, le péritoine recouvre la

partie postérieure du muscle transverse, le carré des lombes, les côlons ascendant et descendant, le rein, le psoas, les vaisseaux spermatiques, l'uretère, l'aorte, la veine cave inférieure et la colonne vertébrale, au niveau de laquelle il s'adosse à lui-même pour former le mésentère. Il résulte des rapports que le péritoine affecte avec ces organes, qu'on pourrait atteindre ces organes par la partie postérieure du tronc sans blesser cette membrane. Dans quelques cas, le péritoine entoure le côlon ascendant et le côlon descendant, et s'adosse à lui-même pour former les *mésocôlons ascendant et descendant.*

Le *mésentère* est un repli du péritoine situé en avant de la colonne vertébrale et soutenant l'intestin grêle. Il est formé par deux feuillets péritonéaux adossés, entre lesquels on trouve les ramifications de l'artère mésentérique supérieure et de la grande veine mésaraïque, les chylifères, du tissu graisseux abondant et le plexus nerveux mésentérique supérieur. Le mésentère est étendu de la deuxième vertèbre lombaire à la cinquième. En haut, les deux feuillets qui le constituent se séparent ; ils se portent à droite et à gauche pour former le feuillet inférieur du mésocôlon transverse. En bas, les deux feuillets du mésentère se perdent sur les parois du cœcum. Son *bord antérieur*, fortement plissé, soutient l'intestin, qui présente une longueur de 8 mètres. Son *bord postérieur* correspond à la colonne vertébrale où ses deux feuillets se portent à droite et à gauche pour se continuer sur le péritoine, que nous avons vu recouvrir le rein et le côlon.

Rapports de la portion sus-ombilicale.

De l'ombilic, le péritoine remonte vers la face inférieure du diaphragme, qu'il recouvre jusqu'au bord postérieur du foie, où il se réfléchit sur la face supérieure de cet organe, qu'il recouvre complétement. La portion réfléchie du diaphragme sur le foie constitue le *feuillet supérieur du ligament coronaire du foie.* La veine ombilicale, qui se porte de l'ombilic au sillon antéro-postérieur du foie, soulève le péritoine pariétal qui forme un repli triangulaire antéro-postérieur, étendu de le paroi abdominale au bord antérieur du foie. C'est le *ligament falciforme* ou *suspenseur* du foie, qui se continue avec le ligament coronaire en arrière, et forme une cloison verticale qui s'insère sur les faces inférieure du diaphragme et supérieure du foie (fig. 108, 5).

De la face supérieure du foie, le péritoine se porte latéralement vers le diaphragme et forme le feuillet supérieur des *ligaments triangulaires* droit et gauche du foie, situés aux deux extrémités de cet organe (fig. 108, 6, 7). Cette portion du péritoine est continue avec celle qui constitue le feuillet supérieur du ligament coronaire. En avant, le péritoine hépatique se réfléchit sur le bord antérieur du foie et recouvre la face inférieure de cet organe. A droite et à gauche, sur cette face inférieure, le

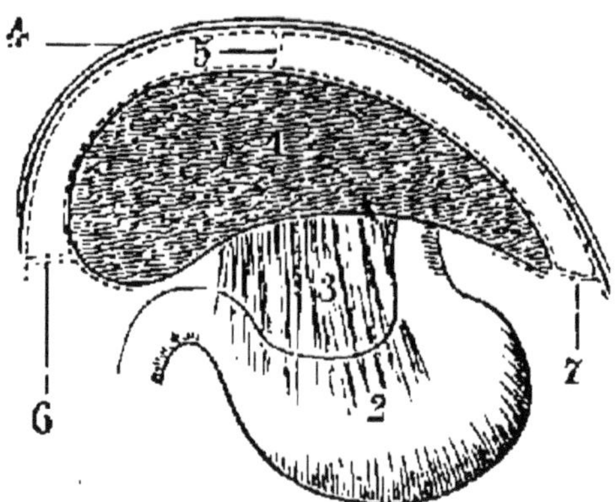

Fig. 108.

péritoine se porte vers les extrémités du foie et forme, en se portant sur le diaphragme, le feuillet inférieur des *ligaments triangulaires* du foie. Mais, vers le milieu de la face inférieure de cette glande, le péritoine, qui a recouvert le lobe carré du foie, est arrêté par les organes du pédicule du foie qui pénètrent dans le hile. Il descend en avant de ces organes jusqu'à la petite courbure de l'estomac, et forme le feuillet antérieur du *petit épiploon* (fig. 108, 3). De là il descend et recouvre toute l'étendue de la face antérieure de l'estomac, d'où il se continue, à gauche pour former le feuillet antérieur de l'*épiploon gastro-splénique*, et en bas pour former le feuillet antérieur du *grand épiploon*.

A gauche de l'estomac, le feuillet du péritoine qui forme le

feuillet antérieur de l'épiploon gastro-splénique tapisse la moitié
antérieure de la face interne de la rate, son bord antérieur, sa
face externe, son bord postérieur, et se porte de nouveau vers
le hile. Puis ce feuillet se dirige vers le pilier gauche du diaphragme, où il se continue avec le péritoine pariétal. Entre ces
deux feuillets sont contenus les vaisseaux spléniques et la queue
du pancréas. Nous verrons bientôt qu'il existe encore entre ces
deux feuillets un prolongement du péritoine de l'arrière-cavité
des épiploons.

La portion du péritoine qui descend de l'estomac pour former le feuillet antérieur du grand épiploon arrive jusqu'au
pubis et remonte pour constituer le feuillet postérieur du
grand épiploon, jusqu'au côlon transverse, dont elle recouvre
la face inférieure, pour se confondre ensuite avec la portion
du péritoine que nous avons déjà vue venir du mésentère. Ces
deux feuillets du grand épiploon sont séparés par deux nou-
veaux feuillets appartenant à l'arrière-cavité de l'épiploon, de
sorte qu'il existe quatre lames séreuses dans ce repli péritonéal.

Hiatus de Winslow et arrière-cavité des épiploons. — Au-
dessous du foie, il existe un orifice qui peut admettre deux
doigts. Pour le trouver, il faut passer la main au-dessous de
l'extrémité droite du foie et faire glisser le doigt en arrière
de la veine porte contenue dans le bord droit du petit épiploon.
Arrivé là, le doigt se trouve dans l'hiatus de Winslow. Cette
ouverture fait communiquer la grande cavité péritonéale avec
l'arrière-cavité des épiploons. L'hiatus de Winslow est limité
en haut par le lobule de Spigel, en bas par la troisième portion
du duodénum, en avant par le petit épiploon et le pédicule
hépatique, en arrière par la veine cave inférieure.

De cette ouverture on pénètre dans l'arrière-cavité des épiploons. Cette cavité est limitée en haut par le foie, en bas par
le mésocôlon transverse, en avant par l'estomac, et en arrière
par le pancréas. Le péritoine s'enfonce dans l'arrière-cavité
des épiploons, en tapisse toutes les parois, et envoie deux prolongements : 1° dans l'épiploon gastro-splénique, 2° dans le grand
épiploon. Celui qui se porte dans l'épiploon gastro-splénique

est un véritable cul-de-sac qui s'insinue entre la queue du pancréas et le feuillet ant. de cet épiploon. Celui-ci se trouve ainsi formé de 4 feuillets, l'antér. venu de la face ant. de l'estomac, les deux moyens formés par le cul-de-sac dépendant de l'arrière-cavité des épiploons, le postérieur étendu de la rate au pilier gauche du diaphragme et passant en arrière du pancréas, de sorte que le pancréas est situé entre le 3e et le 4e feuillet en comptant d'avant en arrière.

Le prolongement que le péritoine envoie dans le grand épiploon est un cul-de-sac analogue, de sorte que le grand épiploon est formé de 4 feuillets : l'antérieur descendant de la face ant. de l'estomac, le postérieur de la face inf. du côlon transverse et les deux moyens faisant suite au péritoine de l'arrière-cavité des épiploons. Ajoutons que les quatre feuillets sont tellement confondus qu'il est impossible d'en montrer l'indépendance.

SEPTIÈME PARTIE

ORGANES DES SENS

—

CHAPITRE PREMIER

Peau.

La peau est formée de deux couches : l'une superficielle, ou épiderme ; l'autre profonde, ou derme.

Derme. — Le derme constitue la partie essentielle de la peau. Il est formé de fibres élastiques (fig. 109) et de fibres de tissu conjonctif, au milieu desquelles on trouve disséminés les follicules pileux, les glandes sébacées, les glandes sudoripares. De petits prolongements, papilles, se montrent à la surface du derme.

Fibres et corpuscules de tissu conjonctif, fibres élastiques, fibres musculaires de la vie organique, substance amorphe, vaisseaux, nerfs ; tels sont les éléments anatomiques qui constituent le tissu du derme.

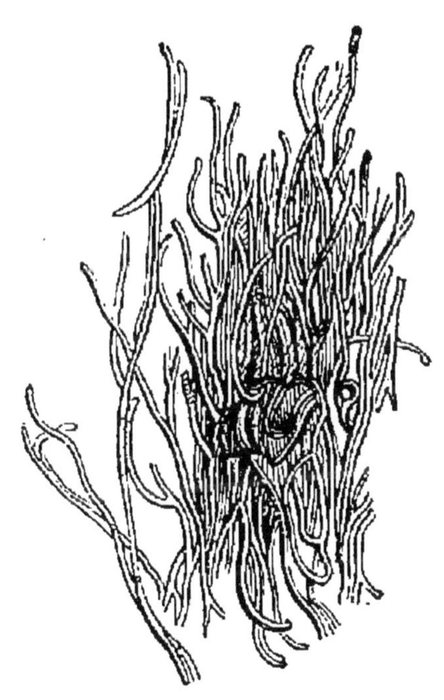

Fig. 109.

Glandes sébacées (fig. 110 et 111). — Disséminées dans l'épaisseur du derme, ces glandes manquent dans deux régions, à la paume des mains et à la plante des pieds, dépourvues

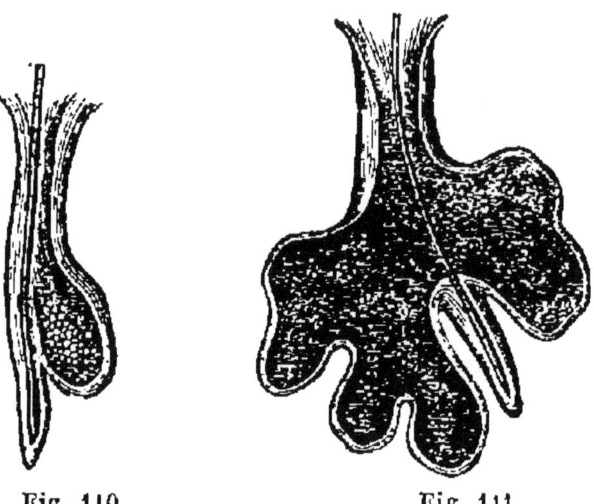

Fig. 110.   Fig 111.

aussi de poils. Elles sont presque toutes annexées aux follicules pileux, dans lesquels elles viennent s'ouvrir à l'union du tiers inférieur avec les deux tiers supérieurs (fig. 110). Chaque follicule pileux en reçoit deux, et quelquefois plus.

Quelquefois c'est le follicule pileux qui s'ouvre dans la glande (fig. 111).

Le corps de la glande, situé entre les éléments du derme, a une épaisseur d'un millimètre environ ; il est formé par un ou plusieurs culs-de-sac (jusqu'à dix). Les culs-de sac et le conduit ont une paroi propre. Ils sont tapissés par un épithélium pavimenteux simple.

Le canal est cylindrique, d'un diamètre de 300 à 400 μ ; il est formé d'une paroi propre qui fait suite à celle des culs-de-sac, et d'une couche d'épithélium.

Glandes sudoripares. — Elles existent dans l'épaisseur de la peau de toutes les régions. Situées dans la couche graisseuse sous-cutanée, au milieu des pelotons graisseux, elles sont abondantes surtout à la paume des mains et à la plante des pieds.

Le corps de la glande est jaunâtre ; son diamètre est de 1/2 à 2 millimètres. Le tube qui le constitue par son enroulement est de 30 à 60 μ.

Le canal excréteur décrit des sinuosités, puis il traverse le derme. Arrivé à l'épiderme, il décrit des tours de spire, surtout vers les couches superficielles, et vient s'ouvrir à la surface de la peau, entre les papilles. La spirale décrite par ce conduit n'existe qu'à la paume des mains et à la plante des pieds.

Ces glandes sont formées par un tube en cul-de-sac enroulé sur lui-même vers son extrémité fermée (fig. 112). Ce

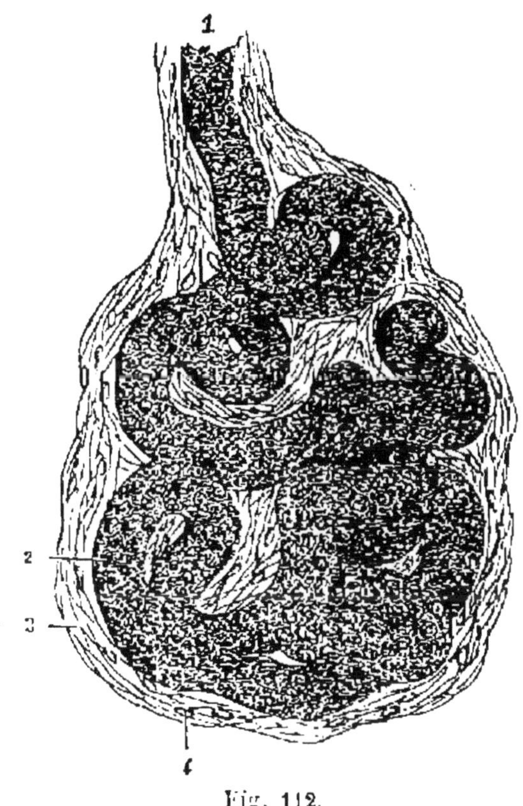

Fig. 112.

tube est formé par une membrane propre, tapissée à l'intérieur par une couche d'épithélium pavimenteux qui remplit complétement le fond de la glande.

Dans le creux axillaire, on trouve des glandes sudoripares plus volumineuses qui contiennent, dans l'épaisseur de la paroi du conduit excréteur, un certain nombre de fibres musculaires de la vie organique.

Ces glandes se développent dans l'embryon vers le 3e mois par des prolongements de l'épiderme, qui pénètrent de plus en plus dans l derme en se contournant sur eux-mêmes (fig. 113).

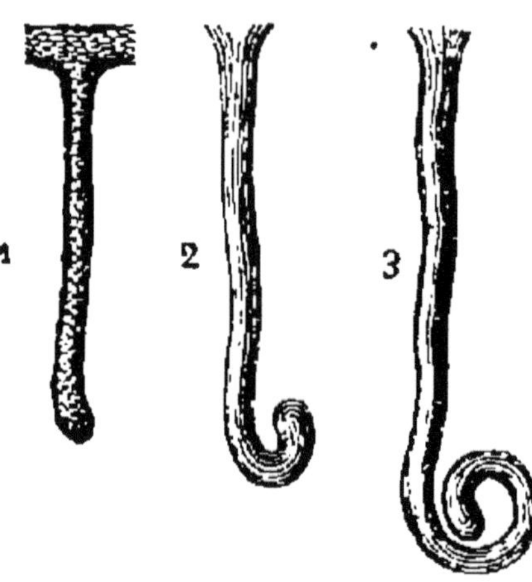

Fig. 113.

Papilles. — Les papilles sont des saillies du derme. On les divise en *papilles nerveuses* et en *papilles vasculaires*. A leur surface se trouve un réseau très-fin de vaisseaux lymphatiques qui se continue avec celui du derme. Les papilles vasculaires ne renferment que des vaisseaux ; les papilles nerveuses contiennent en outre l'élément nerveux. Chaque papille nerveuse reçoit un ou plusieurs tubes nerveux qui arrivent au niveau du *corpuscule du tact*, le contournent et se terminent par une extrémité libre, soit à la surface, soit plus souvent dans l'épaisseur de ce corpuscule, formé de matière amorphe et de noyaux.

Épiderme. — A la surface du derme se trouve une autre couche, mince, qui en trahit toutes les saillies, toutes les dépressions : c'est l'épiderme. Cette couche est uniquement constituée par des cellules.

La face profonde de l'épiderme est moulée sur le derme et représente exactement toutes les saillies et dépressions du derme.

L'épiderme est formé de cellules d'*épithélium pavimenteux stratifié*. Ces cellules forment trois couches qui se confondent en une seule, mais il est possible de diviser l'épiderme en deux lamelles, le *corps muqueux* et la *lame cornée*. Dans la lamelle qui touche le derme, *corps muqueux de Malpighi*, les cellules épithéliales sont polyédriques, régulières, juxtaposées et colorées dans les régions où la peau est brune, dans la peau du nègre surtout, par des granulations pigmentaires. Cette couche renferme le *pigment, couche pigmentaire*, confondue avec le corps muqueux.

Le corps muqueux est mou et peut être séparé du reste de l'épiderme par la macération. Superficiellement, enfin, des cellules minces et lamelleuses, généralement sans novau, adhérentes entre elles, constituent la couche cornée.

Ongles. — Les ongles sont des lames cornées de même nature que l'épiderme. Ils sont enchâssés dans une dépression de la peau, ou *matrice*.

La *racine*, située dans la matrice, est blanche, opaque, mince et molle.

Le corps de l'ongle est très-adhérent au corps muqueux ; cependant on a vu, à la suite d'accidents, l'avulsion de l'ongle sans lésion du corps muqueux.

Le derme recouvre une partie de l'ongle, s'adosse à lui-même pour y former un repli, et rétrograde pour passer à la face profonde en formant la *matrice* ; il ne touche l'ongle par aucune de ses parties.

Le corps muqueux se comporte comme le derme, qu'il accompagne partout ; il n'est en contact avec l'ongle qu'à la face profonde de celui-ci, dans toute son étendue.

La lame cornée de l'épiderme, arrivée au niveau du bord libre que forme la peau sur la racine de l'ongle, s'adosse à elle-même pour former le long de ce bord libre un repli mince et transparent qui le déborde de 1/2 à 1 millimètre. Cette couche accompagne ensuite le corps muqueux, en se renversant, jusqu'au fond de la matrice, où elle se confond intimement avec l'extrémité de la racine. Sur les bords, l'épiderme se confond avec l'ongle de la même manière. Enfin, au niveau du bord libre de l'ongle, l'épiderme s'insère sur cet organe au moment où il abandonne la pulpe du doigt pour devenir libre. On voit, en résumé, que l'ongle n'est autre chose qu'une portion des couches superficielles de l'épiderme épaissie.

La structure de l'ongle est la même que celle de l'épiderme ; les cellules y sont plus serrées et disposées en lamelles.

Follicules pileux. — Les poils sont contenus dans des dépressions de la peau analogues à la matrice des ongles ; ce sont les follicules pileux, dépressions qui ont de 1 à 5 millimètres de longueur, de 1/2 à 2 millimètres d'épaisseur, plus étroites à l'orifice que dans les parties profondes.

Le *fond* du follicule présente un renflement, le *bulbe pileux*, sur lequel s'implante le poil.

Poils. — Des filaments de nature épidermique couvrent toute la surface du corps, la paume de la main et la plante des pieds exceptées. La face palmaire des doigts et des orteils en est également dépourvue.

Le poil offre deux parties : la racine et la tige.

La *racine* est contenue dans le follicule pileux ; elle s'élargit en bas, et se confond avec le bulbe du follicule. Le renflement qui la termine est appelé *bulbe du poil ;* il est formé de la même substance que le bulbe du follicule. Ces deux renflements superposés n'en forment qu'un seul. — La *tige,* de forme variable, le plus souvent cylindrique, se termine en pointe.

Le poil est creusé, d'une extrémité à l'autre, d'un canal rempli d'une matière grenue (*substance médullaire*), de consistance molle, plus ou moins brune, selon la couleur des cheveux.

CHAPITRE DEUXIÈME
Muqueuse pituitaire.

La pituitaire, ou membrane de Schneider, présente une couleur rosée. — Sa consistance est faible. — D'une épaisseur très-variable sur les parois propres des fosses nasales, elle devient très-mince dans les nombreuses cavités qui constituent leurs prolongements, sinus frontaux, maxillaire, etc.

Elle est adhérente aux os et aux cartilages ; cependant on peut voir la formation de bosses sanguines entre l'os et sa face adhérente.

Structure. — Le *derme* de la pituitaire présente les caractères généraux du derme des muqueuses à épithélium cylindrique. Il adhère intimement au périoste sous-jacent.

L'*épithélium* est formé par des cellules cylindriques stratifiées à cils vibratiles.

La pituitaire contient un grand nombre de glandes en grappe simple ou composée d'un petit nombre d'acini, dont les orifices en forme de boutonnière sont dirigés vers la partie postérieure des fosses nasales.

L'olfaction siége dans la moitié supérieure des fosses nasales. C'est là que la pituitaire reçoit le nerf olfactif.

CHAPITRE TROISIÈME

Langue.

La langue se compose : 1o d'un squelette ; 2o de muscles nombreux ; 3o d'une membrane qui entoure tous ces muscles à la manière d'un étui ; 4o de vaisseaux et de nerfs.

1o Squelette. — Le squelette de la langue est formé par l'os hyoïde et par deux membranes fibreuses, dont l'une est verticale et médiane, l'autre antéro-postérieure et transversale.

La première, appelée *fibro-cartilage médian*, est un peu épaisse ; elle part du milieu de l'os hyoïde et se dirige en avant, vers la pointe, en conservant une direction verticale. C'est elle qui sépare les fibres entre-croisées des génio-glosses. Son sommet n'arrive pas jusqu'à la pointe de la langue.

L'autre membrane, appelée *hyo-glossienne*, part du bord supérieur de l'os hyoïde et se porte transversalement en haut et en avant, dans l'épaisseur de la base de la langue, dans une étendue de 2 à 3 centimètres.

Muscles. — Ces muscles prennent, pour la plupart, le nom de l'organe sur lequel ils s'insèrent, suivi de la terminaison *glosse*. Trois viennent de parties osseuses : le *génio-glosse*, le *stylo-glosse*, l'*hyo-glosse*. Trois s'insèrent sur des parties non osseuses : le *palato-glosse*, le *pharyngo-glosse*, l'*amygdalo-glosse*. On trouve en outre le *muscle transversal*, le *lingual supérieur*, impair, et le *lingual inférieur*, pair. En tout, dix-sept muscles.

Génio-glosse. — Muscle rayonné, situé sur la ligne médiane, où il s'adosse à celui du côté opposé.

Il s'insère par son point fixe sur les apophyses géni supérieures, au moyen d'un tendon résistant. Ses fibres se portent ensuite, en divergeant comme les plis d'un éventail, en arrière, en haut et en avant. Elles traversent l'épaisseur de la langue pour s'insérer à la muqueuse de la face dorsale dans toute son étendue, depuis la base jusqu'à la pointe.

Au-dessous du fibro-cartilage médian, les deux génio-glosses s'entre-croisent en grande partie, de sorte que beaucoup de fibres du côté droit passent à gauche, et *vice versâ*.

Stylo-glosse. — Il s'étend de l'apophyse styloïde du temporal jusqu'aux parties latérales de la langue.

Il se dirige obliquement en avant, en bas et en dedans.

Son extrémité fixe s'insère à la partie interne de l'apophyse styloïde. Ses fibres se portent ensuite vers le bord de la langue, en passant entre la glande parotide et le muscle ptérygoïdien interne qui sont en dehors, et le constricteur supérieur du pharynx qui est en dedans. Arrivé à la langue, il se divise en trois faisceaux : un faisceau *supérieur*, qui se porte en dedans et en avant pour former des fibres transversales et obliques, au-dessous du palato-glosse ; un faisceau *moyen*, étendu de la base à la pointe, et situé sous la muqueuse du bord de la langue ; un faisceau *inférieur*, qui se porte au-dessous de cet organe en passant entre les deux portions de l'hyo-glosse, pour se continuer ensuite avec quelques fibres du lingual inférieur et du génio-glosse.

Hyo-glosse. — Situé sur la partie inférieure et latérale de la langue, il est quadrilatère et aplati.

Il s'insère, par son bord inférieur, sur le bord supérieur du corps de l'os hyoïde et de la grande corne. De l'os hyoïde, les fibres se portent verticalement en haut, sur le bord de la langue, au niveau duquel elles changent de direction, pour se porter en dedans et un peu en avant, et s'insérer sur le fibro-cartilage médian de la langue.

On appelle *basio-glosse* la portion du muscle qui s'insère au corps de l'os hyoïde, et *cérato-glosse* celle qui part de la grande corne.

Sa face interne est en rapport avec l'artère linguale et le constricteur moyen du pharynx ; sa face externe est en rapport avec le tendon du digastrique, le stylo-hyoïdien, la glande sous-maxillaire et les nerfs grand hypoglosse et lingual.

Palato-glosse. — Le palato-glosse, ou glosso-staphylin, est le muscle contenu dans l'épaisseur du pilier antérieur du voile du palais (Voy. *Voile du palais.*)

Pharyngo-glosse. — On donne ce nom à quelques fibres que le constricteur supérieur du pharynx envoie à la langue. Ces fibres forment un faisceau assez irrégulier ; elles se portent en avant en se divisant : les unes se continuent avec le génio-glosse, d'autres avec le lingual inférieur.

Amygdalo-glosse. — Ce muscle, décrit par Broca, non constant, prend naissance à la face externe de l'amygdale, entre cette glande et l'aponévrose du pharynx. Il se dirige en avant et un peu en dedans, se place entre le faisceau moyen ou longitudinal du stylo-glosse et le palato-glosse, et concourt à former le plan longitudinal sous-muqueux de la langue.

Muscle transversal. — Le muscle transversal est le muscle intrinsèque de la langue. Il s'insère en dedans sur les faces du fibro-cartilage médian. Ses fibres se portent toutes transversalement en dehors, s'entre-croisent avec les fibres longitudinales, et s'insèrent à la face profonde de la muqueuse qui recouvre les bords de la langue.

Lingual supérieur. — Ce muscle, impair et médian, occupe la face supérieure de la langue. Il est situé au-dessous de la muqueuse. Il s'insère en arrière par trois faisceaux : un médian, qui se fixe au repli muqueux glosso-épiglottique médian, et deux latéraux, aux petites cornes de l'os hyoïde. Ces trois faisceaux se portent en avant en s'élargissant, et constituent un plan musculaire longitudinal qui s'insère à la face profonde de la muqueuse jusqu'à la pointe Ce plan forme à la face dorsale de la langue un vrai muscle peaucier, que complètent sur les côtés les fibres du palato-glosse du stylo-glosse et de l'amygdalo-glosse.

Lingual inférieur. — Le lingual inférieur est un faisceau musculaire situé à la face inférieure de la langue, de chaque côté des génio-glosses. Il naît en arrière, par un faisceau principal, sur la petite corne de l'os hyoïde et par quelques autres fibres venues, soit des fibres antérieures du génio-glosse, soit des fibres inférieures du stylo-glosse. Ce muscle se porte ensuite en haut et en avant vers la pointe de la langue, pour s'insérer à la face profonde de la muqueuse.

Pour la muqueuse, voyez *Muqueuse buccale.*

CHAPITRE QUATRIÈME

Oreille.

L'oreille est située, en grande partie, dans l'épaisseur du rocher. On la divise en trois portions : oreille externe, oreille moyenne, oreille interne.

1º Oreille externe.

Elle est formée par le pavillon et le conduit auditif externe. Le pavillon offre peu d'intérêt.

Le *conduit auditif externe* fait suite au pavillon. Il est limité profondément par la membrane du tympan. Il est *dirigé* transversalement et décrit des flexuosités. Ainsi, sa moitié externe présente une légère courbure à concavité postérieure et supérieure, tandis que la courbure de la moitié interne est concave en bas et en avant.

La longueur du conduit est de 20 à 22 millimètres au niveau de son axe.

2º Oreille moyenne.

Appelée aussi *caisse du tympan*, l'oreille moyenne est une cavité située dans l'épaisseur du rocher, au fond du conduit auditif.

Elle est complétement séparée de l'externe et de l'interne. Elle est remplie d'un air qui se renouvelle principalement pendant la déglutition. Cet air est nécessaire pour faire équilibre à l'air extérieur qui remplit l'oreille externe jusqu'à la membrane du tympan.

Le diamètre transversal est très-court (2 millimètres environ); ses diamètres vertical et antéro-postérieur sont beaucoup plus étendus (2 centimètres environ). La caisse du tympan est située dans le rocher, de telle sorte que sa face externe regarde en bas, en dehors et en avant, tandis que sa face interne regarde en haut, en dedans et en arrière. Elle est plus large que le conduit auditif externe. Elle communique en outre avec l'arrière-cavité des fosses nasales par la trompe d'Eustache, et avec les cellules mastoïdiennes par un orifice particulier.

La caisse du tympan, toujours remplie d'air, est recouverte par un prolongement de la muqueuse de l'arrière-cavité des fosses nasales. Nous avons à étudier ici deux parois, la cavité traversée par une chaine d'osselets, les muscles qui font mouvoir ces derniers, la trompe d'Eustache, les cellules mastoïdiennes, et la membrane muqueuse qui recouvre la cavité ainsi que ses deux prolongements.

Paroi externe. — Elle est formée par la membrane du tympan et par un cercle osseux qui l'entoure, appelé *cercle tympanal.*

Membrane du tympan. — La membrane du tympan sépare la caisse du tympan du conduit auditif externe. Elle est à peu près circulaire et présente un centimètre de diamètre. La *face externe* est un peu concave et regarde en bas, en avant et en dehors. La *face interne* est convexe et donne attache au manche du marteau.

Cette mince membrane est formée de trois feuillets : 1° un feuillet externe ou épithélial, c'est l'épiderme du fond du conduit auditif ; 2° un moyen, fibreux ; 3° un interne, muqueux, formé par la muqueuse de la caisse du tympan. Entre les ouches fibreuse et muqueuse, on trouve la corde du tympan qui traverse la caisse d'arrière en avant, et qui décrit une courbe à concavité inférieure entre la grande branche de l'enclume et le manche du marteau.

Paroi interne. — Cette face présente, comme l'externe, une convexité centrale qui regarde celle de la membrane du tympan et réduit à 2 millimètres le diamètre transversal de la caisse du tympan. La saillie centrale est le *promontoire*. Au-dessus du promontoire, on trouve la *fenêtre ovale ;* au-dessous

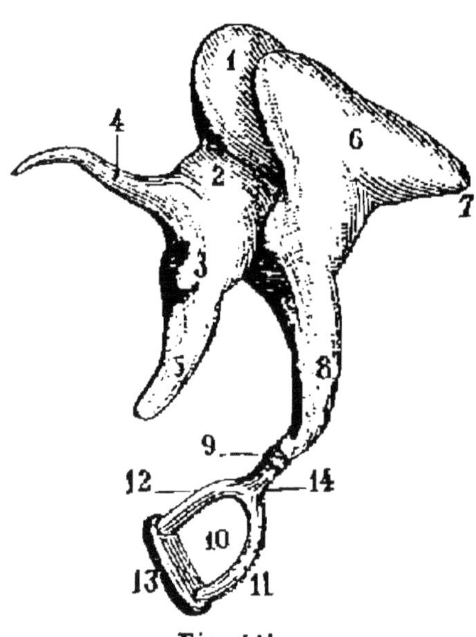

Fig. 114.

et en arrière, la *fenêtre ronde ;* en arrière, la *pyramide ;* en avant, la terminaison du *conduit du muscle interne du marteau.*

Osselets de l'ouïe. — Les osselets, au nombre de quatre, forment une chaîne étendue de la paroi externe à la paroi interne de la caisse du tympan. Ces os sont solidement articulés entre eux, de sorte que le mouvement imprimé à l'os le plus externe de la chaîne se communique aux autres.

De dehors en dedans, ces osselets sont : le marteau, l'enclume, l'os lenticulaire et l'étrier.

Marteau. — Ce petit os a la forme que son nom indique. Il est dirigé verticalement, et situé à la face interne de la membrane du tympan. Il a une longueur de 6 à 7 millimètres, et présente une partie arrondie, supérieure, ou *tête* (fig. 114, 1) ; au-dessous de la tête, un point rétréci, ou *col* (2) ; au-dessous, une tige amincie ou *manche* (5). A la partie antérieure du manche, près du col, est une longue pointe osseuse, apophyse grêle ou longue (4) ; à la partie interne du col, un petit prolongement osseux qu'on appelle apophyse courte (3).

La tête est située au-dessus du cercle tympanal. Elle s'articule en arrière avec l'enclume. Le col est en rapport avec le cercle tympanal. Le manche est implanté au centre de la couche moyenne, fibreuse, de la membrane du tympan. L'*apophyse longue* se porte dans la scissure de Glaser ; elle donne attache au tendon du muscle externe du marteau. L'*apophyse courte* donne insertion au tendon du muscle interne du marteau.

Enclume. — L'enclume est dirigée verticalement comme le marteau, et située comme lui à la face interne du cercle tympanal et de la membrane du tympan, dont elle est séparée par un petit espace.

Le *corps* de l'enclume, quadrilatère (fig. 114, 6), présente en avant une surface articulaire concave pour s'articuler avec la tête du marteau, une face externe en contact avec le cercle tympanal, et une face interne recouverte par la muqueuse de la cavité du tympan. La *courte branche* adhère à la partie supérieure de la caisse du tympan au moyen d'un ligament (7). La *longue branche* se porte en bas et décrit une courbe à concavité interne. Elle s'articule à son sommet avec l'os lenticulaire (8).

Os lenticulaire. — Il a la forme d'un disque (fig. 114, 9) ; il atteint à peine un demi-millimètre de diamètre et un quart de millimètre d'épaisseur. La face externe s'articule avec l'enclume ; la face interne, avec le col de l'étrier.

Étrier. — L'étrier, l'os le plus interne de la chaine, est articulé par son col (14) avec l'os lenticulaire, et par sa base (13) avec l'ouverture de la fenêtre ovale, où il est en contact avec le liquide du vestibule ; le col donne insertion, à sa partie postérieure, au muscle de l'étrier. Sa position est telle que ses branches (11, 12) sont antérieure et postérieure.

Muscles intérieurs de l'oreille. — *Muscle interne ou antérieur du marteau.* — Ce muscle s'insère au sommet du rocher et à la portion cartilagineuse de la trompe d'Eustache. Il se porte ensuite dans un conduit parallèle et supérieur à la portion osseuse de la trompe d'Eustache, et s'amincit en arrivant vers la caisse du tympan. Il s'insère sur l'apophyse courte du marteau. Il est *tenseur de la membrane du tympan.*

Muscle externe du marteau. — Ce muscle, extrêmement grêle, s'insère en dedans à l'épine du sphénoïde. Il se porte en dehors et en arrière, passe dans la scissure de Glaser, et s'insère à l'apophyse longue du marteau. Il est aussi *tenseur de la membrane du tympan.* Il est si petit qu'on le prendrait pour un ligament.

Muscle de l'étrier. — Vertical et parallèle à l'aqueduc de Fallope, ce muscle s'insère à la partie inférieure du conduit dans lequel il est contenu. Son extrémité supérieure est située dans la pyramide de la cavité de laquelle elle se dégage pour s'insérer sur le col de l'étrier. La portion charnue est verticale ; la portion tendineuse, oblique en haut, en dehors et en avant, comme la pyramide, est pourvue d'une synoviale.

Ce muscle a pour fonction de tirer en arrière le col de l'étrier. Il imprime à l'étrier un mouvement tel que sa branche postérieure se porte en dedans et refoule vers le vestibule la partie postérieure de sa base, qui *ébranle le liquide de l'oreille interne.*

Trompe d'Eustache. — La trompe d'Eustache est un conduit qui fait communiquer la caisse du tympan avec l'arrière-cavité des fosses nasales.

Elle est dirigée obliquement en avant, en bas et en dedans.

Rétrécie à sa partie moyenne, la trompe d'Eustache est dilatée à ses deux extrémités. Sa longueur varie entre 3 centimètres et demi et 4 centimètres. Son tiers postérieur osseux constitue le cône tympanique, ses deux tiers antérieurs, le cône guttural.

Cellules mastoïdiennes. — Les cellules mastoïdiennes sont des espaces limités par des cloisons osseuses, communiquant entre eux et avec la caisse du tympan, et situés au centre de l'apophyse mastoïde.

3° Oreille interne.

L'oreille interne, ou *labyrinthe*, est la partie essentielle de l'appareil de l'audition. C'est un ensemble de cavités communiquant toutes les unes avec les autres, et contenant un liquide transparent dans lequel les divisions terminales du nerf auditif sont en suspension.

Ces cavités sont complétement séparées de la caisse du tympan, en dedans de laquelle elles sont situées. Sur la paroi osseuse qui sépare l'oreille moyenne de l'interne, on voit la fenêtre ronde et la fenêtre ovale.

Le labyrinthe est situé vers la partie moyenne du rocher. Son axe est oblique d'arrière en avant et de dehors en dedans. Sa surface externe est en contact avec le tissu osseux du rocher, dont elle est facilement séparable chez le fœtus et très-difficilement chez l'adulte

Le labyrinthe est creusé de cavités communiquant entre elles. L'une est centrale, c'est le *vestibule* ; en arrière du vestibule, on voit les *canaux demi-circulaires* · en avant, le *limaçon*.

A l'intérieur de l'oreille interne, on trouve des sacs membraneux qui représentent la configuration de la portion osseuse ; aussi décrit-on : un *labyrinthe osseux* et un *labyrinthe membraneux*.

Labyrinthe osseux. — 1° *Vestibule*. — Le vestibule est situé en dedans du promontoire, entre les canaux demi-circulaires et le limaçon. Sur les parois du vestibule on trouve sept grands orifices et de nombreux pertuis osseux.

L'un des sept *orifices* est la *fenêtre ovale*, fermée par la base de l'étrier et située sur la paroi externe. — Un autre orifice est situé à la partie antérieure du vestibule : c'est l'embouchure de la cavité du limaçon, appelée *orifice de la rampe vestibulaire du limaçon*. Les cinq derniers orifices sont tous situés sur la paroi postérieure du vestibule ; ils constituent les embouchures des trois canaux demi-circulaires. Il n'y a que cinq embouchures au lieu de six, parce que deux des trois canaux demi-circulaires, les deux verticaux, se réunissent par l'une de leurs extrémités avant d'arriver au vestibule.

2° *Canaux demi-circulaires.* — Ces canaux sont situés en arrière et un peu en dehors du vestibule. Chacun décrit un demi-cercle et présente une partie moyenne et deux extrémités· Les extrémités s'ouvrent toutes dans le vestibule par des orifices distincts, excepté deux d'entre elles qui se confondent avant d'y arriver.

Des trois canaux, l'un est horizontal et les deux autres verticaux. Ces deux derniers se confondent par leur extrémité voisine pour arriver dans le vestibule et former un orifice commun.

Ces canaux ont une paroi interne lisse, polie, revêtue d'un périoste très-mince et d'une couche d'épithélium pavimenteux simple.

Chacun des canaux demi-circulaires offre une extrémité dilatée en ampoule, *extrémité ampullaire*.

L'*ampoule* du canal vertical supérieur est placée à son extrémité antérieure, celle du canal vertical postérieur à son extrémité inférieure, et celle du canal externe horizontal à son extrémité antérieure.

3° *Limaçon.* — Le limaçon forme la partie antérieure du labyrinthe osseux. Il a la forme d'une coquille d'escargot, et affecte avec le tissu osseux du rocher les mêmes rapports que les autres parties du labyrinthe. Il offre : 1° une paroi osseuse appelée *lame des contours*; 2° un *noyau* central, étendu de la base au sommet du limaçon ; 3° une lame intérieure qui di-

vise la cavité du limaçon en deux parties, c'est la *lame spirale ;*
4° les deux parties de la cavité séparées par cette lame, ou
rampes du limaçon.

La *lame des contours* décrit une spirale jusqu'au sommet
du limaçon. Le plus souvent, elle décrit deux tours et demi.
La lame des contours est formée par un tube qui s'enroule autour de l'axe ou noyau, de sorte qu'il existe une paroi interne
amincie, en contact avec le noyau, et une paroi externe plus
épaisse. Le tube se rétrécit à mesure qu'il se rapproche du
sommet du limaçon, et, à ce niveau, son dernier tour présente
une disposition particulière. La paroi interne du dernier demi-
tour cesse d'exister, et la paroi externe est réduite à une gouttière dont la concavité regarde le noyau.

Le *noyau du limaçon* est une tige osseuse autour de laquelle s'enroule la lame des contours. Il est dirigé de la base
au sommet du limaçon.

Le noyau est traversé de la base au sommet par un canal
central. Autour de ce canal, on voit une foule de conduits
beaucoup plus étroits. Ces conduits naissent à la base du noyau
qui correspond au fond du conduit auditif interne, se dirigent
parallèlement au conduit central, dans une certaine étendue,
puis s'inclinent vers la lame des contours, au niveau du bord
interne de la lame spirale. Chacun des trous livre passage à un
filament nerveux du nerf auditif. L'ensemble de ces ouvertures
décrit une spirale à la surface du noyau.

La *lame spirale* est une cloison qui divise en deux parties
la cavité du tube formé par la lame des contours. Elle prend
naissance sur la paroi externe du vestibule, au-dessus de la
fenêtre ronde, se porte en bas et en avant, et décrit une spirale dans la cavité du limaçon. Elle présente un bord interne
concave, confondu avec la paroi interne de la lame des contours, et un bord externe convexe, inséré sur la paroi externe
de la lame des contours. La face antérieure regarde la rampe
tympanique; l'autre, la rampe vestibulaire. Son sommet effilé
se confond avec le sommet du noyau du limaçon, mais il n'atteint pas le sommet de la lame des contours, de sorte qu'il

existe à ce niveau un orifice qui fait communiquer entre elles les deux rampes du limaçon.

Sur le bord interne de la lame spirale qui s'attache à la lame des contours, il existe un petit canal en spirale comme ce bord lui-même : c'est le *canal spiral de Rosenthal*. Ce canal est rempli de cellules nerveuses, qui sont traversées dans toute l'étendue du canal par les fibres du nerf cochléen qui sortent de la surface du noyau ; on donne le nom de *ganglion de Corti* à toutes ces cellules réunies.

Sur la face antérieure de la lame spirale, dans l'épaisseur même de cette lame, on trouve deux canaux décrivant une spirale : l'un antérieur, de forme triangulaire, appelé *canal cochléaire ;* l'autre postérieur, quadrangulaire, désigné sous le nom de *canal de Corti*.

Ces canaux juxtaposés communiquent à leur origine avec le saccule du vestibule membraneux ; ils se terminent par un cul-de-sac vers le sommet de la lame spirale. Ils sont remplis par l'endolymphe et tapissés par une couche d'épithélium pavimenteux simple. La membrane qui sépare les deux canaux constitue la *membrane de Corti*.

On trouve dans le canal de Corti une série d'éléments anatomiques qui constituent dans leur ensemble l'*organe de Corti*. C'est dans cet organe que viennent se terminer, probablement par des extrémités libres, les divisions du nerf cochléen, après que celles-ci ont traversé le ganglion de Corti, contenu dans le canal de Rosenthal.

Les *rampes* sont séparées par la lame spirale ; elles communiquent au moyen d'un orifice situé au sommet du limaçon, et formé par l'échancrure que présente cette lame à sa terminaison.

La rampe qui est située en arrière de la lame spirale s'ouvre, par un large orifice ovalaire, dans la cavité du vestibule : on l'appelle *rampe vestibulaire ;* celle qui est placée en avant se termine à la membrane fibreuse qui ferme la fenêtre ronde, et qui la sépare de la caisse du tympan : c'est la *rampe tympanique*.

Labyrinthe membraneux. — On distingue, dans le labyrinthe membraneux, un vestibule membraneux et trois canaux demi-circulaires membraneux. Il n'y a pas de limaçon membraneux.

Vestibule et canaux demi-circulaires membraneux. — Contenu dans le vestibule osseux, le vestibule membraneux se compose de deux vésicules superposées et communiquant entre elles, l'inférieure ou *saccule*, la supérieure, plus volumineuse, ou *utricule*. Le vestibule membraneux est pourvu de cinq orifices, qui sont les embouchures des canaux demi-circulaires.

Les canaux demi-circulaires sont au nombre de trois; ils présentent la même longueur, la même direction et la même conformation que les canaux osseux. Comme ceux-ci, ils présentent une extrémité non ampullaire et une extrémité ampullaire correspondant à l'ampoule des canaux osseux. Ces canaux sont un peu flexueux; ils ont un diamètre qui n'est que le tiers ou la moitié des canaux osseux.

Liquide de l'oreille interne. — L'oreille interne est pleine d'un liquide transparent, au milieu dûquel flotte le labyrinthe membraneux. Dans la cavité de celui-ci on trouve aussi un liquide. On donne au premier le nom de *périlymphe* et au dernier celui d'*endolymphe*. Ces deux liquides sont parfaitement limpides et transparents.

Nerfs de l'oreille interne. — Le nerf auditif, au fond du conduit auditif interne, se divise en deux branches : une branche *vestibulaire* pour le vestibule, et une branche *cochléenne* pour le limaçon.

La *branche vestibulaire* donne trois rameaux, qui pénètrent dans le labyrinthe osseux. L'un d'eux se divise en trois parties : nerfs *utriculaire, ampullaire supérieur* et *ampullaire externe*; ces nerfs vont aux dilatations membraneuses de même nom. Un rameau se rend au saccule, *nerf sacculaire*. Un rameau va à l'ampoule du canal postérieur, *nerf ampullaire postérieur*.

29

La *branche cochléenne* se divise en un grand nombre de filets qui traversent les conduits du noyau du limaçon, et qui se portent dans l'épaisseur de la lame spirale, pour se terminer dans l'organe de Corti.

CHAPITRE CINQUIÈME

Appareil de la vision.

L'appareil de la vision, destiné au sens de la vue, est composé d'une partie essentielle, le globe oculaire, et de parties accessoires.

Globe oculaire.

Le *globe oculaire* est une sphère presque régulière, présentant une légère saillie à sa partie antérieure.

Le diamètre antéro-postérieur du globe oculaire est de 24 mill. 6 ; le transverse, de 23 mill. 9, et le vertical, de 23 mill. 5.

L'œil est composé de *membranes* et de *milieux*.

Les membranes de l'œil, au nombre de trois, sont ainsi superposées de dehors en dedans :

1° Membrane fibreuse, ou *sclérotique* et *cornée;* 2° membrane vasculaire et musculaire, ou *choroïde* et *iris;* 3° membrane nerveuse, ou *rétine.*

Les milieux de l'œil sont liquides ou solides ; si l'on traverse le globe avec une aiguille d'avant en arrière, on trouve derrière la cornée : 1° la *chambre antérieure*, remplie par *l'humeur aqueuse;* 2° la pupille; 3° le *cristallin;* 4° le *corps vitré*, derrière lequel on voit la rétine.

Sclérotique. — La sclérotique, membrane fibreuse, presque inextensible, est de couleur blanche. Elle offre un peu plus d'un millimètre d'épaisseur en arrière, un peu moins en avant ; vers sa partie moyenne, elle ne possède guère que de 400 à 500 μ.

La *surface extérieure* de la sclérotique est en rapport en arrière avec la capsule de Ténon ; elle donne insertion aux tendons des muscles de l'œil.

La *surface intérieure* est séparée de la choroïde par une mince couche de tissu cellulaire, ou *lamina fusca*.

L'*ouverture* de la sclérotique reçoit, dit-on, la cornée, comme la rainure métallique d'une montre reçoit le verre de la montre.

Structure. — La sclérotique est percée d'un grand nombre de trous qui donnent passage à toutes les artères, à tous les nerfs qui se portent dans le globe oculaire, ainsi qu'aux *vasa vorticosa*. Parmi ces orifices, le principal est celui qui laisse passer le nerf optique. Il est situé à 3 millim. en dedans et à 1 millim. au-dessous de l'axe ant.-post. de l'œil.

Deux éléments constituent la sclérotique : des fibres de tissu conjonctif et des fibres élastiques.

Cornée. — La cornée est une membrane transparente offrant une épaisseur d'environ 1 millimètre.

Face antérieure. — Convexe et lisse, cette face présente un diamètre vertical de 11 millimètres et un diamètre transversal de 12 millimètres.

Face postérieure. — Cette face est concave. Elle forme la paroi antérieure de la chambre antérieure de l'œil. Elle est baignée par l'humeur aqueuse.

Circonférence. — La circonférence adhère à l'ouverture antérieure de la sclérotique. A ce niveau, *les fibres de la cornée se continuent avec celles de la sclérotique.* Il n'est donc pas exact de comparer la cornée à un verre de montre.

Structure. — La cornée est formée par cinq couches d'avant en arrière : 1o l'épithélium antérieur ; 2o la lame élastique antérieure ; 3o la couche cornéenne, ou cornée proprement dite ; 4o la lame élastique postérieure ou membrane de Descemet ; 5o l'épithélium postérieur.

La *membrane épithéliale* est formée par l'épithélium pavimenteux de la conjonctive.

La *lame élastique antérieure* de Bowman fait suite au derme de la conjonctive ; cette lame élastique est mince, et ne peut être suivie à plus de 2 millimètres au delà de la circonférence de la cornée. C'est dans son épaisseur qu'on trouve les seuls vaisseaux de la cornée.

La *couche cornéenne* est formée par un tissu spécial, *tissu cornéen ;* les *éléments du tissu cornéen sont des fibres de tissu conjonctif,* identiques à celles de la sclérotique et se continuant avec elles.

La *lame élastique postérieure,* membrane de Descemet ou de Demours, est une couche anhiste, située entre le tissu cornéen et l'épithélium postérieur. Cette membrane déborde la cornée, et à 1 millimètre environ au delà de la cornée, sur la sclérotique même, elle forme un épaississement connu sous le nom d'*annulus tendinosus* de Döllinger, anneau tendineux qui forme la *paroi postérieure du canal de Schlemm.* (Voy. *Canaux de l'œil.*)

La *couche épithéliale postérieure* est formée d'épithélium pavimenteux simple, dont les cellules hexagonales sont régulièrement juxtaposées à la face profonde de la lame élastique postérieure.

Vaisseaux et nerfs. — La cornée proprement dite ne possède pas de vaisseaux. Ceux qu'on rencontre dans la kératite sont des vaisseaux de nouvelle formation, développés sous l'influence de l'inflammation. Les seuls vaisseaux qu'on trouve dans cette membrane sont des anses vasculaires dont la convexité regarde le centre de la cornée ; ces anses appartiennent aux vaisseaux de la conjonctive, se trouvent seulement dans la lame élastique antérieure, et ne s'étendent pas au delà de 1 à 2 millimètres de la circonférence de la cornée. Chez le fœtus, cette couche est vasculaire dans toute son étendue.

Les nerfs, extrêmement fins et transparents, sont réduits au cylinder-axis.

Choroïde. — La choroïde est une membrane vasculaire située entre la rétine et la sclérotique.

Face scléroticale ou externe. — Cette face est en rapport avec la sclérotique, à laquelle elle adhère au moyen des vaisseaux, des nerfs et de la *lamina fusca.*

Face rétinienne ou interne. — Elle est en contact avec la rétine. Elle est très-lisse et d'un beau noir.

A sa partie postérieure, la choroïde est percée d'un trou pour laisser passer le nerf optique.

Extrémité antérieure. — L'extrémité antérieure est épaissie. Cette portion épaissie se divise en deux parties ou feuillets : l'une qui s'applique à la face interne de la sclérotique et à la face postérieure de l'iris, c'est le *muscle ciliaire* ou *tenseur de la choroïde* ; l'autre qui se plisse de manière à former de nombreux replis, ou *procès ciliaires*, entourant la circonférence du cristallin et la zone de Zinn, et s'adossant, par leur extrémité antérieure, à la face postérieure de l'iris. L'ensemble de ces replis autour du cristallin constitue la *couronne ciliaire*.

Structure. — Dans ses cinq sixièmes postérieurs, la choroïde est formée par plusieurs couches, qui sont de dehors en dedans : couche pigmentaire externe, couche vasculaire, couche élastique ou anhiste, et couche pigmentaire interne.

La *couche pigmentaire externe* est formée de tissu conjonctif, contenant quelques cellules pigmentaires. Les artères ciliaires longues postérieures et les nerfs ciliaires passent dans cette couche.

La *couche vasculaire* constitue un petit appareil érectile. Elle est formée de vaisseaux nombreux, situés au milieu du *stroma* de la choroïde. Le *stroma*, tissu propre de la choroïde, est formé par des fibres musculaires de la vie organique, disposées, sous forme de bandelettes, le long des vaisseaux, par des corpuscules de tissu conjonctif et par des fibres élastiques.

La *couche élastique* est formée par une lame élastique analogue à celle qu'on rencontre à la face postérieure de la cornée, et à la face interne de laquelle est situé le pigment.

La *couche pigmentaire interne* est formée par une couche de cellules de pigment, cellules très-régulières, hexagonales, contenant un noyau ovale et de nombreuses granulations pigmentaires.

Muscle ciliaire. — Le muscle ciliaire, ou tenseur de la choroïde, est formé de fibres antéro-postérieures et de fibres circulaires de la vie organique. Les fibres antéro-postérieures s'insèrent en avant, sur l'anneau tendineux de Döllinger, en arrière du canal de Schlemm, et se perdent, en arrière, dans l'épaisseur de la couche vasculaire de la choroïde. Quelques-unes de ces fibres passent directement dans l'iris. A la partie antérieure de ces fibres et à leur face interne, près de l'iris, on trouve les fibres circulaires.

Le muscle ciliaire est en rapport, par sa surface externe, avec la sclérotique; par sa surface interne, avec les procès ciliaires; par son bord antérieur, avec la circonférence de l'iris; par son bord postérieur, il se continue avec la couche vasculaire de la choroïde.

A ce niveau, le bord postérieur du muscle ciliaire présente un bord festonné, dentelé, qu'on a appelé *ora serrata*, et qui correspond à la terminaison de la rétine.

Le muscle ciliaire détermine la tension de la choroïde, et en même temps il augmente la longueur de l'axe du cristallin, en comprimant la circonférence de cet organe. C'est en augmentant l'épaisseur du cristallin que ce muscle sert à l'accommodation de l'œil aux diverses distances.

Procès ciliaires. — Ces replis de la choroïde sont situés à la face interne du muscle ciliaire. Les procès sont au nombre de soixante-dix à quatre-vingts. Par leur réunion, ils constituent la *couronne ciliaire.* Lorsque le muscle ciliaire se contracte autour de la circonférence du cristallin, les procès ciliaires font l'office d'un coussinet qui rend plus douce et plus régulière cette compression.

Iris. — L'iris est une membrane musculaire et vasculaire, située entre le cristallin et la chambre antérieure.

La *face antérieure*, un peu convexe, forme la paroi postérieure de la chambre antérieure. Elle est diversement colorée selon les sujets, et sa coloration dépend toujours de la quantité de pigment qui est situé sur sa face postérieure et dans son épaisseur.

La *face postérieure*, un peu concave, est recouverte d'une

couche de cellules pigmentaires dont la réunion constitue la membrane *uvée*.

La *circonférence* s'insère sur la sclérotique même, à 1 millimètre ou 1 millimètre ¹/₂ en arrière de la cornée. L'adhérence se fait par les fibres radiées de l'iris, qui vont s'insérer sur l'anneau tendineux de Döllinger et se confondre en partie avec les fibres musculaires du muscle ciliaire. Cette adhérence est consolidée par les organes vasculaires et nerveux qui viennent de la choroïde, c'est-à-dire du muscle ciliaire et des procès ciliaires.

La *pupille*, c'est-à-dire l'ouverture de l'iris, se rétrécit à la lumière, et se dilate à l'obscurité.

Structure. — L'iris est formé d'un tissu propre, ou *stroma iridien*, de vaisseaux et de nerfs.

Le tissu propre est formé de fibres musculaires lisses mêlées à du tissu conjonctif. Les fibres musculaires appartiennent aux muscles de la vie organiqu Les unes sont circulaires et situées près de la pupille : on les appelle *sphincter pupillaire ;* les autres sont radiées et s'étendent de la grande à la petite circonférence de l'iris ; on les appelle *dilatateur pupillaire.*

Rétine. — La rétine est la membrane la plus interne du globe oculaire. Elle embrasse le corps vitré et se trouve située entre ce corps et la choroïde, à laquelle elle adhère légèrement par contact, mais sans aucune espèce de continuité.

La *surface choroïdienne*, convexe, s'applique sur le pigment de la choroïde sans lui adhérer.

La *surface hyaloïdienne*, concave, est en contact avec la membrane hyaloïde, qui entoure le corps vitré, et ne contracte avec elle aucune adhérence.

Au niveau du point correspondant à l'entrée du nerf optique, c'est-à-dire un peu au-dessous et en dedans de l'axe de l'œil, on aperçoit sur cette face une tache blanche circulaire, de 1mm,5 de diamètre, un peu déprimée au centre ; c'est la *papille* du nerf optique.

Au fond de l'œil, exactement sur le diamètre antéro-postérieur, par conséquent un peu en dehors de la papille, on voit une *tache jaune, macula lutea,* large de 2 millimètres environ. Sa couleur jaune doré est due à une matière colorante jaune qui imprègne les éléments de la rétine à ce niveau. Cette tache se montre sur un pli de la rétine qu'on décrivait autrefois sous le nom de *pli transversal;* il paraît que ce pli n'existe que sur le cadavre.

Vers le milieu de la tache jaune, on trouve un point déprimé, un amincissement considérable de la rétine, *fossette centrale.* Cette membrane devient tellement transparente à ce niveau, qu'on a cru à l'existence d'un trou : aussi a-t-on appelé cette fossette *foramen centrale* de la rétine.

Structure. — Lorsqu'on étudie la structure de la rétine, on y trouve une infinité d'éléments de toutes sortes. On y rencontre : 1º une substance conjonctive spéciale qui sert de soutien, et forme une sorte de *stroma* aux éléments nerveux de la rétine ; 2º des éléments nerveux disposés sur quatre couches bien nettes ; 3º des vaisseaux.

1º Le *stroma* est formé par un réseau de substance conjonctive au milieu de laquelle sont disséminés les éléments nerveux. Cette substance se termine vers les deux faces de la rétine par une mince pellicule : celle qui touche la membrane hyaloïde est amorphe et s'appelle *membrane limitante interne ;* l'autre constitue la *membrane limitante externe.* Cette dernière est exactement située au-dessous de la couche la plus superficielle des éléments nerveux.

2º Les *éléments nerveux* sont de divers ordres et disposés suivant quatre plans. De dedans en dehors, ces plans sont les suivants : plan des fibres nerveuses, épanouissement du nerf optique, *couche fibreuse ;* plan des cellules nerveuses, dont les pôles sont en communication avec les éléments de la couche fibreuse et de la couche granuleuse, *couche ganglionnaire ;* plan de granules en continuité avec les pôles des cellules nerveuses, *couche granuleuse ;* plan d'éléments spéciaux, en continuité par des prolongements avec les granules de la couche précédente, *couche des cônes et des bâtonnets.* Ces éléments ont reçu ce nom à cause de la forme qu'ils affectent.

On voit une continuité complète entre les éléments du plan externe et le cerveau. Cette continuité se fait par les prolongements filiformes des cônes et des bâtonnets qui aboutissent aux granules, puis par les cellules nerveuses et les fibres du nerf optique qui arrivent aux centres nerveux (couches optiques et tubercules quadrijumeaux).

3º *L'artère centrale de la rétine*, branche de l'ophthalmique, traverse la papille et se divise en deux branches principales, quelquefois en trois ou quatre. Ces branches se ramifient au-dessous de la membrane limitante interne, et forment un réseau capillaire, dont les vaisseaux fins, de 4 à 7 μ, limitent des mailles arrondies. Le réseau capillaire siége dans la couche des fibres nerveuses, et surtout dans celle des cellules nerveuses. Les deux couches externes sont à peu près complétement dépourvues de vaisseaux. La *veine centrale de la rétine*, qui traverse la papille avec l'artère, est dépourvue de valvules.

Chambre antérieure et humeur aqueuse. — La chambre antérieure sépare la cornée de l'iris. Elle est remplie par l'humeur aqueuse, liquide transparent, très-fluide, exhalé par les vaisseaux de l'iris et des procès ciliaires.

On appelait autrefois *chambre postérieure* de l'œil un espace que l'on supposait exister entre l'iris et le cristallin. Aujourd'hui on est certain qu'il n'existe pas et que l'iris est immédiatement appliqué sur le cristallin.

Cristallin. — Le cristallin est un corps transparent, solide, en forme de lentille biconvexe, et situé entre l'iris et le corps vitré.

Il est en rapport, par sa face postérieure, avec la membrane hyaloïde et le corps vitré, creusé d'une dépression pour le recevoir. Par sa face antérieure, le cristallin est en rapport avec la pupille et l'iris. Sur les limites de cette face, il est recouvert par la zone de Zinn. Au niveau de sa circonférence, on voit la zone de Zinn et la membrane hyaloïde se séparer pour passer, la première en avant et la seconde en arrière, en formant un

canal prismatique et triangulaire entourant la circonférence
cristalline : c'est le *canal godronné de Petit.*

Autour de la circonférence du cristallin on trouve encore,
en dehors de la zone de Zinn, la couronne ciliaire, et plus en
dehors le muscle ciliaire.

Structure. — Le cristallin est formé par la lentille proprement dite et par sa capsule. La *capsule* est mince, amorphe,
transparente. Elle présente une certaine élasticité. Celle qui recouvre la face antérieure s'appelle *cristalloïde antérieure*, et la
postérieure est connue sous le nom de *cristalloïde postérieure.*

Corps vitré et zone de Zinn. — On appelle *corps vitré* la substance demi-liquide qui remplit l'espace qui sépare
la rétine du cristallin. Sa surface est en rapport avec la face
interne de la rétine en arrière, et avec la face postérieure du
cristallin en avant. Entre le cristallin et la rétine il existe une
portion de la surface du corps vitré recouverte par une membrane connue sous le nom de *zone de Zinn.*

Le corps vitré est formé d'un liquide, *l'humeur vitrée*, et
d'une membrane qui l'entoure et qui envoie de nombreux prolongements dans l'épaisseur de ce liquide, *membrane hyaloïde.* Cette membrane est excessivement mince.

Zone de Zinn. — La zone de Zinn est une membrane qui
entoure le cristallin à la manière d'une couronne. Elle présente, comme l'iris, un orifice central, ou petite circonférence
Elle offre aussi une face postérieure et une face antérieure.

La *petite circonférence* est située sur les limites de la face
antérieure du cristallin, qu'elle recouvre, de sorte que l'orifice
qu'elle limite est rempli par le cristallin. Cette circonférence
correspond à la pupille lorsque celle-ci est fortement dilatée.
Son diamètre est de 8 millimètres environ. La *grande circonférence* se continue directement avec la rétine au niveau
de l'*ora serrata.* — La *face postérieure* est très-adhérente à la
membrane hyaloïde, qu'elle recouvre dans toute la portion qu.
sépare le cristallin de l'extrémité antérieure de la rétine. Elle
recouvre la circonférence du cristallin et elle forme la paroi

antérieure du *canal de Petit* situé autour du cristallin. — La *face antérieure* de la zone de Zinn est en rapport, de la petite circonférence vers la grande : 1º avec la face postérieure de l'iris ; 2º avec les procès ciliaires. Elle présente des replis qui s'engrènent avec les procès ciliaires. Ces replis portent le nom de *procès ciliaires de la zone de Zinn,* par opposition aux autres qu'on appelle *procès ciliaires de la choroïde.*

Vaisseaux et nerfs de l'œil. — *Toutes les artères de l'œil* viennent de l'artère ophthalmique où de ses branches ; *toutes les veines* se rendent dans la veine ophthalmique ou dans quelques-unes de ses branches.

Artères. — Les artères du globe oculaire sont la centrale de la rétine, les ciliaires courtes postérieures, les ciliaires longues postérieures, et les ciliaires antérieures. Les trois premières sont fournies par le tronc de l'ophthalmique, les dernières viennent des musculaires, branches de l'ophthalmique.

Les *artères ciliaires courtes postérieures,* au nombre de quinze à vingt, sont fournies par le tronc de l'ophthalmique. Elles traversent la sclérotique autour du nerf optique, et se distribuent à la choroïde.

Les *artères ciliaires longues postérieures,* au nombre de deux, traversent la sclérotique de chaque côté du nerf optique, en dehors du point où cette membrane laisse passer les ciliaires courtes. Elles se placent ensuite entre la choroïde et la sclérotique, et se dirigent en avant, en suivant exactement le diamètre transversal du globe oculaire. Elles se bifurquent en arrière du muscle ciliaire, et leurs deux branches de bifurcation se portent en haut et en bas, vers celles du côté opposé, pour concourir à la formation du *grand cercle artériel* de l'iris, qui est complété par les ciliaires antérieures.

Les *artères ciliaires antérieures,* parties des musculaires, pénètrent la sclérotique à la partie supérieure et à la partie inférieure, au niveau des tendons des muscles droits supérieur et inférieur. Elles sont au nombre de trois ou quatre de chaque côté. Après avoir traversé la sclérotique, elles s'anastomosent, au niveau du muscle ciliaire, à la grande circonférence de l'iris, avec les branches de bifurcation des artères ciliaires longues postérieures, et forment avec elles le *grand cercle artériel de l'iris*. Du grand cercle naissent une grande quantité de rameaux se portant vers la pupille, où ils forment par leurs anastomoses le *petit cercle artériel de l'iris*.

L'artère centrale de la rétine a été décrite avec la rétine.

Veines. — Les veines viennent de la rétine, de la choroïde et de l'iris.

Les *veines choroïdiennes* sont formées, à leur origine, par les veines qui viennent de l'iris et par de petits plexus veineux venus des procès ciliaires. Elles se divisent en une foule de petits groupes qui forment comme des étoiles. De ces étoiles partent des troncs, qui se réunissent en tourbillonnant pour donner naissance à quatre veines connues sous le nom de *vasa vorticosa*. Toutes ces veines forment le plan externe de la couche vasculaire. Les *vasa vorticosa*, au nombre de quatre, traversent la sclérotique sur l'équateur de l'œil, aux extrémités des deux diamètres obliques du globe oculaire.

Nerfs. — Ce sont les ciliaires (fig. 115, 5, 5) venus du nasal et du ganglion ophthalmique. Ils passent entre la choroïde et la sclérotique pour se porter à l'iris, au muscle ciliaire, à la cornée et à la conjonctive.

Parties accessoires de l'appareil de la vision.

Ces parties sont : 1º la capsule de Ténon ; 2º le tissu cellulo-graisseux de l'orbite ; 3º les muscles de l'orbite ; 4º la conjonctive ; 5º les paupières ; 6º l'appareil lacrymal.

Capsule de Ténon. — La capsule de Ténon, *aponévrose orbito-oculaire*, est une membrane fibreuse qui entoure le globe oculaire à l'exception de la cornée. Elle a la même forme que la sclérotique.

Son ouverture antérieure est solidement fixée à la sclérotique, près de la cornée. Sa face profonde est séparée de la sclérotique par une couche de tissu cellulaire lâche. Sa face su-

perficielle est en rapport en arrière avec le tissu cellulo-graisseux de l'orbite, et en avant avec la conjonctive.

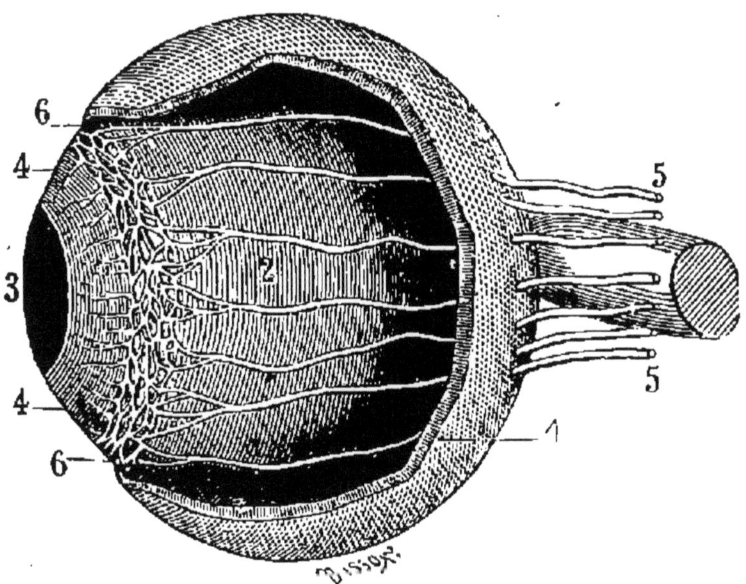

Fig. 115.

La capsule de Ténon est perforée par les tendons des muscles droits et obliques qui vont s'insérer sur la sclérotique.
Trois espèces de prolongements partent de sa surface externe :
1° une gaine fibreuse qui recouvre le névrilème du nerf optique, gaine du nerf optique ; 2° des gaines celluleuses à la
surface des muscles droits et obliques ; 3° des prolongements
fibreux qui se portent vers la base de l'orbite et qui partent
du point où les muscles traversent la capsule de Ténon ; ces
prolongements sont décrits sous le nom de *tendons d'arrêt* ou
tendons orbitaires des muscles.

Tissu graisseux de l'orbite. — Le tissu graisseux de
l'orbite est situé au fond de l'orbite, en arrière de la capsule de
Ténon ; il entoure les muscles.

Muscles de l'orbite. — Il y en a sept, dont six pour le
globe oculaire et un pour la paupière supérieure.

Releveur de la paupière supérieure. — Il s'insère par son *point fixe* à la face inférieure de la petite aile du sphénoïde, près du sommet de l'orbite. Un large tendon antérieur constitue son *insertion mobile;* il se fixe au bord supérieur du cartilage tarse, et par ses deux extrémités à la partie externe et à la partie interne de la base de l'orbite.

Les six muscles du globe oculaire comprennent quatre muscles droits et deux obliques.

Muscles droits de l'œil. — Il y en a 4 : droit supérieur, droit inférieur, droit interne et droit externe.

Ils s'insèrent tous en arrière, autour du trou optique et sur la gaine fibreuse du nerf optique, au niveau de ce trou. Les droits supérieur, inférieur et externe paraissent naître d'un petit anneau fibreux, *anneau de Zinn.* De là ils se portent en avant et se divisent en deux tendons, oculaire et orbitaire.

Le *tendon oculaire* traverse la capsule de Ténon et s'insère sur la sclérotique. Le point d'insertion du droit supérieur se trouve à 8 millimètres en arrière de la cornée, celui du droit externe à 7, du droit inférieur à 6, et du droit interne à 5.

Le *tendon orbitaire,* prolongement de la capsule de Ténon, s'attache à la base de l'orbite. Ceux du droit interne et du droit externe sont très-résistants ; ils s'insèrent aux extrémités du diamètre transversal de la base de l'orbite ; celui du droit inférieur se porte dans l'épaisseur de la paupière inférieure.

Chaque muscle entraine la pupille de son côté, et fait tourner le globe oculaire dans la coque fibreuse que représente la capsule de Ténon.

Muscle grand oblique. — Le grand oblique, ou oblique supérieur, s'insère par son point fixe en dedans et au-dessus du trou optique, et sur la gaine du nerf optique.

Il se porte en avant vers la partie interne de l'arcade orbitaire, où il glisse dans la poulie cartilagineuse située à ce niveau, au moyen d'une synoviale. Puis il se réfléchit pour s'insérer, en s'élargissant, à la partie postérieure et externe du globe oculaire. Il porte la pupille en bas et en dehors.

Muscle petit oblique. — Ce muscle, ou oblique inférieur, est large et court. Il s'insère par son point fixe sur le plancher de l'orbite, près de sa base et du sac lacrymal. Ses fibres se portent en arrière et en dehors, pour s'insérer à la face externe de la sclérotique, au-dessous du tendon du grand oblique. Il porte la pupille en haut et en dehors.

Conjonctive. — La conjonctive tapisse la face postérieure des paupières, et se réfléchit sur la partie antérieure du globe oculaire.

Du bord libre des paupières elle se porte sur leur face postérieure, et se réfléchit sur le globe oculaire, en formant le cul-de-sac *oculo-palpébral.*

La *conjonctive palpébrale* est très-adhérente et très-vasculaire ; elle présente des papilles.

La *conjonctive de la commissure interne* des paupières forme la caroncule lacrymale et le repli semi-lunaire. La *caroncule* est une saillie de la conjonctive, de couleur rougeâtre, située au grand angle de l'œil. Cette saillie muqueuse est due à la présence de dix à douze follicules pileux et de quelques glandes sébacées (fig. 116) situées à ce niveau. A la surface de la caroncule, on voit sortir l'extrémité de petits poils situés dans ces follicules pileux. Le *repli semi-lunaire* est situé en dehors de la caroncule ; il est formé par la conjonctive qui s'adosse à elle-même. Ce repli forme un croissant vertical dont la concavité regarde en dehors.

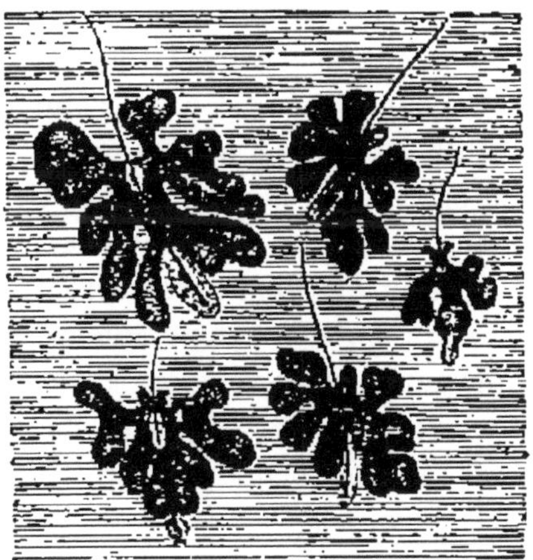

Fig. 116.

La *conjonctive oculaire,* au niveau de la sclérotique, glisse au moyen d'un tissu cellulaire sous-muqueux lâche, et recouvre la partie antérieure de la capsule de Ténon. Au niveau de la cornée, la conjonctive se réduit à son feuillet épithélial, qui passe seul sur la face antérieure de la cornée.

Structure. — La conjonctive est formée de deux couches superposées, de vaisseaux, de nerfs et de glandes.

Le *derme* est mince ; des éléments de tissu conjonctif et élastique le constituent. Il est recouvert d'une couche d'épithélium pavimenteux stratifié.

Les *glandes* de la conjonctive sont de petits lobules pourvus d'un canal excréteur qui traverse l'épaisseur de la muqueuse. Ces lobules sont disséminés dans le tissu cellulaire sous-conjonctival.

Paupières. — Le bord libre des paupières est la partie de la paupière qui mérite le plus de fixer l'attention. Il est divisé en deux parties par le *tubercule lacrymal.* La partie du bord située en dedans du tubercule constitue la *portion lacrymale ;* la *portion ciliaire* est située en dehors du tubercule.

Le *tubercule lacrymal* est une saillie située près du grand angle de l'œil, sur le bord libre de la paupière. Celui de la paupière supérieure est un peu plus interne. Au sommet de ce tubercule, on voit un pertuis qui regarde en arrière pour arriver au contact du globe oculaire. Ce pertuis, appelé *point lacrymal,* est l'orifice du conduit lacrymal.

La *portion lacrymale* est arrondie et forme avec celle de la paupière opposée l'angle interne de l'œil. Cette portion est dépourvue de cils.

La *portion ciliaire* offre : 1º une lèvre postérieure, en contact avec le globe oculaire, et présentant les orifices des glandes de Meibomius ; 2º une lèvre antérieure sur laquelle s'implantent des cils.

Structure. — Les paupières se composent de plusieurs couches superposées dans l'ordre suivant : 1º couche cutanée ; 2º couche celluleuse sous-cutanée ; 3º couche musculaire ; 4º couche fibreuse et cartilagineuse ; 5º couche muqueuse.

La couche *musculaire* est formée par l'orbiculaire des paupières. La *couche fibreuse et cartilagineuse* est formée par le cartilage tarse au voisinage du bord libre des paupières, et par les ligaments larges dans le reste de leur étendue.

Le cartilage tarse est une lamelle cartilagineuse de près de 1 millimètre d'épaisseur, occupant presque toute la longueur de la portion ciliaire du bord libre des paupières. Celui de la paupière supérieure présente une hauteur plus considérable ; son bord adhérent est convexe ; celui de la paupière inférieure est horizontal et parallèle au bord libre.

Les *ligaments larges* occupent les deux paupières et s'insèrent sur le bord adhérent du cartilage tarse, et de chaque côté de ce cartilage, sur les ligaments interne et externe des commissures. Ces ligaments sont disposés de manière à fermer complétement la base de l'orbite avec les cartilages tarses, pendant l'occlusion des paupières.

Glandes de Meibomius. — Ce sont des glandes en grappe, allongées, et situées sur la face postérieure du cartilage tarse des deux paupières.

Glandes ciliaires. — On donne le nom de glandes ciliaires aux glandes sébacées

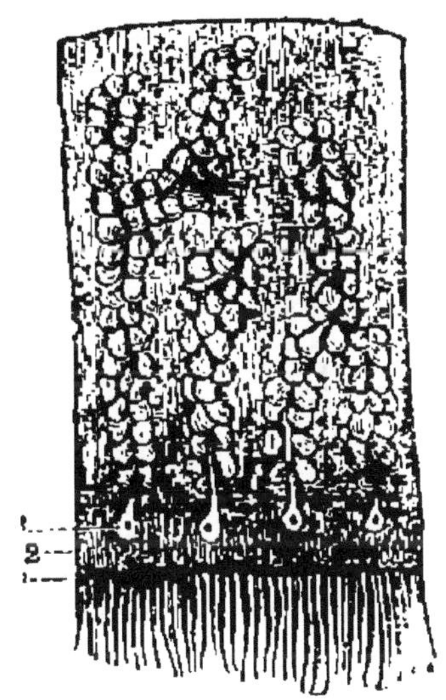

Fig. 117.

situées dans l'épaisseur du bord libre des paupières et s'ouvrant dans le follicule pileux des cils (fig. 118).

Appareil lacrymal. — L'appareil lacrymal se compose ; 1º de la *glande lacrymale* ; 2º des *canaux de la glande lacrymale* ; 3º du *lac lacrymal* ; 4º des *conduits lacrymaux* ; 5º du

30

sac lacrymal; 6° du *canal nasal.* On donne le nom de *voies lacrymales* à la réunion de toutes ces parties.

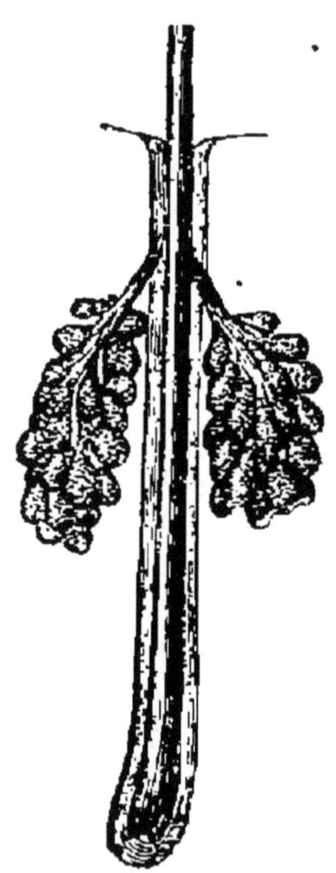

Fig. 118.

Glande lacrymale. — Glande en grappe située à la partie externe et supérieure de la base de l'orbite, dans la fossette lacrymale. Elle présente deux portions : la *portion orbitaire,* et la *portion palpébrale.*

La *portion orbitaire* est en rapport, en haut, avec l'os frontal ; en bas, avec le releveur de la paupière supérieure, et avec le droit externe de l'œil. Son bord postérieur reçoit les vaisseaux et les nerfs ; son bord antérieur déborde souvent l'arcade orbitaire. La *portion palpébrale* n'est autre chose qu'un petit lobe isolé qui se trouve sous la conjonctive, au tiers externe de la paupière supérieure.

Les *canaux de la glande lacrymale,* au nombre de cinq à huit, s'ouvrent à la partie externe du cul-de-sac oculo-palpébral supérieur, à une distance de 2 à 3 millim. les uns des autres. Ces conduits, venus de la portion orbitaire, reçoivent, chemin faisant, ceux de la portion palpébrale.

Lac lacrymal. — On nomme ainsi l'espace qui sépare les deux paupières à l'angle interne de l'œil. On voit les deux points lacrymaux plonger dans le lac lacrymal pour y puiser les larmes. La caroncule lacrymale est située au milieu du lac.

Conduits lacrymaux. — Les deux conduits lacrymaux s'étendent des points lacrymaux au sac lacrymal. Le supérieur, parti du point lacrymal supérieur, se porte en haut, dans une étendue de 2 millim., pour s'incliner ensuite en bas et en dedans, dans l'épaisseur du bord libre de la paupière supérieure, jusqu'à la commissure interne des paupières.

L'inférieur, parti du point lacrymal inférieur, se porte en bas. Après un trajet de 2 millimètres, il s'incline en dedans, vers le conduit supérieur, auquel il se réunit, à 4 ou 5 millimètres en dedans de la commissure interne des paupières. Ces deux conduits confondus se portent horizontalement en dedans jusqu'au sac lacrymal, dans lequel ils s'ouvrent par un orifice commun.

Ces conduits ont une longueur de 8 à 10 millim. Ils sont toujours béants. Ils sont formés de deux couches : une interne muqueuse, et une externe fibreuse.

Sac lacrymal. — Poche fibreuse située dans la gouttière lacrymale, au-dessus du canal nasal, dans lequel elle s'ouvre par sa petite extrémité.

Il a 12 à 15 millim. de longueur et 3 à 4 de largeur. Le fond regarde en haut ; le sommet, ouvert, se continue avec le canal nasal.

Il est en rapport, en dedans, avec la gouttière lacrymale ; en avant, avec le tendon direct de l'orbiculaire, et, en arrière, avec le tendon réfléchi.

Le sac lacrymal est formé d'une tunique fibreuse et d'une muqueuse. La muqueuse se continue avec celle des conduits lacrymaux et du canal nasal.

Canal nasal. — Formé par les os maxillaire supérieur, unguis et cornet inférieur, le canal nasal s'étend du sac lacrymal au méat inférieur des fosses nasales (voy. *Os de la face*). Une membrane muqueuse le tapisse et établit une continuité entre la muqueuse pituitaire et celle du sac lacrymal.

HUITIÈME PARTIE

EMBRYOLOGIE

—

§ 1. — *Vésicules de de Graaf.*

Les vésicules de de Graaf sont de petits sacs membraneux situés dans la couche ovigène de l'ovaire.

Leur paroi est mince. Leur contenu se compose d'un liquide, d'un épithélium et de l'ovule.

Le *liquide* distend la vésicule et en détermine l'accroissement.

L'*épithélium* forme à la surface interne de la paroi de la vésicule une couche mince, *membrane granuleuse*. Il forme en outre une petite masse qui entoure l'ovule sur un point quelconque de la membrane granuleuse, *disque proligère*.

Tous les mois, une de ces vésicules se rompt pour livrer passage à un ovule. Cette rupture se fait, chez la femme, à chaque époque menstruelle.

Pendant la menstruation, le sang afflue vers les organes génitaux. A ce moment une des vésicules se distend considérablement sous l'influence du travail de congestion ovarique. La vésicule acquiert des proportions considérables, jusqu'à égaler le volume d'une noisette. Arrivée à un certain degré, la résistance de la paroi de la vésicule est vaincue ; elle se déchire dans la partie saillante, se rétracte brusquement par son élasticité, et projette vers la trompe de Fallope le liquide avec l'ovule qu'elle renferme (fig. 119).

§ 2. — *Ovule ou œuf.*

Petit corps sphérique contenu dans la vésicule de de Graaf, au centre du disque proligère. L'œuf est transparent. Il présente une paroi transparente, *membrane vitelline* (fig. 120, 1) ; un contenu, *vitellus* ou *jaune* (fig. 120, 2), dans lequel on trouve une

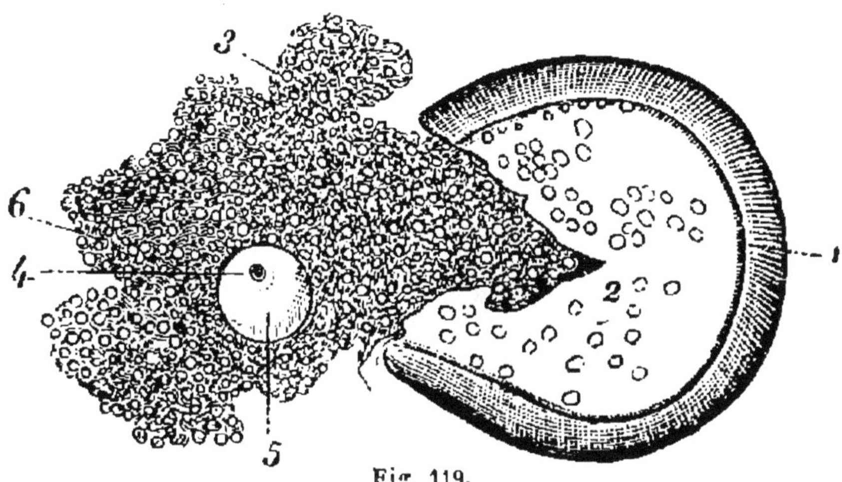

Fig. 119.

cellule claire, *vésicule germinative* (fig. 120, 3). Dans cette cellule on trouve une tache arrondie, c'est la *tache germinative* (fig. 120, 4).

Le disque proligère, qui entourait l'ovule dans la vésicule l'accompagne dans la trompe ; en même temps, l'ovule s'entoure d'une matière albumineuse. Le vrai rôle de cette substance, c'est de nourrir l'œuf fécondé jusqu'à ce que les premiers vaisseaux se développent.

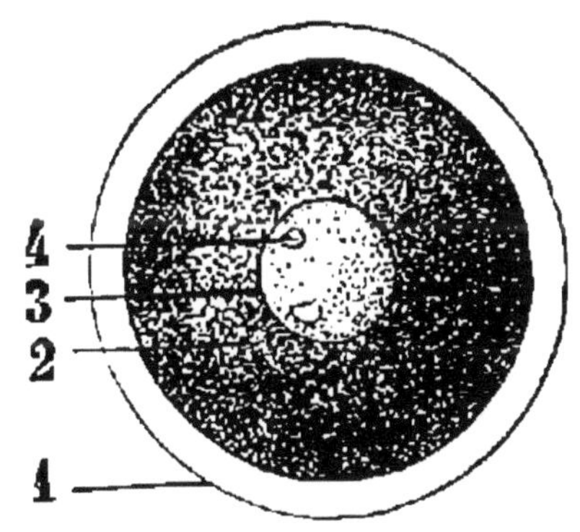

Fig. 120.

Fécondation.

La fécondation résulte du contact des éléments mâle et femelle.

Pendant la copulation, le sperme est déposé sur le col de l'utérus et dans le cul-de-sac vaginal qui l'entoure. Par capillarité, et peut-être, a-t-on dit, par des mouvements d'aspiration du col utérin, le sperme pénètre dans la cavité utérine, où il rencontre les cils vibratiles qui facilitent son mouvement ascensionnel. De la cavité utérine, ce liquide passe dans les trompes de Fallope.

Si des vésicules de de Graaf sont près d'éclore, la fécondation peut avoir lieu ; sinon, les spermatozoïdes disparaissent au milieu du mucus.

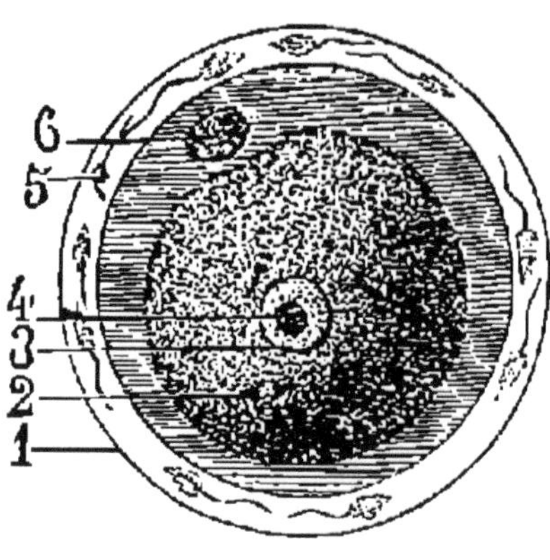

Fig. 121.

Lorsque la fécondation doit se faire, l'ovule et le spermatozoïde vont au-devant l'un de l'autre. Lorsqu'ils se rencontrent, le spermatozoïde pénètre dans l'épaisseur de l'ovule et disparait. Dès ce moment, l'ovule est fécondé, et l'être nouveau naîtra de l'ovule. Le lieu de la fécondation varie : c'est tantôt l'utérus, tantôt la trompe, le plus souvent l'ovaire, d'après Coste.

Développement de l'œuf.

L'œuf fécondé arrive à l'utérus vers le huitième jour. Pendant ce temps, il a augmenté de volume, et il est quatre ou cinq fois plus volumineux. Les changements rapides qui s'opèrent dans l'œuf fécondé ont été vus chez la femme à partir du douzième jour.

Développement de l'œuf avant le 12me *jour.*

1er *Phénomène. Segmentation du jaune.* — Dès que l'ovule est sorti de la vésicule, et même avant ce temps, la vésicule germinative disparait. Ce phénomène s'observe aussi bien dans les ovules qui n'ont pas été fécondés. Immédiatement après, sur l'œuf fécondé seulement, on voit la *segmentation du jaune*. Au centre du vitellus se développe un *noyau vitellin*, sphérique, transparent et homogène, pendant que la masse du vitellus devient granuleuse.

Une heure après, on voit le noyau se dédoubler (fig. 122) et un globule, dit *globule polaire*, peu important chez les mammifères, se

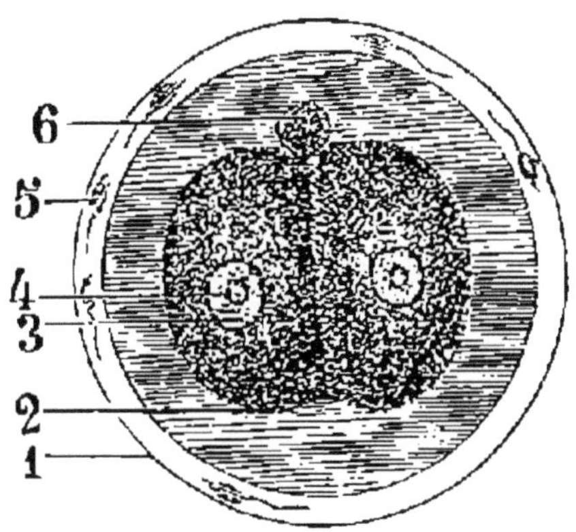

Fig. 122.

développer. Chacune des deux moitiés du noyau vitellin présente le même dédoublement ; et l'on a quatre noyaux au lieu de deux. Les masses vitellines se séparent aussi, et l'on a quatre masses au lieu de deux.

La segmentation des noyaux et des masses vitellines se continue jusqu'à ce que l'intérieur de l'ovule soit rempli d'une quantité considérable de petites masses dont l'ensemble est appelé *corps mûriforme*. Chacune de ces masses va se trans

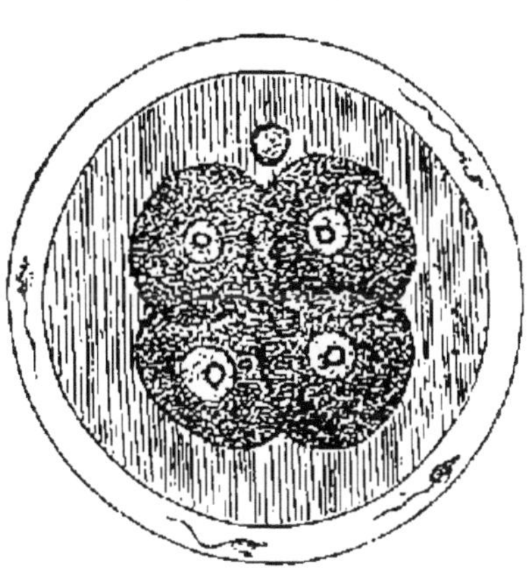

Fig. 123.

former rapidement en cellule. Telle est l'origine des *cellules blastodermiques, ou cellules embryonnaires.*

2ᵉ *Phénomène. Formation du blastoderme.* — Les cellules qui remplissent l'œuf se portent vers la surface interne de la membrane vitelline (124, 1), s'aplatissent et se juxtaposent pour former une membrane continue (fig. 124, 2), pendant qu'un liquide albumineux se développe dans la cavité de l'ovule. Cette

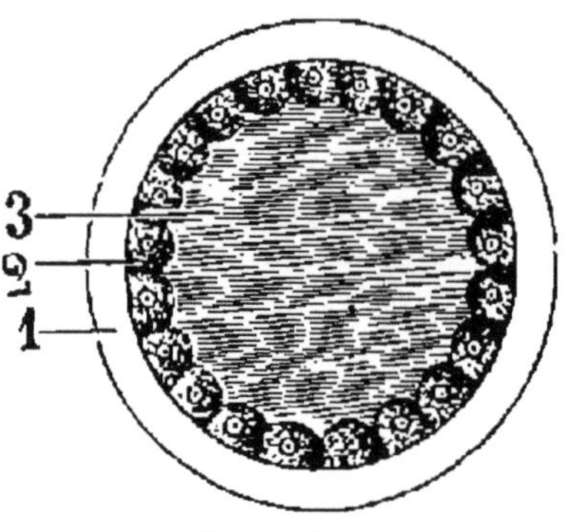

Fig. 124.

membrane est le *blastoderme*, ou *vésicule blastodermique*.

3º *Phénomène. Apparition de l'embryon.* — Immédiatement après la formation du blastoderme, un point de cette membrane devient obscur et s'épaissit légèrement. Ce point est la *tache embryonnaire, area germinativa.* Il est formé par des cellules embryonnaires. La tache, circulaire d'abord, devient bientôt elliptique, et présente au centre une ligne

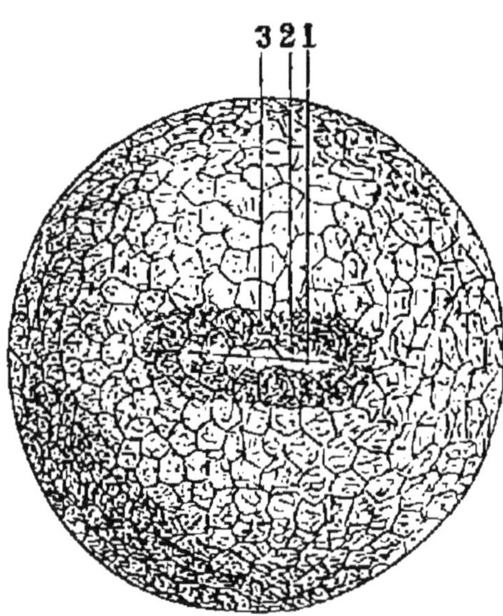

Fig. 125.

claire qui est l'indice de la moelle épinière (fig. 125, 1).

4º *Phénomène. Dédoublement du blastoderme.* — Pendant que la tache embryonnaire augmente de volume, le blastoderme se dédouble et présente deux feuillets concentriques; l'œuf se trouve donc formé à cette époque, de dehors en dedans, par la *membrane vitelline*, le *feuillet externe* et le *feuillet interne* du blastoderme.

a. Feuillet externe du blastoderme. — Le feuillet externe

recouvre la face dorsale de l'embryon, dont il formera la peau et l'amnios.

b. Feuillet interne. — Le feuillet interne recouvre sa face ventrale ; il formera la muqueuse intestinale, la vésicule ombilicale et la vésicule allantoïde.

5e *Phénomène. Apparition des premiers vaisseaux dans l'embryon.* — Pendant que les deux feuillets du blastoderme se forment, le blastème qui doit donner naissance à l'embryon augmente entre les deux feuillets, et l'embryon s'épaissit. Des vaisseaux se développent dans ce blastème et forment un réseau, *feuillet vasculaire* ou *intermédiaire* du blastoderme.

6e *Phénomène. Épaississement de l'embryon et modification du feuillet externe du blastoderme.* — L'embryon est placé de telle façon que sa face dorsale correspond au feuillet externe qui formera la peau, tandis que sa face antérieure, ou ombilicale, correspond au feuillet interne. Mais la tache embryonnaire s'épaissit et s'allonge. En même temps, la face dorsale de l'embryon devient saillante, tandis que ses deux extrémités, de même que les côtés, s'incurvent vers le centre de l'œuf, de sorte que l'embryon a la forme d'une petite nacelle. En s'incurvant vers le centre de l'œuf, les extrémités et les bords de l'embryon soulèvent le feuillet externe du blastoderme. Celui-ci, tout en suivant les bords et les extrémités de l'embryon, s'étale sur sa face dorsale en formant un repli circulaire qui se rétrécit insensiblement jusqu'au milieu de cette face. Lorsque toute la surface dorsale est recouverte, la fusion s'opère entre les replis du feuillet externe, qui se trouve alors divisé en deux parties : l'une qui continue à former le feuillet externe du blastoderme et qui est appliquée à la face interne de la membrane vitelline ; l'autre, qui se sépare de la précédente, recouvre la face dorsale du fœtus et forme l'*amnios*.

Pendant que l'embryon s'incurve vers le centre de l'œuf, il s'épaissit à ses deux extrémités. L'extrémité la plus volumineuse est l'*extrémité céphalique*, l'autre s'appelle *extrémité caudale* ; les bords constituent les *lames ventrales*. On appelle *capuchon céphalique* la portion du feuillet externe qui se réfléchit sous la tête, et *capuchon caudal* celle qui se réfléchit au-dessous de l'extrémité caudale.

7e *Phénomène. Modification du feuillet interne du blastoderme.* — Pendant que l'embryon s'incurve vers le centre de l'œuf et qu'il soulève le feuillet externe pour former les capuchons, et plus tard l'amnios, le feuillet interne se divise insensiblement en deux parties : l'une qui sera contenue dans la cavité abdominale de l'embryon, et l'autre hors de la cavité, à l'intérieur de l'œuf. Le point qui sépare ces deux portions est un grand orifice qui deviendra l'ombilic. La portion du feuillet interne du blastoderme enfermée dans le corps de l'embryon

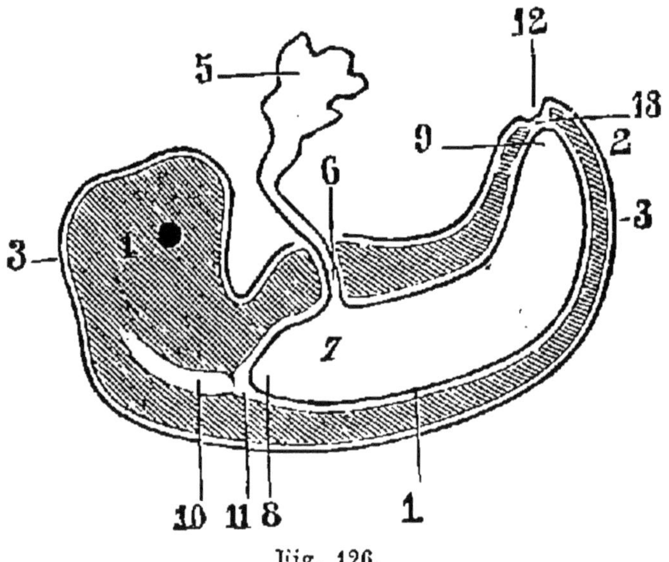

Fig. 126.

formera la *muqueuse intestinale* (fig. 126, 7), tandis que l'autre représente la *vésicule ombilicale* (fig. 126, 5).

Dans les premiers jours, l'œuf n'est pas vasculaire; il se nourrit aux dépens de la couche albumineuse qui l'entoure. Ce n'est qu'après le huitième jour qu'il contient des vaisseaux, lorsqu'il s'est arrêté dans la cavité utérine.

Développement de l'œuf après le 12me jour.

Amnios. — L'amnios, dépendance du feuillet externe du blastoderme, recouvre la face dorsale de l'embryon, dont il est séparé par une couche liquide qui baigne la peau. Au moment où l'amnios représente une membrane distincte (du vingtième au vingt-cinquième jour, l'œuf est constitué par l'enveloppe, par l'amnios qui contient un peu de liquide, par la vésicule ombilicale pleine de liquide, et enfin par l'embryon.

Le liquide de l'amnios augmente de plus en plus et détermine l'extension de cette membrane aux dépens de la vésicule ombilicale, qui s'atrophie, ou plutôt qui ne s'accroît plus. Du côté de la face dorsale de l'embryon, l'amnios vient s'appliquer à la face interne de la membrane vitelline ; du côté de la face ventrale, l'amnios gagne aussi en étendue, et comme la vésicule ombilicale tient à l'ombilic, où elle se continue avec la cavité intestinale, il comprime cette vésicule et l'atrophie peu à peu, de manière à la réduire à un cordon, *cordon ombilical*, qui maintient l'embryon suspendu par l'ombilic dans le liquide amniotique.

Dépendances du feuillet interne du blastoderme. — 1° *Vésicule ombilicale.* — Formée par la portion extra-fœtale du feuillet interne, elle est de courte durée. Vers la fin du premier mois, elle remplit complétement la cavité de l'œuf. Mais à mesure que l'amnios se développe, elle diminue et se réduit à un cordon creux qui se porte de l'ombilic de l'embryon à un point de la paroi de l'œuf. Ce cordon creux est le *conduit omphalo-mésentérique*. La paroi de la vésicule vasculaire reçoit les vaisseaux *omphalo-mésentériques* qui ont des communications avec ceux de l'embryon. Après le premier mois, cette vésicule se sépare de l'embryon, et s'atrophie peu à peu.

2° *Vésicule allantoïde.* — Pendant que la vésicule ombilicale remplit presque complétement la cavité de l'œuf et que l'amnios commence à se développer, on voit vers le quinzième jour sortir par l'ombilic une petite saillie du feuillet interne du blastoderme. Cette saillie proémine au-dessous de la vésicule ombilicale, du côté de l'extrémité caudale de l'embryon. Elle s'allonge insensiblement jusqu'à la surface interne du chorion, et se trouve divisée, à la manière de la vésicule ombilicale, en deux portions : une contenue dans la cavité abdominale et qui formera la *vessie*, l'autre dans la cavité de l'œuf et qui constitue l'*allantoïde* proprement dite. L'ombilic sépare ces deux parties. Des *vaisseaux allantoïdiens* se montrent à sa surface et communiquent avec le corps de l'embryon.

La vésicule allantoïde se développe rapidement et glisse le long du cordon entre l'amnios et la vésicule ombilicale. Arrivée au chorion, elle s'applique à sa surface interne qu'elle recouvre dans toute son étendue, en dehors de l'amnios et de la vésicule ombilicale. Elle porte avec elle les vaisseaux allantoïdiens, de telle sorte que ces vaisseaux viennent s'étaler à la surface interne du chorion. Quelques-uns de ces vaisseaux donneront naissance au placenta, les autres s'atrophieront, la portion de vésicule allantoide étendue de l'ombilic à la vessie formera l'*ouraque*, celle qui est étendue de l'ombilic au chorion sera le cordon ombilical. Ce sont les vaisseaux allantoidiens qui constituent plus tard les artères et la veine ombilicales. L'une des veines allantoïdiennes s'est atrophiée.

3° *Cordon ombilical.* — Le cordon s'étend de l'ombilic au placenta, et maintient le fœtus au milieu des eaux de l'amnios. C'est par le cordon que passe le sang du fœtus. Il est formé par trois vaisseaux contournés en spirale, la veine ombilicale et les artères ombilicales ; par le vestige de l'allantoïde, sorte de cordon fibreux ; par une enveloppe complète extérieure, dépendant de l'amnios ; enfin par une substance conjonctive réunissant les vaisseaux, la *gélatine de Warthon.*

4° *Placenta.* — Masse spongieuse, seul moyen d'union entre la mère et le fœtus. Il s'insère ordinairement au fond de la cavité utérine. (Voy. *Circulation du fœtus.*)

Chorion.

Le chorion est l'enveloppe la plus extérieure de l'œuf. Dans les premiers jours le chorion est formé par la membrane vitelline. Un peu plus tard, à cette membrane vient s'ajouter le feuillet externe du blastoderme, qui en recouvre la surface interne. Quelque temps après, ce feuillet se trouve lui-même doublé, à sa surface interne, par l'épanouissement de la vésicule allantoïde, qui s'interpose à la paroi de l'œuf et à la membrane amnios.

Dès que l'œuf est arrivé dans la cavité utérine, le chorion se recouvre de petits prolongements ou *villosités*. Au moment où la vésicule allantoïde s'étale à la surface interne du chorion, c'est-à-dire vers le treizième jour, les villosités deviennent vasculaires. Un peu plus tard, les villosités qui se mettent en rapport avec la muqueuse utérine et doivent former le placenta se développent, tandis que les autres s'atrophient.

Circulation du fœtus.

La *première circulation* est liée à l'existence de la vésicule ombilicale ; elle est, pour ainsi dire, extra-fœtale, tandis que la *deuxième circulation*, ou intra-fœtale, ne commence qu'à la disparition de la vésicule ombilicale.

Première circulation. — Les vaisseaux se montrent vers le quinzième jour qui suit la fécondation, sur le feuillet interne du blastoderme. Ces vaisseaux se groupent tout autour de la tache embryonnaire, et forment un cercle appelé *sinus terminal*. Du sinus terminal partent deux ordres de rameaux : 1° des rameaux qui se répandent à la surface de la vésicule ombilicale et qui pénètrent, en formant deux troncs, par l'ouverture ombilicale du fœtus, pour s'anastomoser avec deux gros vaisseaux, arcs aortiques, qui partent du cœur : ces deux troncs s'appellent *artères omphalo-mésentériques*, et le sang poussé par le cœur chemine dans ces artères, de la cavité fœtale vers le sinus terminal ; 2° d'autres rameaux partent du sinus terminal et pénètrent par l'ouverture ombilicale, en formant deux troncs veineux, *veines omphalo-mésentériques*. Elles se terminent à la partie inférieure du cœur.

En résumé, le sang part du cœur, passe dans les artères omphalo-mésentériques, se distribue aux parois de la vésicule ombilicale, et arrive au sinus terminal, d'où il part en formant les deux veines omphalo-mésentériques qui viennent au cœur.

La première circulation cesse au moment où l'autre s'établit, après le premier mois. Les vaisseaux omphalo-mésentériques s'atrophient.

Deuxième circulation. — Après le premier mois, l'allantoïde, extrêmement vasculaire, est pourvue de deux *artères allantoïdiennes* et de deux *veines allantoïdiennes.* Les ramifications de ces vaisseaux se portent aux villosités choriales, se développent au niveau du point où s'implante le placenta, et s'atrophient sur les autres parties. Au bout de peu de temps, le rôle de la vésicule allantoïde est rempli, une veine s'atrophie, et il reste deux artères et une veine, qui changent de nom et sont appelées *artères* et *veine ombilicales.*

Si nous suivons le sang parti du placenta, où il n'existe aucune anastomose entre les vaisseaux de la mère et ceux de l'enfant (fig. 127, schéma du placenta), nous le voyons, après avoir subi le contact vivifiant des vaisseaux de la mère, passer dans la veine ombilicale qui se porte vers le foie. Arrivé au foie, il se divise en deux courants : l'un qui pénètre dans le foie par une branche

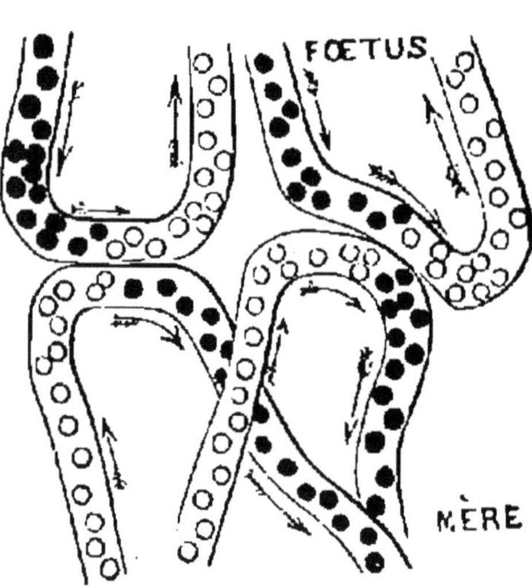

Fig. 127.

de communication de la veine ombilicale avec la veine porte, et qui se rend ensuite à la veine cave inférieure par les veines sus-hépatiques; l'autre qui se porte directement aussi dans la veine cave inférieure par un petit conduit, terminaison de la veine ombilicale, le *canal veineux*.

Dans la veine cave inférieure, le sang rencontre celui qui vient des extrémités inférieures, et monte avec lui au cœur pour se jeter dans l'oreillette droite. Au lieu de pénétrer dans le ventricule droit, le sang de la veine cave inférieure est porté dans l'oreillette *gauche* par une sorte de gouttière membraneuse, formée par la réunion de la valvule d'Eustache et de l'anneau de Vieussens. De l'oreillette gauche, le sang passe dans le ventricule gauche. Le cœur gauche est donc rempli par le sang venu de la veine cave inférieure, tandis que la veine cave supérieure remplit le cœur droit.

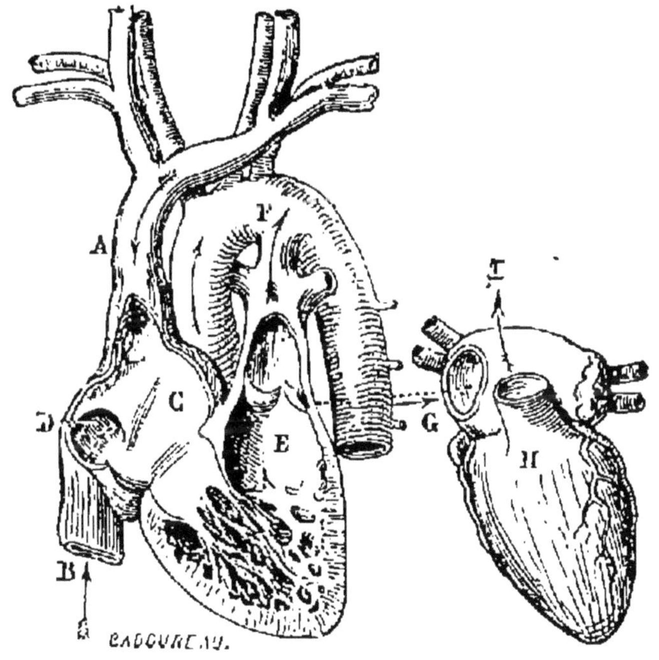

Fig. 128.

Le sang de la veine cave supérieure, qui a les mêmes sources que chez l'adulte, arrive à la paroi supérieure de l'oreillette droite, et tombe dans cette oreillette sans se mélanger au sang de la veine cave inférieure, de sorte qu'il existe dans cette oreillette deux courants : un courant vertical descendant dans l'oreillette et le ventricule droit, et un courant oblique passant de droite à gauche *dans* l'oreillette gauche.

Les ventricules se contractent, le sang du ventricule gauche passe dans l'artère aorte, celui du ventr. droit dans l'artère pulmonaire, et de'là, par le *canal artériel*, dans la crosse de l'aorte (fig. 128, F, les deux cœurs sont séparés, on y voit le trou de Botal), où il se mélange au sang venu du ventricule gauche (le fœtus n'a pas de petite circulation). Ainsi mélangé, ce liquide descend le long de l'aorte et se porte à toutes ses divisions, dont les deux principales sont les artères ombilicales qui se rendent au placenta.

Le sang du fœtus est rouge brun dans les veines et dans les artères, il n'y a pas de différences bien tranchées entre le sang veineux et le sang artériel.

FIN.

TABLE DES MATIÈRES

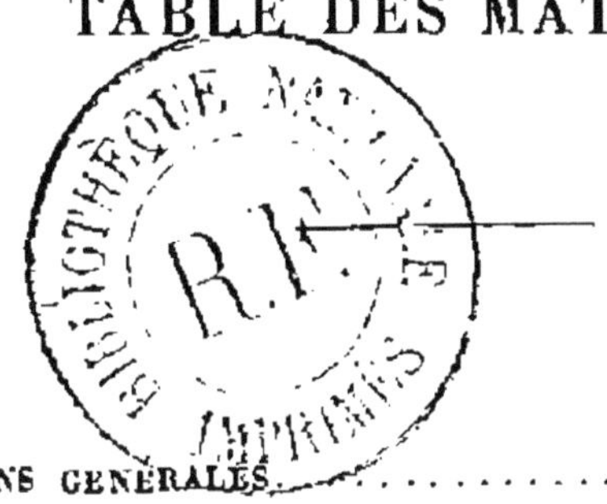

PREMIÈRE PARTIE.

Ostéologie.

QUATRIÈME PARTIE
Angéiologie.

—-

CINQUIÈME PARTIE
Névrologie.

—

SIXIÈME PARTIE

Splanchnologie.

SEPTIÈME PARTIE

Organes des sens.

--

HUITIÈME PARTIE

Embryologie.

FIN DE LA TABLE DES MATIÈRES.

4,219-77. — Corbeil. Typographie de CRÉTÉ.

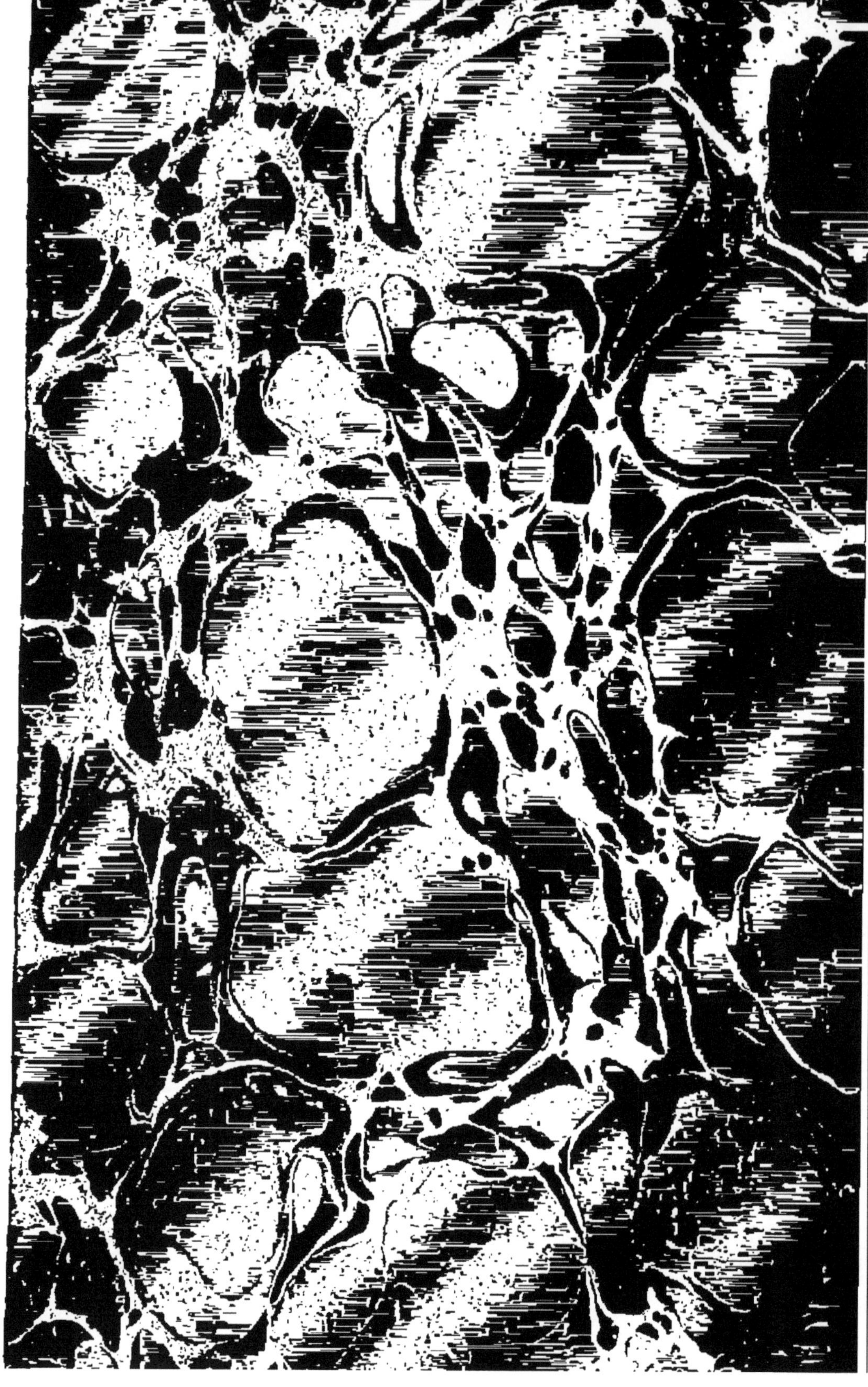

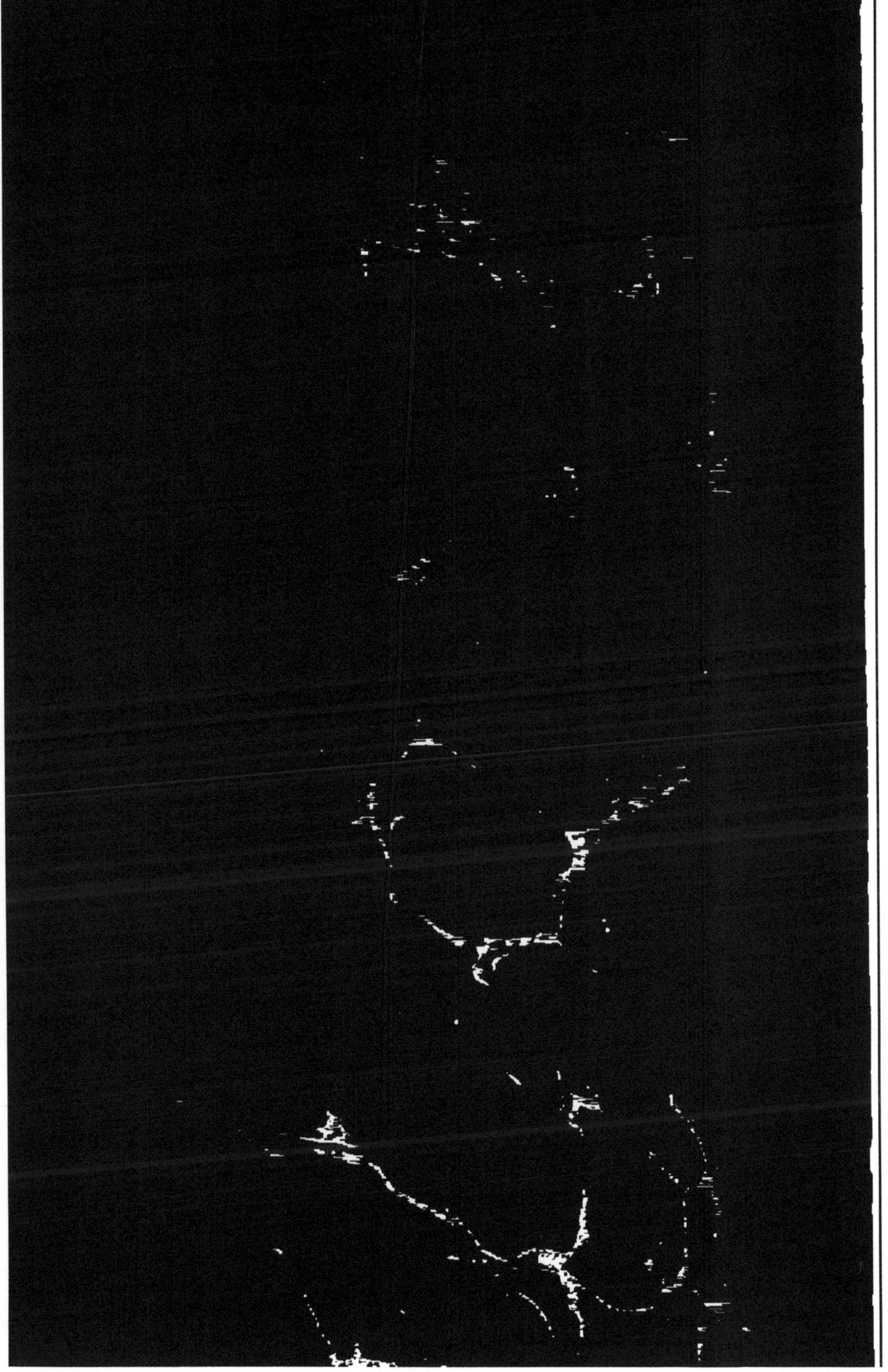

www.ingramcontent.com/pod-product-compliance
Ingram Content Group UK Ltd.
Pitfield, Milton Keynes, MK11 3LW, UK
UKHW020115130726
13696UKWH00001B/47